全国高等卫生职业教育创新技能型"十三五"规划教材

◆ 供护理、助产等专业使用

内科护理

NEIKE HULI

主　编　高清源　刘俊香　魏映红

副主编　孙凯华　张玉贤　丁洪琼

编　委（以姓氏笔画为序）

丁洪琼　重庆三峡医药高等专科学校

王晶晶　常德职业技术学院

吕　劼　重庆医科大学附属第一医院

刘俊香　重庆三峡医药高等专科学校

孙凯华　广东岭南职业技术学院

宋　凌　商丘医学高等专科学校

张玉贤　常德职业技术学院

金小千　常德职业技术学院

高清源　常德职业技术学院

蔡艳艳　常德职业技术学院

缪礼红　成都职业技术学院

魏映红　清远职业技术学院

华中科技大学出版社

http://www.hustp.com

中国·武汉

内 容 简 介

　　本书是全国高等卫生职业教育创新技能型"十三五"规划教材。

　　全书除绪论外,分为八章,包括呼吸内科病人的护理、心血管内科病人的护理、消化内科病人的护理、泌尿内科病人的护理、血液内科病人的护理、内分泌科病人的护理、风湿内科病人的护理、神经内科病人的护理等相关内容。

　　本书适用于高职高专护理、助产等专业,同时也适合护理教师、临床护理人员、护理管理人员使用和参考。

图书在版编目(CIP)数据

内科护理/高清源,刘俊香,魏映红主编. —武汉:华中科技大学出版社,2018.8(2023.7 重印)
全国高等卫生职业教育创新技能型"十三五"规划教材
ISBN 978-7-5680-4167-6

Ⅰ. ①内…　Ⅱ. ①高…　②刘…　③魏…　Ⅲ. ①内科学-护理学-高等职业教育-教材　Ⅳ. ①R473.5

中国版本图书馆 CIP 数据核字(2018)第 186730 号

内科护理
Neike Huli

高清源　刘俊香　魏映红　主编

策划编辑:陈　鹏
责任编辑:张　琳　毛晶晶
封面设计:原色设计
责任校对:李　琴
责任监印:周治超
出版发行:华中科技大学出版社(中国·武汉)　　电话:(027)81321913
　　　　　武汉市东湖新技术开发区华工科技园　　邮编:430223
录　　排:华中科技大学惠友文印中心
印　　刷:武汉市籍缘印刷厂
开　　本:787mm×1092mm　1/16
印　　张:30.5
字　　数:755 千字
版　　次:2023 年 7 月第 1 版第 5 次印刷
定　　价:78.80 元

全国高等卫生职业教育创新技能型 "十三五"规划教材编委会

总序

■■■■ Zongxu

　　随着我国经济的持续发展和教育体系、结构的重大调整,职业教育办学思想、培养目标随之发生了重大变化,人们对职业教育的认识也发生了本质性的转变。我国已将发展职业教育作为重要的国家战略之一,高等职业教育成为高等教育的重要组成部分。作为高等职业教育重要组成部分的高等卫生职业教育也取得了长足的发展,为国家输送了大批高素质技能型、应用型医疗卫生人才。

　　为了全面落实职业教育规划纲要,贯彻《国务院关于加快发展现代职业教育的决定》和《教育部关于深化职业教育教学改革全面提高人才培养质量的若干意见》等文件精神,体现"以服务为宗旨,以就业为导向,以能力为本位"的人才培养模式,积极落实高等卫生职业教育改革发展的最新成果,创新编写模式,满足"健康中国"对高素质创新技能型人才培养的需求,2017 年 8 月在全国卫生职业教育教学指导委员会专家和部分高职高专院校领导的指导下,华中科技大学出版社组织全国 30 余所院校的近 200 位老师编写了本套全国高等卫生职业教育创新技能型"十三五"规划教材。

　　本套教材充分体现新一轮教学计划的特色,强调以就业为导向、以能力为本位、以岗位需求为标准的原则,按照技能型、服务型高素质劳动者的培养目标,遵循"三基"(基本理论、基本知识、基本技能)、"五性"(思想性、科学性、先进性、启发性、适用性)、"三特定"(特定目标、特定对象、特定限制)的编写原则,着重突出以下编写特点:

　　(1)密切结合最新的护理专业课程标准,紧密围绕执业资格标准和工作岗位需要,与护士执业资格考试相衔接。

　　(2)教材中加强对学生人文素质的培养,并将职业道德、人文素养教育贯穿培养全过程。

　　(3)教材规划定位于创新技能型教材,重视培养学生的创新、获取信息及终身学习的能力,实现高职教材的有机衔接与过渡作用,为中高职衔接、高职本科衔接的贯通人才培养通道做好准备。

　　(4)内容体系整体优化,注重相关教材内容的联系和衔接,避免遗漏和不必要的重复。编写队伍引入临床一线教师,力争实现教材内容与职业岗位能力要求相匹配。

（5）全套教材采用全新编写模式，以扫描二维码形式帮助老师及学生在移动终端共享优质配套网络资源，使用华中科技大学出版社提供的数字化平台将移动互联、网络增值、慕课等新的教学理念、教学技术和学习方式融入教材建设中，全面体现"以学生为中心"的教材开发理念。

本套教材得到了各院校的大力支持和高度关注，它将为新时期高等卫生职业教育的发展做出贡献。我们衷心希望这套教材能在相关课程的教学中发挥积极作用，并得到读者的青睐。我们也相信这套教材在使用过程中，通过教学实践的检验和实际问题的解决，能不断得到改进、完善和提高。

全国高等卫生职业教育创新技能型"十三五"规划教材
编写委员会

前言
Qianyan

内科护理是护理专业的核心课程,是学习其他临床护理课程的基础,对学生综合职业能力的培养具有举足轻重的作用。

为了适应现代护理的发展和护理教育改革的需要,满足护理教学工作和临床护理工作的需求,我们编写了这本《内科护理》。

在本书编写过程中,我们秉承基于护理工作任务、注重护士职业能力、结合护士执业考证的理念,分析内科护理工作任务与内科护士执业能力,结合国家护士执业考证大纲,并以此选取教学内容。

本书具有以下特点。

(1)目标明确。每个章节前面,均设置有"学习目标",包括知识目标、能力目标、社会目标,使学生在学习时能有的放矢,更具目的性和方向性。

(2)重点明了。在每个章节后面,均设置有"本章小结",对本章节重点教学内容进行归纳总结,使学生能掌握重点,提高学习效果。

(3)贴近临床。大部分章节以"案例引导"开篇,每章之后附有"情景模拟训练",以此来贴近临床、感知临床、体验临床,强化临床思维。

(4)突出考证。本书结合护士执业资格考试大纲,参阅历年护士执业资格考试真题,将护士执业资格考试涉及的内容在本书中用波浪线标示,这样学生在学习时能直观感受护士执业资格考试的具体内容,为将来的护士执业资格考试奠定基础。

(5)恰当"链接"。本书中设置了"知识链接",将一些与学习内容有关而又不适宜在书中体现的相关知识置于其中,以帮助学生更好地理解教学内容,提高学习兴趣。

(6)强化职业。在每个教学章节后面,编写了"情景模拟训练"习题,通过设置多种教学情景,来训练学生的综合职业能力,使学生感知内科护理工作具体内容和工作氛围。

本书适合高职高专护理专业、助产学生学习,同时适合护理教师、临床护理人员、护理管理人员使用和参考。

在本书的编写过程中,我们阅读了大量参考文献,并引用了参考文献中的部分插图,在此,我们谨向所有参考文献的作者表示衷心感谢! 同时,在编写过程中,我们得到了华中科技大学出版社及编者单位的帮助和支持,在此,我们一并向在本书编写过程中提供帮助和支持的单位和个人表示衷心感谢!

编　者

目录
▬▬ Mulu

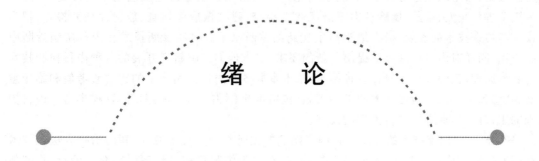

绪　论

内科护理是研究内科病人生理、心理、社会特点，认识内科疾病、护理内科病人、促进内科病人康复、增进人们健康的一门临床护理学科。

内科护理是护理专业的职业核心课程，是其他临床护理课程的基础，同时又和其他临床护理课程相互联系，其阐述的内容在其他临床护理课程的学习和实践中具有普遍意义。因此，学好内科护理是学习其他临床护理课程的关键。

随着医学模式的改变，诊疗技术的发展，现代护理理念的建立和整体护理观的形成，内科临床护理工作内容在不断地更新和拓展，内科护理的工作范围已经从医院拓展到社区，工作对象已经从病人扩展到所有的人，工作目的已经从促进康复拓展到增进和维持健康，因而，对内科护士的素质要求也随之提高。

一、内科护理的发展

内科护理的发展是随着相关医学的发展（如基础医学、临床医学、医用化学、医用生物学等）、护理学的发展、医学模式的转变而发展的。

（一）相关医学的发展，促进了内科护理的发展

1. 病因和发病机制的研究发展　近年来，遗传学、免疫学、内分泌和物质代谢研究的进展，使许多疾病的病因和发病机制得以进一步阐明，有些疾病的病因和发病机制研究已经深入到基因、细胞生物学和分子生物学水平。例如，胰岛素依赖性糖尿病、强直性脊柱炎等可能与 HLA 某些位点有密切关系，多种遗传性疾病是由于酶或其他蛋白质异常或缺乏引起，免疫机制障碍在很多疾病发病过程中起着重要作用，染色体显带技术已经广泛用于遗传病、免疫疾病或肿瘤染色体的研究中，等等。这些病因与发病机制的研究进展需要相应的检测、诊断技术，而这些相应技术的应用、结果的判断、临床意义的解释对内科护士提出了更高的要求，因此促进了内科护理的发展。

2. 检查和诊断技术的发展　医学和其他学科的发展，使许多疾病的检查和诊断技术水平大大提高。例如，胎儿绒毛膜或羊水细胞基因中 DNA 分析，可产前诊断地中海型贫血和血友病患儿；生化技术的应用，包括电泳技术、免疫技术、肽链和氨基酸分析技术和酶促反应动力学研究技术等，从生化水平上揭示了血红蛋白病、G6PD 缺乏症、苯丙酮尿症、尿黑酸症和高胆固醇血症等疾病的病理机制；酶联免疫吸附试验、酶学检测技术、分子遗传学分析、单克隆抗体的制备等均已在临床检验中应用；临床生化检查已经向超微量、高效能、自动化的

方向发展;内镜检测技术的不断改进使其临床用途不断扩大,通过直接观察、摄影照相、采集脱落细胞、活组织检查等方法,有利于消化、呼吸、泌尿系统等某些疾病的早期诊断,并能在内镜下进行止血、给药、摘除息肉等治疗;CT 检查、磁共振成像检查、放射性核素检查、超声检查等检查技术的发展,极大地提高了疾病的诊断水平。这些诊断技术在内科疾病诊断中的应用,同样对内科护理人员提出了新的要求,要求他们了解新近开展的各种内科检测技术的基本原理,正确采集和保存各种标本,基本掌握各种内科检测技术的正常参考值和临床意义,熟悉各种影像学检测技术的护理措施(包括术前、术中、术后护理)等,这样丰富了内科护理的工作内容,促进了内科护理的发展。

3. 预防和治疗技术的发展　在内科疾病的预防与治疗技术方面,新的治疗方法和技术在不断研究和应用于临床,如血液透析治疗、造血干细胞移植、器官移植、介入治疗、临床新药的应用等,使很多内科疾病的治疗效果明显提高,也使很多曾经的不治之症有了治愈的可能。这些新的治疗技术和药物的应用,需要护士了解其基本的原理、方法、操作过程,熟悉其适应范围和不良反应,掌握其相应的护理措施,观察治疗效果和不良反应。因此,在很大程度上促进了内科护理的发展。

4. 重症监护技术的发展　为适应临床医学发展的需要,重症监护技术也在不断发展。重症监护不仅能有效地监护病人,更重要的是能为病人提供生命支持与治疗,提高病人抢救的成功率。心、肺、脑等电子监护仪已经广泛用于内科急危重症病人的抢救和治疗中,持续监测和记录各项监测指标的动态变化,随时发现病人的病情变化。这些监护设备和技术的应用不仅要求内科护士掌握常规监护技术原理、操作方法以及各种内科疾病病情变化的特点、监测要点,还要求护士熟悉各种监护设备的使用与保养、各种突发问题的应急处理等。因此,重症监护技术的发展与应用,促进了内科重症监护护理水平的发展,包括重症监护室的建设、急危重症病人监护和抢救技术的完善。

(二) 医学模式的改变,促进了内科护理的发展

一方面随着社会的进步和发展、人们生活水平的提高、社会竞争的加剧、生活方式的改变、环境污染的加重等,人类疾病谱已经发生了改变,某些地方病已经明显减少,某些传染病、寄生虫病已经基本控制,而肿瘤、心血管疾病、糖尿病、老年性疾病以及其他伴随心理社会因素的疾病呈不断上升趋势。有研究显示,人类疾病中大约有 50% 与生活方式和行为习惯有关,20% 与生活环境和社会环境有关,20% 与衰老、遗传等生物因素有关,10% 与卫生服务的缺陷有关。另一方面随着物质文化生活水平的提高,人们对卫生保健的需求发生了变化,对生命、健康和生活质量更为关注,表现在不仅积极求医治病、促进康复,更重要的是能积极寻求健康指导,维持和增进健康,预防疾病的发生发展。疾病谱的改变、健康观念的变化、生物-心理-社会医学模式的建立、以人为中心的整体护理模式的实施,拓宽了内科护理的工作领域,从而促进了内科护理的发展。内科护理工作内容已经从护理内科住院病人拓展到护理整个社会包括社区和家庭的人群;内科护理工作对象已经从患病人群拓展到整个社会人群;内科护理工作目的从促进康复拓展到了维持和增加健康、预防疾病发生。这就要求护士除了具备一般的内科护理能力外,还应具备健康教育能力、沟通技巧、社会心理学知识等,为病人进行包括生理、心理在内的全面护理。

二、内科护理的工作要点

1. 提供良好环境　为病人提供安静舒适、清洁整齐、空气新鲜、阳光充足的病房环境,病房温湿度适宜,定期通风和消毒,以促进病人的康复。

2. 给予心理支持　有些内科病人病情严重、病情变化快、治疗效果差,加上躯体的痛苦、环境的不适应,因而容易产生焦虑、紧张甚至恐惧或绝望心理。因此,护士应关心并理解病人,和他们建立良好的关系,给予他们安慰和鼓励,在进行各项检查和操作时应动作熟练、敏捷,使他们对治疗充满信心,能积极配合治疗。

3. 满足生活需要　有些内科病人由于病情严重、活动受限、躯体疼痛等原因,日常活动常常受到影响,有的病人甚至生活不能自理,因而不能满足日常生活需要。因此,内科护士应积极为病人提供生活上的帮助,如进食、活动、如厕、服药等,以满足他们的日常生活需要。

4. 观察病情变化　内科病人常常病情严重、病情变化快,必须严密观察病情变化。因此,在护理过程中,护士应严密观察病人生命体征,观察饮食、睡眠情况,必要时观察神志、瞳孔、尿量变化,准确记录出入液量,及时将病人信息报告医师。

5. 督导合理饮食　内科病人常有食欲不振、营养不良、体重减轻,而且有些病人的饮食具有特殊要求。因此,督导病人合理饮食,保证有效的营养摄入,是促进内科病人康复的重要手段之一。向病人解释饮食治疗的重要性,鼓励病人积极进食,指导病人根据不同的病情选择不同的食物,对于特殊病人指导选择特殊食物。

6. 配合诊疗技术　内科疾病的诊断,往往需要各种检测技术,这些检测技术的实施需要医师护士共同完成或由护士单独完成。例如:各种标本的采集和保存,内镜检查术的护理,各种穿刺技术的护理配合,CT 检查、超声检查的护理等。

7. 指导正确用药　药物治疗是内科病人的主要治疗手段,正确的用药方法是病人康复的前提和保证。因此,内科护士应熟悉内科常用药物的作用机制、不良反应、用药注意事项,指导病人遵医嘱正确用药,告知病人不要随意更改药物种类和增减药物剂量,在病人用药过程中注意观察用药的疗效和不良反应。

8. 完成专科护理　内科护士需要完成的内科专科护理包括各种仪器设备的使用(心电监护仪、除颤仪、呼吸机等)、各项特殊治疗技术(如血液透析术、造血干细胞移植术、介入治疗技术等)的护理、内科常用护理技术(结核菌素试验、胰岛素泵的使用、快速血糖仪测量血糖),各种并发症的预防和护理,危重病人的监护和抢救配合等。

9. 开展健康教育　健康教育一方面是针对社会群体,干预人们的不良的行为方式和生活方式,帮助人们树立正确健康观念,形成良好的生活方式、行为方式和生活习惯,减少和消除影响健康的危险因素,促进和维持群体的健康状况;另一方面是针对住院病人,使住院病人树立信心,积极配合检查治疗,以促进其康复和减少复发。健康教育还针对已经出院但还需要继续治疗和康复的病人,通过健康教育,使病人和家属掌握相应护理技术和方法,促进完全康复,预防复发。

10. 协助康复训练　康复训练是内科病人重要的治疗手段之一,常用于中风、慢性阻塞性肺疾病、支气管哮喘、急性心肌梗死等疾病。各种康复训练不仅能改善运动、语言、认知功能,而且能改善记忆、呼吸、循环、脑组织功能,有助于内科病人早日恢复生活、学习、工作、劳动以及社会生活能力,提高生活质量。内科护士应熟悉常见疾病的康复训练方法,向病人讲解康复训练的意义与方法,充分调动病人康复训练的主动性,及早协助、指导病人进行各项康复训练,使病人能早日康复,提高生活质量。

三、内科护理的工作特点

生物-心理-社会医学模式的建立、系统化整体护理的实施、护理工作范围的扩大、新的检测技术和诊疗技术的应用、人们保健意识的增强等,对临床护理工作提出了新的挑战和要求。因此,内科护理必然要不断拓展工作领域、更新工作内容,以顺应社会和医学的发展。

1. 突出整体,全面护理 一方面人是复杂的有机体,不仅由各个组织器官组成,还有丰富的心理、情感活动,生活在复杂纷繁的社会中;另一方面内科疾病是生物、心理、社会、环境等多种因素综合作用的结果,而且患病以后病人不仅有躯体的痛苦,同时还伴有行为、心理、社会等方面的改变。因此,内科护理应以整体的人为护理对象,全面评估内科疾病病人的生理、心理、社会等方面的表现,对病人实施躯体、心理、社会、康复等多方面的护理,以促进康复和维持健康。突出整体还表现在对社会群体的整个生命周期的护理。

2. 体现人文,共创和谐 应把人文关怀理念引入内科护理工作中,利用多种方式、多种途径对病人进行人文关怀,有助于重建和谐的就医环境,促进病人早日康复。因此,在内科护理工作中,护理人员应运用科学的方法管理病房和病人,用认真负责的态度从事各项护理工作,以得体的姿态出现在病人面前,用优美的语言和高超的沟通技巧与病人、病人家属、陪护人员进行沟通和交流,用良好的心理护理技巧对他们进行安慰和鼓励,与他们建立相互信任的护患关系,创造舒适和谐的治疗环境,促进病人康复。

3. 面向社区,面向家庭 随着人口老龄化的日趋严重,人类寿命的逐渐延长,慢性病、康复性疾病不断增多,希望在社区和家庭中获得护理服务的人群也相应增加;由于大中型医院治疗与住院费用的偏高,社区、家庭治疗与护理的便捷及时,也使希望在社区和家庭中获得治疗和护理的人群相应增加;社区医院医疗技术和手段的进步、训练有素的专业护理人员队伍的形成,使社区护理和家庭护理的开展已经成为可能。在社区,护理人员可为已经不需要住院治疗的慢性病病人、出院后仍需康复治疗的病人或需要住院治疗而住院有困难的病人提供护理服务,同时护理人员也可到社区和家庭进行心理咨询、健康教育、饮食指导、健康检查等。开展社区和家庭护理已经成为我国护理事业的发展趋势。同时,医疗体制的改革以及新的农村合作医疗政策和城镇居民医疗政策的落实,使护理从医院走向社区、走向家庭已经成为可能。

4. 强化健康教育,注重疾病预防 护理健康教育是一种有目标、有计划、有组织、有系统、有评价的卫生教育活动,护士向人们提供改变行为和生活方式所必需的知识、技术和服务等,并以此提高人们维护健康的意识,改变个体和群体的不良行为,引导人们形成益于健康的行为方式,消除可能致病的危险因素,促进康复、预防疾病、增进健康。健康教育是内科护理的重要内容之一,护理人员需要自始至终自觉地将健康教育内容有机地融入实际工作中,不仅要对已患病住院的人进行教育指导,以促进他们的康复,更应向整个社会群体进行健康教育以达到预防疾病、提高生活质量的目的。

5. 加强重危护理,提高护理质量 随着社区护理和家庭护理的广泛开展,大量不需要复杂技术和特殊仪器进行检查和治疗的内科病人均可在社区和家庭进行治疗和护理,因而前往医院就诊治疗的病人中,急危重症病人比例相对增大。这种病人结构的改变,需要高素质的内科护理人员进行高质量的护理服务,以达到及时有效抢救病人生命的目的。这就要求内科护士具有应急能力和突发事件处理能力、具有组织和管理能力、具有使用内科先进设备和仪器的能力、具有使用内科各种监护仪器的能力,有效救助内科急危重症病人。

(高清源)

第一章
呼吸内科病人的护理

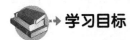 **学习目标**

1. 掌握呼吸内科常见病的临床表现、护理措施。
2. 熟悉呼吸内科常见疾病的治疗要点、重要辅助检查。
3. 熟悉呼吸内科常用护理操作技术。
4. 了解呼吸内科常见疾病的病因与发病机制。
5. 能对呼吸内科病人进行常用诊疗技术护理配合。
6. 能对呼吸内科病人进行整体护理。
7. 对呼吸内科急危重症病人具有初步救护能力。
8. 能对呼吸内科病人与社区群体进行健康教育。

第一节　急性呼吸道感染病人的护理

案例引导

病人,男,60 岁。鼻塞、流涕、咽痛 3 天,咳嗽、咳痰 2 天。3 天前,病人受凉后出现鼻塞、流涕、咽痛等症状,并感畏寒、发热、头痛、全身乏力,2 天前开始咳嗽,起初为干咳或咳少量黏液痰,今晨开始咳黏液脓性痰。体格检查:T 38 ℃,P 86 次/分,R 20 次/分,BP 110/80 mmHg;肺部呼吸音粗糙,闻及散在干、湿啰音,咳嗽后啰音减弱或消失。辅助检查:血液一般检查白细胞计数正常,X 线胸片检查肺纹理增多、增粗。临床诊断:急性气管-支气管炎。

一、急性上呼吸道感染

急性上呼吸道感染(acute upper respiratory tract infection)是鼻、咽或喉部急性炎症的

总称,是呼吸系统的常见传染病,具有较强的传染性。其发病率较高,发病无年龄、性别、职业和地区的差异,病情较轻,病程较短,预后良好。

本病全年均可发病,但以冬春季多发,多数为散发,但在气候突变时可引起局部或大范围的流行。其主要病原菌为病毒,由于病毒的种类较多,人体在感染病毒后免疫力弱且短暂,各种病毒之间无交叉免疫,且同一病毒易变异而产生新的亚型,不同亚型之间也无交叉免疫,因此,同一个人可以在一年之内多次患病。

急性上呼吸道感染70%~80%为病毒感染,20%~30%为细菌感染。病毒包括流感病毒(甲、乙、丙)、副流感病毒、呼吸道合胞病毒、腺病毒、鼻病毒、埃可病毒、柯萨奇病毒、麻疹病毒、风疹病毒等;细菌常直接感染或继发于病毒感染之后,以口腔定植菌溶血性链球菌最为多见,其次为流感嗜血杆菌、肺炎链球菌、葡萄球菌等,偶见革兰阴性杆菌。主要通过飞沫传播,也可通过被污染的手或用具接触传播。在受凉、淋雨、过度劳累与紧张等情况下,全身或呼吸道局部防御能力降低,此时,原存于上呼吸道或从外界入侵的病毒和细菌迅速繁殖引起本病。

【护理评估】

一、健康史

询问病人以往的生活环境、生活习惯以及健康状况,了解病人有无受凉、淋雨、劳累等病因和诱因。

二、身心状况

(一)症状、体征

1. 普通感冒(common cold) 本病俗称"伤风"或"上感",又称急性鼻炎或上呼吸道卡他。常见病原体为鼻病毒、冠状病毒、流感病毒和副流感病毒。起病较急,主要表现为鼻部症状,如打喷嚏、鼻塞、流涕,开始流清水样鼻涕,2~3天后鼻涕变稠,也可表现为咳嗽、咽干或咽痛、喉痒或烧灼感,亦可伴咽痛、头痛、流泪、听力减退、味觉迟钝、声音嘶哑、咳嗽、呼吸不畅等表现。一般无发热和全身症状,或仅有低热、不适、轻度畏寒、头痛等表现。鼻腔黏膜检查可见充血、水肿、分泌物,咽部检查可见轻度充血。如无并发症,一般5~7天痊愈。

2. 急性病毒性咽炎 本病主要由鼻病毒、腺病毒、流感病毒等引起,以咽部炎症为主。主要表现为咽部发痒或烧灼感,咽痛不明显,咳嗽少见,可有发热、乏力等表现。咽部检查有明显充血、水肿,颌下淋巴结检查有肿痛。

3. 急性病毒性喉炎 本病主要由鼻病毒、腺病毒、流感病毒等引起,声音嘶哑、说话困难、咳嗽时咽喉疼痛加重为临床特征,常伴咽痛、发热和咳嗽等表现。喉部检查可见充血、水肿,有时可闻及喉部的喘息声,局部淋巴结轻度肿大伴肿痛。

4. 急性病毒性咽峡炎 本病多由柯萨奇病毒A组引起,夏季多发,儿童多见,表现为明显咽痛、发热,病程约为一周。咽部检查可见充血,软腭、咽、扁桃体表面有灰白色疱疹及浅溃疡,周围有红晕。

5. 急性咽结膜炎 本病儿童多见,夏季高发,病程为4~6天。主要由腺病毒、柯萨奇病毒等引起,常在游泳时传播。临床表现为发热、咽痛、畏光、流泪,检查见咽结合膜明显充血。

6. 急性咽-扁桃体炎　本病主要为溶血性链球菌感染,其次为流感嗜血杆菌、肺炎链球菌、葡萄球菌感染。本病起病急,有明显咽痛、畏寒、发热,体温可达 39 ℃以上。检查可见咽部充血明显,扁桃体充血、肿大、表面有黄色点状渗出物,有时可伴颌下淋巴结肿大、压痛,肺部无异常体征。

（二）并发症

本病如果治疗不及时,可并发急性鼻窦炎、中耳炎、气管-支气管炎或肺炎;少数病人可继发风湿热、肾小球肾炎、病毒性心肌炎等。

（三）心理、社会状况

急性上呼吸道感染病人常因身体不适,出现紧张、急躁等心理反应。

（四）辅助检查

1. 血常规检查　病毒性感染白细胞计数多为正常值或偏低,淋巴细胞比例偏高;细菌性感染白细胞总数、中性粒细胞增多,有核左移现象。

2. 病原学检查　检测病毒或病毒抗体有助于确定病毒的类型;做细菌培养和药敏试验有助于诊断细菌类型以及指导用药。

【主要护理诊断/医护合作性问题】

1. 体温过高　与病毒和（或）细菌感染有关。
2. 知识缺乏　缺乏疾病预防与保健知识。

【护理措施】

（一）一般护理

1. 环境与休息　室内环境清洁、干净,温度、湿度适宜,空气流通,防止受凉。病人以休息为主,高热病人卧床休息,限制活动。

2. 饮食护理　宜选择清淡、易消化的高热量、高维生素食物,避免刺激性食物,戒烟戒酒。鼓励病人多饮水,以补充出汗、排泄等引起的消耗,保持水、电解质平衡。

3. 口腔护理　发热病人唾液分泌减少,口腔干燥,加上机体抵抗能力降低,容易引起口腔黏膜损伤或口腔感染,应鼓励病人漱口或进行口腔护理,以保持口腔湿润和舒适,防止感染。

4. 防止交叉感染　采取消毒隔离措施,避免交叉感染。告知病人家属减少探视,特别是年老、体弱者及儿童不宜探视;病人咳嗽、打喷嚏时避免直接对着他人;病人用过的餐具、痰盂应进行消毒处理,房间定期消毒、通风。

（二）心理护理

关心体贴病人,向病人解释疾病有关知识,以缓解病人的焦虑和紧张情绪,使病人积极配合治疗。

（三）病情观察

观察病人生命体征变化,观察病人有无流涕、咳嗽等表现,观察病人有无咽部充血和咽痛,观察病人扁桃体、淋巴结有无肿大和疼痛,观察病人有无并发症的相应表现。

（四）对症护理

观察发热者热型、发热程度,对高热病人进行物理降温,如头部冷敷、在大血管部位置冰袋、用酒精或温水拭浴,必要时使用药物降温。注意观察降温效果,老年病人应注意观察血压、脉搏变化,防止其发生虚脱,退热时应及时协助病人擦干汗液、更换衣被。病人有咽痛、声音嘶哑等不适时进行雾化吸入。

（五）治疗指导

1. 治疗要点　如为呼吸道病毒感染主要以对症和中医治疗为主,亦可用抗病毒药物利巴韦林(病毒唑)、奥司他韦等治疗;如有细菌感染,可根据病原菌或药敏试验选用青霉素类、头孢菌素类、大环内酯类、氟喹诺酮类抗生素治疗;头痛、发热、全身肌肉酸痛者,酌情给予解热镇痛药;鼻塞者可选用1%的麻黄碱滴鼻;频繁打喷嚏、流涕者用抗过敏药物,咳嗽较为明显者可给予镇咳药。

2. 用药护理　在用药过程中,注意观察疗效和不良反应。为减轻消化道不良反应,解热镇痛药物应在饭后服用;为减轻头晕、嗜睡等不良反应,抗过敏药物宜在睡前服用;在使用青霉素类药物前应做过敏试验,以防发生过敏反应。

【健康教育】

1. 预防指导　保证生活环境空气新鲜,阳光充足;积极进行体育锻炼,以提高机体抵抗力和防寒能力;避免受凉、过度劳累等诱发因素,注意保暖;在本病高发季节少去人多拥挤的公共场所,必要时注射呼吸道多价疫苗、室内食醋熏蒸、中药熬汤饮用。

2. 就诊指导　告知病人在药物治疗后,如果症状不能缓解;或出现耳鸣、耳痛、外耳道流脓等中耳炎症状;或头痛、发热加重,伴脓涕、鼻窦压痛等鼻窦炎症状;或恢复期出现胸闷、心悸、眼睑水肿、腰痛、关节疼痛等症状,应及时就诊。

二、急性气管-支气管炎

急性气管-支气管炎(acute tracheo-bronchitis)是由感染、物理、化学、过敏因素等引起的气管-支气管黏膜的急性炎症。多散发,无流行倾向,年老体弱者易感。常发病于寒冷季节或气候突变时,部分病例由急性上呼吸道感染迁延而来。

本病主要由感染因素所致,可以是病毒、细菌的直接感染或病毒感染后继发细菌感染,也可以是急性上呼吸道感染的病原体向下蔓延所致,常见病毒为腺病毒、流感病毒(甲、乙)、冠状病毒、鼻病毒、单纯疱疹病毒、呼吸道合胞病毒等,常见细菌为流感嗜血杆菌、肺炎链球菌、卡他莫拉菌等;理化因素(如冷空气、粉尘、烟雾、二氧化硫、二氧化氮、氯气、氨气等的吸入)也可刺激和损伤气管-支气管黏膜而引起本病;过敏因素(如花粉、有机粉尘、真菌孢子的吸入)也可导致本病的发生。

【护理评估】

一、健康史

评估有无淋雨、受凉、过度劳累等诱发因素,询问有无急性上呼吸道感染史。

二、身心状况

（一）症状

本病起病急,全身症状一般较轻,常在鼻塞、流涕、咽痛等急性上呼吸道感染症状之后,出现咳嗽、咳痰,先为干咳或伴少量黏痰,随后咳嗽加剧、痰量增多,偶尔痰中带血,咳嗽、咳痰可持续 2～3 周。病程如果迁延不愈可演变成慢性支气管炎。如伴有支气管痉挛则可出现不同程度的胸闷、气急。

（二）体征

胸部听诊呼吸音正常或粗糙,有散在的干、湿啰音,啰音部位常常不固定,咳嗽后可减少或消失,如伴有支气管痉挛则可闻及哮鸣音。

（三）心理、社会状况

急性气管-支气管炎病人常因咳嗽、咳痰等身体不适,有紧张、急躁、烦躁等心理反应。

【辅助检查】

1. 血液检查 病毒感染时,白细胞总数和分类多正常;细菌感染严重时白细胞总数和中性粒细胞可增多。

2. 痰液检查 痰涂片或培养可见致病菌。

3. X 线检查 胸部 X 线胸片多为肺纹理增粗,少数多无异常。

【主要护理诊断/医护合作性问题】

1. 清理呼吸道无效 与呼吸道感染、痰多、痰液黏稠有关。

2. 体温过高 与呼吸道感染有关。

【护理措施】

（一）一般护理

1. 环境要求 室内环境清洁、干净,温度、湿度适宜,空气流通,避免烟雾、粉尘、刺激性气体的吸入,避免变应原吸入,注意保暖,防止受凉。

2. 饮食护理 宜选择清淡、易消化的高热量、高维生素食物,避免刺激性食物,戒烟戒酒。鼓励病人多饮水,以达到稀释痰液、维持液体摄入的目的。

（二）心理护理

关心体贴病人,向病人解释疾病相关知识,消除病人的不良心理反应,使之能积极配合治疗。

（三）病情观察

观察病人咳嗽与咳痰的性质、持续时间、咳痰的量,观察、记录发热病人的体温变化,同时观察病人面色、呼吸、脉搏、血压变化。

（四）对症护理

发热护理参见“急性上呼吸道感染”相关内容。咳嗽、咳痰者观察其咳嗽次数、时间与咳痰的量、颜色、形状,鼓励病人多饮水以稀释痰液,指导病人正确咳嗽排痰,必要时雾化吸入、机械吸痰。

（五）用药指导

1. 治疗要点

（1）一般治疗　适当休息,注意保暖,多饮水,保证足够的营养物质供给。

（2）对症治疗　主要是止咳、祛痰、平喘,以减轻病人不适。剧烈咳嗽无痰者酌情选用喷托维林（咳必清）、氢溴酸右美沙芬或可待因等止咳药;咳嗽有痰而不易咳出者可选用盐酸氨溴索、溴己新（必嗽平）、复方氯化铵等祛痰药,有支气管痉挛者可选用茶碱类、β_2受体激动剂等支气管舒张药。

（3）病因治疗　病毒感染选用病毒唑、阿昔洛韦等抗病毒药,一般不用抗生素;细菌感染一般选用青霉素类、头孢菌素类、大环内酯类、氟喹诺酮类抗生素,或者根据细菌培养和药敏试验结果选择药物,以口服给药为主,必要时行静脉滴注。

2. 用药护理　在用药过程中,注意观察药物的疗效和不良反应。青霉素类药物应注意防止过敏反应的发生,氨茶碱宜在饭后口服或者选择肠溶片,以防引起恶心、呕吐、胃部不适。

【健康教育】

1. 预防指导　积极倡导戒烟;改善劳动卫生条件,防止空气污染;避免烟雾、粉尘、刺激性气体的吸入;避免接触或吸入变应原;注意保暖,避免受凉、过度劳累等诱发因素;积极进行体育锻炼,提高机体抵抗力。

2. 就医指导　告知病人在药物治疗后症状不能缓解或出现其他不适应及时就诊。

（高清源）

第二节　支气管哮喘病人的护理

案例引导

病人,女,31岁。因反复发作性咳嗽、喘息伴胸闷3年,再发加重2天入院。3年前开始,病人常在春暖花开的季节或受凉后出现咳嗽、喘息、胸闷等表现,无发热、咯血,曾多次在当地医院就诊,每次服用氨茶碱等药物缓解;2天前受凉后,病人上述症状加重,经服用氨茶碱等药物症状未缓解而入院。体格检查:急性病容,端坐位,口唇发绀,双肺散在哮鸣音,肺底部有湿啰音。肺功能测定:第1秒用力呼气容积/用力肺活量为55%,残气容积/肺总量为35%。临床诊断:支气管哮喘。

支气管哮喘（bronchial asthma）简称哮喘,是由多种细胞（如嗜酸性粒细胞、肥大细胞、T淋巴细胞、中性粒细胞、气道上皮细胞等）和细胞组分参与的气道慢性炎症性疾病。其主要特征为气道慢性炎症、气道对多种刺激呈现的高反应性、广泛多变的可逆性气流受限以及随着病程延长而导致的一系列气道结构异常,即气道重构。临床表现为反复发作的喘息、气急、胸闷或咳嗽等症状,常在夜间和(或)清晨发作、加剧,多数病人可自行缓解或经治疗缓解。

哮喘是全球最常见的慢性疾病之一,全球约有哮喘病人 3 亿,各国患病率从 1%～30% 不等。一般发达国家哮喘发病率高于发展中国家,城市高于农村。我国患病率为 0.5%～5%,且呈逐年上升趋势。经过长期规范化治疗和管理,80% 的哮喘病人可以达到临床控制。但是,由于发作时治疗不及时、长期控制不佳,目前哮喘死亡率达(1.6～36.7)/10 万,我国已经成为全球哮喘死亡率最高的国家之一。

哮喘是一种复杂的、具有多基因遗传性的疾病,发病具有家族聚集现象,亲缘关系越近,患病率越高。同时,环境因素对哮喘的发生亦起着激发作用。常见的环境因素如下:①吸入物,如尘螨、花粉、真菌、动物毛屑、二氧化硫、氨气等;②感染,如细菌、病毒、原虫、寄生虫等;③食物,如鱼、虾、蟹、蛋类、牛奶等;④药物,如普萘洛尔、阿司匹林等;⑤其他,如气候变化、运动、妊娠等。

【护理评估】

一、健康史

评估与哮喘有关的病因和诱因:有无接触变应原,室内有无尘螨、动物的皮毛和排泄物、花粉等;有无主动和被动吸烟;有无吸入污染空气(如臭氧、杀虫剂、油漆和工业废气等);有无进食虾、蟹、鱼、牛奶、蛋类等食物;有无服用普萘洛尔、阿司匹林等药物;有无受凉、气候变化、剧烈运动、妊娠等诱发因素;有无易激动、紧张、烦躁不安、焦虑等精神因素;有无哮喘家族史。

二、身心状况

(一)症状

典型症状为发作性伴有哮鸣音的呼气性呼吸困难,症状可在数分钟内发生,持续数小时至数天,常自行缓解或经平喘药物治疗后缓解,在夜间及凌晨发作或加重常是哮喘重要的临床特征之一。部分没有喘息症状的不典型哮喘病人,其表现为发作性胸闷、咳嗽或其他症状。部分病人尤其是青少年,其哮喘症状在运动时出现,称为运动性哮喘。以咳嗽为唯一的症状的哮喘称为咳嗽变异性哮喘;以胸闷为唯一症状的哮喘称为胸闷变异性哮喘。严重哮喘发作持续 24 h 以上、经治疗不易缓解者,称为哮喘持续状态,表现为极度呼吸困难、发绀、端坐呼吸、大汗淋漓,甚至呼吸循环系统衰竭。

(二)体征

发作时典型体征为双肺闻及广泛的哮鸣音,呼气音延长,但轻度哮喘或严重哮喘发作时哮鸣音可不出现,后者称为寂静胸,严重哮喘病人可出现心率增快、奇脉、胸腹反常运动和发绀。非发作期体检可无异常。

(三)并发症

严重发作时可有自发性气胸、纵隔气肿、肺不张等并发症。长期反复发作和感染可并发慢性阻塞性肺疾病(COPD)、支气管扩张、肺源性心脏病等。

(四)心理、社会状况

哮喘发作时病人呼吸困难、濒临死亡,容易出现紧张、烦躁、恐惧心理;缓解期病人常因反复发作而出现担心、焦虑心理,对治疗失去信心;哮喘有遗传倾向,部分病人常为工作、恋爱、婚姻、子女问题担忧。

(五)辅助检查

1. 血常规检查 发作时嗜酸性粒细胞升高,合并感染时白细胞总数和中性粒细胞增多。

2. 痰液检查 涂片在显微镜下可见较多嗜酸性粒细胞(如病人无痰,可通过高渗盐水超声雾化诱导咳痰的方法留取标本)。

3. 呼吸功能检查

(1)通气功能检测 哮喘发作时呈阻塞性通气功能障碍,与呼气流速有关的指标如第 1 秒用力呼气容积(FEV_1)、第 1 秒用力呼气容积占用力肺活量的比值(FEV_1/FVC,亦称 1 秒率)、最高呼气流量(PEF)等均显著减少,可有肺活量减少、残气容积增加、功能残气量和肺总量增加,残气量占肺总量百分比增加。症状缓解后,上述指标可逐渐恢复。

(2)支气管舒张试验 通过测量吸入某种支气管扩张剂前后 FEV_1 的变化来测定气道的可逆性改变。常吸入的支气管舒张剂为沙丁胺醇、特布他林等。舒张试验阳性标准如下:① FEV_1 较用药前增加>12%且其绝对值增加>200 mL;② PEF 较治疗前增加 60 L/min 或≥20%。

(3)支气管激发试验 通过测量吸入某种激发剂如组胺或醋甲胆碱前后 FEV_1 的变化来测定气道反应性。在设定的激发剂量范围内,如 FEV_1 下降>20%,则为激发试验阳性,提示气道有高反应性。

(4)PEF 及其变异率测定 PEF 可反映气道通气功能的变化。哮喘发作时 PEF 下降。若昼夜 PEF 变异率≥20%,则提示气道存在可逆性改变。

4. 胸部 X 线检查 哮喘发作时双肺透亮度增高,呈过度充气状态,缓解期多无明显异常。合并肺部感染时,可见肺纹理增粗及炎症的浸润阴影。

5. 血气分析 哮喘发作时可有不同程度的低氧血症;由于过度通气可使 $PaCO_2$ 下降、pH 值上升,表现为呼吸性碱中毒;如果病情进一步恶化加重,则在 PaO_2 下降的同时有 CO_2 潴留,表现为呼吸性酸中毒;如果缺氧明显则可合并代谢性酸中毒。

6. 变应原监测

(1)血清 IgE 用放射性变应原吸附试验(RAST)可直接测定血清特异性 IgE,哮喘病人血清 IgE 常升高 2~6 倍。

(2)变应原试验 在哮喘缓解期用可疑的变应原做皮肤变应原试验(通过皮肤点刺、皮肤划痕等方法)和吸入变应原试验。

【主要护理诊断/医护合作性问题】

1. 低效性呼吸型态 与支气管炎症和气道平滑肌痉挛有关。

2. 清理呼吸道无效 与过度通气、机体丢失水分过多、痰液黏稠有关。

3. 焦虑/恐惧 与哮喘发作、极度呼吸困难伴濒死感有关。

4. 知识缺乏 缺乏对疾病的过程、诱发因素及防治方法的了解。

5. 潜在并发症：自发性气胸、呼吸衰竭等。

【护理措施】

（一）一般护理

1. 环境与体位 有明确变应原者，应尽快脱离变应原。提供安静、舒适、冷暖适宜的休息环境。保持室内空气流通，避免放置花草、地毯、皮毛、羽绒等物品，避免尘埃飞扬等。卧床休息，根据病情协助取半坐位或坐位，以利于呼吸，端坐呼吸者为其提供床旁桌支撑，以减少体力消耗。

2. 饮食护理 提供清淡、易消化、足够热量的饮食，避免进食硬、冷、油煎食物，如能找到与哮喘发作有关的食物（如鱼、虾、蟹、蛋类、牛奶等），则避免食用。哮喘急性发作时，病人呼吸增快、出汗，常伴脱水、痰液黏稠，易形成痰栓阻塞小支气管，加重呼吸困难。因此，应鼓励病人每天饮水 2500～3000 mL，以补充水分，稀释痰液，预防便秘，改善呼吸功能，重症病人遵医嘱静脉补充液体。

（二）心理护理

哮喘发作时病人会有紧张、烦躁甚至恐惧心理，哮喘反复发作时病人容易出现焦虑心理，而这些不良心理反应可加重哮喘并影响治疗效果。因此，我们应关心病人，经常与病人沟通，以便及时了解病人的心理变化，有针对性地做好病人的心理疏导工作，向病人介绍哮喘的相关知识，告知病人经过系统、规范化的治疗，哮喘可以控制，同时尽可能陪伴在病人身边，给予病人安全感，以消除病人的紧张情绪，保持情绪稳定。

（三）病情观察

观察病人的生命体征、意识状态，尤其注意观察呼吸变化，监测呼吸音、哮鸣音变化；观察咳嗽、咳痰情况，注意痰液黏稠度和量；监测动脉血气分析、血电解质、酸碱平衡状况，严重哮喘发作病人需要准确记录 24 h 液体出入量。加强对急性发作病人的监护，尤其应加强夜间和凌晨巡视。如病人出现呼吸窘迫或无力、发绀明显、说话不连贯、大汗淋漓、心率增快、奇脉、哮鸣音减少、呼吸音减弱或消失等，提示病情严重或出现并发症，应及时通知医师并积极配合抢救。

（四）对症护理

注意保持病人呼吸道通畅。遵医嘱给予鼻导管或面罩吸氧，改善呼吸功能。一般吸氧流量为 1～3 L/min，吸氧浓度一般不超过 40%，应根据动脉血气分析结果和病人的临床表现，及时调整吸氧流量和浓度，吸入的氧气应加温、加湿，避免气道干燥和寒冷气流刺激而加重气道痉挛。严重发作、经一般药物治疗无效、缺氧不能纠正时，应协助医师进行机械通气。如有气胸、纵隔气肿等严重并发症时，应立即协助医师进行排气减压。

（五）治疗指导

1. 治疗要点

（1）脱离变应原是哮喘治疗最有效的方法。如能找出引起哮喘发作的变应原或其他非特异性刺激因素，立即使病人脱离变应原并避免变应原的再接触。

（2）药物治疗

①缓解哮喘发作：此类药的主要作用是迅速缓解支气管痉挛从而缓解哮喘症状，故又称解痉平喘药。

a. β_2 肾上腺素受体激动剂：简称 β_2 受体激动剂，主要通过激动气道上的 β_2 肾上腺素受体，激活腺苷酸环化酶，减少肥大细胞和嗜酸性粒细胞脱颗粒和介质的释放，从而起到舒张支气管、缓解哮喘症状的作用。短效 β_2 受体激动剂有沙丁胺醇、特布他林和非诺特罗，是治疗哮喘急性发作的首选药，给药方法有吸入、口服或静脉输注，吸入法是首选给药方法。长效 β_2 受体激动剂有丙卡特罗、沙美特罗和福莫特罗，不能单独用于哮喘的治疗，与吸入型糖皮质激素联合是目前最常见的哮喘控制性药物，目前常用的吸入型糖皮质激素加长效 β_2 受体激动剂联合制剂有氟替卡松/沙美特罗吸入干粉剂、布地奈德/福莫特罗吸入干粉剂。

b. 茶碱类：为黄嘌呤类生物碱，是目前治疗哮喘的有效药物之一，通过抑制磷酸二酯酶，提高平滑肌细胞内环腺苷酸（cAMP，亦称环磷酸腺苷）浓度，拮抗腺苷受体，刺激肾上腺素分泌，增强呼吸肌收缩，增强气道纤毛的清除功能等，从而达到舒张支气管和气道抗炎作用。常用口服药物有氨茶碱、丙羟茶碱（喘定）、茶碱缓（控）释片。茶碱缓（控）释片适用于控制夜间哮喘；静脉给药主要适用于重、危症哮喘。

c. 抗胆碱药：为 M 胆碱受体拮抗剂，能阻断节后迷走神经通路，降低迷走神经兴奋性而扩张支气管，并有减少痰液分泌的作用，与 β_2 受体激动剂联合有协同作用。常用的短效吸入型抗胆碱药异丙托溴铵有定量气雾剂（MDI）和雾化溶液 2 种剂型，多与 β_2 受体激动剂联合应用，主要用于治疗急性哮喘发作。常用的长效型抗胆碱药噻托溴铵是近年新发展的药物，其作用更强，持续时间更久，目前仅有干粉制剂，主要用于哮喘合并慢性阻塞性肺疾病及慢性阻塞性肺疾病的长期治疗。

②控制或预防哮喘发作：此类药物主要治疗哮喘的气道炎症，又称抗炎药。

a. 糖皮质激素：主要通过多环节阻止气道炎症的发展及降低气道高反应性，是当前控制哮喘最有效的药物。吸入给药是目前长期甚至终身抗感染治疗哮喘最常用的给药方法，常用的吸入药物有倍氯米松、布地奈德、氟替卡松、莫米松等；口服给药用于吸入糖皮质激素无效或需短期加强治疗者，可短疗程、大剂量服用泼尼松或甲基泼尼松龙，待症状缓解后逐渐减量直至停用或改用吸入剂；重度或严重哮喘发作时及早静脉给药，常用琥珀酸氢化可的松或甲基泼尼松龙，症状缓解后逐渐减量，并改口服和吸入维持。

b. 白三烯（LT）调节剂：通过调节 LT 的生物活性而发挥抗炎作用，同时也具有舒张支气管平滑肌的作用。此为目前除吸入型糖皮质激素外，可单独应用的哮喘控制性药物，常用药物有扎鲁司特、孟鲁司特。

c. 其他药物：如酮替芬和新一代 H_1 受体拮抗剂（如阿司咪唑、曲尼斯特等）对季节性哮喘和轻症哮喘有效。

③免疫疗法

a. 特异性免疫疗法：又称脱敏疗法或减敏疗法，将特异性变应原（如尘螨、花粉等）配制的各种不同浓度的提取液，通过皮下注射、舌下含服或其他途径给予对该变应原过敏的病人，使其对变应原的耐受性增高，当再次接触此变应原时不再诱发哮喘发作或者发作程度减轻。一般需要 1~2 年治疗，如果治疗反应良好可坚持 3~5 年治疗。

b. 非特异性免疫疗法：如注射卡介苗及其衍生物、转移因子等有一定辅助疗效。

2. 用药护理

（1）β受体激动剂 用药后偶有头痛、头晕、心悸、手指震颤、低钾血症等不良反应，停药或坚持用药一段时间后症状可消失；药物用量过大可引起严重心律失常，甚至猝死。短效 β_2 受体激动剂应按需间歇使用，不宜长期、规律、单一、大量使用，因为长期应用可引起 β_2 受体功能下降和气道反应性增高，出现耐受性。沙丁胺醇静脉滴注应注意控制滴速（2~4 $\mu g/min$），并注意观察有无心悸、骨骼肌震颤、低钾血症等不良反应。指导病人正确使用雾化吸入器，以保证有效地吸入药物。

（2）茶碱类静脉注射 注射浓度不宜过高，速度不宜过快，注射时间应在 10 min 以上，以防中毒症状发生。主要不良反应有恶心、呕吐等胃肠道症状，心动过速、心律失常、血压下降等心血管症状，偶有兴奋呼吸中枢作用，甚至抽搐直至死亡。妊娠、发热病人，小儿或老年人，心、肝、肾功能障碍或甲状腺功能亢进者慎用。与西咪替丁、大环内酯类、喹诺酮类药物等合用时可影响茶碱代谢而使排泄减慢，应减少用量。用药过程中最好监测血浆氨茶碱浓度，安全浓度为 6~15 $\mu g/mL$。茶碱缓（控）释片必须整片吞服。

（3）糖皮质激素 吸入给药局部抗炎作用强，全身不良反应少，一般需要规律吸入 2 周以上才能起效。吸入给药虽然不良反应比较少，但部分病人可出现声音嘶哑、口咽部念珠菌感染或呼吸道不适等表现，因此，在病人吸入药物后应用清水充分漱口，使口咽部无药物残留，以减轻局部反应、减少胃肠吸收，同时防止口咽部真菌感染。如病人长期吸入剂量每天大于 1000 mg，则应注意预防全身不良反应。全身用药应注意观察肥胖、糖尿病、高血压、骨质疏松、消化性溃疡等不良反应，口服药物宜在饭后服用，以减少对消化道的刺激。告知病人严格遵医嘱用药，不得擅自停药或减量。

（4）其他药物 抗胆碱药吸入时，少数病人可有口苦或口干感。酮替芬有头晕、口干、嗜睡等不良反应，持续服药数天可自行减轻，慎用于高空作业人员、驾驶员、操作精密仪器者。LT 调节剂的主要不良反应是较轻微的胃肠道症状，少数有皮疹、血管性水肿、转氨酶升高，停药后可恢复。免疫治疗过程中有可能出现严重哮喘发作和全身过敏反应，因而治疗需在有急救条件的医院进行，并严密观察病人的反应。哮喘发作及缓解期，病人禁用阿司匹林、β_2 肾上腺素受体拮抗剂（普萘洛尔等）和其他可能诱发哮喘的药物，以免诱发或加重哮喘。

【健康教育】

1. 预防指导 哮喘虽然不能彻底治愈，但通过采取积极预防措施，能预防或减轻哮喘发作。应帮助病人识别个体的变应原和刺激因素，指导病人避免接触变应原、戒烟、避免食入易过敏食物、预防呼吸道感染、避免剧烈运动、忌用可诱发哮喘的药物等，以达到控制哮喘发作、维持病人正常生活和工作的目的。

2. 自护指导 指导病人自我监测病情变化，鼓励病人书写哮喘日记，教会病人使用峰流速仪并用峰流速仪监测 PEF 值，教会病人识别哮喘发作或加重的先兆，教导病人在哮喘发作时自我处理的简单方法，嘱病人随身携带止喘气雾剂，以有效预防和控制发作。

3. 用药指导 告知病人每种药物的药名、用法、剂量、疗效、主要不良反应及如何采取相应的措施，以减少或避免不良反应发生。指导病人及家属遵医嘱正确用药，积极配合治疗，不擅自减药或停药。

4. 吸入器使用指导 目前临床上用于哮喘治疗的吸入剂包括定量雾化吸入器(MDI)、干粉吸入剂、雾化溶液。各种吸入剂应用之前,应与病人一起仔细阅读说明书,然后演示正确使用方法,并指导病人反复练习直至正确掌握。

(1) 定量雾化吸入器(MDI) 定量雾化吸入器的使用方法见图1-1。①打开盖子,摇匀药液;②头略后仰,尽可能呼出肺内空气;③立即将吸入器吸口紧紧含在口中并屏住呼吸;④用示指和拇指紧按吸入器使药物喷出,在喷药同时缓慢深吸气,吸气时间最好大于5 s;⑤屏住呼吸10 s,使药物充分分布到下气道,以达到良好的治疗效果;⑥缓慢呼气;⑦将盖子套回喷口上;⑧清水漱口,去除上咽部残留药物。如果需要,休息3 min后可重复喷药一次。

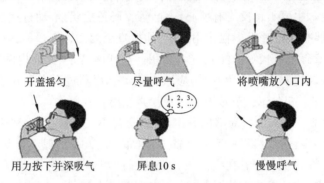

开盖摇匀　　　　尽量呼气　　　　将喷嘴放入口内

用力按下并深吸气　　　屏息10 s　　　慢慢呼气

图1-1　定量雾化吸入器使用方法

(2) 储存剂量型涡流式干粉吸入器 储存剂量型涡流式干粉吸入器俗称都保,如信必可都保(布地奈德福莫特罗干粉吸入剂)、普米克都保、奥克斯都保。都保操作方法见图1-2。①旋转并移去瓶盖,确保红色旋钮在下方;②拿直都保,握住底部红色部分和都保中间部分,向某一方向旋转到底,再反方向旋转到底,听到"咔嗒"声表示完成装药;③先呼气(勿对吸嘴吹气),然后将吸嘴含于口中,双唇包住吸嘴并深长吸气,即完成一次吸入;④将都保吸嘴从口中移开,屏气5 s;⑤用干净纸巾擦净吸嘴,盖上并旋紧瓶盖;⑥仰头进行深咽喉部漱口。

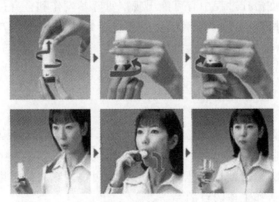

图1-2　储存剂量型涡流式干粉吸入器使用方法

(3) 准纳器 常用的准纳器有沙美特罗替卡松粉吸入剂(舒利迭)。准纳器的使用方法见图1-3。①一手握住准纳器外壳,另一手拇指放在拇指柄上向外推动,直至完全打开鱼嘴型的吸嘴;②向外推动准纳器的滑动杆直至发出"咔嗒"声,表明准纳器已做好吸药的准备,注意勿随意推动滑动杆;③在保证平稳呼吸的前提下,尽量呼气,切记不要将气呼入准纳器中,平拿准纳器,将吸嘴放入口中,深深地平稳地吸入药物;④将准纳器从口中拿出,屏气约

10 s,缓慢恢复呼气;⑤关闭准纳器(听到"咔嗒"声表示关闭,滑动杆将自动关闭);⑥仰头进行深咽喉部漱口。如果需要吸入两次,必须关闭准纳器后,重复上述步骤。

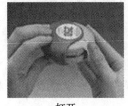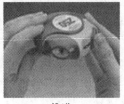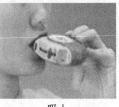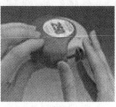

| 打开 | 推进 | 吸入 | 关闭 |

图 1-3 准纳器使用方法

5. 心理指导 向病人说明哮喘的发病与精神因素和生活压力的关系,鼓励病人积极参加适当的体育锻炼和积极的娱乐活动,以保持良好的情绪,提高机体抵抗能力。鼓励哮喘病人的家属或朋友参与对哮喘的管理,为其身心健康提供多方面的支持。

6. 就诊指导 指导病人定期门诊随访,根据病情 1~6 个月门诊复诊一次。如出现哮喘加重、恶化的征象,在紧急处理的同时立即来医院急诊。

(高清源)

第三节 支气管扩张病人的护理

案例引导

病人,男,28 岁,慢性咳嗽与咳痰、反复咯血 10 年,加重 2 天。10 年来病人经常咳嗽、咳痰,以晨间起床或晚上躺下时更为明显,并有反复咯血表现。2 天前受凉后,出现发热、咳嗽加剧、痰量增多。体格检查:T 38.5 ℃,左肺下部闻及湿啰音。辅助检查:白细胞计数 $12×10^9$/L,中性粒细胞 0.85;X 线检查可见下肺纹理增多、增粗,有多个不规则的蜂窝状透亮阴影。初步诊断:支气管扩张并感染。

支气管扩张(bronchiectasis)是急、慢性呼吸道感染和支气管阻塞后,反复发生支气管炎症,致使支气管壁结构破坏,引起支气管异常、持久扩张。临床主要表现为慢性咳嗽、大量脓痰和(或)反复咯血。本病以儿童和青少年多见,近年来,由于新抗生素的不断出现及急慢性呼吸道感染的恰当治疗,其发病率有下降趋势。

支气管扩张的主要病因是支气管-肺组织感染和支气管阻塞,感染引起阻塞,阻塞又加重感染,两者互为因果并相互作用和影响,因而促进了支气管扩张的发生和发展。

1. 支气管-肺组织感染 儿童及婴幼儿时期的百日咳、麻疹、流行性感冒等是支气管扩张的重要原因。儿童支气管管腔较细、管壁较薄,易于阻塞和反复感染,反复迁延的感染可造成支气管壁破坏和附近纤维组织收缩,逐渐发展为支气管扩张。此外,支气管和肺部的慢性炎症(如肺结核、肺脓肿等)可使支气管壁的弹性减退易于扩张;慢性支气管炎、支气管哮喘等如反复合并感染,也可继发支气管扩张。

2. 支气管阻塞 支气管阻塞也是引起支气管扩张的重要原因。支气管异物、支气管肿瘤、支气管结核、黏稠的分泌物、管外肿大淋巴结的压迫等均可致支气管阻塞。支气管阻塞引起分泌物引流不畅和继发感染,长期反复导致支气管壁破坏和炎性病变,形成支气管扩张。

3. 机体免疫功能失调 部分支气管扩张病人有不同程度的体液免疫和(或)细胞免疫功能异常,提示支气管扩张可能与机体免疫功能失调有关,如类风湿关节炎、系统性红斑狼疮、溃疡性结肠炎、Crohn 病等疾病可伴有支气管扩张。

4. 支气管先天性发育障碍和遗传因素 如支气管先天性发育障碍、卡特金纳综合征、肺囊性纤维化、先天性丙种球蛋白缺乏症、先天性肺血管发育畸形等引起的支气管扩张,此类原因所致的支气管扩张少见。

5. 其他 空气污染、尘埃吸入、长期吸烟等与支气管扩张有一定关系。

【护理评估】

一、健康史

询问儿童时期有无麻疹、百日咳等病史,了解有无反复发作的支气管肺炎和呼吸道感染,检查有无支气管异物、肿瘤、分泌物阻塞,并了解工作和生活环境中有无空气污染和烟雾粉尘吸入。

二、身心状况

(一) 症状

1. 慢性咳嗽、大量脓痰 约 90% 的病人有慢性咳嗽、大量脓痰。咳嗽、咳痰与体位变化有关,晨起或入夜卧床时咳嗽、痰量增多,这是因为分泌物积储于支气管扩张部位,改变体位时分泌物刺激支气管黏膜引起咳嗽和排痰。痰为黄色或黄绿色脓性痰,其严重程度可用咳痰量估计:每天小于 100 mL 为轻度,每天在 100～150 mL 为中度;每天超过 150 mL 为重度。呼吸道感染时黄绿色脓痰明显增多,一天可达数百毫升,伴厌氧菌混合感染时痰有恶臭。痰液静置后可分三层:上层为泡沫,中层为混浊黏液,下层为脓性物和坏死组织。

2. 反复咯血 50%～70% 的病人有咯血,咯血多少不等,痰中可带血或大量咯血,咯血量与病情严重程度、病变范围有时并不一致。部分病人无明显咳嗽、咳痰,以反复咯血为唯一症状,称为干性支气管扩张,其病变多发生于引流良好的上叶支气管,且不易感染。

3. 反复肺部感染 常表现为同一肺段反复发生肺炎且迁延不愈。发生感染时可有高热、纳差、咳嗽加剧、痰量增多、白细胞增多等表现,一旦排出大量痰液后,病人精神状况改善、体温下降。

4. 慢性感染中毒症状 长期反复感染,病人可有盗汗、消瘦、贫血、儿童生长发育迟缓等慢性中毒表现。

(二) 体征

早期或干性支气管扩张可无异常肺部体征。病变重或继发感染时在下胸部和背部常可听到固定而持久的局限性粗湿啰音,有时可闻及哮鸣音。部分病人有杵状指(趾)、贫血。如合并肺炎、肺脓肿、肺气肿等则出现相应的体征。

（三）心理、社会状况

病人病情反复、迁延不愈，因而经济负担加重、生活工作受影响，所以容易出现焦虑、悲观等心理反应。同时由于病人咳大量脓臭痰，常有自卑心理，不愿与他人交往，容易产生孤独感。大量咯血或反复咯血不止的病人常有紧张、烦躁、恐惧等心理反应。

（四）辅助检查

1. 一般检查 痰涂片或细菌培养可发现感染致病菌，继发急性感染时白细胞和中性粒细胞可增多。

2. 胸部 X 线检查 囊状支气管扩张的气道表现为显著囊腔，腔内可见液平面，纵切面可显示"双轨征"，横切面显示"环形阴影"，其他表现为支气管周围炎症所致的气道壁增厚。

3. 支气管造影 检查能明确诊断，确定病变部位、性质、范围、严重程度，为治疗或手术切除提供重要参考依据，但有一定创伤性，目前已被 CT 取代。

4. CT 检查 CT 检查能在横断面上清楚显示扩张的支气管。高分辨 CT（HRCT）进一步提高了 CT 诊断支气管扩张的敏感性，因其无创、能重复，已成为支气管扩张的主要检查方法。

5. 纤维支气管镜检查 支气管扩张呈局限性且位于段支气管以上时，纤维支气管镜检查可见弹坑样改变。

【主要护理诊断/医护合作性问题】

1. 清理呼吸道无效 与痰多、痰液黏稠、咳嗽无力、咳嗽方式无效有关。

2. 有窒息的危险 与大咯血有关。

3. 营养失调：低于机体需要量 与反复感染、机体消耗增多有关。

4. 体温过高 与肺部反复感染有关。

5. 焦虑 与反复咯血及预后差有关。

【护理措施】

（一）一般护理

1. 休息与环境 急性感染或病情严重者卧床休息，病情缓解后根据病人的耐受程度进行适当活动，避免劳累。室内空气流通，温度和湿度适宜，避免烟雾和粉尘吸入，痰液及时消毒倾倒，污染衣物及时更换，有异味、臭味时加除臭剂。

2. 饮食护理 提供高热量、高蛋白质、富含维生素饮食，少食多餐；忌食冰冷、辛辣食物，忌饮浓茶、咖啡，以防诱发咳嗽；每天饮水 1500 mL 以上，以利于稀释和咳出痰液；大咯血者暂时禁食。

3. 口腔护理 病人晨起睡前、饭前饭后漱口，以去除口臭，保持口腔清洁，增加食欲，减少呼吸道感染机会。

（二）心理护理

医护人员关心理解病人，和病人建立的良好医患关系，给予病人安慰和鼓励，使病人以积极的心态配合治疗。进行各项检查之前做好解释工作，以消除病人的紧张心理，保证检查顺利进行。当病人大咯血高度紧张甚至恐惧时,医护人员一方面要沉着冷静,敏捷准确地进行各种抢救,另一方面劝告病人身心放松,防止声门痉挛和屏气,将气管内痰液和积血轻轻咳出,保证气道通畅,过度紧张者遵医嘱给予镇静剂。

(三)病情观察

观察痰液的量、颜色、气味、黏稠度以及与体位的关系并记录;观察咯血的量、次数、颜色、性状并记录;定时测量并记录呼吸、心率、体温、血压;合并咯血时尤应观察病人有无胸闷、气急、烦躁不安、面色苍白、神色紧张、出冷汗等异常表现。

(四)对症护理

1. 咳嗽排痰护理

(1)有效咳嗽　适应于神志清楚、一般状况良好、能够进行配合的病人。一方面向病人讲解咳嗽排痰的意义,鼓励病人排痰,另一方面指导病人采取正确的咳嗽排痰方法,以促进痰液排出。①病人尽可能取坐位,先行慢而深的腹式呼吸 5~6 次,在深吸气后屏气 3~5 s,然后连续进行 2~3 次短促有力的咳嗽,咳嗽同时收缩腹肌或用手按压上腹部,帮助痰液咳出;②病人取坐位,两腿上置一枕顶住腹部,咳嗽时身体前倾、头颈屈曲,张口咳嗽将痰液排出。

(2)气道湿化　适应于痰液黏稠而不易排出的病人,常用湿化治疗和雾化治疗。湿化治疗是通过湿化器装置,将水或溶液蒸发成水蒸气或小水滴,以提高吸入气体的湿度,达到湿润气道黏膜、稀释痰液的目的。雾化治疗是利用气溶胶特殊装置将水分和药液形成气溶胶的液体微滴或固体颗粒,让病人吸入并沉积于呼吸道,达到湿化、祛痰、止咳、平喘的作用。

(3)翻身、胸部叩击　适应于长期卧床、久病体弱、排痰无力的病人。协助病人每 1~2 h 翻身 1 次,以利于痰液松动和排出。胸部叩击方法:叩击前查阅影像资料,听诊肺部,以明确痰液潴留部位;病人取侧卧位或坐位,用单层薄布覆盖叩击部位以免直接叩击皮肤,注意避免覆盖物过厚而影响叩击效果;叩击者两手指弯曲并拢呈杯状或覆碗状,以腕部力量,从肺底自下而上、由外向内,迅速有力地叩击背部,叩击力量适中,以病人不感疼痛为宜,叩击时鼓励病人咳嗽、咳痰;每一肺叶叩击 1~3 min,每次叩击时间 3~5 min;避免叩击乳房、心脏、骨突处(脊椎、肩胛骨、胸骨);叩击过程中注意观察病人反应;叩击后进行口腔护理,询问病人感受,观察排痰情况,复查肺部呼吸音、干湿啰音等情况。

(4)机械吸痰　适用于痰量较多、咳嗽无力、排痰困难的病人,可经鼻(口)腔负压吸痰。每次吸引时间少于 15 s,两次吸痰时间大于 3 min;吸痰动作轻柔;重症病人吸痰前后提高吸氧浓度以防吸痰引起低氧血症;严格无菌操作,防止呼吸道感染。

(5)体位引流　又称重力引流,是使病人取适当的体位,借助重力作用将呼吸道痰液、分泌物排出体外的物理治疗方法。引流方法详见"呼吸内科常用诊疗技术及护理"相关内容。

2. 咯血护理　详见"肺结核病人的护理"相关内容。

(五)治疗指导

1. 治疗要点

(1)控制感染　急性感染时根据病情、痰培养及药物敏感试验,选用合适抗生素控制感染。轻症病人常口服阿莫西林或氨苄西林,或第一代、第二代头孢菌素,也可服用氟喹诺酮类或磺胺类抗生素。重症病人静脉给药,选择第三代头孢菌素、氨基糖苷类等,如有厌氧菌感染加用甲硝唑或替硝唑。

（2）维持呼吸道通畅　翻身、胸部叩击、雾化吸入、体位引流、机械吸痰、祛痰药（氯化铵、溴己新、盐酸氨溴索、复方甘草合剂）等。

（3）改善气流受限　支气管舒张剂可改善气流受限并协助清除气道分泌物。

（4）止血　反复少量咯血病人对症治疗或口服卡巴克络（安络血）、云南白药，中量、大量咯血病人可用垂体后叶素、酚妥拉明治疗，出血量大经内科治疗无效病人介入治疗或外科手术治疗。

（5）手术治疗　支气管扩张病灶局限且内科治疗无效者考虑手术治疗。若病变较广泛，或心肺功能严重障碍者不宜手术。

2. 用药护理　遵医嘱给予抗生素、祛痰剂、支气管舒张剂等药物治疗，注意观察药物疗效、不良反应。

【健康教育】

1. 日常生活指导　戒烟戒酒，生活规律，情绪稳定，劳逸结合；加强营养，摄入高热量、高蛋白、丰富维生素的食物；加强体育锻炼，增强机体抵抗力；加强口腔卫生，每天坚持漱口数次，以防止呼吸道感染，去除臭味。

2. 疾病预防指导　进行预防接种，预防麻疹、百日咳等传染病；彻底治疗麻疹、百日咳、支气管肺炎、肺结核等疾病；注意保暖，防止受凉，不接触呼吸道感染病人，以防止呼吸道感染。

3. 疾病康复指导　教会病人排痰的方法和技巧；向病人说明体位引流的重要性，告知病人体位引流的方法和注意事项，教会病人进行体位引流；指导病人消毒痰液，如盛入纸盒内焚烧或消毒液浸泡，指导病人消毒痰具，如煮沸消毒、消毒液浸泡等；教会病人认识咯血的先兆，指导病人一旦出现咯血先兆立即就医。

（高清源）

第四节　肺炎病人的护理

案例引导

病人，男，18岁，学生。2天前淋雨后，突发寒战、高热（T 39.7 ℃），伴左侧胸痛、咳嗽、气急等表现。体格检查：T 39.3 ℃，R 30 次/分，P 102 次/分，BP 110/70 mmHg，神志清楚，急性病容，面色潮红，呼吸急促。左下肺呼吸运动减弱，语音震颤增强，叩诊浊音，可闻及支气管呼吸音及湿啰音。辅助检查：白细胞计数 $13 \times 10^9/L$，中性粒细胞 80%，X 线胸片示左下肺大片浸润阴影。初步诊断：肺炎球菌肺炎。

一、概述

肺炎(pneumonia)是指终末气道、肺泡和肺间质的炎症,由病原菌、理化因素、过敏因素等引起。细菌性肺炎最常见,也是最常见的感染性疾病之一。尽管有新的强效抗生素和有效疫苗不断用于临床,但肺炎的发病率和病死率并没有降低,甚至有所上升,这可能与人口老化、病原菌变迁、伴有基础疾病、免疫抑制剂应用、器官移植、新病原体出现、不合理应用抗生素致细菌耐药性增加等有关。

肺炎可根据病因或解剖、患病环境加以分类。

(一)病因分类

直接根据致病因素命名,对肺炎的治疗选择有决定作用。

1. 感染性肺炎 由细菌、病毒、真菌、支原体、衣原体及寄生虫等感染所致,其中细菌感染为最常见病因。

(1)细菌性肺炎 约占肺炎的80%,主要致病菌为肺炎球菌、金黄色葡萄球菌、甲型溶血性链球菌、流感嗜血杆菌等。近二三十年来,由于抗生素和免疫抑制剂的广泛应用,肺炎克雷白杆菌、铜绿假单胞菌、流感嗜血杆菌、大肠埃希菌等需氧革兰阴性杆菌感染明显上升。

(2)病毒性肺炎 呼吸道合胞病毒、腺病毒、流感病毒及巨细胞病毒感染。

(3)非典型病原体所致肺炎 军团菌、支原体、衣原体等感染。

(4)真菌性肺炎(肺真菌病) 白色念珠菌、曲霉菌、隐球菌、肺孢子菌、放线菌等感染。

(5)其他病原体所致肺炎 立克次体、原虫、寄生虫、弓形体等感染。

2. 非感染性肺炎 理化因素(放射性损伤、化学损伤)、免疫和变态反应(过敏性、风湿性疾病)。

(二)解剖分类

1. 大叶性(肺泡性)肺炎 致病菌以肺炎球菌最为常见,因病变常累及部分肺段或整个肺段乃至肺叶而称大叶性肺炎,主要表现为肺实质炎症,典型病理表现为肺实变,X线检查显示肺段或肺叶呈致密、均匀阴影。

2. 小叶性(支气管性)肺炎 炎症累及细支气管、终末细支气管及其远端的肺泡,又称支气管肺炎。病原体为肺炎球菌、葡萄球菌、腺病毒、流感病毒以及肺炎支原体等。常继发于支气管炎、支气管扩张、上呼吸道病毒感染以及长期卧床的危重病人。支气管内有分泌物因而可闻及湿啰音,X线特征为沿肺纹理分布的不规则斑片状阴影。

3. 间质性肺炎 为肺间质的炎症,病变主要累及支气管壁、支气管周围组织和肺泡壁。由于病变在肺间质,因而呼吸道症状较轻,异常体征较少。病原体为细菌、支原体、衣原体、病毒或肺孢子菌等。X线特征为肺下部纤细、不规则的条索状或网状阴影。

(三)感染环境分类

1. 社区获得性肺炎(community acquired pneumonia,CAP) 也称院外肺炎,指在医院外罹患的感染性肺实质炎症,包括有明显潜伏期的病原体感染而在入院后平均潜伏期内发病的肺炎。社区获得性肺炎主要病原体为肺炎链球菌(占40%),其他病原体有肺炎支原体、肺炎衣原体、流感嗜血杆菌、呼吸道病毒(甲乙型流感病毒、腺病毒、呼吸道合胞病毒、副流感病毒)等。

2. 医院获得性肺炎(hospital acquired pneumonia,HAP) 也称医院内肺炎,指病人入院时不存在也不处于感染潜伏期,而于入院48h后在医院内发生的肺炎。医院获得性肺炎以呼吸机相关性肺炎最多见,其病情重、治疗难。HAP病原体为革兰阴性杆菌(如铜绿假单胞菌、肺炎克雷白杆菌、流感嗜血杆菌、肠杆菌属等)、肺炎球菌、金黄色葡萄球菌等。

（四）根据病程分类

根据肺炎病程分为急性肺炎、迁延性肺炎及慢性肺炎,一般迁延性肺炎病程长达1～3月,超过3个月则为慢性肺炎。

【护理评估】

（一）健康史

询问病人有无受凉、淋雨、醉酒、上呼吸道感染、全身麻醉史,有无支气管扩张、COPD等慢性疾病史,有无长期使用糖皮质激素、免疫抑制剂、抗肿瘤药物,是否有行气管切开、手术治疗、机械通气治疗。

（二）临床表现

1. 症状 肺炎的症状可轻可重、差异很大,主要取决于病原体和宿主的状态。肺炎一般急性起病,典型表现为突然畏寒、发热、咳嗽、咳痰、伴或不伴胸痛,病变范围大时有呼吸困难、胸闷、呼吸窘迫。

2. 体征 早期、轻症病人肺部无明显异常体征。重症病人有呼吸增快、鼻翼扇动、发绀,实变时有典型实变体征:叩诊有浊音或实音,触诊语颤增强,听诊呼吸音减弱、有管状呼吸音,也可闻及湿啰音。

（三）并发症

严重病人尤其是老年病人易发生感染性休克,亦称休克型肺炎或中毒性肺炎,是以末梢循环严重障碍为主要表现的重症肺炎,其发病急、病情重、进展快、死亡率高,表现为意识模糊、烦躁不安、面色苍白、发绀、血压下降、脉搏细速、四肢厥冷,少尿或无尿,而高热、咳嗽、胸痛等症状并不明显。其他并发症有心肌炎、胸膜炎、急性呼吸窘迫综合征(ARDS)、脓胸等。

（四）辅助检查

1. 胸部X线 肺炎的X线表现随其部位、病原菌、病情严重程度不同而不同。呈叶或段状分布的炎性浸润阴影常见于细菌性肺炎,非均匀性浸润、呈斑片状或条索状阴影常见于细菌或病毒感染所致的支气管肺炎,空洞性浸润常见于葡萄球菌或真菌感染。

2. 实验室检查 细菌性肺炎白细胞计数和中性粒细胞比例增高,并有核左移或细胞内见中毒颗粒;年老体弱、酗酒、免疫功能低下者白细胞计数可不增高,但中性粒细胞比例仍高。

3. 病原学检查 痰涂片染色和痰培养检查能确定病原体并指导用药。为避免上呼吸道细菌污染,一般在漱口后取深部咳出的痰液送检,特殊情况时经环甲膜穿刺或经纤维支气管镜取痰标本送检。必要时做血液、胸腔积液细菌培养,以明确诊断。

4. 血清学检查 补体结合试验适用于衣原体感染,间接免疫荧光抗体检查多用于支原体肺炎、军团菌肺炎。

（五）心理社会状况

由于起病急、病情重,病人和家属往往无思想准备,因而表现为焦躁不安,病情严重者甚至表现为恐惧。

【主要护理诊断/医护合作性问题】

1. 体温过高 与肺部感染有关。

2. 疼痛 与炎症累及胸膜有关。

3. 气体交换受损 与肺部感染、胸腔积液等致呼吸面积减少有关。

4. 清理呼吸道无效 与痰液多、咳嗽无力有关。

5. 潜在并发症:感染性休克。

【护理措施】

（一）一般护理

1. 环境要求 环境清洁安静、阳光充足、空气清新。室内通风每天 2 次,每次 15～30 min,避免病人直接吹风,以免受凉。室温保持在 18～20 ℃,相对湿度以 55％～60％为宜,防止空气干燥,气管纤毛运动降低。

2. 休息与活动 急性期病人卧床休息,以减少组织氧的消耗,促进机体组织修复。尽量将治疗和护理集中在同一时间内完成,以保证病人足够的休息时间。病情缓解后逐渐增加机体活动量,以活动后不感心慌、气急、劳累为原则。

3. 饮食护理 给予清淡易消化的高热量、高维生素、高蛋白流质或半流质饮食,鼓励病人多饮水,每天饮水量为 1000～2000 mL,以补充液体,稀释痰液。

（二）心理护理

主动与病人沟通,鼓励其说出心理感受,给予关心和尊重;操作沉着冷静,给病人以安全感和信任感,减轻病人的焦虑和烦躁心理。

（三）对症护理

1. 高热护理

（1）观察病情 观察病人体温、脉搏、呼吸、血压变化,以利于判断热型和病情变化,尤其注意观察儿童、老年人、久病体弱者。

（2）补充营养和水分 发热时机体分解代谢增加,糖、脂肪、蛋白质及维生素等营养物质大量消耗,而此时病人消化吸收功能降低。因此,宜给予高热量、高蛋白、高维生素、易消化的流质或半流质饮食,以保证营养物质供给;鼓励病人多饮水,每天饮水 2500～3000 mL,以补充机体水分消耗,维持水、电解质平衡,加速代谢产物排泄和热量散发;失水明显或暂不能进食者遵医嘱静脉补液,注意滴速不宜过快,尤其是老年人和心脏病病人,以免引起肺水肿。

（3）保暖 寒战时可用热水袋、电热毯保暖,并适时添加被褥,亦可用空调调节环境温度。

（4）降温护理 高热时进行物理降温,如酒精（乙醇）拭浴、冰袋（冰帽）冷敷,必要时遵医嘱给予小剂量退热药降温,注意不宜使用阿司匹林、扑热息痛,以免过度出汗、脱水以及干扰真实热型,导致临床判断失误。在降温过程中注意观察病人体温,以逐渐降温为宜。

（5）口腔清洁 高热时唾液分泌减少,口腔黏膜干燥,因此,在餐后、睡前进行口腔清洁,保持口腔湿润、舒适,口唇干裂者涂润滑油保护,口唇疱疹者涂抗病毒软膏。

(6)皮肤清洁 协助大量出汗病人擦汗,及时更换衣服和被褥,保持皮肤清洁干燥。

2. 胸痛护理 嘱病人取患侧卧位,在呼气末用宽胶布固定患侧胸壁,以减少胸壁和肺的活动度,从而减轻疼痛,必要时遵医嘱给予止痛药。

3. 促进排痰 采取有效咳嗽、翻身、拍背、雾化吸入、应用祛痰剂等方法促进排痰。详见"支气管扩张病人的护理"相关内容。

4. 改善呼吸 有低氧血症或气急发绀者给予氧气吸入,以提高血氧饱和度,纠正组织缺氧,改善呼吸困难。

(四)病情观察

观察病人意识、生命体征、皮肤色泽变化,观察呼吸频率、节律、深度、有无呼吸困难,监测血白细胞总数和分类计数、动脉血气分析值,观察痰液颜色、性质、气味和痰量,以此判断是何种病原体感染,如肺炎球菌肺炎呈铁锈色痰,克雷白杆菌肺炎为砖红色胶冻状痰,厌氧菌感染者痰多有恶臭味。

(五)休克性肺炎护理

1. 严密观察病情变化 严密观察病人体温、脉搏、血压、呼吸、神志、尿量变化,观察皮肤黏膜颜色和温度,准确记录出入液量,监测动脉血气分析和电解质情况。当病人出现神志模糊、烦躁不安、高热骤降至常温以下、脉搏细速、脉压变小、呼吸浅快、面色苍白、肢冷出汗、尿量减少(少于 30 mL/h)等早期休克征象时,立即报告医师,及时采取救治措施。

2. 置监护室护理 置病人于监护室,由专人护理。病人取仰卧中凹位,头胸部抬高约20°、下肢抬高约30°,以利于呼吸和静脉血回流,增加心排血量。尽量减少搬动,注意病人保暖,保暖忌用热水袋。

3. 氧气吸入 迅速给予中、高流量吸氧,有助于改善组织器官的缺氧状态。

4. 建立静脉通道 迅速建立两条静脉通道,维持输液通畅,以保持液体和药液输入。

5. 遵医嘱配合抢救治疗

(1)扩充血容量 扩充血容量是抗休克最基本的治疗措施。遵医嘱输注低分子右旋糖酐、5%葡萄糖盐水、复方氯化钠溶液、葡萄糖溶液等。输液速度先快后慢,输液量先多后少,可在中心静脉压监测下调节输液量和速度。在扩容治疗过程中随时观察病人全身情况、血压、脉搏、尿量、尿比重、血细胞比容等。如果病人收缩压大于 90 mmHg(12 kPa)、脉压大于 30 mmHg(4.0 kPa)、尿量每小时大于 30 mL、脉率每分钟少于 100 次、中心静脉压不超过 10 cm水柱(0.98 kPa)、口唇红润、肢端温暖则示血容量补充充足。

(2)纠正酸中毒 明显酸中毒病人静脉滴注 5%碳酸氢钠溶液。因其配伍禁忌较多,宜单独、先行输入,然后再给其他药物。

(3)血管活性药物 扩容、纠酸治疗后末梢循环还未改善者,遵医嘱给血管活性药物,如多巴胺、酚妥拉明、间羟胺等。血管活性药物应单独一条静脉通路输入,在用药过程中严密监测血压,根据血压随时调整滴数,维持收缩压在 90～100 mmHg。用药过程中要防止药物外漏,以免引起组织坏死。

(4)糖皮质激素 大剂量糖皮质激素能解除血管痉挛、改善微循环、稳定溶酶体膜,从而达到抗休克的作用。血管活性药物仍不能控制的严重病例,遵医嘱静脉滴注氢化可的松或地塞米松。

（5）抗生素　早期、联合、足量、静脉给予抗生素治疗，注意观察疗效和不良反应。

（六）治疗指导

1.治疗要点

（1）抗感染治疗　此为肺炎最主要的治疗环节，包括经验性治疗和针对病原体的治疗。首先，根据本地区肺炎病原体的流行病学资料，对社区获得性肺炎或医院获得性肺炎可能的病原体选择抗生素进行经验性治疗，然后根据细菌培养和药物敏感试验等病原体检查结果以及病人病情变化选择抗生素治疗。常用药物有青霉素类、头孢菌素、喹诺酮类、大环内酯类、碳青霉烯酸等。

（2）对症和支持治疗　止咳祛痰、降温止痛、纠正缺氧、维持水和电解质平衡、纠正酸中毒、治疗并发症等。

2.用药护理　遵医嘱早期、足量应用有效抗感染药物，注意观察药物疗效和不良反应。用药后 48～72 h 进行疗效评价，体温下降、症状改善、白细胞计数降低或正常示治疗药效。青霉素类、头孢菌类药物常见不良反应为过敏反应；氨基苷类药物有肾、耳毒性，观察有无头晕、耳鸣、唇舌发麻等不良反应。药物疗程一般为 7～10 天或更长，如病人体温正常 48～72 h，临床病情稳定可停用。

【健康指导】

1.预防指导　避免受凉、淋雨、吸烟、酗酒、过度疲劳等肺炎诱因；积极治疗皮肤痈、疖、伤口感染、毛囊炎、蜂窝织炎，尤其是免疫功能低下的病人；年老体弱、长期卧床的病人经常翻身、拍背，以维持呼吸道通畅、防止感染发生；年老体弱等易感人群注射接种肺炎疫苗、流感疫苗。

2.生活指导　嘱病人情绪稳定，营养适量，生活规律，充分休息，劳逸结合，适当锻炼，增强体质。

3.用药指导　告知病人肺炎治疗药物的疗效、用法、疗程、不良反应，指导病人遵医嘱按时服药，防止自行停药或减量，定期随访。

二、肺炎链球菌肺炎

肺炎链球菌肺炎（pneumococcal pneumonia）是由肺炎链球菌（肺炎球菌）引起的肺炎。以冬季和初春季节高发，男性多见，多为原先健康的青壮年或老年人与婴幼儿，约占院外感染性肺炎的一半。典型病变呈大叶性分布，临床以寒战、高热、胸痛、咳嗽及咳铁锈色痰为特征。由于抗生素的广泛应用，近年来其发病率逐渐下降，临床上以轻症或不典型病例多见。

肺炎链球菌为革兰阳性球菌，多成双排列，有荚膜，无鞭毛及芽孢，兼性厌氧，其毒力大小与荚膜中多糖的结构和含量有关。肺炎链球菌阳光直射 1 h 或加热至 52 ℃ 10 min 即可杀灭，其对石碳酸等消毒剂也较敏感，但在干燥痰中可存活数月。

肺炎链球菌是寄居在口腔及鼻咽部的正常菌群，正常人带菌率可达 40%～70%，一般不致病。当上呼吸道感染、淋雨、疲劳、醉酒、精神刺激等诱因作用时，呼吸道防御功能受损，细菌进入下呼吸道，在肺泡内生长繁殖，引起肺炎。另外充血性心力衰竭、慢性支气管炎、阻塞性肺气肿、支气管扩张及其他慢性疾病引起全身抵抗力低下时也易受肺炎链球菌的侵袭。

【护理评估】

一、健康史

了解病人有无受凉、淋雨、过度疲劳、醉酒及上呼吸道感染等诱发因素，以及病人既往健康状况。

二、身心状况

（一）症状

发病前常有受凉、淋雨、疲劳、醉酒、病毒感染等诱因，多有上呼吸道感染的前驱症状。

1. 全身症状　起病多急骤，寒战、高热，体温在几小时内上升到 39～40 ℃，发病高峰在下午或傍晚，或呈稽留热型；发病 5～10 天体温可自行骤降或逐渐消退，亦可在使用有效抗菌药物后 1～3 天内体温恢复正常。发病常伴头痛、全身酸痛、食欲减退、乏力，少数病人恶心、呕吐、腹胀、腹泻，重症病人烦躁不安、意识模糊、谵妄甚至昏迷。

2. 呼吸系统症状　炎症累及胸膜时患侧胸痛，疼痛性质为刺痛，咳嗽或深呼吸时加剧，可放射至肩部或腹部。早期咳嗽痰少，可带血丝，24～48 h 后为典型铁锈色痰，为肺泡内大量红细胞崩解、释放含铁血黄素所致。病变范围广泛时有气急、呼吸浅表等表现，呼吸次数可达每分钟 30～40 次。

（二）体征

病人呈急性病容，面颊绯红，鼻翼扇动，皮肤灼热、干燥，口角及鼻周有单纯疱疹，严重者发绀、心动过速、心律不齐。有败血症者可出现皮肤、黏膜出血点，巩膜黄染。早期肺部无明显异常体征；肺实变时触觉语颤增强，叩诊浊音，听诊闻及支气管肺泡呼吸音或管样呼吸音；消散期可闻及湿啰音。

（三）并发症

目前并发症已较少见，重症病人可并发感染性休克、心肌炎、胸膜炎等。

（四）心理、社会状况

本病起病急剧，进展迅速，病人及家属缺乏应对疾病的心理准备，表现为焦虑不安、不知所措，持续高热往往加重病人的恐惧心理。

（五）辅助检查

1. 血液检查　白细胞总数明显升高（(10～20)×10⁹/L），中性粒细胞比例多在 80% 以上，伴核左移，细胞内可见中毒颗粒。年老体弱、酗酒、免疫功能低下者白细胞总数可不升高，仅中性粒细胞比例增高。

2. 痰涂片和痰培养　痰直接涂片做革兰染色及荚膜染色镜检，如发现典型的革兰染色阳性、带荚膜的双球菌，可初步诊断。痰培养 24～48 h 可确定病原体。聚合酶链反应（PCR）及荧光标记抗体检测可提高病原学诊断率。

3. X线检查　典型表现为肺叶或肺段密度均匀的阴影，在实变阴影中可见支气管充气征；累及胸膜时可见少量胸腔积液征；在消散期，炎症浸润逐渐吸收，可有片状区域吸收较快而呈"假空洞"征。一般病人起病 3～4 周后完全消散。

【治疗要点】

1. 抗感染治疗 一旦确诊立即进行抗感染治疗,不必等细菌培养结果。首选青霉素 G 治疗,轻者肌内注射,重者静脉注射,给药剂量视病情轻重及有无并发症而定。对青霉素过敏者,可用红霉素、林可霉素或氟喹诺酮类药物;对青霉素耐药、重症或有合并症者,可选用头孢菌素(头孢噻肟或头孢曲松)、氟喹诺酮类、万古霉素等。抗感染治疗疗程一般为 5～7 天,或在热退后 3 天停药,或由静脉改口服维持数天。

2. 对症支持治疗 卧床休息;补充足够热量、蛋白质、维生素,每天饮水 1～2 L,维持水、电解质平衡;高热者进行物理或药物(不用阿司匹林或其他解热镇痛药)降温;剧烈胸痛者给少量止痛药(如可待因);$PaO_2 < 60$ mmHg 或有发绀者给予氧气吸入;烦躁不安、谵妄者给地西泮或水合氯醛,禁用抑制呼吸的镇静剂;并发染性休克者进行抗休克、抗感染治疗。

三、革兰阴性杆菌肺炎

革兰阴性杆菌肺炎(gram negative bacillary pneumonia)是院内感染的主要肺炎,好发于免疫功能低下的病人,其治疗困难,预后差,病死率较高(30%～40%),成为医院获得性肺炎防治的难点。

2%～10%的正常人咽部有革兰阴性杆菌寄生,一些慢性疾病及酒精中毒、昏迷病人带菌率可达50%以上,多为条件致病菌。当有慢性肺部疾病、糖尿病、肾病等基础疾病,或长期使用肾上腺皮质激素、免疫抑制剂、细胞毒性药物,或行气管切开、气管插管、机械通气等治疗时,病人机体的免疫力低下,易受革兰阴性杆菌侵袭而致病。其常见的致病菌有肺炎克雷白杆菌(肺炎杆菌)、铜绿假单胞菌、大肠埃希菌、流感嗜血杆菌、变形杆菌、不动杆菌等。主要感染途径是口腔吸入。

本病多见于老年人或原有慢性疾病者。多数病人起病隐匿,全身情况差,主要表现为精神萎靡、低热、咳嗽、咳痰。咳嗽痰多且痰液黏稠不易咳出,痰的性状依致病菌不同而不同,肺炎克雷白杆菌肺炎多咳血与黏液混合痰,少数咳典型的砖红色胶冻样痰;铜绿假单胞菌肺炎多咳黄脓痰,少数咳典型的翠绿色脓痰。肺部病变范围广泛时有肺实变体征,听诊两肺下方和背部有湿啰音。本病早期可出现休克、肺脓肿、心包炎等并发症。

白细胞计数可增高、正常或降低,中性粒细胞比例一般增高。痰涂片可见大量革兰染色阴性的杆菌,痰和血培养可有革兰阴性杆菌生长。胸部 X 线检查示双肺下方散在片状浸润性阴影,可有小脓肿,病变波及胸膜时有胸腔积液或液气胸。

本病治疗关键是早期选择有效抗菌药物,治疗原则为大剂量、长疗程、联合用药、静脉给药。病原菌不明时,可试用氨基糖苷类抗生素加半合成青霉素或头孢菌素;铜绿假单胞菌肺炎的有效抗菌药物为 β-内酰胺类、氨基糖苷类和喹诺酮类;肺炎克雷白杆菌肺炎常用头孢菌素联合氨基糖苷类,或氨基糖苷类联合 β-内酰胺类;流感嗜血杆菌肺炎首选氨苄西林,耐药者选用新型大环内酯类抗生素,或头孢菌素或碳青霉烯类抗生素;大肠埃希菌肺炎选用氨苄西林、羧苄西林与氨基糖苷类抗生素合用。治疗疗程至少 2～3 周。此外尚需注意营养支持、补充水分及充分引流痰液。

四、肺炎支原体肺炎

肺炎支原体肺炎(mycoplasma pneumonia)是由肺炎支原体引起的呼吸道和肺组织的炎症,常伴咽炎、支气管炎和肺炎。本病约占非细菌性肺炎的 1/3 以上,或占各种原因引起的肺炎的 10%。本病常于秋冬季节发病,可散发感染或小流行,以儿童和青年人居多,婴儿间质性肺炎亦考虑支原体肺炎。

肺炎支原体是介于细菌与病毒之间、能独立生活的最小微生物,主要经呼吸道传播,健康人吸入病人的口、鼻分泌物而感染。发病前 2～3 天至病愈数周,可在呼吸道分泌物中发现肺炎支原体。

本病起病缓慢,主要症状为咽痛、咳嗽、畏寒、发热、头痛、乏力、肌痛、食欲不振等。咳嗽逐渐加剧,呈阵发性、刺激性呛咳,咳少量黏液痰,偶有血丝,因支原体生长在支气管纤毛上皮之间不易清除,故咳嗽可顽固持久。发热可持续 2～3 周,体温正常后仍可有咳嗽。肺部体征多不明显,与肺部病变程度不相称。

白细胞计数多数正常或稍增高,以中性粒细胞为主,血沉可增快。2 周后,2/3 病人冷凝集试验阳性,滴度≥1∶32。血清支原体 IgM 抗体≥1∶64 或恢复期抗体滴度 4 倍增高,可进一步确诊。直接检测呼吸道标本中肺炎支原体抗原可用于临床早期快速诊断。单克隆抗体免疫印迹法、核算杂交技术、PCR 技术等具有高效、特异、敏感等特点。胸部 X 线显示多种形态的浸润影,呈节段性分布,以肺下野为多见,有的从肺门附近向外伸展。

本病有自限性,多数病例不经治疗可自愈。早期适当使用抗生素可以减轻症状、缩短疗程。首选治疗药物为大环内酯类抗生素,常用红霉素口服或静脉滴注,罗红霉素、阿奇霉素治疗效果亦佳;亦可使用四环素族抗生素、氟喹诺酮类抗生素治疗,但青霉素或头孢菌素类抗生素无效。用药疗程一般为 2～3 周。剧烈呛咳者适当给予镇咳药。红霉素静脉滴注速度不宜过快,浓度不宜过高,以免引起疼痛及静脉炎。

五、病毒性肺炎

病毒性肺炎(viral pneumonia)是上呼吸道病毒感染向下蔓延,侵犯肺实质所致的肺部炎症。本病多发生于冬春季,呈散发或爆发流行,婴幼儿、老年人、原有慢性心肺疾病等免疫力低下者易发病且病情严重,可导致死亡。

本病常见病毒有流感病毒(甲、乙)、腺病毒、副流感病毒、呼吸道合胞病毒、冠状病毒等。病毒主要通过飞沫吸入和直接接触感染,其传播广泛而且迅速。

本病好发于病毒流行季节,不同病毒感染临床表现不同,常伴气管-支气管炎。本病起病多较急,先有鼻塞、咽痛、发热、头痛、全身肌肉酸痛等上呼吸道感染症状,累及肺部时出现干咳、少痰、胸痛等。小儿、老年人容易发生重症病毒性肺炎,甚至发生休克、呼吸衰竭等并发症。本病肺部体征不明显,偶可闻及下肺湿啰音。

血白细胞计数正常、稍高或偏低。痰涂片见白细胞,以单核细胞为主。痰培养常无致病细菌生长。胸部 X 线见肺纹理增多,磨玻璃状阴影,小片状或广泛浸润、实变,严重时见两肺弥漫性结节性浸润。确诊有赖于病毒分离、血清学检查、病毒抗原检测等病原学检查。

本病主要以对症治疗为主,鼓励病人卧床休息;注意保暖,保持室内空气流通,注意消毒隔离,避免交叉感染;给予蛋白质、维生素丰富的软食,少食多餐,多饮水;必要时给予输液和吸氧;指导病人有效咳嗽,及时清除呼吸道分泌物,保持呼吸道通畅。可选择已确认的较为有效的病毒抑制剂,如利巴韦林(病毒唑)、阿昔洛韦(无环鸟苷)、奥司他韦、阿糖腺苷等,并可用中草药和生物制剂辅助治疗,并发细菌感染时及时应用抗生素治疗。

(高清源)

第五节 肺脓肿病人的护理

案例引导

　　病人,男,24岁。9天前出现寒战、高热(T 39.8 ℃)、咳嗽等症状,并伴头痛、乏力、食欲减退。自服退热剂、头孢类药物等,效果不明显。3天来咳嗽加剧,昨天起开始出现咳脓臭痰,痰中带有血丝。体格检查:T 38.8 ℃,P 98 次/分,R 24 次/分,BP 130/80 mmHg;右肺叩诊浊音,触诊语颤增强,听诊有湿啰音。血液检查白细胞计数 $14 \times 10^9/L$,中性粒细胞0.8。X线检查见右上肺有一圆形肿块影,边界稍模糊,阴影中上有溶解区,内有液平面。临床诊断:急性肺脓肿。

　　肺脓肿(lung abscess)是由多种病原菌引起肺组织感染、坏死形成脓腔的肺部化脓性疾病。其临床特征为高热、咳嗽、咳大量脓臭痰。X线检查示肺实质内圆形空腔伴气液平面。本病多见于青壮年,男性多于女性。由于抗菌药物的广泛使用,发病率已明显下降,治愈率也显著提高。

　　肺脓肿的病原菌为上呼吸道、口腔的定植菌,常为需氧菌、厌氧菌和兼性厌氧菌,90%以上的肺脓肿合并有厌氧菌感染。常见的厌氧菌有核粒梭形杆菌、陈链球菌、陈球菌、产黑色素杆菌等,常见需氧和兼性厌氧菌为金黄色葡萄球菌、化脓性链球菌、肺炎克雷伯杆菌、大肠埃希菌、铜绿假单胞菌等。根据感染途径肺脓肿分为以下几种类型。

　　1. 吸入性肺脓肿　又称原发性或支气管源性肺脓肿,为最多见的临床类型。病原菌经口、鼻、咽腔吸入而致病,误吸是致病的主要病因。正常呼吸道的黏液-纤毛系统、咳嗽反射及肺巨噬细胞能迅速清除吸入物,但在过度疲劳、全身免疫与气道防御清除功能下降、醉酒、全身麻醉及昏迷时,呼吸道保护机制被削弱或丧失,带菌分泌物、血块、呕吐物等自口、鼻、咽部吸入下呼吸道,致使病原菌在肺内迅速繁殖而发病。

　　2. 继发性肺脓肿　常继发于其他疾病,如某些细菌性肺炎、支气管扩张、肺囊肿、支气管肺癌、肺结核空洞等继发化脓感染;支气管异物造成管腔阻塞,其远端也会形成肺脓肿;肺邻近器官的化脓性病变如肝脓肿、膈下脓肿、肾周脓肿等也可以直接蔓延或穿破至肺形成脓肿。

　　3. 血源性肺脓肿　皮肤外伤感染、疖、痈、骨髓炎等引起的败血症或脓毒血症,细菌或脓毒栓子经血流进入肺循环,造成肺小血管的栓塞及肺组织的炎症、坏死而形成脓肿。致病菌多为金黄色葡萄球菌、表皮葡萄球菌及链球菌,特点为两肺外带的多发性脓肿。

【护理评估】

一、健康史

　　评估病人有无异物吸入、麻醉、手术、昏迷史;有无分泌物、呕吐物、血液等吸入史;有无皮肤创伤、感染、疖、痈等化脓性病灶;有无肺部及邻近组织器官疾病。是否畏寒发热、咳嗽和咳大量脓性痰或脓臭痰。

二、身心状况

(一)急性肺脓肿

1. 症状

(1)全身中毒症状 吸入性肺脓肿病人发病前多有齿、口、咽部感染,或手术、劳累、受凉等病史。起病急骤,畏寒、发热,体温可高达 39~40 ℃,呈弛张热,伴精神不振、乏力、食欲减退,还可有头痛、意识障碍等神经精神系统症状。如为血源性肺脓肿则中毒症状更为严重。

(2)呼吸系统症状 常有咳嗽、咳痰,初咳黏液痰或黏液脓性痰,7~10 天后咳嗽加重。如感染不能及时控制,在发病的 10~14 天,肺脓肿破溃,病人突然咳出大量脓臭痰和坏死组织,每天可达 300~500 mL,痰静置后分为三层,咳痰后,病人体温明显下降,全身症状随之减轻,脓臭痰为厌氧菌感染的特征性表现。约 1/3 的病人有咯血,可为痰中带血或小量咯血,偶有中、大量咯血而致突然窒息死亡。病变累及胸膜时出现患侧胸痛,且与呼吸有关。病变范围大时可有气促。若脓肿破溃至胸膜腔则并发脓气胸,病人突然感觉胸痛、呼吸困难。血源性肺脓肿先有原发病灶引起的畏寒、高热等脓毒血症表现,经数日至 2 周才出现咳嗽、咳痰等呼吸系统症状,痰量不多,很少咯血。

2. 体征 肺脓肿较小且位置深者可无异常体征;病变范围大、位置靠近胸壁者可有肺实变体征,叩诊浊音或实音,触诊语颤增强,听诊湿啰音或病理性支气管呼吸音,形成大脓腔时可有空瓮音,波及胸膜可出现胸膜摩擦音或胸腔积液体征。血源性肺脓肿多无阳性体征。

(二)慢性肺脓肿

急性肺脓肿抗菌治疗不彻底或支气管引流不畅,迁延 3 个月以上即转入慢性期,常表现为慢性咳嗽、咳脓痰、反复咯血、不规则发热等,持续数周到数月,还可出现面色苍白、消瘦、贫血、杵状指等慢性中毒症状。

(三)心理、社会状况

青壮年男性突然起病,全身中毒症状明显,病人和家属因为缺乏心理准备,会有烦躁不安等心理;同时,大量的脓臭痰无论对病人还是他人都是一种不良的刺激,因而病人容易产生自卑或不安情绪,表现为不愿与人交往。

(四)辅助检查

1. 血常规 急性期白细胞计数明显增高,可达(20~30)×10⁹/L,中性粒细胞比例在 80% 以上,可伴有核左移。慢性肺脓肿可有红细胞及血红蛋白减少。

2. 细菌学检查 可行痰涂片革兰染色、痰细菌培养及药敏试验,有条件行厌氧菌培养。留痰宜在应用抗菌药物之前,注意防止口咽部寄生菌污染标本,采集痰液后立即送检。血源性肺脓肿做血培养可发现致病菌。

3. X 线检查 早期炎症阶段,胸片表现为好发部位的大片浓密模糊阴影,边界不清,或呈团块状浓密阴影;脓肿形成后上述浓密阴影中出现圆形透亮区及液平面;在消散期,脓腔逐渐变小,周围炎症逐渐吸收,最后遗留少许条索状阴影。慢性肺脓肿则形成厚壁空洞,内壁不规则。

4. 纤维支气管镜检查 可通过活检、刷检、分泌物检查查找病因；对异物或肿瘤阻塞性肺脓肿能确诊病因，并能清除异物，取标本活检。

【主要护理诊断/医护合作性问题】

1. 清理呼吸道无效 与痰液黏稠、痰液过多有关。

2. 体温过高 与肺组织感染、坏死有关。

3. 营养失调:低于机体需要量 与食欲减退、摄入量减少有关。

4. 疼痛:胸痛 与炎症累及胸膜有关。

【护理措施】

（一）一般护理

1. 环境要求 肺脓肿病人咳痰量大，痰有臭味。因此，病房宜每天定时开窗通风，维持室内空气新鲜。

2. 休息与活动 高热、中毒症状明显者卧床休息，以减轻机体消耗，病情缓解后根据情况适当活动。

3. 饮食护理 给予清淡、易消化的高热量、高维生素、高蛋白饮食，以加强营养，促进机体修复；注意多饮水，以利稀释痰液、清除毒素、维持水和电解质平衡。

（二）病情观察

注意痰的量、颜色、性状、气味和静置后是否分层，准确记录 24 h 痰液排出量。观察有无咯血及咯血的量、颜色、性状，注意有无大咯血窒息发生。

（三）对症护理

1. 咳嗽、咳痰护理 鼓励病人有效咳嗽，经常活动和变换体位，增加液体摄入量，必要时雾化吸入；痰多者协助、指导其进行体位引流（具体方法详见"呼吸内科常用诊疗技术及护理"相关内容）。指导正确留取痰标本，协助病人完成实验室检查及辅助检查。

2. 咯血护理 观察咯血的量、颜色、性质（护理具体内容详见"肺结核病人的护理"相关内容）。

3. 口腔护理 肺脓肿病人高热时间较长，唾液分泌减少，口腔黏膜干燥；大量脓臭痰有助细菌繁殖，易致口腔炎及黏膜溃疡；大量抗生素的应用易诱发真菌感染。因此需协助病人晨起、饭后、睡前、体位引流后漱口，以保持口腔清洁和舒适。

（四）心理护理

和病人积极沟通，解释疾病病因、病程中表现，安抚病人，帮助病人消除焦虑情绪，使之主动配合治疗及护理。

（五）治疗指导

1. 治疗要点

（1）控制感染 积极控制感染，合理应用抗生素。一般选择青霉素；对青霉素过敏者可选用林可霉素、头孢菌素类、甲硝唑等；疗效不佳者根据细菌培养及药敏试验结果选择有效抗菌药物，疗程一般需 6～8 周，停药指征为临床症状完全消失、X 线显示脓腔及炎性病变完全消散或仅残留条索状纤维阴影。

（2）脓液引流　一般给予祛痰药、雾化吸入、支气管舒张剂；身体状况良好的病人采取体位引流排痰，一般每天 2～3 次，每次 15～20 min（具体方法详见"呼吸内科常用诊疗技术及护理"相关内容）。病情较重、衰竭或大咯血暂不宜行体位引流者，经纤支镜冲洗吸痰亦为有效排脓方法。

（3）支持治疗　加强营养，纠正贫血。

（4）外科治疗　下列情况可行外科手术治疗：肺脓肿经内科规律治疗 3 个月脓腔不缩小、感染不能控制者；脓腔大于 5 cm 以上估计不宜闭合者；大咯血经内科治疗无效或危及生命者；伴支气管胸膜瘘或脓胸经引流、冲洗而疗效不佳者；支气管阻塞疑为支气管肺癌者。

2. 用药护理　遵医嘱给予抗生素、祛痰药、支气管扩张剂，在用药过程中注意观察药物疗效和不良反应，青霉素注意过敏反应。

【健康教育】

（一）预防指导

1. 积极治疗感染灶　积极治疗口腔、上呼吸道及肺部感染灶，如龋齿、化脓性扁桃体炎、鼻窦炎、牙周溢脓等，防止污染分泌物吸入下呼吸道诱发感染；积极治疗皮肤痈疖、肺外化脓性病灶，不挤压痈疖，以防血源性肺脓肿的发生。

2. 做好手术病人护理　对于口腔、胸腹手术病人，术前教会病人有效咳嗽方法；术中及时清除口腔、呼吸道分泌物和血块；术后鼓励病人咳嗽，及时排出呼吸道异物，以保持呼吸道通畅，防止吸入性感染。

3. 做好昏迷病人护理　昏迷病人经常翻身、叩背，注意口腔清洁，及时清除吸入异物，合并肺部感染者及时遵医嘱给予抗生素治疗。

4. 注意口腔清洁　养成良好的口腔卫生习惯，经常漱口，保持口腔清洁，预防口腔炎发生。

5. 提倡健康的生活方式　不吸烟、不酗酒，劳逸结合，积极进行体育锻炼，提高机体抵抗力。

（二）治疗指导

向病人解释坚持治疗的重要性，指导病人遵医嘱坚持治疗 6～8 周，以防复发。

（金小千）

第六节　肺结核病人的护理

案例引导 - - - - - - - - - - - - - - - - - - - ●

　　病人，男，33 岁，低热、咳嗽、夜间盗汗 3 个月，痰中带血一周入院。3 个月来病人先后出现低热、咳嗽、夜间盗汗等表现，体温一般不超过 38.5 ℃，以午后增高明显，并有食欲减退、乏力表现。曾予以感冒药、头孢菌素等药治疗，疗效欠佳。一周来病人体温升高，咳嗽加剧,夜间盗汗明显。体格检查:T 38 ℃,P 88 次/分,R 28 次/分,BP 120/80 mmHg,神志清楚,发育正常,体质消瘦。辅助检查:胸部 X 线平片见双上肺云雾状渗出灶,边缘模糊。痰细菌培养和抗酸检查均为阴性,痰浓缩集菌涂片检查抗酸性细菌阳性;PPD 试验强阳性。临床诊断:肺结核。

肺结核(pulmonary tuberculosis)是结核分枝杆菌引起的肺部慢性传染性疾病。结核分枝杆菌几乎可侵及全身所有脏器,但以肺部最为常见。

结核病是全球流行的严重危害人类健康的主要传染性疾病之一,亦为全球成年人传染性疾病的首要死因。据世界卫生组织(WHO)报告,全球约 20 亿人曾受到结核分枝杆菌感染,现有肺结核病人约 2000 万,每年新发病例 800 万～1000 万,每年死于结核病的约 300 万人,其中 90％的结核病病人在发展中国家。1993 年 WHO 宣布"全球结核病处于紧急状态",将结核病列为重点控制的传染病之一。1998 年 WHO 再次指出"遏制结核病行动刻不容缓"。

我国是世界上结核病流行最严重的 22 个国家之一,结核病人数仅次于印度而居世界第二,同时也是全球 27 个耐多药结核病流行严重的国家之一。据 2010 年我国第五次结核病流行病学抽样调查估计:我国结核病年发病例 100 万,全国现有活动性肺结核病人 499 万,结核病年死亡人数 5.4 万。由此可见,我国结核病疫情形势依然严峻,结核病防治工作任重而道远,我们需要长期不懈地努力。

知识链接

结核分枝杆菌特点

结核分枝杆菌分为人型、牛型、非洲型和鼠型四类,其中引起人类结核病的主要为人型结核分枝杆菌,少数为牛型结核分枝杆菌。

结核分枝杆菌的生物学特性有抗酸性、生长缓慢、抵抗力强及菌体结构复杂等,其对干燥、酸、碱、冷等抵抗力较强。

结核分枝杆菌在阴冷、潮湿环境下能生存数月,在干燥环境中可存活数月或数年,低温(如－40 ℃)条件下仍能存活数年。结核分枝杆菌对紫外线比较敏感,阳光下曝晒 2～7 h、病房紫外线灯(10 W,距照射物 0.5～1 m)消毒 30 min 均有明显杀菌作用。湿热对结核分枝杆菌杀伤力强,煮沸(100 ℃)5 min 即可杀死结核分枝杆菌。常用杀菌剂中,70％酒精最佳,接触 2 min 即可杀菌;5％苯酚(石碳酸)或 1.5％煤酚皂(来苏儿液)可以杀菌但需时较长,如 5％苯酚(石碳酸)需 24 h 才能杀死痰中结核分枝杆菌。将痰吐在纸上直接焚烧是为最简易的灭菌方法。除污剂或合成洗涤剂对结核分枝杆菌完全不起作用。

肺结核的主要传染源是痰中排菌的肺结核病人,尤其是未经治疗者,传染性大小取决于痰内菌量的多少。

肺结核最重要的传播途径是飞沫传播,主要是排菌肺结核病人在咳嗽、打喷嚏、大笑或高声说话时把含结核分枝杆菌的微滴排到空气中而传播,其他传播途径如消化道、皮肤、血行等已属罕见。

肺结核的易感人群主要为婴幼儿、老年人、HIV 感染者、免疫抑制剂使用者、慢性疾病等免疫功能低下者。另外生活贫困、居住拥挤、营养不良等社会因素也可成为肺结核的促发因素。

人体对结核分枝杆菌的反应性包括免疫反应和变态反应,二者关系复杂,尚不十分清楚,大致认为二者既有相似又有独立的一面,变态反应不等于免疫力。①免疫力:分非特异性(先天或自然)免疫力和特异性(后天性)免疫力两种,后者是通过接种卡介苗或感染结核分枝杆菌获得。免疫力强可预防结核病发生或使病变局限,免疫力低下者则易患结核病。②变态反应:变态反应为结核分枝杆菌侵入人体后4～8周,身体组织对结核分枝杆菌及其代谢产物所产生的敏感反应,为第Ⅳ型(迟发型)变态反应。

入侵结核分枝杆菌的数量、毒力和人体的免疫力、变态反应的高低,决定着结核病的发生、发展和转归。其基本病理变化是炎性渗出、增生和干酪样坏死,以坏死与修复同时进行为特点,三种病理变化同时存在并可相互转化。

【护理评估】

一、健康史

询问病人是否接种卡介苗,有无接触开放性肺结核病人,是否服用糖皮质激素、免疫抑制剂等药物,既往有无营养不良、麻疹、糖尿病、艾滋病等免疫低下疾病,了解病人的生活环境。

二、身心状况

(一)症状

1. 全身症状 发热最常见,多为长期午后低热。部分病人有乏力、食欲减退、盗汗和体重减轻等全身毒性症状。若肺部病灶进展播散时,可有不规则高热、畏寒等。育龄女性可有月经失调或闭经。

2. 呼吸系统症状

(1)咳嗽、咳痰 这是肺结核最常见症状,咳嗽较轻,多为干咳或有少量黏液痰,有空洞形成时,痰量增多;合并细菌感染时,痰呈脓性且量增多;合并厌氧菌感染时有大量脓臭痰;合并支气管结核表现为刺激性咳嗽。

(2)咯血 1/3～1/2 病人有不同程度咯血,咯血量不等,多为小量咯血,少数严重者可大量咯血,甚至发生失血性休克、窒息。咯血与病情的严重程度不一定成正比,咯血后出现持续高热多提示病灶播散。

(3)胸痛 病变累及壁层胸膜时有胸壁刺痛,并随呼吸和咳嗽而加重。

(4)呼吸困难多见于干酪样肺炎和大量胸腔积液病人,也见于纤维空洞性肺结核的病人。

(二)体征

体征多少依病变范围、性质而定,患病早期、病变范围较小时体征多不明显。若病变范围较大,患侧肺部呼吸运动减弱,叩诊浊音,听诊时呼吸音减低,或为支气管肺泡呼吸音。因肺结核常见病变部位为肺上叶尖后段、肺下叶背段,故在锁骨上下区及肩胛间区叩诊可出现浊音,咳嗽后听诊可出现湿啰音。渗出性病变范围较大或干酪样坏死时可有肺实变体征,如触诊语颤增强、叩诊浊音、听诊闻及支气管呼吸音和细湿啰音;肺有广泛纤维化或胸膜粘连增厚者,对侧可有代偿性肺气肿体征,如触诊语颤减弱、叩诊过清音、听诊呼吸音减弱;结核性胸膜炎有胸腔积液体征,如气管健侧移位、患侧胸廓饱满、触诊语颤减弱、听诊呼吸音消失;支气管结核可有局限性哮鸣音。

（三）并发症

自发性气胸,支气管扩张,慢性肺源性心脏病,淋巴结、脑膜、骨及泌尿生殖器官等肺外结核。

（四）临床分型

2004 年我国实施新的结核病分类标准,突出了对结核分枝杆菌的检查及其化学史的描述,取消了按活动性程度及转归分期的分类,使其更符合结核病控制的概念和实用性。

1. 原发型肺结核　多见于儿童及从边远山区、农村初到城市的成人。多有结核病病人接触史,无症状或症状轻微。原发病灶、引流淋巴管炎和肿大的肺门淋巴结形成典型的原发综合征。结核菌素试验多为强阳性,X 线表现为哑铃形阴影(图 1-4)。原发病灶一般吸收较快,不留任何痕迹。

2. 血行播散型肺结核　本病包括急性血行播散型肺结核(急性粟粒型肺结核)及亚急性、慢性血行播散型肺结核。急性粟粒型肺结核常见于婴幼儿和青少年,特别是营养不良、患传染病或长期应用免疫抑制剂导致免疫功能低下的小儿,亦可见于成人。起病急,全身毒血症状重,持续高热,常伴发结核性脑膜炎,出现头痛、呕吐、脑膜刺激征表现。X 线示全肺满布粟粒状阴影,其大小相等、密度相同、分布均匀,结节直径 2 mm 左右(图 1-5)。亚急性或慢性血行播散型肺结核以成人多见,病情进展缓慢,可无明显的全身毒性症状或中毒症状轻。X 线检查双肺上、中野有大小不等、分布不均、密度不同的粟粒状或斑点状阴影。

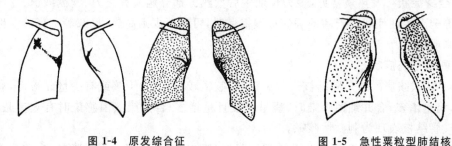

图 1-4　原发综合征　　　　　　　　　图 1-5　急性粟粒型肺结核

3. 继发型肺结核　这是成人最常见的肺结核类型,多见于常人,病程长,易反复。

（1）浸润性肺结核　浸润渗出性结核病变和纤维干酪增殖病变多发生在肺尖和锁骨下。X 线显示为小片状、絮状阴影,可融合形成空洞。渗出性病变易吸收,纤维干酪增殖病变吸收很慢,可长期无变化(图 1-6)。

（2）空洞性肺结核　空洞形态不一,多为干酪样渗出病变溶解而形成的洞壁不明显、含多个空腔的虫蚀样空洞。空洞性肺结核多有支气管播散,临床表现为发热、咳嗽、咳痰和咯血,病人痰中经常排菌。

（3）结核球　干酪样坏死灶部分消散后周围形成纤维包膜,或空洞的引流支气管阻塞,空洞内干酪物质不能排出,凝成球形病灶,称为结核球,此为结核病的重要特征之一。

（4）干酪样肺炎 发生于免疫力低下、体质衰弱、大量结核分枝杆菌感染的病人,或发生于有淋巴结支气管瘘的病人,其淋巴结内大量干酪样物质经支气管进入肺内。病情呈急性进展,可有高热、剧烈咳嗽、大量咳痰、发绀、呼吸困难等明显毒血症状。大叶性干酪样肺炎 X 线示大叶性密度均匀的磨玻璃状阴影,逐渐出现溶解区,呈虫蚀样空洞,可有播散灶,痰中能查出结核分枝杆菌。小叶性干酪样肺炎的症状和体征比大叶性干酪样肺炎轻,X 线示小叶斑片播散病灶,多发生在双肺中下部。

（5）纤维空洞性肺结核 肺结核未及时发现或治疗不当,使空洞长期不愈,出现洞壁增厚和广泛纤维化,形成纤维空洞。其特点是病程长、反复进展恶化、肺组织破坏、肺功能严重受损,结核分枝杆菌检查阳性且耐药,为结核病控制和临床治疗难题。X 线胸片可见一侧或两侧单个或多个纤维厚壁空洞(图 1-7),多伴有支气管播散病灶和明显胸膜肥厚。由于肺组织广泛纤维增生,造成肺门抬高,肺纹理呈垂柳样,纵隔向患侧移位,健侧为代偿性肺气肿。

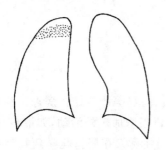 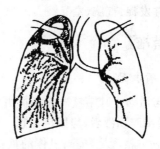

图 1-6 浸润性肺结核　　　图 1-7 纤维空洞性肺结核

4. 结核性胸膜炎 其包括结核性干性胸膜炎、结核性渗出性胸膜炎、结核性脓胸等。结核性胸膜炎多见于青年人,常有胸部刺痛、发热、干咳、呼吸困难等表现。结核性渗出性胸膜炎少量积液 X 线检查可见肋膈角变钝,中量积液可见中下肺野大片均匀致密阴影、上缘呈外高内低凹面向上的弧线,大量积液见大量浓密阴影、纵隔推向健侧。

5. 其他肺外结核 按部位和脏器命名,如结核性脑膜炎、骨结核、肾结核、肠结核等。

6. 菌阴肺结核 菌阴性结核为 3 次痰涂片及 1 次培养阴性的肺结核。

（五）心理、社会状况

肺结核是慢性传染病,病人害怕病后影响生活、工作,病人家属及其他社会人员可能会由于害怕传染而疏远病人;此外,由于本病需要隔离治疗且病程长,故病人常出现多虑、自卑、悲观等。当出现咯血甚至大咯血时,病人又会因此而感到恐惧、紧张等。

（六）辅助检查

1. 痰结核分枝杆菌检查 这是确诊肺结核、制订化学治疗方案和评价治疗效果的主要依据。每一个有肺结核可疑症状或肺部有阴影的病人都必须查痰。检查方法有涂片法、集菌法、培养法等。为提高检查效果,应留取病人深部痰液并连续多次送检。近年来采用的聚合酶链反应(PCR)、核酸探针检测特异性 DNA 片段等检查技术,使结核病的诊断更为快捷简单。

2. 影像学检查 胸部 X 线检查是诊断肺结核的常规首选方法,一般采用正、侧位胸片,可早期发现肺结核,判断病变的部位、范围、性质、有无空洞及空洞大小、洞壁厚薄等。胸部

CT 检查能发现微小或隐蔽的病变,了解病变范围和性质。

3. 结核分枝杆菌素试验 用于检测是否有结核分枝杆菌感染,不能检出结核病。阳性对儿童、青少年结核病诊断有参考意义。其试验方法、结果判断、临床意义详见"呼吸内科常用诊疗技术及护理"相关内容。

4. 其他检查 纤维支气管镜检查常用支气管结核和淋巴结支气管瘘的诊断;活动性肺结核血沉可增快;部分病例有红细胞、血红蛋白降低。

【主要护理诊断/医护合作性问题】

1. 营养失调:低于机体需要量 与机体消耗增加、食欲减退有关。

2. 活动无耐力 与营养不良、贫血有关。

3. 体温过高 与结核分枝杆菌感染有关。

4. 知识缺乏 缺乏疾病及消毒隔离知识,结核病药物治疗知识。

5. 潜在并发症:气胸、窒息。

【护理措施】

(一)一般护理

1. 休息与活动 肺结核病人症状明显,有咯血、高热等严重结核病毒性症状,或结核性胸膜炎伴大量胸腔积液者,应卧床休息。恢复期可适当增加户外活动,如散步、打太极拳、做保健操等,加强体格锻炼,提高机体的抵抗能力。轻症病人在坚持化学药物治疗的同时,可进行正常工作,但应避免劳累和重体力劳动,保证充足的睡眠和休息,做到劳逸结合。

2. 体位 病人卧床休息时宜取患侧卧位,以利于健侧通气,同时减少患侧胸廓的活动度,降低病灶向健侧扩散的危险。

3. 饮食护理 肺结核是慢性消耗性疾病,病程长者营养状态往往较差,因而容易影响治疗效果和康复,因此注重饮食护理具有重要意义。

(1)制订饮食计划 为肺结核病人提供高热量、高蛋白、富含维生素的易消化食物,忌食烟酒及辛辣刺激性食物。蛋白质不仅能提供热量,还可增加机体抵抗能力及机体修复能力,成人每天蛋白质摄入量为 1.5~2.0 g/kg,其中鱼、肉、蛋、牛奶、豆制品等优质蛋白应占一半以上。维生素 C 有减轻血管渗透性的作用,能促进渗出病灶的吸收;维生素 B 对神经系统及胃肠神经有调节作用,可促进食欲,因此,应鼓励病人多食新鲜蔬菜和水果,以补充维生素的摄入。发热、盗汗等容易导致水分的丢失,因此,应鼓励病人多饮水,以保证机体代谢需要。

(2)增进食欲 增加食物的品种并注意食物的合理搭配,采用病人喜欢的烹调方法,保证食物的色、香、味;提供安静、清洁、舒适的就餐环境,增加病人进食的兴趣;病人进食时要心情愉快、细嚼慢咽,促进食物的消化吸收。

(二)心理护理

医护人员充分理解和尊重病人,主动与病人及病人家属沟通,建立良好的医患关系,耐心地介绍与本病相关的知识,告诉病人肺结核可以治愈,帮助病人解除心理压力,使其树立战胜疾病的信心,以科学乐观的态度治疗疾病。痰涂阴性和经有效抗结核治疗 4 周以上的病人,没有传染性或只有极低的传染性,应鼓励病人参加正常的家庭和社会生活,引导他们选择合适的娱乐活动,以分散病人对疾病的过分关注,减轻他们的社会隔离感和自卑情绪。

（三）病情观察

监测病人生命体征,尤其注意观察和记录体温变化;观察发热、咳嗽、咳痰、盗汗变化;咳痰病人观察痰量、颜色、性状;咯血病人观察咯血的诱因、咯血量、颜色及伴随症状,观察有无窒息表现等。

（四）对症护理

1. 发热护理 嘱病人卧床休息,多饮水,必要时给予物理降温（冰袋降温、酒精擦浴、温水擦浴等）或小剂量解热镇痛药,重症结核病人伴高热时可遵医嘱在抗结核治疗的同时加用糖皮质激素。

2. 盗汗护理 室内温湿度适宜,定期通风换气,盖被厚薄合适,病人大量出汗时及时用干毛巾擦干并更换衣服、被单。

3. 胸痛护理 胸痛时嘱病人患侧卧位卧床休息。

4. 咯血护理

（1）一般护理 安排专人护理,保持环境安静,避免不必要的交谈;关心体贴病人,以消除其紧张情绪;及时清理病人咯出的血块及污染的衣被,以减少对病人的视觉刺激;咯血后及时为病人漱口、擦净血迹,保持口腔清洁舒适,以防口咽部异味刺激而诱发再度咯血;病人如有精神高度紧张或剧烈咳嗽,可遵医嘱给予小量镇静剂、止咳剂,但禁用吗啡、哌替啶,以免引起呼吸、咳嗽反射抑制。

（2）休息与卧位 小量咯血者以静卧休息为主,尽量避免搬动病人。大量咯血病人绝对卧床休息,取患侧卧位,既防止病灶向健侧扩散,又有利于健侧肺的通气功能。

（3）饮食护理 大量咯血者禁食;小量咯血者进少量温、凉流质饮食,防过冷或过热食物诱发或加重咯血;多饮水,多食富含纤维素食物,以保持大便通畅,避免排便时腹压增加而引起再度咯血。

（4）保持呼吸道通畅 鼓励病人轻轻咳出气管内痰液和积血,在病人咯血时轻拍健侧背部,以利血块咳出;嘱病人不要屏气,以免诱发喉头痉挛,引起血液引流不畅而诱发或加重窒息;痰液黏稠无力咳出者,可经鼻腔吸痰,重症病人吸痰前后应适当提高吸氧浓度,以防吸痰引起低氧血症。

（5）监测病情 密切观察病人咯血的量、颜色、性质及速度,观察生命体征及意识状态的变化;观察有无咯血突然停止（或咯血不畅）、呼吸急促、面部表情恐怖、唇指发绀、烦躁不安、大汗淋漓等窒息征象;观察有无阻塞性肺不张、肺部感染及休克等并发症。

（6）窒息的抢救 对大量咯血及意识不清的病人,应在病床旁备好急救药品和器械。一旦病人出现窒息征象,立即取头低脚高 45°俯卧位,头偏向一侧,轻拍背部,迅速排出在气道和口咽部的血块,或直接刺激咽部以咳出血块,必要时用吸痰管或纤支镜进行吸引,有条件者协助进行气管插管或气管切开。待气道通畅后给予高浓度吸氧。

（7）遵医嘱止血 少量咯血遵医嘱给 6-氨基己酸、氨甲苯酸（止血芳酸）、酚磺乙胺（止血敏）、卡络柳钠（安络血）等药物止血;大量咯血时遵医嘱给予垂体后叶素止血。若咯血量多可酌情适量输血。垂体后叶素主要通过收缩小动脉、减少肺循环血量而止血,但能引起冠状动脉、肠道平滑肌和子宫收缩,故冠心病、高血压、心力衰竭病人及孕妇忌用,静脉滴注时速度切勿过快,以免引起恶心、心悸、面色苍白等不良反应。

（五）治疗指导

1. 治疗要点 合理的化学治疗可使病灶内细菌消失，最终痊愈，传统的休息和营养疗法起辅助作用。

（1）肺结核化学治疗 化学治疗的主要作用在于迅速杀死病灶中大量繁殖的结核分枝杆菌，使病人由传染性转为非传染性，防止获得性耐药变异菌产生；彻底杀灭病灶中静止或代谢缓慢的结核分枝杆菌，使病人达到临床治愈和生物学治愈的目的。

①化学治疗原则 早期、联合、适量、规律和全程治疗是化学治疗的原则。

②化学治疗方法 化疗分两个阶段：强化期2个月，用4～5种杀菌药；巩固期4～6个月，用2～3种药物。可以采用每日用药方案（每日用药），亦可采用间歇用药方案（隔日一次或每周三次用药）。药物顿服比分次服药效果更好。

③常用抗结核药物 常用抗结核药物的成人用药剂量、不良反应和注意事项如表1-1所示。

表 1-1 常用抗结核药物的成人用药剂量、不良反应和注意事项

药名（缩写）	每天剂量 /g	间歇疗法 一日量/g	主要不良反应	注意事项
异烟肼 （H，INH）	0.3	0.6～0.8	周围神经炎、偶有肝功能损害	避免与抗酸药同时服用，空腹服药，注意消化道反应、肢体远端感觉及精神状态
利福平 （R，RFP）	0.45～0.6	0.6～0.9	肝损害、过敏反应	体液及分泌物呈橘黄色，使隐形眼镜永久变色。监测肝脏毒性及过敏反应。加速口服避孕药、降糖药、茶碱、抗凝血剂等药物的排泄，使药效降低或失败
链霉素 （S，SM）	0.75～1.0	0.75～1.0	听力障碍、眩晕、肾损害、口周麻木、过敏性皮疹等	注意听力变化及有无平衡失调，用药前和用药后1～2个月进行听力检查。了解尿常规及肾功能变化
吡嗪酰胺 （Z，PZA）	1.5～2.0	2～3	胃肠道不适、肝功能损害、高尿酸血症、关节痛	警惕肝脏毒性反应，监测肝功能。注意关节疼痛、皮疹等反应，监测血清尿酸
乙胺丁醇 （E，MB）	O.75～1.0	1.5～2.0	视神经炎	检查视觉灵敏度和颜色鉴别力（用药前、用药后每1～2个月1次）
对氨基水杨酸钠 （P，PAS）	8～12	10～12	胃肠道反应、过敏反应、肝功能损害	定期复查肝功能

知识链接

肺结核化疗方案(2008年版中国结核病防治规划实施工作指南)

(一)初治活动性肺结核(含涂阳和涂阴)化疗方案

1. $2H_3R_3Z_3E_3/4H_3R_3$

强化期:异烟肼、利福平、吡嗪酰胺、乙胺丁醇隔日1次,共2个月,用药30次。

巩固期:异烟肼、利福平隔日1次,共4个月,用药60次。

全疗程共计90次。

2. 2HRZE/4HR

强化期:异烟肼、利福平、吡嗪酰胺、乙胺丁醇每日1次,共2个月,用药60次。

巩固期:异烟肼、利福平每日1次,共4个月,用药120次。

全疗程共计180次。

(二)复治涂阳肺结核化疗方案

1. $2H_3R_3Z_3E_3S_3/6H_3R_3E_3$

强化期:异烟肼、利福平、吡嗪酰胺、链霉素、乙胺丁醇隔日1次,共2个月,用药30次。

巩固期:异烟肼、利福平、乙胺丁醇隔日1次,共6个月,用药90次。

全疗程共计120次。

2. 2HRZES/6HRE

强化期:异烟肼、利福平、吡嗪酰胺、乙胺丁醇、链霉素每日1次,共2个月,用药60次。

巩固期:异烟肼、利福平、乙胺丁醇每日1次,共6个月,用药180次。

全疗程共计240次。

(三)结核性胸膜炎推荐化疗方案

1. 2HRZE/10HRE

强化期:异烟肼、利福平、吡嗪酰胺、乙胺丁醇每日1次,共2个月,用药60次。

巩固期:异烟肼、利福平、乙胺丁醇每日1次,共10个月,用药300次。

全疗程共计360次。

2. $2H_3R_3Z_3E_3/10H_3R_3E_3$

强化期:异烟肼、利福平、吡嗪酰胺、乙胺丁醇隔日1次,共2个月,用药30次。

巩固期:异烟肼、利福平、乙胺丁醇隔日1次,共10个月,用药150次。

全疗程共计180次。

(2)对症治疗　在有效抗结核治疗1~2周内,肺结核毒性症状大多可消失,无须特殊处理。高热、大量胸腔积液者可在使用有效抗结核药物治疗同时,加用糖皮质激素(如泼尼松),通常使用中小剂量,疗程在1个月以内。咯血治疗如前所述。

(3)手术治疗　适用于经合理化学治疗无效、多重耐药的厚壁空洞、大块干酪灶、大咯血保守治疗无效者。如果病人全身情况差,或有明显心、肺、肝、肾功能不全,则不能手术。

2. 用药护理

（1）介绍用药知识 有计划、有目的地向病人及家属逐步介绍抗结核药物治疗的知识，并借助科普读物、电视录像等手段帮助病人加深理解，使病人掌握药物治疗的原则、服药方法、常用药物的剂量及不良反应。

（2）强调用药原则 反复向病人解释并强调抗结核药物治疗的原则，使病人充分认识早期、联合、适量、规律、全程化疗的重要性，指导病人养成遵医嘱按时、按量、按疗程用药的习惯，培养病人的自护能力，防止因漏服、减量、停药、不按时服药等导致治疗失败而产生耐药结核分枝杆菌，从而增加治疗的困难和经济负担。

（3）全程督导化疗 WHO 积极推行全程督导短程化疗（DOTS），要求病人每次用药必须在医务人员的直接监督下进行，因故未服药时必须采取补救措施以确保按时用药。其目的是提高治疗依从性，保证规律用药，提高治愈率，减少复发率和耐药病例的产生，有条件者可配用吃药提醒器。目前一般抗结核药每日一次顿服为提高病人的服药依从性提供了方便。

（4）防止不良反应 一方面告知病人抗结核药物产生不良反应的可能性，以引起病人高度重视并采取措施积极预防，如定期复查肝肾功能，出现巩膜黄染、肝区疼痛、胃肠不适、眩晕、耳鸣等及时与医师联系；另一方面告知病人不良反应发生的可能性较小，大部分不良反应经相应处理可以完全消失，以鼓励病人坚持全程化疗，防止病人因此而自行停药，影响治疗效果。

（六）正确采集痰标本

肺结核病人有间断且不均匀排痰的特点，因此需要多次采集痰标本，初诊病人应留即时痰、清晨痰、夜间痰 3 份痰标本，夜间无痰者应在留取清晨痰后 2～3 h 再留 1 份，复诊病人应留清晨痰和夜间痰 2 份痰标本。合格的痰标本是病人深呼吸后，由肺部深处咳出的分泌物，标本量一般为 3～5 mL。

【健康教育】

（一）预防指导

控制结核病流行的关键是控制传染源、切断传播途径、增强机体免疫力、抓好化疗及卡介苗接种等工作。

1. 控制传染源 肺结核为乙类传染病，控制传染源的关键是早期发现并彻底治愈肺结核病人。因此，加强卫生宣教，建立和健全各级结核病防治机构，对结核病人进行登记管理，及时、准确、完整地报告结核病疫情，督促病人合理化疗，是控制传染源的有效方法。

2. 切断传播途径

（1）呼吸道隔离 病人单居一室，室内通风良好，每日用 15W 紫外线照射消毒 2 h，或用 1‰的过氧乙酸 1～2 mL 加入空气清洁剂的溶液内进行空气喷雾消毒。病人外出时应戴口罩。

（2）讲究卫生 与人说话保持一定距离，不面对他人打喷嚏、咳嗽或说话，以防飞沫传播，在咳嗽、打喷嚏或说话时用双层纸巾遮住口鼻，并将纸巾焚烧；严禁随地吐痰，将痰吐在卫生纸上或纸盒内焚烧，此为最简单有效的灭菌方法；还可将痰液吐在专用痰杯中或其他带盖的容器内，经消毒处理（等量 1% 消毒灵浸泡 1 h 或 5%～10% 来苏尔液混合浸泡 2～4 h

等)后弃去;最好采取分餐制,与他人共餐时使用公筷;接触痰液后用流水清洗双手。

(3)物品消毒 被褥、书籍、衣服在烈日下暴晒 6 h 以上,餐具煮沸或用消毒液浸泡消毒后洗涤。

3. 保护易感人群

(1)接种卡介苗 为未受过结核分枝杆菌感染的新生儿、儿童及青少年接种卡介苗,使其身体产生免疫力。卡介苗不能预防感染,但可减少发病,减轻感染后病情。

(2)预防性化学治疗 对受结核分枝杆菌感染易发病的高危人群,如 HIV 感染者、长期应用免疫抑制剂或糖皮质激素者、吸毒者、糖尿病病人、儿童青少年结核菌素试验硬结直径≥15 mm 者等,可进行预防性化学药物治疗,常用异烟肼每日 300 mg,顿服 6～9 个月,或用利福平和异烟肼每日顿服 3 个月,或用利福喷丁和异烟肼每周 3 次,使用 3 个月。与涂阳肺结核密切接触者定期到医院进行相关检查,必要时进行预防性化疗。

（二）生活指导

合理休息,避免劳累,生活规律,情绪稳定,戒烟戒酒,摄取营养丰富的食物,防止感染,适当运动。

（三）用药指导

指导病人规律、全程、合理用药,顺利完成化疗疗程。

（四）复查指导

肺结核病程长、易复发、具有传染性,指导病人定期复查肝功能和进行胸部 X 线片检查,及时了解病情变化,及时复诊,以利调整治疗方案并彻底治愈。

（金小千）

第七节 原发性支气管肺癌病人的护理

案例引导

某男,50 岁,吸烟 30 余年,从事室内装修工作。病人 2 个月前无明显诱因出现刺激性咳嗽,咳少量灰白色黏痰,伴右胸背胀痛,无发冷、发热、心悸、盗汗,1 周来出现间断性痰中带血。体格检查:T 37 ℃,P 82 次/分,R 20 次/分,BP 124/84 mmHg,发育正常,营养中等,神清合作,皮肤巩膜无黄染;双侧锁骨上未及肿大淋巴结,气管中位,无声嘶;双胸廓对称,叩诊清音,右上肺可闻及干啰音,无湿啰音,左肺呼吸音正常,律齐,无杂音;腹平软、未及肝脾或肿物;未见杵状指,膝反射正常。未引出病理征。辅助检查:Hb 120 g/L,WBC $8.1×10^9$/L,胸部 X 线片示右上肺前段有一约 3 cm×4 cm 大小的椭圆形块状阴影,边缘模糊毛糙,可见细短的毛刺影。临床拟诊:原发性支气管肺癌。

原发性支气管肺癌(primary bronchogenic carcinoma)简称肺癌(lung cancer),为起源于支气管黏膜或腺体的恶性肿瘤。多数 40 岁以上发病,以男性多见,近年来女性肺癌发病率有所增高。工业发达国家高于工业落后国家，城市高于农村。

2008 年 WHO 公布的资料显示，肺癌无论是年发病人数（160 万）还是年死亡人数（140 万）均居全球癌症首位。在我国肺癌已成为癌症死亡的首要原因，比过去 30 年登记的死亡率增加了 464.8%，且发病率和死亡率均在增长。英国有肿瘤学家预言：如果不能有效控制吸烟和空气污染，到 2025 年我国每年肺癌发病人数将超过 100 万，成为世界第一肺癌大国。

肺癌的病因迄今尚未完全明确，认为与以下因素有关。

1. 吸烟 吸烟是肺癌发生的重要危险因素，也是肺癌死亡率进行性增高的首要原因。同时，被动吸烟和环境吸烟也是肺癌的原因之一。已经证明烟草中有多种致癌物质，如苯并芘、尼古丁、亚硝胺、放射性元素等，其中苯并芘是肺癌的主要致癌物。调查显示，80% 的肺癌病人有吸烟史，吸烟年龄越早、吸烟时间越长、吸烟量越大肺癌的发病率越高。与不吸烟者相比，吸烟者发生肺癌的危险性平均要高 9～10 倍，重度吸烟者可高 10～25 倍。有资料显示：戒烟后 2～15 年间，肺癌发生的危险性进行性减少，此后的发生率相当于终生不吸烟者。

2. 职业致癌因子 已经被确认的致肺癌的职业因子有石棉、砷、铬、镍、煤烟、焦油、芥子气、三氯甲醚、氯甲甲醚、烟草的加热产物以及放射性元素铀、镭等放射性物质衰减时产生的氡、氡子气等，这些因素可使肺癌发生的危险性增加 3～30 倍，其中石棉是公认的致癌物，接触者肺癌发生率明显增高，潜伏期可达 20 年或更久，吸烟与石棉有协调致癌作用。

3. 空气污染 包括室内小环境和室外大环境的污染。燃料燃烧、烹饪、室内装修等过程中产生的致癌物质，可造成室内小环境的污染。城市中的工业废气、汽车尾气、公路沥青等所含的致癌物质（主要是苯并芘）均可引起室外大环境的污染。在重工业城市的大气中存在着 3,4-苯并芘、氧化亚砷、放射性物质、不燃的脂肪族碳氢化合物等致癌物质。有资料显示：在空气污染严重的大城市中，居民每天吸入空气中 PM2.5 所含苯并芘的量可超过 20 支纸烟，并有增加纸烟致癌的作用。大气中苯并芘的含量增加，肺癌的死亡率亦增加。

4. 电离辐射 长期接触放射性物质，如铀、镭、中子和 α 射线、X 射线等，均可能与肺癌的发生有关。

5. 饮食因素 食物中某些维生素（A、E、B）和微量元素缺乏、不足与癌症的发生相关。有研究表明，较少食用含 β 胡萝卜素的蔬菜与水果，肺癌的危险性升高，较多食用含 β 胡萝卜素的绿色、黄色和橘黄色的蔬菜和水果，可减少肺癌发生的危险。

6. 其他因素 家族遗传、基因突变、病毒感染、真菌毒素（黄曲霉）、肺部慢性炎症等可能与肺癌的发生有一定关系。美国癌症学会已将肺结核列为肺癌的发病因素之一。

知识链接 - ●

肺 癌 分 类

肺癌按解剖学部位可分为中央型肺癌和周围型肺癌。前者是指发生在段支气管至主支气管的癌肿，以鳞状上皮细胞癌（简称鳞癌）和小细胞未分化癌较多见，约占 3/4；后者是指发生在段支气管以下的癌肿，以腺癌较为多见，约占 1/4。

按细胞分化程度、形态特征及生物学特点，可将肺癌分为非小细胞肺癌（NSCLC）和小细胞肺癌（SCLC）。①非小细胞肺癌：主要包括鳞癌、腺癌、大细胞癌等。鳞癌最常见，占肺癌的 40%～50%，多见于老年男性，与吸烟关系密切，癌肿生长慢，转移晚，手术切除机会多,5年生存率高,以中央型多见,常导致肺不张或阻塞型肺炎;腺癌约占原发性肺癌的25%,多为周围型肺癌,其血管丰富,局部浸润和血行转移较鳞癌早,易转移至肝、脑和骨,更易累及胸膜引起胸腔积液;大细胞癌较为少见,可发生在肺门附近或肺边缘的支气管。②小细胞肺癌(燕麦细胞癌)是肺癌中恶性程度最高的一种,占原发性肺癌的10%～15%,一般起源于较大支气管,多为中央型,转移早,手术切除机会少,对化疗和放疗敏感,在各型肺癌中预后最差。

【护理评估】

一、健康史

评估病人性别、年龄、职业、工作环境,以及有无职业性致癌因子的长期接触史,有无吸烟史及烟龄和吸烟的数量,有无射线接触史,有无慢性肺部疾病史和家族史。

二、身心状况

(一)临床表现

临床表现与肿瘤发生部位、大小、类型、发展阶段、有无并发症或转移有密切关系。5%～15%的病人没有症状,仅在体检或其他疾病检查时发现。

1. 原发肿瘤引起的症状和体征

(1)咳嗽　此为常见的早期症状,可表现为刺激性干咳或咳少量黏液痰。肿瘤增大引起支气管狭窄时,咳嗽加重,多为持续性,呈高调金属音或刺激性呛咳。继发感染时,痰量增多,呈黏液脓性。

(2)痰血或咯血　多见于中央型肺癌。肿瘤向官腔生长者可为间歇性或持续性痰中带血,侵蚀大血管时则可引起大咯血。

(3)气短或喘鸣　肿瘤向支气管内生长,或肺门淋巴结转移时肿大的淋巴结压迫主支气管或隆突,可有呼吸困难、胸闷、气短、喘息等表现,偶尔表现为喘鸣,听诊可出现局限或单侧喘鸣音。

(4)体重下降或消瘦　为恶性肿瘤的常见症状之一。肿瘤发展到晚期,由于肿瘤毒素作用和长期消耗,以及感染与疼痛导致的食欲减退,病人消瘦明显,表现为恶病质。

(5)发热　多为继发性肺炎所致,或肿瘤组织坏死引起,抗生素治疗效果不佳。

2. 肿瘤肺外胸内扩展引起的症状和体征

(1)胸痛　因肿瘤直接侵犯胸膜、肋骨和胸壁,引起不同程度的胸痛。若肿瘤位于胸膜附近,可产生不规则的钝痛或隐痛,于呼吸或咳嗽时加重。如肿瘤侵犯肋骨和脊柱时,则有压痛点,与呼吸、咳嗽无关。肿瘤压迫肋间神经,胸痛可累及其分布区。

(2)呼吸困难　肿瘤压迫大气道可引起吸气性呼吸困难。

(3)吞咽困难　肿瘤侵犯或压迫食管可引起吞咽困难,亦可引起支气管-食管瘘,继发肺部感染。

(4)声音嘶哑　肿瘤直接压迫或转移至纵隔淋巴结压迫喉返神经(多见左侧)可引起声音嘶哑。

（5）**上腔静脉阻塞综合征** 上腔静脉被附近肿大的转移性淋巴结压迫或右上肺原发性肺癌侵犯或腔静脉内癌栓阻塞，引起静脉回流受阻，出现头面部和上半身淤血水肿，颈部肿胀，颈静脉扩张，病人常主诉领口进行性变紧，在前胸壁可见到扩张的静脉侧支循环。

（6）**霍纳（Horner）综合征** 若位于肺尖部的肺癌（称肺上沟瘤）压迫颈部交感神经，引起病侧眼睑下垂、瞳孔缩小、眼球内陷、同侧额部与胸壁无汗或少汗，称为霍纳综合征。

（7）**臂丛神经压迫症** 若肿瘤侵犯或压迫臂丛神经，则造成以腋下为主、向上肢内侧放射状火灼样疼痛，尤以夜间为甚。

（8）**胸腔积液** 约 10% 的病人产生不同程度的胸腔积液，常提示肿瘤转移累及胸膜或肺淋巴回流受阻。

3. 肿瘤肺外转移引起的症状和体征

（1）**中枢神经系统转移** 可发生头痛、呕吐、眩晕、复视、共济失调、脑神经麻痹、一侧肢体无力甚至偏瘫等神经系统表现，严重时出现颅内高压症状。

（2）**骨转移** 可引起骨痛和病理性骨折；脊柱转移可压迫椎管引起局部压迫和受阻症状；也常见股骨、肱骨、关节转移，甚至引起关节积液。

（3）**腹部转移** 转移至肝脏表现为厌食、肝区疼痛、肝大、黄疸和腹腔积液（腹水）等；转移至胰腺表现为胰腺炎症状或阻塞性黄疸；转移至胃肠道、肾上腺、腹膜后淋巴结，多无症状。

（4）**淋巴结转移** 锁骨上淋巴结是肺癌转移的常见部位，可无症状。肿大淋巴结固定且坚硬，逐渐增大、增多，可融合，多无痛感。

4. 肿瘤 非转移性肺外表现又称副癌综合征（paraneoplastic syndrome）。不是肿瘤直接作用或转移所致，包括内分泌、神经肌肉、结缔组织、血液系统和血管的异常改变，表现为杵状指（趾）、肥大性骨关节病、男性乳房发育（分泌异位促性腺激素所致）、Cushing 综合征（分泌促肾上腺皮质激素样物所致）、稀释性低钠血症（分泌抗利尿激素所致）、高钙血症（分泌异生性甲状旁腺样激素所致）、神经肌肉综合征（原因未明，包括小脑皮质变性、周围神经病变、重症肌无力等）。

（二）心理、社会状况

病人早期诊断不明，在接受各种检查时易出现紧张、焦虑、怀疑等情绪。一旦确诊为恶性肿瘤，病人常有惊恐、易怒、否定、怨恨等心理反应，还可出现退缩行为。当病情恶化、使用化疗药物治疗不良反应明显且治疗效果不佳时，病人易产生绝望心理，表现出悲伤、自卑、神经质甚至有轻生的念头。

（三）辅助检查

1. 痰脱落细胞检查 这是简便有效的早期诊断方法，痰中找到癌细胞可以确诊。3 次以上深部新鲜痰液，可以提高肺癌诊断的有效率，中央型肺癌可达到 80%，周围型肺癌可达到 50%。

2. 影像学检查

（1）**X 线检查** 胸部普通 X 线检查是发现肺癌最重要的方法之一，在肺癌的普查和诊断中占重要地位。通过透视、摄片发现肿块或可疑病灶。

（2）**CT 检查** 可以发现小于 1 cm 和常规胸片难以发现的位于重叠解剖部位的肺部病变，能确定肿瘤大小、形状、位置，能识别有无侵犯邻近器官。对肺癌分期有无可替代的作用。

（3）MRI 检查　在明确肿瘤与大血管之间的关系上优于 CT 检查,但在发现小病灶（<5 mm）方面则不如 CT 检查敏感。

（4）单光子发射计算机断层显像(SPECT)检查　可进行肿瘤定位、定性和肺癌骨转移诊断。

（5）正电子发射计算机体层显像（PET）检查　用于肺癌及淋巴结转移的定性诊断。PET 扫描对肺癌的敏感性达 95%,特异性达 90%,对发现转移病灶亦很敏感。

3. 纤维支气管镜检查　对诊断、确定病变范围、明确手术指征和方式有帮助,能直接观察肿瘤的大小和位置,进行摄影、刷检、活检、获得组织及分泌物,还可进行局部治疗。

4. 针吸细胞学检查　可经皮或经纤支镜针吸细胞学检查,还可在超声波、CT 或 X 线引导下进行。目前常用的主要为浅表淋巴结或经超声波引导针吸细胞学检查。

5. 其他检查　胸腔镜检查、开胸手术探查、肿瘤标志物检查、基因检测等。

【主要护理诊断/医护合作性问题】

1. 恐惧　与病情重、疗效差有关。

2. 疼痛　与癌细胞浸润、肿瘤压迫或转移有关。

3. 营养失调:低于机体需要量　与癌肿致机体消耗、化疗反应致食欲下降有关。

4. 气体交换受损　与肿瘤致气道狭窄及肿瘤压迫气道有关。

5. 潜在并发症:化疗反应。

【护理措施】

（一）一般护理

1. 环境舒适　环境清洁整齐、安静舒适,以利病人休息;室内空气流通,定时消毒,以防继发感染。

2. 休息与活动　晚期癌症病人体质虚弱呈现恶病质,应注意卧床休息,减少机体消耗。协助病人采取舒适卧位,经常更换体位,帮助翻身、皮肤护理,防止发生压疮。

3. 饮食护理　向病人及家属强调营养与康复的关系,共同制订既适合病人饮食习惯又有利于病人康复的饮食计划。饮食原则为给予高蛋白、高热量、高维生素、易消化的食物,少量多餐。动、植物蛋白合理搭配,根据病人习惯选择鱼、肉、蛋、奶、大豆等富含优质蛋白食物;注意调配食物的色、香、味;避免进食萝卜、红薯等产气食物;补充足够的水分,以减轻消化道反应,利于毒素排出,防止水、电解质紊乱。创造清洁、舒适、愉快的进餐环境,餐前、餐后进行口腔护理,尽可能安排病人与他人共同进餐,以增加病人食欲。吞咽困难者给予流质饮食,进食宜慢,取半卧位以免发生吸入性肺炎或呛咳、窒息;病情危重者可采取喂食、鼻饲等方法增加营养摄入,必要时酌情给予脂肪乳剂、复方氨基酸、全血、血浆或清蛋白等静脉输注,以保证机体的营养需要。

（二）心理护理

1. 加强沟通　与病人建立良好的关系,根据病人年龄、职业、文化程度、性格等情况与病人进行有效沟通,鼓励病人表达自己的感受,引导病人调整情绪,使病人以积极的心态面对疾病。

2. 讨论病情　根据病人对病情的关心和知晓程度、心理承受能力和家属的意见,以适当的方式和语言与病人讨论病情、检查和治疗方案,引导病人面对现实,积极配合检查及治疗。如病人性格内向、心理承受能力差,不敢面对诊断结果,则协同家属采取保护性措施,合理隐瞒,以防病人精神崩溃致病情恶化。

3. 提供支持 护士帮助病人正确估计所面临的情况,鼓励病人及家属积极参与治疗和护理计划的制订,让病人及时了解疾病知识及治疗措施,介绍治疗成功的病例,以增强病人信心。帮助病人建立良好、有效的心理、社会支持系统,安排家庭成员和朋友定期看望病人,建立"肺癌病人之家",给他们提供交流和互相鼓励的空间。

（三）病情观察

动态观察病人病情变化,如咳嗽、咳痰、胸痛、呼吸困难、吞咽困难、声音嘶哑等,注意观察有无出现肿瘤远处转移的表现,如头痛、呕吐、眩晕、骨骼局部压痛、腹部包块等;定期测量病人体重、血清蛋白等指标以监测病人营养状况。化疗病人密切观察不良反应,如恶心、呕吐、脱发、骨髓抑制等。

（四）疼痛护理

1. 评估疼痛 ①疼痛的部位、性质、程度及止痛效果。②疼痛加重或减轻的因素;疼痛持续、缓解或再发的时间。③影响病人表达疼痛的因素,如性别、年龄、文化背景、教育程度和性格特征等。④疼痛对睡眠、进食、活动等日常生活的影响程度。

2. 避免疼痛加重因素 ①预防上呼吸道感染,尽量避免咳嗽,必要时给止咳剂。②活动困难的病人,应小心搬动,平缓地给病人变换体位,避免推、拉动作,防止用力不当引起病变部位疼痛。③指导和协助胸痛病人用手或枕头按住胸部,以减轻深呼吸、咳嗽或变换体位所引起的疼痛。

3. 缓解疼痛 ①环境与休息:提供安静舒适的环境,协助病人取舒适的体位,以保证病人充分休息,疼痛严重者卧床休息。②减轻心理压力:理解病人痛苦,倾听病人诉说,安慰鼓励病人,以减轻病人心理压力,提高疼痛阈值。③分散注意力:采用听音乐、读书报、看电视、与人交谈等方式转移注意力,以降低疼痛的敏感程度。④物理方法止痛:采取按摩、热敷、针灸、皮肤电刺激等方式止痛。⑤药物止痛:疼痛明显、影响日常生活的病人,遵医嘱按WHO三阶梯止痛方案用药,根据疼痛程度选择非阿片类(阿司匹林、扑热息痛、布洛芬、萘普生等)、弱阿片类(可待因、强痛定、曲马多等)或强阿片类(吗啡、哌替啶、美沙酮等)止痛药,无创(口服)、按时、按阶梯、个体化给药,药物剂量根据病人需要由小到大直至疼痛消失。晚期病人疼痛严重而持续,常规给药方法如果不能有效控制疼痛,则可采用自控镇痛泵(PCA)止痛,该方法是用计算机化的注射泵,经由静脉、皮下或椎管留置导管连续性输注止痛药,病人可自我控制和调节用药方式和剂量。

4. 观察止痛效果和药物不良反应 观察止痛效果,了解疼痛缓解程度和镇痛作用持续时间;观察药物的不良反应,如阿片类药物有便秘、恶心、呕吐、精神错乱等反应,嘱病人多食粗纤维的蔬菜和水果,或饮用蜂蜜水等,以此缓解和预防便秘。

知识链接 - ●

世界卫生组织(WHO)推荐的癌症三阶梯止痛疗法用药原则

1. 无创给药 选择无创(口服、直肠、阴道、皮肤帖剂)给药途径,尽可能避免创伤性给药途径,其中口服方便、无创、安全。

2. 按时给药 有规律地按时给药,而不是按需(只在疼痛时给药),使血药浓度长期保持较恒定的有效治疗水平,减少和避免药物不良反应。

3. 阶梯给药 按疼痛程度给予止痛强度不同的止痛药。

①轻度疼痛:非阿片类止痛药＋辅助药物;

②中度疼痛:弱阿片类药＋非阿片类止痛药＋辅助药物;

③重度疼痛:强阿片类药＋非阿片类止痛药＋辅助药物。

4. 个体化给药 止痛药的选择、用量、给药时间等存在较大个体差异,应根据病人具体情况进行个体化治疗。

(五)治疗指导

1. 治疗要点 采取多学科综合治疗(MDT)模式,有计划、合理地应用手术、化疗、放疗和生物靶向治疗等手段,以期达到根治或最大程度控制肿瘤,提高治愈率,改善病人生活质量,延长病人生存期的目的。

(1)手术治疗 手术切除是肺癌的主要治疗手段。手术切除以期最佳、彻底地切除肿瘤,减少肿瘤转移和复发,并且进行最终的病理 TNM 分期,指导术后综合治疗。非小细胞肺癌早期以手术治疗为主。常见的手术方式有肺叶切除术、肺段切除术和全肺切除术等。

(2)化学药物治疗 此疗法对小细胞肺癌治疗的效果显著,是主要治疗方法。常用的化疗药物有依托泊苷(VP-16,足叶乙苷)、顺铂(DDP)、卡铂(CBP)、环磷酰胺(CTX)、阿霉素(ADM)、长春新碱(VCR)、丝裂霉素(MMC)、紫杉醇或多西紫杉醇、拓扑替康等。通常选择两种或两种以上的药物组成联合方案。非小细胞肺癌化疗主要作为不能手术及术后复发病人的姑息性治疗,或作为手术治疗及放疗的辅助治疗。

(3)放射治疗 放疗对小细胞肺癌效果较好,其次为鳞癌和腺癌。放疗分为根治性和姑息性两种。

(4)其他疗法 近年来分子靶向治疗为晚期肺癌病人提供了新的治疗手段。另外中医治疗、冷冻治疗、经纤支镜电刀切割癌体或行激光治疗等也在治疗中起一定作用。

2. 用药护理 化疗药物护理详见"急性白血病病人的护理"相关内容。

3. 放疗护理

(1)放疗前护理 向病人说明放疗的目的、方法、可能的毒副反应,使病人有充足的思想准备;在放疗部位的皮肤上涂上标志,且告知病人放射结束后切勿擦去。

(2)放疗中护理 照射时协助病人取一定体位,不能随意移动,以防损伤其他部位皮肤。

(3)放疗后护理 ①皮肤护理:放疗后皮肤可出现红斑、渗出、表皮脱屑、色素沉着和瘙痒等反应,指导病人避免抓伤、压迫和衣服摩擦;洗澡时不用肥皂搓擦;避免阳光照射或冷热刺激;照射部位忌贴胶布,不用红汞、碘酊涂擦;渗出性皮炎部位则用暴露疗法,外涂康复新等,一旦有局部感染,遵医嘱及时全身或局部使用抗生素;湿性脱皮若溃疡已结痂,痂皮不能用手抠除,应让其自然脱落;干性脱皮可用氢化可的松软膏外涂,以保护皮肤。②定期复查血常规,必要时遵医嘱给予升白细胞药物。③放射性食管炎的护理:有吞咽困难时,可给予氢氧化铝凝胶口服,如吞咽疼痛难忍者可服利多卡因,宜给予流质或半流质饮食。④放射性心肌炎的护理:密切观察、监测病人心功能的变化。

【健康教育】

（一）预防指导

（1）广泛宣传吸烟的危害，尤其是青少年吸烟问题应引起高度重视，大力倡导戒烟和公共场所禁烟。不吸烟、早戒烟，可能是预防肺癌最有效的方法。

（2）加强劳动防护，改善劳动和生活环境，防止空气污染，减少或避免生产和生活环境中致癌物质的接触和吸入。

（3）对高危人群进行重点普查，早期发现、早期诊断和早期治疗。有吸烟史并且吸烟指数大于 400 支/年、高危职业接触史（如接触石棉）、肺癌家族史等人群为肺癌高危人群。

知识链接 ------------------

肺癌重点排查人员

40 岁以上长期重度吸烟者，有下列情况应高度怀疑肺癌，需进行相关排癌检查：无明显诱因的刺激性干咳持续 2～3 周而经治疗无效；原有慢性肺部疾病而咳嗽性质改变；持续或反复无其他原因可解释的痰中带血；反复同一部位的肺炎特别是段性肺炎；原因不明的肺脓肿，无明显症状、无异物吸入史、抗炎治疗效果不佳；原因不明的四肢关节疼痛及杵状指（趾）；无明显中毒症状的胸腔积液，尤其是血行、进行性增加者；X 线示局限性肺气肿或段、叶性肺不张；孤立性圆形病灶和单侧性肺门阴影增大者；原有肺结核病灶已稳定，而其他部位出现新增大的病灶者。

（二）治疗指导

督促病人坚持化疗、放疗，定期到医院检查血常规、肝肾功能等。

（三）生活指导

指导病人合理休息、科学饮食、生活规律，情绪良好、适当运动，防止感染，促进康复。

（四）随访指导

指导病人定期随访，并告知病人呼吸困难、疼痛等症状加重或不能缓解时及时就诊。

（金小千）

第八节 慢性阻塞性肺疾病病人的护理

案例引导 ------------------

病人，男，66 岁，吸烟 40 年，慢性咳嗽、咳痰 25 年，劳累后气促 4 年，加重 10 天。病人 25 年来，每年冬春季节咳嗽、咳痰症状明显，每次持续 3～4 个月；近 4 年来劳累后出

第一章 呼吸内科病人的护理 · 51 ·

现气促;10 天前受凉后咳嗽加重,咳黄色脓性痰,痰量增多且不易咳出,气促加重,不能平卧。近日来,食欲下降,进食明显减少。护理评估:T 37.8 ℃,P 102 次/分,R 30 次/分,BP 130/80 mmHg,神志清楚,精神较差,半坐卧位,呼吸急促,口唇发绀,胸廓呈桶状,叩诊过清音,触觉语颤减弱,两肺呼吸音低,可闻及湿啰音。腹软无压痛,双下肢无水肿。血液检查:白细胞计数 12×10^9/L,中性粒细胞比例 80%;呼吸功能检查:第 1 秒用力呼气容积占用力肺活量的百分比(FEV$_1$/FVC)<60%,残气量/肺总量>40%;胸部 X 线检查示肺纹理增粗,两肺野透亮度增加;血气分析:PaO$_2$ 50 mmHg,PaCO$_2$ 60 mmHg。入院诊断:慢性阻塞性肺疾病(急性加重期)。

慢性阻塞性肺疾病(COPD)简称慢阻肺,是以气流受阻为特征的可以预防和治疗的疾病,其气流受限多呈进行性发展,与气道和肺组织对香烟、烟雾等有害气体或有害颗粒的异常炎症反应有关。

COPD 与慢性支气管炎及肺气肿密切相关。慢性支气管炎(慢支)是指支气管壁的慢性、非特异性炎症。如病人每年咳嗽、咳痰达 3 个月以上,连续 2 年或以上,并排除其他已知原因的慢性咳嗽,即可诊断为慢性支气管炎。肺气肿是指肺部终末细支气管远端气腔出现异常持久的扩张,并伴有肺泡壁和细支气管的破坏而无明显肺纤维化。当慢性支气管炎和(或)肺气肿病人肺功能检查出现持续气流受限则诊断为 COPD。如病人只有慢性支气管炎和(或)肺气肿,而无气流受限,则不能诊断为 COPD,而视为 COPD 高危期。支气管哮喘也具有气流受限,但支气管哮喘是一种特殊的气道炎症性疾病,大多数哮喘病人的气流受限具有显著可逆性,故不属于 COPD。一些已知病因或具有特征病理表现的气流受限疾病,如支气管扩张症、肺结核纤维化病变、肺囊性纤维化、弥漫性泛细支气管炎以及闭塞性细支气管炎等,均不属于 COPD。

COPD 是呼吸系统常见病和多发病,其患病率和死亡率均居高不下,且有逐年增加之势。近期对我国 7 个地区 20245 个成年人群进行调查,COPD 患病率占 40 岁以上人群的 8.2%。COPD 居全球死因的第 4 位,居我国死因的第 3 位,预计到 2020 年将成为全球死因的第 3 位。由于 COPD 病人人数多、死亡率高,社会和经济负担过重,已成为一个重要的公共卫生问题,世界银行/世界卫生组织公布,至 2020 年 COPD 将占世界疾病经济负担的第 5 位。

COPD 的确切病因尚未完全清楚,是多种环境因素与自身因素反复作用的结果。

1. 吸烟 国内外研究证明吸烟与 COPD 的发生关系密切。吸烟越早、吸烟时间越长、吸烟量越多,COPD 患病率越高;减少吸烟或戒烟后 COPD 症状可减轻。烟草中的苯并芘、尼古丁、焦油等多种有害物质,可使支气管收缩痉挛、纤毛运动抑制、支气管杯状细胞增生、黏液分泌积聚、呼吸道净化能力降低等,因而易于感染。另外,吸烟可使氧自由基产生增多,诱导中性粒细胞释放蛋白酶,破坏肺弹力纤维,诱发肺气肿形成。

2. 理化因素

(1)职业性粉尘和化学物质 职业性粉尘及化学物质(烟雾、变应原、工业废气及室内空气污染等)浓度过大或接触时间过久,均可导致 COPD 的发生。

(2)空气污染 大气中的有害气体(如氯气、二氧化氮、二氧化硫等)可损伤气道黏膜上皮,使气道清除能力下降,黏液分泌增多,为细菌入侵创造条件。其他粉尘(如二氧化硅、煤尘、棉尘等)、烹调时产生的大量油烟、生物燃料产生的烟尘亦与 COPD 发病有关。

3. 感染因素 感染是 COPD 发生发展的重要因素之一。长期反复感染可破坏呼吸道防御功能,损害细支气管和肺泡。病原体主要是病毒和细菌,亦可是肺炎支原体。病毒以流感病毒、鼻病毒、腺病毒和呼吸道合胞病毒多见;细菌感染常继发于病毒感染,病原菌以流感嗜血杆菌、肺炎球菌、葡萄球菌多见。

4. 个体因素 某些遗传因素可增加 COPD 发病的危险性,如 α_1-抗胰蛋白酶缺乏。

5. 其他因素 年龄大、自主神经功能失调、营养不良、气温变化等因素,均有可能参与 COPD 的发生发展。

【护理评估】

一、健康史

评估病人年龄、吸烟史、烟雾粉尘接触史、过敏史、受凉感染史等,评估病人的生活环境。

二、身心状况

(一)症状

1. 慢性咳嗽 晨间起床时咳嗽明显,白天较轻,睡眠时有阵咳或排痰。咳嗽随体位变换而加重,随病程发展可终生不愈。

2. 咳痰 清晨排痰较多,一般为白色黏液或浆液性泡沫痰,偶可带血丝。急性发作时,痰量增多,可有脓性痰。

3. 气短或呼吸困难 这是 COPD 的标志性症状。早期仅在体力劳动或上楼等活动时出现,随着病情发展逐渐加重,严重者稍事活动甚至休息时也感到气短。

4. 喘息和胸闷 部分病人特别是重症病人或病人在急性加重时出现喘息。

5. 其他 晚期病人有体重下降、食欲减退等全身症状。

(二)体征

早期可无异常。随疾病进展出现肺气肿体征:视诊呈桶状胸,部分病人呼吸浅快,严重者缩唇呼吸;触诊语颤减弱或消失;叩诊过清音,心浊音界缩小,肺下界和肝浊音界下移;听诊两肺呼吸音减弱,呼气延长,部分病人闻及干啰音和(或)湿啰音。

(三)COPD 病程分期

COPD 按病程可分为急性加重期和稳定期。前者指短期内咳嗽、咳痰、气短和(或)喘息加重、痰量增多,可伴发热等症状;后者指咳嗽、咳痰、喘息等症状稳定或轻微。

(四)COPD 气流受限严重程度 COLD 分级

COLD(慢性阻塞性肺疾病全球倡议)对 COPD 气流受限严重程度的分级建立在病人吸入支气管舒张剂后 $FEV_1/FVC < 70\%$ 的基础上,再根据 FEV_1 占预计值的百分比($FEV_1\%Pred$)下降程度进行,见表 1-2。

表 1-2　COPD 气流受限严重程度 GOLD 分级

分　级	分级标准（FEV$_1$％Pred）
Ⅰ级（轻度）	FEV$_1$％Pred≥80％
Ⅱ级（中度）	50％≤ FEV$_1$％Pred＜80％
Ⅲ级（重度）	30％≤FEV$_1$％Pred＜50％
Ⅵ级（极重度）	FEV$_1$％Pred＜30％

（五）并发症

COPD 可并发慢性呼吸衰竭、自发性气胸、慢性肺源性心脏病。

（六）心理、社会状况

由于病程长、反复发作、病情逐渐加重，病人的生活、工作、社交等均受到影响，其精神和家庭经济负担加重，生活质量明显降低，因而病人易出现烦躁不安、焦虑、忧郁等情绪。

（七）辅助检查

1. 肺功能检查　肺功能是判断气流持续受限的主要客观指标，使用支气管舒张剂后，FEV$_1$/FVC＜70％可确定为持续气流受限。肺总量（TLC）、功能残气量（FRC）和残气量（RV）增高，肺活量（VC）降低，表明肺过度充气，有参考价值。

2. 影像学检查　胸部 X 线检查对 COPD 的诊断特异性不高，主要用于与其他肺部疾病的鉴别，早期可无异常变化，以后可出现肺纹理增粗、紊乱等非特异性改变，也可出现肺气肿改变。胸部 CT 检查可见 COPD 小气道病变、肺气肿、并发症的表现，其主要临床意义在于排除其他具有相似表现的疾病。

3. 动脉血气分析　早期无异常，随病情进展可出现低氧血症、高碳酸血症、酸碱平衡失调等。

【主要护理诊断/医护合作性问题】

1. 气体交换受损　与肺泡弹性减弱、残气量增加、呼吸肌疲劳有关。

2. 清理呼吸道无效　与分泌物增多、痰液黏稠、咳嗽无力有关。

3. 体温过高　与并发感染有关。

4. 活动无耐力　与呼吸困难有关。

5. 焦虑　与健康状况改变、经济负担加重有关。

6. 营养失调：低于机体需要量　与食欲降低、摄入减少、腹胀、呼吸困难有关。

【护理措施】

（一）一般护理

1. 环境要求　居住环境清洁、干净，空气新鲜流通、温暖湿润，室内空气定期消毒，保持适宜的温度和湿度，冬季注意保暖，避免直接吸入冷空气，避免烟雾、粉尘、刺激性气体吸入。

2. 休息与活动　病人采取舒适的体位，晚期病人宜采取身体前倾坐位，使辅助呼吸肌参与呼吸。视病人病情安排适当的活动量，活动以不感到疲劳、不加重症状为宜。

3. 饮食护理　呼吸功的增加可使热量和蛋白质消耗增多，因此，应鼓励病人摄入高热量、高蛋白、高维生素饮食,少量多餐,多食新鲜蔬菜和水果,以供给足够的营养,满足机体代谢需要;多饮水,以稀释痰液、补充水分,避免进产气食物,如汽水、啤酒、豆类、马铃薯等。

（二）心理护理

COPD病人因长期患病,社会活动减少,经济收入降低等,极易形成焦虑和压抑的心理状态,对生活失去自信。护理人员应详细了解病人及其家庭对疾病的态度,关心体贴病人,与病人和家属共同制订与实施康复计划,消除诱因,定期进行呼吸肌功能锻炼,遵医嘱合理用药,以减轻症状,增加病人战胜疾病的信心。对于表现焦虑的病人,教会病人缓解焦虑的方法,如听轻音乐、下棋、做游戏等娱乐活动。

（三）病情观察

密切观察病人咳嗽、咳痰情况,记录痰液的颜色、量及性状,观察咳痰是否顺畅;观察呼吸的频率、节律、深浅度以及呼吸困难的程度,有无并发症表现;监测动脉血气,以及水电解质和酸碱平衡情况。

（四）对症护理

1. 保持呼吸道通畅　痰多黏稠需多饮水,以达到湿化气道、稀释痰液的目的,亦可每天行超声雾化吸入。指导病人有效咳痰:咳嗽时取坐位,身体略前倾,双肩放松,胸前环抱枕头,屈膝,尽量双足着地,从而利于胸腔扩展,增加咳痰的有效性,咳痰后恢复坐位,进行放松性深呼吸。护士或家属协助给予胸部叩击和体位引流,亦可使用排痰器协助排痰,必要时进行机械吸痰。

2. 氧疗护理　呼吸困难伴低氧血症者,遵医嘱给予氧疗。一般采用鼻导管持续低流量吸氧,氧流量一般为 1～2 L/min,避免吸入氧浓度过高而引起二氧化碳潴留,提倡进行每天持续 10～15 h 的长期家庭氧疗。长期持续低流量吸氧不但能改善缺氧症状,还有助于降低肺循环阻力,减轻肺动脉高压和右心负荷。氧疗有效的指标为病人呼吸困难减轻、呼吸频率减慢、发绀缓解、心率减慢、活动耐力增加。

3. 呼吸功能锻炼　COPD病人常通过增加呼吸频率来代偿呼吸,这种代偿多有赖于辅助呼吸肌的参与,病人容易疲劳。因此,护理人员指导病人进行缩唇呼吸、腹式呼吸、吸气阻力器等呼吸锻炼,以加强胸、腹呼吸肌的肌力和耐力,改善呼吸功能。锻炼方法详见"呼吸内科常用诊疗技术及护理"相关内容。

（五）治疗指导

1. 治疗要点　积极治疗基础疾病,避免呼吸道感染,加强呼吸功能锻炼,提高生活质量。

（1）稳定期治疗　①支气管舒张药:常用沙丁胺醇气雾剂、异丙托溴铵气雾剂、茶碱缓释片或控释片。②祛痰药:痰多不易咳出者常用盐酸氨溴索、N-乙酰半胱氨酸、羧甲司坦等。③长期家庭氧疗(LTOT):一般鼻导管吸氧,氧流量 1～2 L/min,吸氧时间每天 10～15 h,其目的使病人在静息状态下 $PaO_2 \geqslant 60$ mmHg 和(或)SpO_2 升至 90% 以上。④糖皮质激素:重度和极重度、反复加重病人,长期吸入糖皮质激素和 β_2 受体激动剂有一定效果,常用沙美特罗加氟替卡松、福莫特罗加布地奈德。

（2）急性加重期治疗　①支气管舒张药:药物同稳定期,有严重喘息症状者可给予较大剂量雾化吸入治疗。②低流量吸氧:发生低氧血症者持续低流量吸氧。③抗生素:根据病原菌种类及药物敏感试验,常用青霉素类、头孢菌素、大环类酯类、喹诺酮类等抗生素。④糖皮质激素:住院治疗的急性加重期病人可使用糖皮质激素。⑤祛痰剂:酌情选用溴己新、盐酸氨溴索。

2. 用药护理 注意观察药物疗效和不良反应。溴己新偶见恶心、转氨酶增高,胃溃疡者慎用。盐酸氨溴索是润滑性祛痰药,不良反应较轻。

【健康教育】

1. 疾病知识指导 劝导病人戒烟,此为预防 COPD 的重要措施;避免粉尘和刺激性气体的吸入;避免呼吸道感染;在呼吸道传染病流行期间,尽量避免去人群密集的公共场所;指导病人根据气候变化及时增减衣物,避免受凉感冒。

2. 家庭氧疗指导 告知病人及家属家庭氧疗的意义、注意事项和操作方法,鼓励病人坚持家庭氧疗。指导病人及家属注意用氧安全,供氧装置周围严禁烟火,防止爆炸。指导病人及家属对氧疗装置定期更换、清洁、消毒。

3. 康复指导 告知病人康复锻炼的意义,指导病人制订个体化的锻炼计划,充分发挥病人的主观能动性;坚持呼吸功能锻炼,以改善呼吸功能,延缓病情发展;坚持全身锻炼(如打太极拳、散步等),以提高机体抵抗力。

(金小千)

第九节 慢性肺源性心脏病病人的护理

案例引导

王某,男,62岁,吸烟30年,每日10支。反复咳嗽、咳痰20年,劳累后心慌、气促2年,不能平卧,下肢水肿10天。10天前受凉后出现发热,咳嗽、咳痰加重,咳黄痰,稍事活动即感心悸、气促,夜间不能平卧,双下肢水肿。体格检查:T 38.1 ℃,P 120 次/分,BP 125/70 mmHg;神志清晰,端坐呼吸,口唇发绀;颈静脉怒张;桶状胸,肋间隙增宽,两肺叩诊过清音,两肺呼吸音低,可闻及散在干、湿啰音;心尖搏动位于剑突下,律齐,心音低远,三尖瓣区闻及2级收缩期吹风样杂音,$P_2 > A_2$;腹软,全腹无压痛,肝肋下2 cm,剑突下5 cm,质软,光滑,肝颈回流征阳性,脾肋下未触及;双下肢凹陷性水肿,无杵状指(趾)。辅助检查:Hb 156 g/L,RBC 4.8×10^{12}/L,WBC 14.0×10^9/L,N 0.86,L 0.14;血清 K^+ 4.2 mmol/L,Na^+ 136 mmol/L,Cl^- 100 mmol/L;胸部X线示两肺透亮度增高,肺纹理增多,肋间隙增宽,右下肺动脉干横径18 mm,右前斜位肺动脉圆锥凸起;ECG示窦性心动过速,肺型P波,电轴右偏+120;动脉血气分析示 pH 7.35,$PaCO_2$ 54 mmHg,PaO_2 42 mmHg。临床诊断:慢性支气管炎、COPD急性加重期、肺源性心脏病、心功能Ⅲ级。

慢性肺源性心脏病(chronic pulmonary heart disease)简称慢性肺心病,是由于支气管-

肺组织、肺血管或胸廓的慢性病变引起肺血管阻力增加,产生肺动脉高压,继而导致右心室结构和(或)功能改变的疾病。

慢性肺心病是我国呼吸系统的常见病、多发病,致残率、病死率高,是我国重点防治的慢性病。患病年龄多在 40 岁以上,患病率随年龄增长而增高,男女无明显差异,但有地区差异,东北、西北、华北的患病率高于南方地区,农村高于城市,吸烟者高于不吸烟者。冬春季节和气候骤变时,易出现急性发作。

慢性肺心病可由多种原因引起,按原发病的部位不同,分为三类。①支气管、肺疾病:首先慢性阻塞性肺疾病最常见,占 80%～90%,其次为支气管哮喘、支气管扩张、重症肺结核、肺尘埃沉着病、结节病、间质性肺炎等。②胸廓运动障碍性疾病:较少见,严重胸廓或腰椎畸形及神经肌肉病变均可导致胸廓运动受限、肺受压、支气管扭曲和变形,最终导致肺功能受损。③肺血管病变:慢性栓塞性肺动脉高压、肺小动脉炎及特发性肺动脉高压等均可使肺动脉狭窄、阻塞,引起肺血管阻力增加、肺动脉高压和右室负荷加重,发展形成慢性肺心病。肺动脉高压是慢性肺心病发生的关键环节。

知识链接

肺动脉高压形成机制

(1)肺血管阻力增高的功能性因素　缺氧、二氧化碳潴留和呼吸性酸中毒导致肺血管收缩、痉挛,其中缺氧是形成肺动脉高压的最重要因素。

(2)肺血管阻力增加的解剖学因素　肺血管解剖结构的变化,形成肺循环血流动力学障碍。主要原因如下。①肺血管炎症:长期反复发作的慢性阻塞性肺疾病及支气管周围炎,累及邻近肺小动脉,引起血管炎,管壁增厚、管腔狭窄或纤维化,甚至完全闭塞。②肺血管受压:随肺气肿加重,肺泡内压增高,压迫肺泡毛细血管,使管腔狭窄或闭塞。③肺血管损毁:肺泡壁破坏造成毛细血管网的毁损,肺泡毛细血管床减损超过 70% 时肺循环阻力增大。④肺血管重塑:慢性缺氧使肺血管收缩,管壁张力增高,直接刺激管壁增生;同时,缺氧时肺内产生多种生长因子,直接刺激管壁平滑肌细胞、内膜弹力纤维及胶原纤维增生。

(3)血容量增多和血液黏稠度增加　慢性缺氧产生继发性红细胞增多,致血液黏稠度增加,血流阻力随之增高;缺氧可使醛固酮增加致水钠潴留,并可使肾小动脉收缩、肾血流量减少而加重水钠潴留,致血容量增多。血液黏稠度增加和血容量增多,使肺动脉压升高。

【护理评估】

一、健康史

评估病人有无支气管和肺部的慢性疾病,有无胸廓和脊柱畸形,发作是否与季节、气温变化有关,是否有呼吸道感染、寒冷等诱发因素,是否吸烟。

二、身心状况

本病病程缓慢,临床上除原有肺、胸疾病的症状和体征外,主要是逐步出现肺、心功能衰竭以及其他器官损害的表现。按其功能分为代偿期与失代偿期。

(一)肺、心功能代偿期

1.症状 主要是咳嗽、咳痰、气促,活动后可有心悸、呼吸困难、乏力和活动耐力下降。急性感染可加重上述症状。少有胸痛和咯血。

2.体征 可有不同程度的发绀和肺气肿体征。偶有干、湿啰音,心音遥远。肺动脉瓣区第二心音(P_2)亢进提示肺动脉高压,三尖瓣区闻及收缩期杂音或剑突下心脏搏动增强,提示右心室肥大。部分病人因肺气肿使胸膜腔内压升高,阻碍腔静脉回流,可有颈静脉充盈甚至怒张。

(二)肺、心功能失代偿期

1.呼吸衰竭

(1)症状 常因呼吸道感染而诱发。病人呼吸困难加重,夜间为甚,常有头痛、失眠、食欲下降、白天嗜睡等表现,甚至出现表情淡漠、神志恍惚、谵妄等肺性脑病表现。

(2)体征 发绀明显,球结膜充血、水肿,严重时出现视网膜血管扩张、视盘水肿等颅内压升高表现,高碳酸血症时可出现皮肤潮红、多汗等周围血管扩张表现。

2.心力衰竭

(1)症状 以右心衰竭为主,明显乏力、气促、心悸、食欲不振、腹胀、恶心等。

(2)体征 发绀更明显,颈静脉怒张,心率增快,可出现心律失常,剑突下可闻及收缩期杂音。肝大并有压痛,肝颈静脉回流征阳性,下肢水肿,重者可有腹腔积液,少数病人可出现肺水肿及全心衰竭表现。

(三)并发症

本病并发症有肺性脑病、酸碱失衡及电解质紊乱、心律失常、休克、消化道出血和弥散性血管内凝血等。

(四)心理、社会状况

大多数病人有长期呼吸系统疾病史,随着病情进展症状逐渐加重,劳动能力逐渐丧失。当肺、心功能受损后,病情进一步加重且治疗效果欠佳,病人常情绪低落、悲观失望,对治疗缺乏信心。

(五)辅助检查

1.实验室检查

(1)血液检查 红细胞及血红蛋白可升高,全血黏度及血浆黏度增加;合并感染时白细胞计数增高,中性粒细胞增加;部分病人有肝功能、肾功能、水和电解质异常。

(2)血气分析 慢性肺心病代偿期可出现低氧血症或合并高碳酸血症。发生呼吸衰竭时 $PaO_2 < 60$ mmHg、$PaCO_2 > 50$ mmHg。

2.心电图检查 主要是右心室肥大的表现,如电轴右偏、$RV_1 + SV_5 \geqslant 1.05$ mV、肺型 P波、重度顺时针方向转位等,也可见右束支传导阻滞及低电压图形。

3.X线检查 除见原有肺、胸疾病的 X 线表现外,尚有肺动脉高压和右心室增大征象,如右下肺动脉干扩张（横径≥15 mm）、肺动脉段明显突出或其高度≥3 mm、右心室扩大。

4. 超声心动图检查 右心室流出道内径增宽，右心室内径增大，右心室前壁增厚，左右心室内径比值减小，右肺动脉内径或肺动脉干及右心房增大。

5. 其他检查 肺功能检查对早期或缓解期慢性肺心病病人有意义，痰细菌学检查可指导急性加重期慢性肺心病病人选用抗生素。

【主要护理诊断/医护合作性问题】

1. 气体交换受损 与肺通气和换气功能障碍有关。

2. 清理呼吸道无效 与呼吸道感染、痰多黏稠有关。

3. 体液过多 与右心衰竭有关。

4. 活动无耐力 与心、肺功能受损有关。

5. 潜在并发症：肺性脑病、上消化道出血、DIC、心律失常、休克。

【护理措施】

（一）一般护理

1. 休息与活动 评估病人的耐力水平、活动能力。心肺功能代偿期鼓励病人适当活动，以量力而行、循序渐进为原则，以不引起疲劳、不加重症状为活动度。心肺功能失代偿期病人应绝对卧床休息，协助采取舒适体位，如半卧位或坐位，以减少机体耗氧量，减慢心率，减轻呼吸困难，促进心肺功能恢复。对于卧床病人，协助满足生活需要，定时翻身、变换卧位，依据病人耐受力指导进行肢体的主动和被动活动，如上肢交替握拳与前伸、下肢抬离床面。鼓励病人进行呼吸功能锻炼，以提高活动耐力。

2. 饮食护理 给予高纤维素、高维生素、清淡、易消化食物，防止便秘、腹胀而加重心脏负担和呼吸困难；保证热量供给，适当增加蛋白质摄入，蛋白质摄入量为 $1.0\sim1.5$ g/(kg·d)；碳水化合物可增加 CO_2 生成量，增加呼吸负担，因此由碳水化合物供给的热量应<60%；少食多餐，减少用餐疲劳；避免摄入含糖高的食物，以免引起痰液黏稠；少食或不食产气的食物（如土豆、红薯等），以免胀气影响膈肌的活动；如病人有水肿、腹腔积液或尿少时，限制钠、水摄入，避免摄入含钠高的食物，钠盐每天摄入量<3 g，水每天摄入量<1500 mL。进餐前后漱口，保持口腔清洁，促进食欲。如果病人饮食摄入不能满足机体需要，即遵医嘱静脉补充营养物质。

（二）心理护理

慢性肺心病是一种反复发作、进行性加重的疾病，长期的疾病状态和频繁的住院治疗，给病人造成很大的精神压力和经济负担，病人易出现焦虑、悲观等心理反应，出现情绪波动、缺乏自信等表现。因此，医护人员应多关心病人，主动与病人沟通，帮助病人了解疾病过程、治疗进展，以缓解心理压力，增强自信心，达到积极主动配合治疗和康复的目的。

（三）病情观察

观察病人的生命体征及意识状态；注意有无发绀和呼吸困难及其严重程度；观察有无心悸、胸闷、腹胀、尿量减少、下肢水肿等右心衰竭的表现；定期监测血气分析，密切观察病人有无头痛、烦躁不安、神志改变等肺性脑病表现。

（四）对症护理

1. 皮肤护理 肺心病病人因右心衰竭、营养不良,易出现身体下垂部位水肿,若长期卧床,极易形成压疮。因此,应注意观察全身水肿情况,观察皮肤黏膜有无发红、破损;指导病人穿宽松、柔软的衣服;定时变换体位,受压处垫气圈或海绵垫或使用气垫床。

2. 肺性脑病护理

（1）绝对卧床休息,意识障碍、躁动者加床档或者约束肢体,进行安全保护,必要时由专人护理。

（2）监测动脉血气分析结果,观察病人生命体征、神志、瞳孔变化,当病人出现头痛、烦躁不安、神志恍惚、精神错乱、嗜睡或昏迷等表现时,立即报告医师并协助处理。

（3）持续低流量低浓度给氧,氧流量 $1\sim2$ L/min,浓度 $25\%\sim29\%$,防止高浓度吸氧抑制呼吸,加重二氧化碳潴留。

（4）遵医嘱给予呼吸兴奋剂治疗。应用呼吸兴奋剂应保持呼吸道通畅,并适当增加吸氧浓度,用药过程中注意观察药物疗效和不良反应,出现心悸、呕吐、震颤、惊厥等表现则提示药物过量,应立即报告医师。

（五）治疗指导

1. 治疗要点 急性加重期治疗主要为积极控制感染、通畅呼吸道、改善呼吸功能、纠正缺氧和二氧化碳潴留、控制呼吸衰竭和心力衰竭、防治并发症。缓解期治疗主要防治原发病、去除诱因、避免急性发作、提高免疫功能、延缓病情发展。

（1）控制感染 参考痰菌培养及药敏试验选择抗生素,常用青霉素类、头孢菌素类、喹诺酮类等药物。

（2）氧疗 通畅气道,纠正缺氧和二氧化碳潴留,用鼻导管或面罩给氧,改善呼吸功能。

（3）控制心力衰竭 慢性肺心病病人一般经积极控制感染、改善呼吸功能后心力衰竭便可缓解。但对治疗无效或严重心力衰竭的病人,可适当选用利尿剂、正性肌力药、血管扩张剂。

①利尿剂:原则上选用作用温和的利尿药,如氢氯噻嗪联合螺内酯,短疗程、小剂量使用;重度而急需利尿者可用呋塞米(速尿)口服或肌内注射。

②正性肌力药:由于慢性缺氧、感染及低钾血症,病人对洋地黄类强心药物的耐受性降低,易发生毒性反应。应选用作用快、排泄快的药物,剂量宜小,一般为常规剂量的 1/2 或 2/3。

③血管扩张药:钙通道阻滞剂、一氧化氮、川芎嗪等有一定的降肺动脉的作用,对部分顽固性心力衰竭有一定效果。

（4）防治并发症 积极防治肺性脑病、心律失常、休克以及水、电解质及酸碱平衡紊乱等并发症。

2. 用药护理

（1）慎用药物 对二氧化碳潴留、呼吸道分泌物多的重症病人慎用镇静剂、催眠剂、麻醉药等,如必须用药,使用后注意是否有抑制呼吸的情况和观察咳嗽反射。

（2）利尿剂 应用利尿剂后易出现低钾、低氯性碱中毒而加重缺氧;过度脱水易致血液浓缩、痰液黏稠不易排出等不良反应。因此,利尿不宜过多过快,注意监测尿量、体重、电解质,记录出入液量,使用排钾利尿剂时遵医嘱补钾。利尿剂尽可能在白天给药,避免夜间用药引起频繁排尿而影响病人睡眠。

（3）洋地黄类药物　使用洋地黄类药物时，询问有无洋地黄用药史，遵医嘱准确用药，注意观察药物毒性反应，详见"慢性心力衰竭病人的护理"相关内容。

（4）血管扩张药　血管扩张药在扩张肺动脉的同时也扩张体循环动脉，往往造成体循环血压下降、反射性心率增快、氧分压下降、二氧化碳分压上升等不良反应。用此，应用血管扩张剂时，注意观察病人心率及血压情况。

【健康教育】

1. 疾病知识指导　告知病人和家属慢性肺心病发生发展的过程；指导病人积极防治原发病，避免和治疗各种可能导致病情急性加重的诱因；指导病人注意防寒保暖，不到人多拥挤的地方去，避免与呼吸道感染病人接触，以预防呼吸道感染；指导病人坚持家庭长期氧疗，坚持遵医嘱用药，注意病人对药物的不良反应，定期进行复查。

2. 锻炼指导　指导病人根据病情进行适当的体育锻炼（如散步、太极拳、气功、耐寒训练等），以增强体质、提高机体抵抗力；指导病人坚持呼吸功能锻炼，以延缓病情发展，防止并发症的发生。

3. 随访指导　指导病人及家属识别病情变化征象，如体温升高、呼吸困难加重、咳嗽剧烈、咳痰不畅、尿量减少、水肿明显，或神志淡漠、嗜睡、躁动、口唇发绀加重等，一旦出现异常表现及时就医诊治。

（金小千）

第十节　自发性气胸病人的护理

案例引导

某学生，男，19 岁，跑步后突然感右侧胸痛、气急，不能行走。体格检查：T 36.6 ℃，R 30 次/分，HR 112 次/分，律齐，BP 132/80 mmHg。呼吸急促，口唇发绀；右侧呼吸运动减弱，胸廓饱满，叩诊鼓音，呼吸音消失，气管移向左侧。临床拟诊：右侧自发性气胸。

胸膜腔是由胸膜壁层和脏层构成的不含空气的密闭潜在性腔隙。任何原因使胸膜破损，空气进入胸膜腔，称为气胸（pneumothorax）。气胸分成自发性、外伤性和医源性三类。外伤性气胸是胸壁的直接或间接损伤所致，医源性气胸由诊断和治疗操作所致。

自发性气胸（spontaneous pneumothorax）是指肺组织及脏层胸膜自发破裂，或靠近肺表面的肺大泡、细小气肿泡自发破裂，使肺及支气管内气体进入胸膜腔所致的气胸，分原发性和继发性。临床特征为突发性胸痛、呼吸困难、刺激性干咳和气胸体征。本病多见于男性，男女发病之比为 5∶1，20～40 岁和 60 岁以上是两个高发年龄段。

原发性自发性气胸发生于无基础肺疾病的健康人，多见于体型瘦长的青壮年男性，多有反复发作倾向，肺部常规 X 线检查无明显病变，一般多认为与胸膜下肺大泡或细小气肿泡破裂有关，与吸烟、身高、小气道炎症可能有关。继发性自发性气胸常发生于有基础肺部病变

（如肺癌、肺脓肿、支气管哮喘、空洞型肺结核、慢性阻塞性肺疾病等）的病人，由于病变引起细支气管不完全阻塞，形成肺大泡破裂。另外，航空、潜水作业时无适当的防护或从高压突然进入低压环境时亦可产生气胸；抬举重物、用力过猛、剧咳、屏气甚至大笑，可能是气胸发生的诱因。

【护理评估】

一、健康史

详细询问病人有无肺部疾病，如肺结核、支气管哮喘、慢性阻塞性肺疾病等，有无吸烟嗜好，有无反复气胸发作病史，有无剧烈运动、抬举重物、打喷嚏、咳嗽、用力排便等诱因存在，最近是否乘坐飞机、进行潜水作业等。

二、身心状况

（一）临床类型

自发性气胸按胸膜破裂情况以及胸腔内压力不同，可分为三种类型。

1. 闭合型（单纯性）气胸 胸膜破口较小，随肺萎缩而自行闭合，不再有空气进入胸膜腔。胸膜腔内压接近或超过大气压，测定时为正压或负压。抽气后压力下降而不再复升，胸膜腔内残余气体可自行吸收，肺随之复张。

2. 交通性（开放性）气胸 胸膜破口较大或由于两层胸膜间有粘连或牵拉等致使破口持续开放，呼气和吸气时空气自由进出胸膜腔，胸膜腔内压在"0"上下波动，几乎等于大气压，抽气后压力变成负压，但几分钟后压力又复升至抽气前水平。

3. 张力型（高压性）气胸 胸膜破口形成单向活瓣，吸气时空气进入胸膜腔，呼气时胸膜破口关闭使空气不能排出，导致胸膜腔内空气不断积累，压力持续增高，超过大气压，常超过 10 cmH$_2$O 甚至 20 cmH$_2$O，抽气后压力不降或轻微下降后迅速复升。持续的胸腔内高压，使肺脏受压、纵隔向健侧移位，影响气体交换和心脏血液回流，因此，对呼吸、循环功能影响最大，应予以紧急抢救治疗。

（二）临床表现

症状轻重与有无肺部基础疾病及肺功能状态、气胸发生的速度、胸膜腔内积气量及胸腔内压力大小有关。如原已存在严重的肺功能减退，即使气胸量小，也可有明显的呼吸困难；而原肺功能良好者尤其是年轻人即使肺压缩 80％以上，也可能症状很轻。

（1）胸痛 多数病人在安静休息或正常活动时发生，部分病人在抬举重物、用力过猛、剧咳、屏气、大笑、用力排便等情况下发生，偶尔有病人在睡眠中发生。多起病急骤，病人突感一侧胸痛，疼痛呈针刺样或刀割样，持续时间较短，随着胸膜腔内积气增多，胸痛可逐渐减轻或消失。

（2）呼吸困难 病人可有不同程度的胸闷、气急、喘憋，平卧困难。肺被压缩面积大、气胸发生快、基础肺功能差者呼吸困难明显，反之则轻微；慢性气胸病人，因通气/血流的调整以及长期适应代偿，其呼吸困难症状可不明显；大量气胸尤其张力性气胸时，胸膜腔内压骤然升高，患侧肺被压缩，纵隔移位，迅速出现严重呼吸、循环障碍，病人表情紧张、胸闷、挣扎坐起、烦躁不安、发绀、脉速、心律失常，甚至意识不清、呼吸衰竭。

（3）咳嗽　胸膜受到气体刺激时可出现干咳，多突然发生。

（三）体征

小量气胸时体征不明显。大量气胸的典型体征为：视诊患侧胸廓饱满，肋间隙增宽，呼吸运动减弱或消失；触诊语颤减弱或消失，气管以及心尖搏动向健侧偏移；叩诊鼓音；听诊患侧呼吸音减弱或消失。左侧少量气胸或并发纵隔气肿时可在左心缘处听到与心脏搏动一致的气泡破裂音，称为 Hamman 征。液气胸时，胸内有振水声。血气胸如失血过多，可使血压下降，甚至发生失血性休克。

（四）心理、社会状况

年轻人发生自发性气胸，多为闭合性或交通性气胸，其胸腔内压力较低，虽临床症状较轻，但由于对疾病缺乏认识，易产生紧张、恐惧心理；若经治疗病情好转，又易出现盲目乐观，不遵医嘱卧床休息，频频外出，这可能致气胸复发。老年人自发性气胸多合并慢性阻塞性肺疾病、肺源性心脏病，心功能差，一旦发生气胸，易出现严重低氧血症，导致心力衰竭、呼吸衰竭，甚至危及生命，病人常常焦虑、恐惧、悲观，失去治疗信心。

（五）辅助检查

1. 胸部 X 线检查　这是诊断气胸最重要的方法。典型 X 线表现是被压缩肺边缘呈外凸弧形的细线状阴影，称气胸压缩线。气胸压缩线以外是积气，透亮度增高，其中无肺纹理；气胸压缩线以内是被压缩的肺组织，透亮度较正常肺组织低。胸腔积气量较大时（多为张力性气胸），肺组织被压向肺门，呈团块状阴影，纵隔和心脏向健侧移位。

2. 胸部 CT　对小量气胸、局限性气胸的诊断及对肺大泡与气胸的鉴别比 X 线胸片更敏感和准确，对气胸量的大小评价也更准确。表现为胸膜腔内极低密度的气体影，伴有肺组织不同程度的萎缩改变。

3. 动脉血气分析　张力性气胸或其他病情较重的气胸可出现低氧血症。

【主要护理诊断/医护合作性问题】

1. 气体交换受损　与胸膜腔内积气压迫肺脏、限制通气功能有关。

2. 疼痛：胸痛　与脏层胸膜破裂有关。

3. 活动无耐力　与疼痛、呼吸困难有关。

4. 焦虑　与呼吸困难、胸痛等有关。

5. 知识缺乏　缺乏预防气胸复发的知识。

【护理措施】

（一）一般护理

1. 休息与体位　急性自发性气胸病人绝对卧床休息，避免咳嗽、用力、屏气等，以免增加胸腔内压，有明显呼吸困难而血压平稳者取半坐卧位，以利于呼吸、咳嗽排痰及胸腔引流，卧床期间协助病人定时翻身，待病情稳定后病人可以在床上或者下床活动。

2. 吸氧　及早给予氧气吸入，高浓度吸氧能促进胸膜腔内气体的吸收，缩短肺复张时间。保守治疗经鼻导管或面罩吸入 10 L/min 的氧，可以达到比较满意的效果。如吸氧不能改善病人的缺氧状态，应在胸腔闭式引流后进一步使用无创或有创机械通气。

3. 饮食护理 多食蔬菜及含粗纤维的食物,以保持大便通畅,或常规给予缓泻剂,防止用力排便引起胸腹腔内压升高,延误胸膜裂口愈合。

（二）心理护理

病人由于疼痛和呼吸困难会出现焦虑、紧张及恐惧心理,使机体耗氧量增加,从而加重呼吸困难和缺氧。因此,在治疗及各项检查前,向病人解释目的、效果及配合方法,使其解除顾虑、树立信心、积极配合。当病情骤变或危急时,应冷静沉着,操作敏捷,忙而不乱,稳定病人的情绪。同时不随便议论病人病情,避免对病人产生恶性刺激。

（三）病情观察

严密观察病人呼吸的频率和节律、呼吸困难的程度、治疗后患侧呼吸音的变化等;在气胸发生后 24～48 h 内,观察有无心率增快、血压下降等循环衰竭征象;观察大量抽气或放置胸腔引流管后病人的呼吸情况,如果病人呼吸困难缓解后再次出现胸闷、顽固性咳嗽、咳白色或粉红色泡沫样痰、患侧肺部遍布湿啰音、心率增快,则考虑复张性肺水肿的可能,应立即报告医师进行处理。

（四）治疗指导

1. 治疗要点 根据气胸的不同类型适当进行排气,以解除胸腔积气对呼吸、循环系统所造成的功能障碍,使肺尽早复张,恢复功能,同时积极治疗并发症和原发病。

（1）保守治疗 适用于稳定型小量气胸。病人严格卧床休息,高浓度给氧,酌情给予镇静、止痛药物,密切观察积气量变化,同时不能忽视肺基础疾病治疗。如病人年龄偏大并有肺基础疾病,其胸膜破裂口愈合慢、呼吸困难等症状严重,因此,即使气胸量较小,原则上也不主张保守治疗。

（2）排气疗法

①简易排气减压:张力性气胸病人病情危急,如果不尽快排气减压,将发生严重并发症。在紧急情况下,如果没有专门排气设备,则需立即采取简易排气法排气。一种方法是将消毒粗针头从患侧肋间插入胸膜腔,使胸腔内高压气体得以排出,以达到暂时缓解症状、挽救病人生命的目的。另一种方法是将一粗注射针头,在其尾部扎上橡皮指套,指套末端剪一小裂缝,插入气胸腔进行临时简易排气,使高压气体从小裂缝排出,待胸腔内压减至负压时,套囊即自行塌陷,小裂缝关闭,外界空气不能进入胸膜腔。

②胸腔穿刺排气:小量气胸,呼吸困难较轻、心肺功能尚好的闭合性气胸,抽气可加速肺复张,迅速缓解症状。通常选择患侧胸部锁骨中线第 2 肋间为穿刺点,局限性气胸则选择相应的穿刺部位。皮肤消毒后用气胸针或细导管直接穿刺入胸腔,随后连接 50 mL 或 100 mL 注射器或气胸机抽气并测压,直到病人呼吸困难缓解。一次抽气量不宜超过 1000 mL,每日或隔日抽气 1 次,直至肺大部分复张,余下积气任其自行吸收。

③胸腔闭式引流:适用于呼吸困难明显、肺压缩程度较重的交通性气胸、张力性气胸病人,亦适用于反复发作的气胸病人和经胸腔穿刺抽气效果不佳的气胸病人。无论其气胸容量多少,均应尽早行胸腔闭式引流。插管部位一般取患侧锁骨中线外侧第 2 肋间,或腋前线第 4～5 肋间;如果局限性气胸或为了引流胸腔积液,则须根据 X 线胸片选择适当部位。插管前,在选定部位先用气胸箱测压以了解气胸类型,然后在选定部位局麻下沿肋骨上缘平行

做1.5~2 cm皮肤切口,用套管针穿刺进入胸膜腔,拔去针芯,通过套管将灭菌胶管插入胸膜腔,连接胸腔闭式引流瓶,亦可在切开皮肤后经钝性分离肋间组织达胸膜,再穿破胸膜将导管直接送入胸膜腔内。目前多用带有针芯的硅胶管经切口直接插入胸腔,使用方便。导管固定后,另一端连接Heimlich单向活瓣或置于水封瓶的水面下1~2 cm(图1-8(a)),使胸膜腔内压力保持在-1 cmH$_2$O以下,若插管成功则导管持续溢出气泡,呼吸困难迅速缓解,压缩肺可在几小时至数天内复张。对肺压缩严重、时间较长的病人,插管后应夹住引流管分次引流,避免胸腔内压力骤降产生肺复张后肺水肿。如未见气泡溢出1~2天,气急症状消失,可夹管24~48 h,经透视或胸片见肺全部复张后,可以拔除导管。有时虽未见气泡溢出,但病人症状缓解不明显,应考虑为导管不通畅或部分滑出胸膜腔,需及时更换导管或做其他处理。肺复张效果不满意时可采用持续负压吸引(图1-8(a)),负压的范围通常维持在-20~-10 cmH$_2$O,以免负压过大引起肺组织损伤。在整个胸腔闭式引流过程中,水封瓶必须低于胸腔的水平位置,以免水封瓶中的水倒流入胸膜腔。在应用各式插管引流排气的操作过程中,应注意严格无菌操作,避免发生感染。

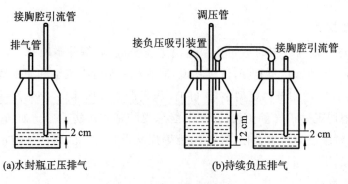

图1-8 胸腔排气装置

(3) **化学性胸膜固定术** 气胸复发率高,可在胸腔内注入多西环素、滑石粉等硬化剂,使之产生无菌性胸膜炎症,使脏层和壁层胸膜粘连,消灭胸膜腔间隙,从而达到防治气胸复发的目的。化学性胸膜固定术主要适用于不适应手术或拒绝手术的气胸病人。

(4) **手术治疗** 经内科治疗无效的气胸均为手术适应证,如长期气胸、血气胸、双侧气胸、复发性气胸、张力性气胸引流失败或支气管胸膜瘘的病人。

2. 胸腔闭式引流护理 详见《外科护理》相关内容。

【健康教育】

1. 预防指导 指导病人积极治疗肺组织基础疾病,避免抬举重物、剧烈咳嗽、屏气、用力排便、剧烈活动等诱发因素,保持情绪稳定,戒烟,以预防气胸复发。

2. 就诊指导 指导病人识别气胸复发的征象,如突发性胸痛、胸闷、气急,一旦出现及时就医。

(缪礼红)

第十一节 肺血栓栓塞症病人的护理

案例引导

陈某,女,49岁。因"发作性晕厥伴胸闷、气短1个月,再发加重2h"入院。病人1个月前晨起时突发晕厥,持续5 min,醒后胸闷、气短、呼吸困难,无发热、胸痛、咳嗽、咯血等表现,按"冠心病"自服丹参片治疗缓解,未进一步检查治疗。2h前病人再次在起床时无明显诱因出现晕厥,持续约10 min,醒后呼吸困难、咳嗽、小量咯血,随来院诊治。体格检查:T 37 ℃,P 85 次/分,R 18 次/分,BP 110/80 mmHg;双肺呼吸音清,未闻及杂音。辅助检查:ECG示 $Q_{III}T_{III}$、V_1-V_6 T波倒置;血气分析示 pH 7.419,PO_2 65.7 mmHg,PCO_2 26.8 mmHg;D-dimer 2.4 mg/L;下肢静脉血管超声示左腓静脉急性血栓形成;心脏超声示右心房扩大,中度肺动脉高压,轻至中度三尖瓣关闭不全;CTPA示双肺动脉干及各分支广泛栓塞。临床诊断:肺血栓栓塞症,下肢深静脉血栓形成。

肺栓塞(pulmonary embolism,PE)是各种栓子阻塞肺动脉及其分支引起的一组以肺循环和呼吸功能障碍为主要临床和病理生理特征的临床综合征。肺栓塞的栓子可以是血栓、空气、脂肪、羊水等。由血栓引起的肺栓塞称为肺血栓栓塞症(pulmonary thromboembolism,PTE),此为肺栓塞最常见的临床类型。如果肺动脉栓塞后,所支配区的肺组织因血流受阻或中断发生坏死,称为肺梗死(pulmonary infarction,PI)。

PTE血栓主要来源于深静脉血栓形成(deep venous thrombosis,DVT),PTE与DVT是一种疾病过程在不同部位、不同阶段的表现,两者合称为静脉血栓栓塞症(venous thromboembolism,VTE)。目前,PTE和DVT发病率和病死率较高,已成为世界性的重要医疗保健问题,西方国家DVT和PTE的年发病率分别约为1.0‰和0.5‰。美国VTE年新发病例超过60万,其中DVT病人37.6万,PTE病人23.7万,每年因VTE死亡的病例数超过29万。我国目前尚无PTE的流行病学资料,但随着对其认识的深入和检查技术的提高,诊断例数明显增加,PTE已不再是少见病。

任何导致静脉血液淤滞、静脉系统内皮损伤和血液高凝状态的因素均为DVT和PTE的危险因素,即VTE的危险因素,一般分为原发性因素和继发性因素。

1. 原发性因素 主要由遗传变异引起,包括 V 因子突变、蛋白 C 缺乏、蛋白 S 缺乏和抗凝血酶缺乏等,以40岁以下年轻病人无明显诱因反复发生DVT和PTE或发病为家族聚集倾向为特征。

2. 继发性因素 是指后天获得的易发生DVT和PTE的病理生理改变、医源性因素及病人自身因素,如创伤和(或)骨折、脑卒中、心力衰竭、急性心肌梗死、恶性肿瘤、外科手术、植入人工假体、中心静脉置管、妊娠及产褥期、口服避孕药、各种原因的制动/长期卧床、长途航空或乘车旅行、高龄等。上述危险因素既可单独存在,也可同时存在,协同作用。其中高龄是独立的危险因素,随年龄增长,DVT、PTE的发病率逐渐增高。

在各种危险因素作用下,外周静脉血栓形成,而血栓一旦脱落,即可随静脉血流移行至肺动脉内形成 PTE。急性肺栓塞发生后,由于血栓机械性堵塞肺动脉及由此引发的神经-体液因素作用,导致一系列呼吸和循环功能改变,出现相应临床表现。

【护理评估】

一、健康史

询问病人有无与 PTE 有关的遗传性疾病,家族中有无其他人员发生 PTE,近期有无创伤和(或)骨折、外科手术、中心静脉置管、人工假体植入,是否妊娠分娩、口服避孕药,是否长时间制动或长期卧床,是否长途航空飞行或乘车旅行,有无脑卒中、心力衰竭、急性心肌梗死、恶性肿瘤等疾病。

二、身心状况

(一)症状

PTE 症状多样,缺乏特异性,取决于栓子大小、栓子数量、栓塞次数、栓塞间隔时间、是否同时存在其他心肺疾病,可以从无症状、隐匿到血流动力学不稳定,甚至猝死。

1. 呼吸困难 不明原因的呼吸困难多于栓塞后即刻出现,尤在活动后明显,为 PTE 最常见的症状。

2. 胸痛 可以是胸膜炎性胸痛或心绞痛样胸痛。当栓塞部位靠近胸膜时,由于胸膜的炎症反应可导致胸膜炎性胸痛,呼吸运动可加重。冠状动脉血流减少、低氧血症和心肌耗氧量增加导致心绞痛样胸痛,不受呼吸运动影响。

3. 晕厥 可为 PTE 的唯一或首发症状。

4. 咳嗽 早期为干咳或伴有少量白痰。

5. 咯血 常为小量咯血,大咯血少见。咯血主要反映局部肺泡的血性渗出,并不意味病情严重。当呼吸困难、胸痛和咯血同时出现称为"肺梗死三联征"。

(二)体征

1. 呼吸系统体征 呼吸急促,发绀,肺部可闻及哮鸣音和(或)细湿啰音,胸腔积液相应体征。

2. 循环系统体征 颈静脉充盈或搏动,心率加快,血压变化,严重时可出现血压下降甚至休克,肺动脉瓣区第二心音亢进或分裂,三尖瓣区收缩期杂音。

3. 发热 多为低热,少数病人体温可达 38 ℃以上。

(三)DVT 临床表现

如果肺栓塞继发于下肢深静脉血栓形成,主要表现为患肢肿胀、周径增粗、疼痛或压痛,皮肤色素沉着,行走后患肢易疲劳或肿胀加重。但应注意,半数以上的下肢 DVT 病人无自觉症状和明显体征。

(四)临床分型

1. 急性肺血栓栓塞症 ①高危(大面积)PTE:以休克和低血压为主要表现,收缩压<90 mmHg,或较基础值下降幅度≥40 mmHg,持续 15 min 以上,须排除新发生的心律失常、低血容量或感染中毒症所致的血压下降。②中危(次大面积)PTE:未出现休克和低血

压,但存在右心功能不全和(或)心肌损伤。③低危(非大面积)PTE:血流动力学稳定,无右心功能不全和心肌损伤。

2. 慢性血栓栓塞性肺动脉高压 表现为呼吸困难、乏力、运动耐力下降,后期出现右心衰竭。

（五）心理、社会状况

病人病情危重,其记忆力、思维能力、定向力降低,日常活动能力降低甚至生活不能自理,容易出现悲观、焦虑等心理反应,特别是出现严重呼吸困难和剧烈胸痛时,容易出现烦躁不安、惊恐不定甚至濒临死亡的感觉。

三、辅助检查

1. 血浆 D-二聚体 血浆 D-二聚体(D-dimer)测定可作为 PTE 的初步筛选指标,若血浆 D-二聚体含量低于 $500~\mu g/L$,则对 PTE 有重要的排除诊断价值。急性 PTE 时 D-dimer 升高,但特异性差,对 PTE 无诊断价值。

2. 动脉血气分析 表现为低氧血症、低碳酸血症,肺泡-动脉血氧分压差$[P_{(A-a)}O_2]$增大。

3. 心电图 大多数 PTE 病人呈非特异性心电图异常,以窦性心动过速最常见。当有肺动脉及右心压力升高时,可出现 V_1-V_4 导联 ST 段异常和 T 波倒置、$S_I Q_{III} T_{III}$ 征(即 I 导联出现明显的 S 波,III 导联出现大 Q 波且 T 波倒置)等表现。心电图的动态改变要比静态异常更具临床意义。

4. 超声心动图 表现为右心室和(或)右心房扩大、室间隔左移和运动异常、近端肺动脉扩张、三尖瓣反流和下腔静脉扩张等。

5. 下肢深静脉超声检查 此为诊断 DVT 最简便的方法,若阳性可以诊断 DVT,同时对 PTE 有重要提示意义。

6. 影像学检查

（1）X 线胸片 可见肺动脉阻塞征(区域性肺纹理变粗、稀疏或消失,肺野透亮度增加)、肺动脉高压征(右下肺动脉干增宽或伴截断征,肺动脉段膨隆)及右心室扩大征。有些病人可见尖端指向肺门的楔形阴影,此为肺栓塞典型但不常见的 X 线征象。

（2）螺旋 CT 目前 PTE 确诊最常用手段,直接征象表现为肺动脉内低密度充盈缺损,部分或完全包围在不透光的血流之间(轨道征),或呈完全充盈缺损;间接征象包括肺野楔形密度增高影,条带状高密度区或盘状肺不张,中心肺动脉扩张及远端血管分支减少或消失。

（3）放射性核素肺通气/血流灌注(V_A/Q) 扫描是 PTE 的重要诊断方法,以肺段分布的肺血流灌注缺损并与通气显像不匹配为典型征象。

（4）磁共振显像(MRI) 用于诊断肺段以上肺动脉内血栓及对碘造影剂过敏的病人。

（5）肺动脉造影 为 PTE 诊断的经典与参比方法,直接征象表现为肺动脉内造影剂充盈缺损伴或不伴轨道征的血流阻断。但为创伤性检查,有发生严重甚至致命性并发症的可能,故不作为首选和常规检查。

【主要护理诊断/医护合作性问题】

1. 气体交换受损 与肺血管阻塞致通气/血流比例失调有关。

2. 有受伤的危险：出血 与溶栓、抗凝治疗有关。

3. 恐惧/焦虑 与突发严重的呼吸困难、胸痛有关。

4. 知识缺乏 缺乏对疾病的过程、诱发因素及防治方法的了解。

5. 潜在并发症：肺梗死、低血压休克、栓塞性肺动脉高压等。

【护理措施】

（一）一般护理

1. 休息与体位 活动、呼吸增快、心率增快、情绪紧张和恐惧等均可增加机体的耗氧量，加重呼吸困难。因此，PTE 病人急性期绝对卧床休息（在充分抗凝的前提下，绝对卧床时间一般为 2～3 周），抬高床头，深慢呼吸，以减轻呼吸困难，减少机体耗氧。同时避免下肢过度屈曲，避免下肢做用力动作，避免下肢按摩和冷热敷，以防止栓子再次脱落。PTE 病人恢复期进行适当活动，如果病人仍需卧床休息，则进行下肢主动活动或被动活动，并穿抗栓袜或气压袜，不在腿下放置垫子或枕头，以免加重下肢循环障碍。

2. 氧疗护理 根据病人呼吸困难及缺氧的严重程度，选择适当的给氧方式和给氧浓度，一般行鼻导管或面罩给氧，必要时机械通气给氧，以提高肺泡氧分压（PaO_2），纠正低氧血症。

3. 饮食护理 给予高热量、高蛋白、维生素丰富、易消化、产气少的食物，避免摄入辛辣、刺激性食物，吸烟者劝其戒烟，少食多餐，保持大便通畅，以免因腹腔压力突然增高使深静脉血栓脱落，必要时给予缓泻剂。

（二）心理护理

医务人员关心体贴病人，尽量陪伴在病人身边，鼓励病人充分表达自己的情感，告诉病人目前的病情变化，用病人能够理解的词句和方式解释各种设备、治疗措施和护理操作，并采用非言语性沟通技巧，如抚摸、握住病人的手等，以增加病人的安全感，减轻恐惧心理。当病情剧变时，亲人的陪伴可有效降低病人的不良心理反应，因此，在不影响抢救的前提下，允许家属陪伴病人。

（三）病情观察

对高度怀疑或确诊 PTE 的病人，需安置在重症监护病房，对病人进行严密监测。

1. 观察呼吸状态 密切观察病人的呼吸频率、节律、深浅度变化，当病人出现呼吸浅促、动脉血氧饱和度降低、心率加快等表现，提示呼吸功能受损、机体缺氧。

2. 观察意识状态 密切观察病人有无烦躁不安、嗜睡、意识模糊、定向力障碍等脑缺氧的表现。

3. 观察循环状态 观察病人心率、心律、血压、心电图变化，观察病人有无颈静脉充盈、肝大、肝颈静脉反流征阳性、下肢水肿及静脉压升高等右心功能不全表现。溶栓治疗后注意观察胸前导联 T 波倒置加深等可能溶栓成功的心电图表现。

4. 观察下肢深静脉血栓形成表现 观察有无下肢肿胀、疼痛、局部皮肤颜色改变、Homans 征阳性等下肢深静脉血栓形成表现。确定下肢有无肿胀需测量和比较双侧下肢周径，大、小腿周径测量点分别为髌骨上缘以上 15 cm 处和髌骨下缘以下 10 cm 处，双侧下肢周径差＞1 cm 有临床意义。Homans 征阳性指轻轻按压膝关节并取屈膝、踝关节急速背曲时出现腘窝部、腓肠肌疼痛。

（四）对症护理

当病人心排血量减少,出现低血压甚至休克时,注意记录液体出入量,遵医嘱输液、升压药物治疗;当病人出现右心功能不全症状时,限制水、钠摄入,遵医嘱给予强心剂治疗,并按肺源性心脏病护理。

（五）治疗指导

1. 治疗要点

（1）抗凝治疗 为PTE和DVT的基本治疗方法,能有效预防血栓再形成和复发,为机体发挥自身的纤溶机制溶解血栓创造条件,但不能溶解已经存在的血栓。常用药物有普通肝素、低分子肝素、磺达肝癸钠、华法林等。

（2）溶栓治疗 溶栓治疗能迅速溶解部分或全部血栓,恢复肺组织灌注,降低PTE病人的病死率和复发率。溶栓治疗主要适用于高危(大面积)PTE病人,溶栓时间窗一般为14天以内,但若近期有新发PTE征象可适当延长。常用溶栓药物有尿激酶、链激酶、重组组织型纤溶酶原激活剂(rt-PA)等。溶栓绝对禁忌证包括活动性内出血、近期自发性颅内出血,相对禁忌证包括近期大手术、分娩、器官活检或不能压迫止血部位的血管穿刺、胃肠道出血、严重创伤、神经外科或眼科手术、创伤性心肺复苏史,以及血小板计数减少、缺血性脑卒中、难以控制的重度高血压、妊娠、细菌性心内膜炎、心包炎或心包积液、严重肝肾功能不全、糖尿病出血性视网膜病变等。

（3）肺动脉血栓摘除术 手术风险大,死亡率高,需较高技术条件,仅适用于经积极内科治疗无效的紧急情况(如大面积PTE)或有溶栓禁忌证者。

（4）肺动脉导管碎解和抽吸 血栓经导管碎解和抽吸肺动脉内巨大血栓,并局部注射小剂量溶栓制剂,适用于肺动脉主干或主要分支的大面积PTE且有溶栓和抗凝治疗禁忌证或经溶栓或积极的内科治疗无效而又缺乏手术条件者。

（5）放置腔静脉滤器 为预防再次发生栓塞,可根据DVT的部位放置下腔静脉或上腔静脉滤器,置入滤器后如无禁忌证,宜长期服用华法林抗凝,定期复查滤器上有无血栓形成。

（6）慢性血栓栓塞性肺动脉高压治疗 若阻塞部位处在手术可及的肺动脉近端,可考虑行肺动脉血栓内膜剥脱术;每天口服华法林;反复下腔深静脉血栓脱落者,可放置下腔静脉滤器。

2. 用药护理

（1）溶栓剂 溶栓治疗的主要并发症是出血,最常见出血部位为血管穿刺处,严重的出血部位为腹膜后出血和颅内出血,颅内出血发生率为1%～2%,一旦发生约半数病人死亡。因此,用药前充分评估出血的危险性,必要时配血,做好输血准备,留置外周静脉套管针,以方便溶栓过程中取血监测,避免反复穿刺血管。用药后密切观察有无出血征象,如皮肤青紫、血管穿刺部位出血过多、血尿、腹部或背部疼痛、严重疼痛、神志改变等,静脉穿刺部位压迫止血需加大力量并延长压迫时间;链激酶、尿激酶溶栓治疗后,每2～4 h测定一次凝血酶原时间(PI)或活化部分凝血活酶时间(APTT),当其水平降至正常值的2倍时,遵医嘱开始进行肝素抗凝治疗。链激酶具有抗原性,用药前遵医嘱肌内注射苯海拉明或地塞米松,以防过敏反应,链激酶6个月内不宜再次使用。

（2）抗凝剂 ①肝素:在开始治疗后的最初24 h内每4～6 h监测APTT,达稳定治疗水平后,改为每天监测APTT。肝素治疗的不良反应包括出血和肝素诱导的血小板减少症

(HIT),出血的护理参见"溶栓剂"内容。HIT 的发生率较低但较严重,在治疗的第 1 周每 1～2天、第 2 周起每 3～4 天监测血小板计数,若出现血小板迅速或持续降低达 30％以上或血小板计数＜$100×10^9$/L,应报告医师停用肝素。②华法林:治疗期间需定期监测 INR,INR 未达到治疗水平时每天监测,达到治疗水平时每周监测 2～3 次,共监测 2 周,以后延长到每周监测 1 次或更长,华法林治疗的主要不良反应是出血,出血的护理参见"溶栓剂"内容,发生出血用维生素 K 拮抗,华法林治疗前几周还可能引起血管性紫癜,导致皮肤坏死,需注意观察。

【健康教育】

1. 疾病预防指导

(1)改善血液高凝状态 改善生活方式,进行适当运动,控制体重,摄入低脂肪、高纤维素饮食,多饮水,积极治疗高脂血症、糖尿病等致血液高凝状态的疾病,防止血液浓缩。

(2)促进静脉回流 指导因工作需要长期静坐者或乘坐飞机长途旅行者,经常活动下肢,避免交叉腿坐位;指导长期卧床和制动病人定时翻身,在床上进行肢体的主动和被动活动,将腿抬高至心脏以上水平,在病情允许时早期下地活动;指导存在 DVT 危险因素的人群,避免可能增加静脉血流淤滞的行为,如长时间坐位(特别是跷二郎腿)、穿束膝长筒袜、长时间站立不活动等;必要时采取机械性预防措施,如穿加压弹力抗栓袜、应用下肢间歇序贯加压充气泵,以促进下肢静脉血液回流。

(3)减少静脉损伤 避免抽烟等不良嗜好;积极治疗脚部感染;严格掌握静脉置管的适应证,做好置管后的护理,及时拔管。

2. 病情监测指导 向病人介绍 DVT 和 PTE 的表现:长时间卧床病人如果出现一侧肢体疼痛、肿胀则考虑 DVT 可能,存在相关发病因素的病人如果突然出现胸痛、呼吸困难、咳血痰等表现则考虑 PTE 可能,指导病人出现 DVT、PTE 相应表现及时就诊。

3. 复查指导 指导病人定期随诊,定期复查抗凝指标,病情有变化时及时就医。

(缪礼红)

第十二节 呼吸衰竭病人的护理

案例引导

病人,男,65 岁。有吸烟史 30 年,慢性咳嗽、咳痰 20 余年,近 5 年来上述症状明显加剧,并伴喘息和呼吸困难。3 天前受凉后出现发热、剧咳、气急、发绀等表现,咳嗽痰多,为黄色脓痰,今晨起出现神志模糊、躁动不安。体格检查:T 39.2 ℃,P 122 次/分,R 30 次/分,BP 140/90 mmHg。意识模糊,唇颊发绀;球结膜充血,皮肤湿润,杵状指(趾)。实验室检查:RBC $5.5×10^{12}$/L,Hb 160 g/L;WBC $13×10^9$/L,N 92％;PaO_2 49 mmHg,$PaCO_2$ 60 mmHg,pH 7.25。临床诊断:阻塞性肺气肿,Ⅱ型呼吸衰竭。

呼吸衰竭(respiratory failure)是各种原因引起的肺通气和(或)换气功能严重障碍,以致在静息条件下亦不能维持有效的气体交换,导致缺氧伴(或不伴)二氧化碳潴留,从而引起一系列病理、生理改变和相应临床表现的综合征。明确诊断需根据动脉血气分析结果,其诊断标准为:在海平面、静息状态、呼吸空气条件下,排除心内解剖分流和原发于心排血量降低等情况后,动脉血氧分压(PaO_2)<60 mmHg(8 kPa)伴有或不伴二氧化碳分压($PaCO_2$)>50 mmHg(6.7 kPa)。

根据血气分析,呼吸衰竭分为Ⅰ型和Ⅱ型。Ⅰ型呼吸衰竭即缺氧性呼吸衰竭,仅有缺O_2而无CO_2潴留,动脉血气分析特点为PaO_2<60 mmHg而$PaCO_2$正常或低于正常,见于肺换气功能障碍。Ⅱ型呼吸衰竭即高碳酸性呼吸衰竭,既出现缺氧又有二氧化碳潴留,动脉血气分析特点为PaO_2<60 mmHg且$PaCO_2$>50 mmHg,是肺泡通气不足所致。

根据呼吸功能障碍发生的急缓将呼吸衰竭分为急性和慢性。急性呼吸衰竭多指原来呼吸功能正常,由于创伤、休克、溺水、电击、急性气道阻塞、药物中毒、颅脑病变等突发因素,造成肺通气和(或)换气功能迅速出现严重障碍,短时间内引起的呼吸衰竭,因机体在短时间内难以代偿,若不及时采取措施,可危及病人的生命。慢性呼吸衰竭是指一些慢性疾病(如COPD、肺结核、间质性肺疾病、神经肌肉病变,以COPD最常见)造成呼吸功能损害逐渐加重,经过较长时间发展为呼吸衰竭,其诱因为感染特别是呼吸道感染、手术、创伤、使用麻醉药等。

导致呼吸衰竭的病因很多,参与呼吸运动过程的任何环节发生病变,均可导致呼吸衰竭。临床上常见的病因包括以下几种。

1. 呼吸系统疾病 严重呼吸系统感染、急性呼吸道阻塞病变、慢性阻塞性肺疾病(COPD)、重症哮喘、各种原因引起的急性肺水肿、肺血管疾病、胸廓外伤或手术损伤、自发性气胸和急剧增加的胸腔积液等,均可导致肺通气和换气障碍。

2. 神经系统疾病 急性颅内感染、颅脑外伤、脑血管病变及安眠药中毒等直接或间接抑制呼吸中枢。

3. 神经-肌肉传导系统病变 脊髓灰质炎、重症肌无力、有机磷中毒及颈椎外伤等可损伤神经-肌肉传导系统,累及呼吸肌,使呼吸肌动力下降而引起肺通气不足。

临床上单一机制引起的呼吸衰竭很少见,往往是多种机制并存或随着病情的发展先后参与发挥作用。发生呼吸衰竭的主要机制有以下五个方面。

1. 肺泡通气不足 正常成人静息状态下有效肺泡通气量约为4 L/min,才能维持正常的肺泡氧分压(PaO_2)和二氧化碳分压($PaCO_2$)。各种原因导致肺泡通气量减少时,进出肺泡的气体量减少,引起PaO_2下降和$PaCO_2$上升(图1-9),从而出现缺氧和二氧化碳潴留。

2. 通气/血液比例失调 通气/血液比例是指每分钟肺泡通气量与每分钟肺毛细血管总血流量之比,正常人安静时约为4L/5L=0.8。肺通气/血液比例失调有下述两种形式。①部分肺泡通气不足:肺部病变如肺泡萎陷、肺炎、肺不张、肺水肿等引起病变部位的肺泡通气不足,通气/血液比例减小,部分未经氧合或未经充分氧合的静脉血(肺动脉中的血液)通过肺泡的毛细血管或短路流入动脉血(肺静脉中的血液)中,故又称肺动-静脉样分流或功能性分流。②部分肺泡血流不足:肺血管病变如肺栓塞引起栓塞部位血流减少,通气/血流比值增大,肺泡气不能被充分利用,又称为死腔样通气。通气/血流比例失调通常只引起缺氧而很少导致二氧化碳潴留。

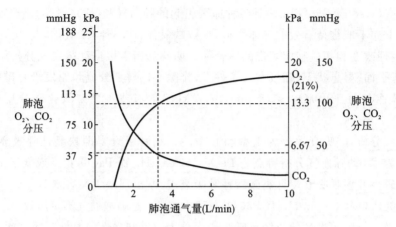

图 1-9　肺泡氧分压和二氧化碳分压与肺泡通气量的关系

3. 弥散障碍　弥散障碍是指氧气、二氧化碳等气体通过肺泡膜进行气体交换的物理弥散过程发生障碍。气体的弥散量取决于弥散面积、肺泡膜的厚度和通透性、气体与血液接触的时间和气体分压差等。肺部疾病(如肺实变、肺不张等)可引起弥散面积减少,肺水肿、肺纤维化等引起弥散距离增宽,均可导致弥散障碍。由于氧的弥散能力仅为二氧化碳的$1/20$,故在弥散障碍时,通常表现为低氧血症。

4. 耗氧量增加　发热、寒战、呼吸困难和抽搐均增加耗氧量。正常人可借助增加通气量以防止缺氧,而原有通气功能障碍的病人,在耗氧量增加的情况下会出现严重的低氧血症。

5. 肺内动-静脉解剖分流增加　当有肺动-静脉瘘时,肺动脉内的静脉血未经氧合直接流入肺静脉,导致PaO_2降低,是通气血流比例失调的特例,此时,提高吸氧浓度并不能提高分流。

【护理评估】

一、健康史

评估病人有无慢性支气管、肺部疾病,如 COPD、严重肺结核等,有无呼吸衰竭的诱因,如感染特别是呼吸道感染、手术、创伤、使用麻醉药等。

二、身心状况

(一)症状、体征

除原发病症状外,主要是缺氧和二氧化碳潴留引起的呼吸困难和多脏器功能紊乱的表现。

1. 呼吸困难　此为呼吸衰竭最早出现、最突出的症状,表现为呼吸频率、节律和深度的改变。急性呼吸衰竭早期表现为呼吸频率增快,病情加重时出现呼吸困难、辅助呼吸肌活动加强,如点头呼吸或"三凹征",中枢性呼吸衰竭表现为呼吸节律的改变,出现潮式呼吸、间停呼吸或抽泣样呼吸。慢性呼吸衰竭早期表现为呼吸费力伴呼气延长,严重时发展成呼吸浅快,若并发二氧化碳麻醉时可由呼吸过速转化为浅慢呼吸或潮式呼吸。

2. 发绀 此为缺氧的典型症状。当 SaO_2 低于 90% 时,在血流量较大的口唇、甲床等末梢部位出现发绀。

3. 精神-神经症状 急性呼吸衰竭缺氧可出现精神错乱、狂躁、抽搐、昏迷等症状。慢性呼吸衰竭伴二氧化碳潴留时,随二氧化碳的升高可表现为先兴奋后抑制,兴奋症状包括多汗、烦躁不安、白天嗜睡而夜间失眠等,二氧化碳潴留加重导致肺性脑病时出现抑制症状,表现为神志淡漠、肌肉震颤、间歇抽搐、昏睡、昏迷等。

4. 循环系统症状 早期由于心排血量增多,病人可有心率增快、血压升高;后期出现周围循环衰竭、血压下降、心率减慢和心律失常。二氧化碳潴留使外周浅表静脉充盈、皮肤充血、温暖多汗。同时,由于长期慢性缺氧和二氧化碳潴留引起肺动脉高压,病人可出现右心衰竭的症状。

5. 其他 严重呼吸衰竭对肝、肾功能都有影响,可出现转氨酶、血尿素氮、血肌酐水平升高,甚至有黄疸、蛋白尿、氮质血症等表现。胃肠黏膜的充血、水肿、糜烂、渗血,可引起上消化道出血、消化性溃疡,少数可出现休克及弥漫性血管内凝血(DIC)等。

(二)心理、社会状况

病人病情危重,常有意识障碍,对外界环境及自我认识能力减弱或消失,其记忆力、思维能力、定向力降低,日常活动能力降低甚至生活不能自理,特别是出现肺性脑病时,病人神志淡漠、精神错乱、昏睡甚至昏迷,对外界环境全无反应。因而病人和家属常有紧张、恐惧、抑郁等心理,对治疗失去信心,同时家庭和社会的经济负担加重。

(三)辅助检查

1. 血气分析 临床上常以动脉血气分析结果作为诊断呼吸衰竭的重要依据,$PaO_2 < 60$ mmHg 伴或不伴 $PaCO_2 > 50$ mmHg。

2. 电解质检查 呼吸性酸中毒合并代谢性酸中毒时,常伴有高钾血症;呼吸性酸中毒合并代谢性碱中毒时,常有低钾和低氯血症。

3. 痰液检查 痰涂片与细菌培养的检查结果有助于指导抗生素的使用。

4. 肺功能检查 第 1 秒用力呼气量(FEV_1)、用力肺活量(FVC)低于正常值。

5. 其他 尿常规可见红细胞、蛋白尿、管型尿;血清 BUN、Scr、ALT、AST 可有不同程度升高。

【主要护理诊断/医护合作性问题】

1. 气体交换受损 与肺功能减退或呼吸中枢抑制有关。

2. 清理呼吸道无效 与呼吸道感染、气道分泌物过多、呼吸肌无力及无效咳嗽有关。

3. 急性意识障碍/慢性意识障碍 与缺氧和二氧化碳潴留引起中枢神经系统抑制有关。

4. 语言沟通障碍 与气管插管、气管切开、呼吸困难、意识障碍有关。

5. 自理缺陷 与严重呼吸困难、意识障碍、虚弱无力有关。

6. 潜在并发症:肺性脑病、上消化道出血。

【护理措施】

（一）一般护理

1. 休息与体位　帮助病人取舒适且有利于改善呼吸状态的体位，一般呼吸衰竭病人取半卧位或坐位，趴伏在床桌上，借此增加辅助呼吸肌的效能，促进肺膨胀。为降低机体耗氧量，病人应卧床休息，尽量减少自理活动。对咳嗽无力的病人协助定时翻身、拍背，并嘱病人在拍背时排痰。如为昏迷病人，则采取仰卧位，头后仰，托起下颌并将口打开，以便清除气道内的分泌物及异物，便于建立人工气道。

2. 饮食护理　神志清醒病人鼓励自行进食，给予高热量、高蛋白、维生素丰富、易消化、产气少的食物，避免摄入辛辣、刺激性食物。昏迷病人鼻饲高蛋白、高维生素、高脂肪、低碳水化合物流质饮食，鼻饲期间要经常观察病人有无腹胀、腹泻或便秘等不适。必要时静脉高营养治疗。

（二）心理护理

呼吸衰竭病人病情危重、病情变化快，严重的缺氧和呼吸困难使病人身心疲惫，容易产生紧张、恐惧、抑郁等心理。护士应关心体贴病人，及时了解并尽可能满足他们的各种需求；向病人说明积极治疗可以缓解病情，鼓励病人坚持治疗；指导病人应用深呼吸、分散注意力等方式缓解不良心理；经常巡视观察病人，特别是建立人工气道和使用机械通气的病人更应严密观察；各项护理操作沉着冷静，使病人有安全感；及时向家属通报病人病情，适当安排家人或关系密切者探视，以满足双方安全、爱与归属等方面的需求。

（三）病情观察

观察病人呼吸的频率、节律和深度，观察病人呼吸困难的程度和类型，观察使用辅助呼吸机的情况；监测病人生命体征、心率、心律、意识状态和神经精神症状，观察有无肺性脑病症状；观察病人皮肤黏膜颜色、温度、血管充盈情况；动态观察病人血气分析、电解质等检查结果。

（四）并发症预防与护理

1. 呼吸道感染　呼吸衰竭容易并发呼吸道感染，尤其在气管切开、气管插管时更易反复发生且不易控制。因此，我们应注意保暖，加强口腔护理，在氧疗、气管插管、气管切开、建立人工气道进行机械通气的过程中，严格执行无菌操作，以防呼吸道感染，一旦发生感染，遵医嘱给予抗生素治疗。

2. 上消化道出血　严重缺氧和二氧化碳潴留病人，遵医嘱服用胃黏膜保护剂，如硫糖铝等，以预防和控制上消化道出血。注意观察呕吐物和粪便的颜色和性质，出现黑便时给予少量温凉流质饮食；出现呕血时可暂禁食，并遵医嘱静脉输入西咪替丁、奥美拉唑镁片（洛赛克）等药物。具体内容详见"上消化道出血病人的护理"相关内容。

3. 肺性脑病　详见"慢性肺源性心脏病病人的护理"相关内容。

（五）治疗指导

1. 治疗要点

（1）保持气道通畅　保持气道通畅是治疗呼吸衰竭最基本、最重要的措施。①体位：使病人处于仰卧位，头后仰，托起下颌并将口打开。②清除气道内分泌物及异物。③如上述方法不能奏效,应建立人工气道,如口咽管、鼻咽管、气管插管或行气管切开。④如有支气管痉挛,积极使用支气管扩张药。

(2)氧疗 氧疗是呼吸衰竭病人的重要治疗措施,确定吸氧浓度的原则是在确保 PaO_2 迅速提高到 60 mmHg 或脉搏容积血氧饱和度(SpO_2)控制在 90% 以上的前提下,尽可能降低吸氧浓度。Ⅰ型呼吸衰竭一般给予较高浓度(>35%)吸氧,可以迅速缓解低氧血症而不会引起二氧化碳潴留。Ⅱ型呼吸衰竭一般给予低流量(1~2 L/min)、低浓度(25%~29%)持续吸氧,从低浓度开始逐渐增加,一般不超过 35%,使 PaO_2 控制在 60 mmHg 或 SaO_2 控制在 90% 或略高,以防缺氧完全纠正导致呼吸抑制,因为此时病人外周化学感受器对 CO_2 反应性差,呼吸主要靠低氧血症对颈动脉体、主动脉体化学感受器的刺激来维持,如吸入高浓度氧,血氧迅速上升,解除了低氧对外周化学感受器的刺激,病人呼吸随之抑制,造成通气状况进一步恶化,使二氧化碳上升,严重时陷于二氧化碳麻醉状态。

(3)增加通气量、改善二氧化碳潴留 ①呼吸兴奋剂:中枢抑制、通气量不足引起的呼吸衰竭,可使用呼吸兴奋剂,但必须保证气道通畅,否则易促发呼吸肌疲劳,加重二氧化碳潴留。常用药物有尼可刹米、洛贝林、多沙普仑、阿米三嗪等。②机械通气:当机体出现严重的通气和(或)换气功能障碍时,以人工辅助通气装置(呼吸机)来改善通气和(或)换气功能,即进行机械通气。

(4)抗感染 感染是慢性呼吸衰竭急性加重的最常见诱因,一些非感染因素诱发的呼吸衰竭亦容易继发感染。因此,应根据临床表现、痰培养和药敏试验结果选择敏感抗生素治疗。

(5)纠正酸碱平衡和电解质紊乱 呼吸性酸中毒治疗关键是吸氧和改善通气,慎用碱性药;代谢性酸中毒主要通过改善缺氧来纠正,严重者静脉滴注 5% 碳酸氢钠;代谢性碱中毒应适当控制通气量,避免二氧化碳排出过快,同时适当补氯、补钾。

(6)病因治疗 引起呼吸衰竭的原发疾病较多,在解决呼吸衰竭本身造成危害的前提下,针对不同病因采取适当的治疗措施十分必要,也是治疗呼吸衰竭的根本所在。

2. 治疗护理

(1)氧疗护理 ①给氧方法:常用的给氧方法为鼻导管、鼻塞和面罩给氧。前两种优点是简单方便,不影响吸痰和进食,缺点是氧浓度不恒定,高流量时对局部黏膜有刺激,应注意氧流量不能大于 7 L/min。面罩给氧包括简单面罩、无重复呼吸面罩和文丘里面罩等,主要优点为吸氧浓度相对稳定,可按需调节,该方法对鼻黏膜刺激小,缺点是在一定程度上影响病人咳痰和进食,一般面罩给氧浓度>50%。②给氧观察:氧疗过程中应注意观察,并根据动脉血气分析结果和病人表现,及时调整吸氧浓度和氧流量,以保证氧疗效果,防止氧中毒和二氧化碳麻醉。若呼吸困难减轻、心率减缓、发绀减轻、尿量增多、神志清醒、皮肤转暖,提示组织缺氧改善,氧疗有效;如病人意识障碍加重、呼吸浅慢示呼吸抑制,可能为二氧化碳潴留加重;发绀消失、神志清楚、精神好转、PaO_2 >60 mmHg、$PaCO_2$ <50 mmHg,可考虑终止氧疗,停止吸氧前必须间断吸氧几天后逐渐完全停止氧疗。

(2)用药护理 呼吸兴奋剂尼可刹米、洛贝林等,能改善通气,减轻二氧化碳潴留,但用量过大可引起惊厥、血压升高、呼吸功增加、耗氧量和二氧化碳产生量增加等不良反应。因此,用药前提是呼吸道必须保持通畅,并适当提高吸氧浓度。在给药过程中,注意静脉滴注速度不宜过快,并观察神志、呼吸、动脉血气的变化,以调节剂量。如出现恶心、呕吐、烦躁、面色潮红、皮肤瘙痒、肌肉颤动等现象应减慢滴注速度,如果 12 h 未见疗效或者出现严重肌肉抽搐等不良反应时立即通知医师。

(3) 机械通气护理　详见"机械通气病人的护理"相关内容。

【健康教育】

（一）日常生活指导

(1) 积极进行体育锻炼和耐寒训练,如冷水洗脸,提高机体抵抗力。

(2) 养成良好的生活习惯,情绪良好、生活规律、避免劳累、戒烟戒酒、加强营养。

(3) 少到人多拥挤的地方去,尽量减少与感冒病人接触,注意防寒保暖,防止呼吸道感染。

（二）疾病知识指导

(1) 教会病人缩唇呼吸、腹式呼吸、全身呼吸操等呼吸功能锻炼方法,鼓励病人积极进行呼吸功能锻炼,以改善呼吸功能,促进康复。

(2) 教会病人有效咳嗽、排痰,以维持呼吸道通畅。

(3) 教会病人正确用药,并熟悉药物的用法、不良反应和注意事项。有条件者教会病人家属氧疗的方法和注意事项。

(4) 就医指导。指导病人定期复查,教会病人识别发热、咳嗽加重、痰量增多、气急加重等呼吸道感染症状,一旦出现及时就医。

（缪礼红）

第十三节　机械通气病人的护理

机械通气(mechanical ventilation)是在病人自然通气和(或)氧合功能出现障碍时运用器械(主要是呼吸机)使病人恢复有效通气并改善氧合的方法。机械通气是临床医学中不可缺少的生命支持手段,其为原发病的治疗争取了时间,极大地提高了呼吸衰竭的治疗水平。

【目的】

机械通气的目的如下:①纠正急性呼吸性酸中毒;②纠正低氧血症:通过改善肺泡通气、提高吸氧浓度、增加肺容积和减少呼吸功耗等手段纠正低氧血症,$PaO_2 > 60$ mmHg 或 $SaO_2 > 90\%$ 为机械通气改善氧合的基本目标;③降低呼吸功耗,缓解呼吸肌疲劳;④防止肺不张;⑤为使用镇静和肌松剂提供安全保障;⑥稳定胸壁。

【适应证】

（一）呼吸衰竭和呼吸暂停的治疗

(1) 严重的急、慢性呼吸衰竭　包括 COPD、肺水肿、严重肺部感染、神经肌肉疾病、中枢神经系统疾病、急性中毒、ARDS、镇静剂过量等各种原因所致的严重通气、换气功能障碍甚至呼吸停止。

（2）心搏骤停、心肺复苏者。

（二）呼吸衰竭的预防

1. 心、胸外科手术后 心、胸外科手术后短期使用机械通气，以减轻病人因手术创伤而加重呼吸负担，减轻心肺和体力负担，促进术后恢复。

2. 其他 严重外伤（胸外伤、颅脑外伤、胸腹壁联合伤等）、败血症、休克等情况下，估计病人短时间内有发生呼吸衰竭的可能，可预防性应用机械通气。

【使用指征】

机械通气的使用无统一指征，出现下列情况时应及时实施机械通气：严重呼吸衰竭和ARDS病人经积极治疗后无改善甚至病情恶化者；意识障碍者；呼吸严重异常，如呼吸频率>35～40次/分或<6～8次/分，或呼吸节律异常，或自主呼吸微弱或消失；血气分析提示严重通气和（或）氧合障碍（$PaO_2<50$ mmHg，尤其是充分氧疗后仍<50 mmHg），或$PaCO_2$进行性升高，pH值动态下降。

【禁忌证】

机械通气无绝对禁忌证，其相对禁忌证为气胸及纵隔气肿未行引流者，肺大泡和肺囊肿、低血容量性休克未补充血容量者以及严重肺出血、气管食管瘘等。但在出现致命性通气和氧合障碍时，应积极处理原发病（如尽快行胸腔闭式引流，补充血容量等），同时不失时机地应用机械通气。

【基本模式】

一、分类

1. 根据吸气向呼气的切换方式不同划分

根据吸气向呼气的切换方式不同可分为定容型通气和定压型通气。

（1）定容型（volume-limited） 呼吸机按预设的潮气量送气，容量达预置值时由吸气转呼气。常见的定容通气模式有容量控制通气（VCV）、容量辅助-控制通气（V-ACV）、间歇指令通气（IMV）和同步间歇指令通气（SIMV）等，也可将它们统称为容量预置型通气（VPV）。VPV能够保证潮气量的恒定，从而保障分钟通气量；VPV的吸气流速波形为恒流波形，即方波，不能和病人的吸气需要相配合，可消耗很高的吸气功，从而诱发呼吸肌疲劳和呼吸困难；当肺顺应性较差或气道阻力增加时，产生过高的气道压，易致呼吸机相关性肺损伤（VILI）。

（2）定压型（pressure-limited） 以气道压力来管理通气，当吸气达预设压力水平时，吸气停止，转换为呼气。故定压型通气时，气道压力是设定的独立参数，而通气容量（和流速）是从属变化的，与呼吸系统顺应性和气道阻力相关。常见的定压型通气模式有压力控制通气（PCV）、压力辅助-控制通气（P-ACV）、压力控制-同步间歇指令通气（PC-SIMV）、压力支持通气（PSV）等，也可将它们统称为压力预置型通气（PPV）。压力预置型通气时潮气量随肺顺应性和气道阻力而改变；气道压力一般不会超过预置水平，有利于限制过高的肺泡压和预防 VILI；易于人机同步，减少使用镇静剂和肌松剂，易保留自主呼吸；流速多为减速波，肺泡在吸气早期即充盈，有利于肺内气体交换。

2. 根据开始吸气的机制划分

根据开始吸气的机制分为控制通气和辅助通气。

（1）控制通气（controlled ventilation，CV） 呼吸机完全代替病人的自主呼吸，潮气量（VT）、呼吸频率（RR）、吸呼比（I/E）和吸气流速完全由呼吸机来控制，呼吸机提供全部的呼吸功。CV 适用于严重呼吸抑制或伴呼吸暂停的病人，如麻醉、中枢神经系统功能障碍、神经肌肉疾病、药物过量等情况。长时间应用 CV 将导致呼吸肌萎缩或呼吸机依赖，故应用 CV 时应明确治疗目标和治疗终点，对于一般的急性或慢性呼吸衰竭，只要病人情况允许就尽可能采用部分通气支持，而不是 CV。

（2）辅助通气（assisted ventilation，AV） 依靠病人的吸气努力触发或开启呼吸机吸气活瓣实现通气，当存在自主呼吸时，气道内轻微的压力降低或少量气流触发呼吸机，按预设的潮气量（定容）或吸气压力（定压）将气体输送给病人，呼吸功由病人和呼吸机共同完成。AV 适用于呼吸中枢驱动稳定的病人，病人的自主呼吸易与呼吸机同步，通气时可减少或避免应用镇静剂，保留自主呼吸可避免呼吸肌萎缩，有利于改善机械通气对血流动力学的不利影响，有利于撤机。

二、常用模式

1. 辅助控制通气（assist-control ventilation，ACV） ACV 是辅助通气（AV）和控制通气（CV）两种通气模式的结合，当病人自主呼吸频率低于预置频率或病人吸气努力不能触发呼吸机送气时，呼吸机即以预置的潮气量及通气频率进行正压通气，即控制通气（CV）；当病人吸气能触发呼吸机时，以高于预置频率进行通气，即辅助通气（AV）。结果是触发时为辅助通气，无触发时为控制通气。ACV 为 ICU 病人机械通气的常用模式，通过设定的呼吸频率及潮气量（VT）或压力，提供通气支持，使病人的呼吸肌得到休息。

2. 同步间歇指令通气（synchronized intermittent mandatory ventilation，SIMV） SIMV 是自主呼吸与控制通气相结合的呼吸模式，在触发窗内病人可触发和自主呼吸同步的指令正压通气，在两次指令通气周期之间允许病人自主呼吸，指令呼吸可以预设容量（容量控制 SIMV）或预设压力（压力控制 SIMV）的形式送气。SIMV 通过设定间隙指令通气（IMV）的频率和潮气量确保最低分钟通气量；SIMV 与病人的自主呼吸同步，能减少人机对抗，降低正压通气的血流动力学影响；SIMV 通过调整预设的 IMV 频率改变呼吸支持水平，即从完全支持到部分支持，减轻呼吸肌萎缩。

3. 压力支持通气（pressure support ventilation，PSV） PSV 属部分通气支持模式，是设定压力目标、进行流量切换、由病人触发的一种机械通气模式，即病人触发通气并控制呼吸频率、潮气量及吸呼比，当气道压力达预设的压力支持（PS）水平且吸气流速降低至某一阈值水平以下时，由吸气切换到呼气。PSV 适用于有完整呼吸驱动能力的病人。当设定水平适当时，则少有人机对抗，利于减轻呼吸功；支持适当可减轻呼吸肌废用性萎缩；对血流动力学影响较小。

4. 持续气道正压通气（continuous positive airway pressure，CPAP） CPAP 是在自主呼吸条件下，整个呼吸周期内（吸气及呼气期间）气道保持正压，病人完成全部的呼吸功，是呼气末正压(PEEP)在自主呼吸条件下的特殊技术。其适用于通气功能正常的低氧病人,具有PEEP的各种优点和作用,如增加肺泡内压和功能残气量,增加氧合,防止气道和肺泡萎陷,改善肺顺应性,降低呼吸功,对抗内源性呼气末正压(PEEPi)。

5. 经鼻(面)罩双水平气道正压通气(biphasic positive airway pressure,BiPAP) BiPAP是指给予两种不同水平的气道正压,高水平压力和低水平压力之间定时切换,且其高压时间、低压时间、高水平压力、低水平压力各自独立可调,从高水平压力转换至低水平压力时,增加呼出气量,改善肺泡通气。该模式允许病人在两种水平上呼吸,可与PSV合用以减轻病人的呼吸功。

三、其他模式

1. 高频振荡通气(HFOV)高频通气(HFV) 是一种高频率、低潮气量、非密闭气路条件下的通气模式。HFOV是先进的高频通气技术,是所有高频通气中频率最高的一种,频率可达15~17 Hz,主要用于重症ARDS病人。由于频率高,每次VT接近或小于解剖死腔;其主动的呼气原理(即呼气时系统呈负压,将气体抽吸出体外)保证了二氧化碳的排出,侧支气流供应使气体能充分湿化;通过提高肺容积、减少吸呼气相压差、降低肺泡压(仅为常规正压通气的1/15~1/5)、避免高浓度吸氧等机制改善氧合及减少肺损伤。

2. 成比例辅助通气(proportional assist ventilation,PAV) PAV是一种部分通气支持方法,呼吸机送气与病人呼吸用力成比例。PAV的目标是让病人舒适地获得由自身任意支配的呼吸形式和通气水平。该模式的调节更适合病人自主呼吸的需求,与其他通气模式比较,在相同通气参数时PAV的平均气道压较低,对血流动力学影响较小;PAV模式能循序渐进地增大自主呼吸,锻炼呼吸肌,以适应通气需要,避免病人对呼吸机的依赖,可作为困难撤机病人的撤机方式。

3. 手压简易呼吸器 手压简易呼吸器由弹性呼吸囊、呼吸阀、面罩和接头等部件组成,结构简单,使用方便,可用空气或者空气和氧气混合做间歇正压通气,由人操作和控制,潮气量、频率、吸呼比及同步性均随操作者一挤一松而产生,适用于成人、小儿因各种原因引起的呼吸衰竭及呼吸骤停的现场救护。

【人机连接方式】

1. 面罩 适用于神志清楚、能合作、短时间使用的病人,有方便、无创等优点,但容易漏气、耗氧量大、面部压迫不适、舌根后坠可导致通气量不足、不利于口腔护理和吸痰、面罩内二氧化碳重复吸入、人机配合欠佳或通气量过大时吞入气体量过多致腹胀等缺点。

2. 人工气道 在多数情况下机械通气装置通过人工气道与病人相连。人工气道包括经口气管插管、经鼻气管插管及气管切开等途径。

(1)经口气管插管 适用于紧急救助且病人短期内能脱离呼吸机者。其插管容易,管腔相对较大便于吸痰,但有容易移位和脱出、不能长时间耐受、口腔护理不便、牙齿和口咽损伤等缺点。

(2)经鼻气管插管 对咽部刺激较小,病人能长时间耐受,易于固定,不易脱出,留置时间长,便于口腔护理,但其不易迅速插入而不适应于急救、管腔小而吸痰不方便、容易出现鼻出血和鼻骨折等情况。

（3）气管切开　对于需要较长时间机械通气的危重症病人，应尽早行气管切开。与其他人工气道比较，由于其管腔较大、导管较短，因而气道阻力及通气死腔较小，有助于气道分泌物的清除，减少呼吸机相关性肺炎（VAP）的发生率。但其为创伤性手术，其操作复杂，不适用于紧急抢救，并可发生缺口出血和感染，一般不作为机械通气的首选途径。

【呼吸机参数设置】

1. 吸入氧浓度（FiO₂）　选择范围为 21％～100％，当 $FiO_2>50％$ 时需警惕氧中毒。原则是在保证氧合的情况下，尽可能使用较低的 FiO_2。

2. 潮气量（VT）　对潮气量的调节是以避免气道压过高为原则，目前倾向于选择较小的 VT（8～10 mL/kg），使平台压不超过 30～35 cmH_2O。

3. 呼吸频率（RR）　呼吸频率的设置原则如下：①应与潮气量相配合，以保证一定的分钟通气量（MV），MV＝VT×RR；②应根据原发病而定：阻塞性通气功能障碍的病人宜用缓慢频率，一般为 12～20 次/分，有利于呼气；而在 ARDS 等限制性通气障碍疾病以较快的频率辅以较小的潮气量（6～10 mL/kg）通气，有利于减少克服弹性阻力所做的功和对心血管系统的不良影响；③应根据自主呼吸能力而定：如采用 SIMV 时，可随着自主呼吸能力的不断加强而逐渐下调 SIMV 的辅助频率。

4. 吸呼比（I/E）　一般为 1/2，COPD 和哮喘等阻塞性通气障碍病人可以适当延长呼气时间，I/E 小于 1/2，有利于气体呼出，而 ARDS 等限制性通气障碍可增大 I/E，甚至反比通气（I/E＞1），使吸气时间延长，平均气道压升高，有利于改善气体分布和氧合。

5. 呼气末正压（PEEP）　目前推荐最佳 PEEP（best PEEP）的概念，即达到最佳氧合状态、最大氧运输量（DO₂）、最好肺顺应性、最低肺血管阻力、最低 FiO₂、对循环无不良影响的最小 PEEP 值。PEEP 值一般设定为 5～10 cmH_2O。若 PEEP≥10～20 cmH_2O 时，可致胸腔内压升高，使回心血量减少、心排血量下降。

6. 吸气末停顿时间　是指呼吸机送气结束至呼气开始的这段时间，一般不超过呼吸周期的 20％，此时无气体从呼吸机送入病人气道，其肺内保持正压状态。

7. 触发灵敏度　是指吸气开始到呼吸机开始送气之间的时间差，可分为压力触发和流速触发两种。一般认为，吸气开始到呼吸机开始送气的时间越短越好。在一般情况下，压力触发常为 -0.5～-1.5 cmH_2O，流速触发常为 2～5 L/min，合适的触发灵敏度设置将使病人更舒适，促进人机协调。有研究表明，流速触发较压力触发能明显降低病人呼吸功。若触发敏感度过高，会引起与病人用力无关的误触发，若设置触发敏感度过低，将显著增加病人的吸气负荷，消耗额外呼吸功。

8. 呼吸波形曲线　现代呼吸机提供各种监测参数，同时能提供机械通气时压力、流速和容积的变化曲线以及各种呼吸环。呼吸波形曲线一般有方波、正弦波、加速波和减速波四种。根据呼吸波形曲线特征指导调节呼吸机的通气参数，可判断以下情况：通气模式是否合适、有无人机对抗、有无气道阻塞、呼吸回路有无漏气、呼吸机和病人在呼吸过程中所做之功、机械通气的效果、使用支气管扩张剂的疗效等。

9. 报警功能设置　呼吸机的报警类型有两大类。一类是设备功能异常报警，提示呼吸机控制器功能异常或电源脱落、气源不足等，此类报警多由机器制造商预设，操作者无法控制。另一类是病人的功能状态报警，由呼吸机使用者设定，包括高/低分钟通气量报警、高/

低呼吸频率报警、高/低潮气量报警、高/低气道压力报警、低 PEEP/CPAP 报警和高/低 FiO_2 报警。呼吸机常用报警指标的设定如表 1-3 所示。

表 1-3 呼吸机常用报警指标的设定

报 警 指 标	设 定
分钟通气量上限	高于设定或目标分钟通气量 10%～15%
分钟通气量下限	低于设定或目标分钟通气量 10%～15%
呼气潮气量上限	高于设定或目标潮气量 10%～15%
呼气潮气量下限	低于设定或目标潮气量 10%～15%
气道压力上限	高于平均气道峰压力 10 cmH$_2$O
气道压力下限	低于平均气道峰压力 5～10 cmH$_2$O
PEEP/CPAP 下限	低于设定 PEEP 或 CPAP 3～5 cmH$_2$O
FiO_2	±5%～10% 设定值

【并发症】

1. 呼吸机相关肺损伤(VALI) 是指机械通气对正常肺组织的损伤或使已损伤的肺组织损伤加重。VALI 包括气压伤、容积伤、萎陷伤和生物伤。气压伤是由于气道压力过高导致肺泡破裂。容积伤是指过大的吸气末容积对肺泡上皮和血管内皮的损伤。萎陷伤是指肺泡周期性开放和塌陷产生的剪切力引起的肺损伤。生物伤即以上机械及生物因素使肺泡上皮和血管内皮损伤,激活炎症反应导致的肺损伤,其对 VALI 的发展和预后产生重要影响。

2. 呼吸机相关性肺炎(VAP) 是指机械通气 48h 后发生的院内获得性肺炎,是机械通气病人的常见并发症,也是机械通气失败的主要原因。VAP 的发生与气管切开或气管插管、多次中心静脉插管、胃肠内容物反流误吸等有关。一旦发生 VAP 则易造成脱机困难,从而明显延长住院时间,增加住院费用,显著增加病死率。

3. 人机对抗 病人的自主呼吸与机械通气不相协调或发生对抗,可使呼吸功消耗增加、通气量减少、心脏循环负担加重,严重者甚至发生休克与窒息。

4. 氧中毒 长时间吸入高浓度氧气使体内氧自由基产生过多,导致组织细胞损害和功能障碍,称为氧中毒。氧中毒一般在高浓度吸氧后 6～30 h,出现胸骨后疼痛或不适、咳嗽、咽痛、鼻塞、呼吸困难、眼刺激和耳不适、进行性 PaO_2 下降等表现。目前氧中毒无特效治疗,故重在预防。在绝对大气压下,$FiO_2 < 40\%$ 是安全的;$FiO_2 > 60\%$ 则肯定有氧毒性,其氧疗时间不能超过 48 h;FiO_2 为 100%,则吸入时间不能超过 24 h。FiO_2 越高,肺损伤越重。

5. 呼吸机依赖 是机械通气后期并发症,脱机困难的原因很多,其中呼吸肌无力和疲劳是重要原因之一,其他因素有休克、全身性感染、营养不良、电解质紊乱、神经肌肉疾病、药物等。

6. 肺不张 肺不张发生部位以右肺为多,尤见于右中下肺。常见原因如下:①机械通气破坏了上呼吸道的黏膜屏障,使湿化、加温、过滤及咳嗽能力减弱或消失,气道湿化不足极易形成痰痂堵塞气管、支气管致肺不张;②严重创伤及大手术后病人由于紧张、伤口疼痛、咳嗽无力或惧怕咳嗽和深呼吸,使支气管内积聚的痰液、凝血块无法排出,阻塞气道。

7. 与人工气道相关的并发症 临床上常用的人工气道是气管插管和气管切开。

（1）导管移位　插管过深或固定不佳，均可使导管进入支气管，以右主支气管多见，可造成左侧肺不张及同侧气胸，插管后如一侧肺呼吸减弱并叩诊浊音则提示肺不张，呼吸音减低伴叩诊呈鼓音则提示气胸。

（2）气道损伤　困难插管和急诊插管容易损伤声门和声带；长期气管插管可导致声带功能异常、气道松弛；气囊充气过多、压力太高压迫气管，可使气管黏膜缺血坏死，形成溃疡，造成出血。

（3）人工气道梗阻　是人工气道最为严重的临床急症，常因黏痰、痰痂、呕吐物堵塞所致，也可因为导管滑脱堵塞所致。

（4）气道出血　气道出血的常见原因包括气道抽吸、气道腐蚀等。

8. 营养不良　营养不良作为呼吸衰竭病人常见的并发症，正受到越来越多的关注。国内外文献报道，各种类型的机械通气病人营养不良发生率在 50% 以上，其原因与机体能量供应减少及能量消耗增加有关。

【撤离呼吸机】

当导致机械通气的病因好转或去除后应开始进行脱机的筛查试验。筛查试验包括下列四项：①导致机械通气的病因好转或去除；②氧合指标：pH $7.35 \sim 7.45$、$PaCO_2$ $35 \sim 45$ mmHg($4.6 \sim 6$ kPa)、PaO_2 $60 \sim 100$ mmHg($8 \sim 13.3$ kPa)、$FiO_2 < 0.5$、$PEEP < 0.5$；③血流动力学稳定，没有活动的心肌缺血，没有显著的低血压(不需要血管活性药治疗或只需要小剂量血管活性药物，如多巴胺或多巴酚丁胺($< 5 \sim 10$ $\mu g/kg/min$))；④有自主呼吸能力。

通过筛查试验，符合条件的病人开始进行 3 min 自主呼吸试验，试验期间医护人员应在床旁密切观察病人的生命体征。3 min 自主呼吸通过后，继续自主呼吸 $30 \sim 120$ min，如病人能够耐受可以确定脱机成功，准备拔除气管插管。

急性呼吸衰竭病因解除、感染控制、机械通气时间不长的病人撤机不难，但 COPD、肺心病、呼吸衰竭、机械通气时间较长的病人则撤机常较为困难。

【护理措施】

1. 一般护理

（1）体位护理　将床头移开距墙 $60 \sim 80$ cm，使插管医师能够站在病人的头侧进行气管插管操作。病人取平卧位，去枕头后仰，必要时肩下垫小垫枕，使口轴线、咽轴线和喉轴线尽量呈一直线。生命体征平稳后可让病人处于舒适体位，坐位或半卧位，头部抬高 30° 以上，以保证上呼吸道通畅。

（2）饮食护理　呼吸衰竭病人在机械通气的状态下，易出现负氮平衡，蛋白合成速度下降，病人常因营养不良和失用性肌萎缩，导致呼吸肌张力、收缩力和耐受力大幅度下降，进而加重呼吸肌疲劳。因此，营养对肌肉生理、肺功能及膈肌功能都有直接影响，并影响机械通气病人的脱机时间及死亡率。机械通气病人在生命体征平稳后 $24 \sim 48$ h 内即采用肠内营养(EN)加肠外营养(PN)的联合营养支持。鼻饲时，注入营养液的速度宜慢，温度以 $38 \sim 40$ ℃为宜；在鼻饲过程中，始终保持抬高床头 $30° \sim 45°$；在鼻饲之后，特别是间歇鼻饲后，尽量避免气管内吸痰，因吸痰时病人反射性呛咳，腹压骤然升高，胃内容物反流，易致误吸。

2. 心理护理 由于气管插管导致病人暂时性失语,不能用言语表达自己的不适和需求,使护患沟通障碍,病人躁动、焦虑、甚至自行拔管,拒绝治疗,所以应对病人提供有效的护理。多陪伴、问候、关心和体贴病人,取得病人的信任,使其配合治疗。降低环境因素所致的心理障碍,减少夜间各种治疗和操作,最大限度地保证病人睡眠不中断。利用各种方式交流,对于那些听力或语言沟通障碍者,用简明易懂的图画板,并配合手势进行交流,以便及时掌握病人信息,采取有效的护理措施。

3. 病情观察 设专人看护,密切监测病人生命体征,特别注意观察意识、呼吸、血压、面色、口唇颜色等变化,观察缺氧症状是否改善;定期进行血气分析和电解质测定;观察呼吸机各参数是否正常,有无漏气,各接头连接处有无脱落;监测有无自主呼吸,自主呼吸与呼吸机是否同步;观察呼吸音的变化,判断人工气道是否通畅;注意通气量的情况,如通气不足时病人表现为烦躁不安、多汗、血压升高、脉搏加快,通气量适宜时病人表现为安静、自主呼吸与呼吸机同步,血压、脉搏正常,通气量过大病人可出现昏迷、抽搐等碱中毒症状;注意原发病及并发症的观察,每天做好护理评估;记录病情及 24 h 出入液量,做好书面、口头及床头交接班。

4. 人工气道护理

(1) 人工气道湿化 人工气道湿化有保护呼吸道黏膜的功能,需做好以下几个方面的工作:①充足的液体入量:机械通气时,每天的液体入量保持 2500~3000 mL;②蒸汽加温湿化:即将水加热后产生的蒸汽混入吸入气体中,使吸入的气体温度为 32~36 ℃,相对湿度 100%,达到加温加湿的作用,呼吸机一般均有加热湿化装置,湿化罐内只能加无菌生理盐水,禁止加生理盐水或药物,因为溶质不能蒸发,留在罐内容易形成沉淀;③气道内持续滴注湿化液:24 h 内可用 250~300 mL 的生理盐水,以每分钟 0.2 mL 的速度滴注;④雾化吸入:雾化液一般选择蒸馏水或生理盐水,根据病情加入化痰药、抗生素。

(2) 促进排痰 病人不能自己清理呼吸道分泌物,需要机械吸痰,每次吸痰前后均应高浓度吸氧($FiO_2 > 70\%$)2 min,1 次吸痰时间不超过 15 s,以免发生低氧血症,吸痰时动作轻柔,防止损伤支气管黏膜,吸痰过程一慢(退吸痰管慢)二快(进管与整个吸痰过程宜快)三忌(一次吸痰中忌反复抽插吸痰管,忌负压过大,忌在心率和心律明显异常、严重低血氧饱和度情况下吸痰),同时注意无菌操作,防止呼吸道感染。脱离呼吸机后,鼓励病人咳嗽、深呼吸,协助病人翻身、叩背,以促进排痰,维持呼吸道通畅。

(3) 防止气压伤 为了减轻气囊对局部黏膜的压迫,目前气管插管或气管切开套管均使用低压气囊,气囊压力控制在 15 mmHg 以下为宜。没有条件测定气囊压力时,临床通常以注入气体刚能封闭气道、听不到漏气声后再注入 0.5 mL 空气为宜,一般注入气体 7~10 mL。气囊每 6~8 h 放松一次,每次 5~10 min。在不使用机械通气时气囊不必充气,以利呼吸;使用机械通气时必须充气,以保证潮气量;进食时也必须充气,以防吞咽食物或液体误入气管引起阻塞或吸入性肺炎。

(4) 预防感染 ①病室保持一定的温湿度,每天进行空气消毒及病房的清洁消毒。②做好呼吸机管道的定时消毒工作,每天更换湿化液,每周更换呼吸机管道,过滤网每天清洗。③严格无菌吸痰技术,吸痰管应做到一人一管一次使用,不能重复使用,常规做痰培养。④每天换药 2 次,有痰液污染时及时更换。⑤若用金属套管,注意每 6 h 清洗消毒内套管 1次,并仔细检查套管内有无异物,去除内壁附着的痰痂,取放时要注意动作轻柔、迅速。⑥插管后应用生理盐水、2％碳酸氢钠、3％双氧水进行口腔护理,每天 3～4 次,如有黏膜溃疡给予相应处理。

(5)安全防护 使用保护具、床档,必要时约束双手,防止自行拔管,特别是意识清醒及烦躁的病人;准确执行医嘱,确保病人的医疗安全;注意各种监护仪器、设备的保养;病人床旁应备有简易呼吸器、吸引器、吸氧装置,以便停电等应急时使用。

5. 脱机护理

(1)事先做好病人及家属的思想工作,争取他们的配合。认真做好病情监测,备好吸氧面罩、吸引设备等。耐心训练病人的呼吸肌功能,避免对呼吸机产生依赖。循循善诱,不能操之过急,以确保顺利脱机。

(2)脱机时间宜选择在病人良好的睡眠后(早晨或上午)。脱机时协助病人取坐位或半坐位,以减轻腹腔脏器对膈肌的压迫,改善膈肌运动。

(3)在脱机过程中密切监测病人的呼吸、脉搏、血压、末梢循环、意识状态,有条件时进行心电、血压、动脉血氧饱和度监测。熟练掌握停止脱机指标:心率增快或降低＞20 次/分;自主呼吸频率增加＞10 次/分;潮气量＜250 mL,出现胸腹矛盾呼吸或明显呼吸肌参与呼吸的现象,病人自觉明显气促、表情痛苦、意识模糊、出汗等。每一脱机步骤后检测肺功能及血气的有关指数,对病人脱机反应作出评估,必要时暂停脱机,酌情部分或完全恢复机械通气支持呼吸。

(4)当确认病人具备完全脱机能力后,按照"撤离呼吸机→气囊放气→拔管→吸氧"四个步骤进行。

(5)呼吸机的终末消毒与保养。呼吸机使用后要按要求进行拆卸,彻底清洁和消毒,然后按原结构重新安装调试备用。

(缪礼红)

第十四节 呼吸内科常用诊疗技术及护理

一、纤维支气管镜检查术护理

纤维支气管镜(简称纤支镜)检查术是利用光学纤维内镜对气管、支气管管腔进行的检查,是支气管、肺和胸腔疾病诊断及治疗不可缺少的手段。纤维支气管镜可经口腔、鼻腔、气管导管或气管切开套管,插入段、亚段支气管,甚至更细的支气管,在直视下行活检或刷检、钳取异物、吸引或清除阻塞物,并可做支气管肺泡灌洗,进行细胞学或液体成分分析,另外,还可利用支气管镜注入药物、局部止血、摘除息肉或切除气管内良性肿瘤等。

【适应证】

1. 呼吸系统疾病的诊断 如不明原因的咯血、不明原因的慢性咳嗽、不明原因的局限性哮鸣音、不明原因的声音嘶哑、痰中发现癌细胞或可疑癌细胞、X 线胸片和(或)CT 检查异常者、临床已诊断肺癌决定行手术及治疗前检查等。

2. 呼吸系统疾病的治疗 呼吸道内存在较多黏稠分泌物、异物、息肉、出血点等需引流、去除、治疗;肺癌病人经纤支镜进行局部放疗或局部注射化疗药物;行支气管肺泡灌洗及用药;经纤支镜对气道良性肿瘤或恶性肿瘤进行激光、微波、冷冻、高频电刀治疗;引导气管插管,对插管困难者可通过支气管引导进行气管插管等。

【禁忌证】

纤支镜检查现已积累了丰富的经验,其使用禁忌证范围日趋缩小,或仅属于相对禁忌。但在下列情况下行纤支镜检查发生并发症的风险显著高于一般人群,应慎重权衡利弊,决定是否进行检查:①活动性大咯血;②严重心肺功能障碍、心律失常、新近发生心肌梗死,或有不稳定心绞痛及全身情况极度衰竭;③不能纠正的出血倾向,如凝血功能严重障碍、尿毒症病人,因其活检时可能发生严重的出血;④严重的上腔静脉阻塞综合征,因纤支镜检查易导致喉头水肿和严重出血;⑤疑有主动脉瘤;⑥气管部分狭窄,估计纤支镜不易通过,且可导致严重的通气受阻;⑦严重的肺动脉高压,活检时可能发生严重的出血。

【术前准备】

1. 身体评估 评估对于顺利完成支气管镜检查尤为重要,评估内容包括病人的生命体征、用药情况、心理状况以及过敏史等;有慢性阻塞性肺病病人应于术前进行肺功能测定,血氧饱和度<93%时应进行血气分析。

2. 解释说明 由于多数病人缺乏对纤维支气管镜检查术的了解,易出现紧张、恐惧心理。因此,既要向病人详细介绍该项检查对疾病诊断和治疗的必要性和安全性,又要向家属讲明术中、术后可能出现的并发症,耐心细致地做好解释工作,以取得病人的配合,并征得病人或家属签字同意。

3. 用物准备 备好纤维支气管镜、吸引器、活检钳、细胞刷、冷光源、注射器等;检查活检钳有无松动与断裂、纤支镜镜面及电视图像是否清晰;准备2%利多卡因、阿托品、肾上腺素、50%葡萄糖溶液、生理盐水等药物;准备吸引器和复苏装置,以防喉肌痉挛和呼吸窘迫,或防止因麻醉药物的作用而抑制病人的咳嗽和呕吐反射,使分泌物不能咳出;必要时准备氧气和心电监护仪。

4. 病人准备 检查血小板、出凝血时间,拍摄胸片,根据病人情况进行心电图、血气分析等;术前禁食、禁饮水4 h;术前30 min遵医嘱肌内注射阿托品、地西泮,以减少支气管分泌物和镇静;同时用0.5%麻黄素液滴鼻腔3~4次,以收缩鼻腔毛细血管,减少黏膜充血、水肿。

【术中配合】

1. 协助摆放体位 协助病人取仰卧位,肩部略垫高,头向后仰;不能平卧者,可以取坐位或半坐位。

2. 协助检查治疗 协助固定病人头部;术者根据病情选择经口或鼻插入纤维支气管镜,进入总支气管腔后立即注入1%利多卡因2 mL,停留休息1 min,在直视下仔细观察气管、隆突、左右各级支气管黏膜情况,然后再重点对可疑部位进行观察,并特别重视对亚段支气管的检查,以免遗漏小的病变。一旦发现病变应立即用活检钳夹取有代表性的组织,注意尽量避开血管。并根据病人情况协助做好吸引、灌洗、活检等治疗操作。

3. 指导病人放松 告知病人纤支镜进入声门时有恶心、咳嗽、气憋等表现属正常反应，嘱病人精神放松，张口呼吸，并利用谈话以转移病人注意力。

4. 术中严密观察 插管检查中注意观察病人神志、生命体征，观察心率、心律、血氧饱和度变化，必要时听诊心音及呼吸音，观察病人有无发绀、出汗、烦躁、呼吸困难等情况，出现肺部哮鸣音、呼吸及心跳停止等意外情况时立即报告医师，停止操作，并及时抢救。

5. 活检标本处理 将钳取的活检组织标本制成玻片，或注入95％酒精或10％甲醛固定液中送检。

6. 保持呼吸道通畅 及时清除口腔分泌物，保持上呼吸道通畅，同时要防止忍耐力差的病人强行翻身及拔管。

7. 术毕处理 检查完毕，协助病人清洁口鼻腔，整理用物，并记录检查情况。

【术后护理】

1. 一般护理 拔镜后告诉病人因术后短时间内喉部麻醉未退，所以应卧床或静坐30 min，少讲话，多休息，不可用力咳嗽，使声带得以休息，以免声音嘶哑和咽喉疼痛。

2. 饮食护理 禁食禁水2 h，以免误吸；待麻醉消失、咳嗽和吞咽反射恢复后，方可进食少量温凉流质或半流质饮食。进食前小口饮水，无呛咳再进食。

3. 病情观察 术后观察病人有无发热、咽喉疼痛、声音嘶哑、胸痛、咯血、呼吸困难等表现。声音嘶哑或咽喉疼痛者可予以雾化吸入；呼吸困难者立即取半卧位、吸氧2～3 L/min，并通知医师做相应的治疗和护理；少量咯血属正常现象，表现为痰中带血或少量血痰，原因是支气管黏膜擦伤、活检或细胞刷检时黏膜损伤，一般不必特殊处理，1～3天可自愈，一旦出现大咯血，立即报告医师，及时抢救护理。

4. 标本送检 活检组织或痰标本及时送检。

5. 预防感染 必要时遵医嘱应用抗生素，预防呼吸道感染。

二、胸腔穿刺术护理

胸腔穿刺术是通过穿刺针从胸腔内抽取胸腔积液或积气的一种有创性操作。胸腔穿刺的目的如下：①抽取胸腔积液送检，明确其性质，以协助诊断；②排除胸腔积液和积气，以减轻压迫症状，缓解呼吸困难；③胸腔内注射药物辅助治疗。

【适应证】

胸腔积气或积液有压迫症状需要抽取积液或积气以改善压迫症状者；胸腔积液原因不明需要抽取积液检查以明确积液性质者；胸腔积液或脓胸病人需要向胸腔内注入药物者；脓胸抽脓治疗者。

【禁忌证】

严重心、肝、肺功能损害者；严重出凝血功能障碍者；严重高血压或心律失常者；病情危重者；全身极度衰竭者；哮喘发作或大咯血者；近期上呼吸道感染或高热者；有主动脉瘤破裂危险者；难于耐受操作者慎用。

【术前准备】

1. 病人准备 向病人解释穿刺的目的、步骤以及术中注意事项,以取得病人的配合,并征得病人或家属签字同意。告诉病人在操作过程中应保持穿刺体位,不能随意移动,勿深呼吸和咳嗽等,以免损伤胸膜或肺脏。术前排空大小便。

2. 用物准备 常规消毒治疗盘一套;无菌胸腔穿刺包(内备针栓接有橡胶管的胸腔穿刺针、5 mL 和 50 mL 注射器、7 号针头、血管钳、洞巾、纱布等)、药物(1%普鲁卡因或 2%利多卡因针剂、1:1000 肾上腺素针剂)、无菌手套、无菌试管、量杯等;治疗气胸者准备人工气胸抽气箱、吸引器;需要胸膜腔闭式引流者准备胸膜腔闭式引流装置。

【术中配合】

1. 协助摆放体位 协助病人取坐位,面向椅背,两手前臂平放于椅背上,前额伏于前臂上。不能起床者可取半坐卧位,患侧前臂置于枕部。

2. 选择穿刺部位 胸腔穿刺抽液穿刺部位一般选择肩胛下角线第 7~9 肋间、腋后线第 7~9 肋间、腋中线第 6~7 肋间、腋前线第 5~6 肋间;气胸抽气减压穿刺部位一般选取患侧锁骨中线第 2 肋间或腋中线第 4~5 肋间;局限性气胸或包囊性胸腔积液,可结合 X 线及超声波定位进行穿刺。

3. 协助消毒麻醉 协助术者常规消毒皮肤,术者戴手套、铺消毒洞巾,护士用胶布固定洞巾两上角以防滑脱,与术者仔细核对局麻药名称和规格后,打开普鲁卡因或利多卡因针剂,供术者抽吸做局部麻醉。

4. 协助术者穿刺 术者左手固定穿刺部位皮肤,右手持穿刺针(针栓接有橡胶管并用止血钳夹紧),沿肋骨上缘刺入达胸膜腔。

5. 协助术者治疗 术者穿刺成功后,连接注射器于针栓橡胶管,护士松开止血钳并协助固定穿刺针,术者抽取胸腔积液或气体。在术者抽取胸腔积液或气体时,护士将止血钳松开,术者针管吸满积液或积气后,护士夹紧针栓橡胶管,术者取下注射器排液或排气,然后再连接注射器,如此反复,直至抽液或抽气达到所需要求。抽液完毕后,根据需要留取胸腔积液标本。如有需要可协助注入药物,并嘱其稍事活动,以使药物在胸腔内混匀。

6. 术中严密观察 术中应密切观察病人有无胸膜反应的表现,如头晕、面色苍白、出冷汗、心悸、胸部剧痛、刺激性咳嗽等情况,一旦发生,立即停止抽液,协助病人平卧,密切观察血压变化以防休克,必要时遵医嘱皮下注射 1:1000 肾上腺素,或静脉注射葡萄糖溶液。

7. 注意事项 每次抽液、抽气不宜过多过快,以防止胸腔内压骤然下降,引起肺水肿或循环障碍、纵隔肺水肿。胸腔积液第一次抽液量不宜超过 600 mL,以后每次不超过 1000 mL。气胸一次抽气量不超过 1000 mL,以后每天或隔天抽气一次,直至肺大部分复张,余下积气任其自行吸收。如为脓胸则每次尽量抽尽。

8. 术毕处理 术毕拔出穿刺针,覆盖无菌纱布,稍用力压迫穿刺部位,以胶布固定,撤除洞巾。

【术后护理】

1. 术后休息 嘱病人平卧或半卧位休息,鼓励病人深呼吸,以促进肺复苏。

2. 记录送检　记录抽液、抽气时间,记录抽出胸腔积液的量、颜色、性质,标本应及时送检。

3. 病情观察　密切观察病人呼吸、脉搏、血压等情况,观察穿刺点有无渗血、渗液,观察有无气胸、血胸、肺水肿、胸腔感染等并发症。胸膜腔注入药物治疗者观察有无发热、胸痛等注入药物的反应。

4. 整理用物　彻底洗净穿刺器械,如有损坏向供应室反馈并重新更换,对一次性穿刺包按规定处置。

三、动脉血气分析标本采集

动脉血气分析是指分析动脉血液中所含气体氧及二氧化碳的情况。动脉血气分析的目的是判断机体有无缺氧、二氧化碳潴留及酸碱平衡失调,分析结果能客观地反映呼吸衰竭的性质和程度,能判定呼吸衰竭和各种抢救治疗措施是否有效,对氧疗指导、机械通气各项参数的调节、酸碱和电解质失衡的纠正具有重要意义。

【适应证】

(1) 各种疾病、创伤、手术等所致的呼吸功能衰竭病人。
(2) 机械通气辅助治疗病人。
(3) 心、肺复苏术后病人的继续监测。

【禁忌证】

无绝对禁忌证。

【术前准备】

1. 病人准备　向病人说明穿刺部位、目的及术中、术后注意事项,采集前使病人处于安静状态。

2. 用物准备　无菌治疗盘内备一次性 2 m 注射器或专用负压动脉血气针、皮肤消毒剂、消毒棉签、无菌棉球、肝素溶液(250 U/mL 肝素)、软木塞或橡皮塞、化验单等。

【标本采集】

1. 肝素湿润　用 2 mL 干燥注射器,先抽入少许经过稀释的肝素(0.5 mL,即 125 U),来回抽动针芯,使肝素溶液涂布注射器内壁,然后针尖朝上排尽空气和多余的肝素溶液。

2. 穿刺抽血　一般选股动脉、肱动脉或桡动脉作为穿刺部位。先用手指摸清动脉的搏动部位、走向和深度,常规消毒皮肤后,以消毒的左手示指和中指固定欲穿刺的动脉,右手持注射器刺入穿刺动脉,可见鲜红色血液借助动脉压力推动针芯活塞上移,迅速采血 2 mL。

3. 混匀血液　拔针后立即将针头刺入软木塞或橡皮塞使血液与空气隔绝,用手旋转注射器使血液与肝素溶液充分混匀,以防凝血。

4. 拔针按压　拔针的同时,立即用干棉签按压穿刺处 15 min,预防穿刺部位出血及血肿。

【术后护理】

1. 填化验单 详细填写化验单,注明采血时间、吸氧方法及氧浓度、机械通气的各种参数等。

2. 标本送检 标本采集好后应立即低温送检,避免震荡,在 30 min 内完成检验;或置入冰箱 4 ℃保存,但不宜超过 2 h,以免细胞代谢耗氧,使 PaO_2 及 pH 值下降,$PaCO_2$升高。

3. 术后观察 术后观察穿刺部位,如针刺部位肿胀、疼痛应及时予以冷敷止痛等处理。

4. 整理用物 操作完毕,整理用物及病人床单位。

四、呼吸功能锻炼

呼吸功能锻炼的目的是通过训练呼吸肌的肌力和耐力,协调呼吸肌的运动,减慢呼吸频率,增加肺泡通气量,减少呼吸功,提高呼吸效率,阻止呼吸功能进一步受损并促进受损的呼吸功能恢复,提高病人的活动耐力和生活质量。

【呼吸功能锻炼方法】

(一)缩唇呼吸

缩唇呼吸是呼吸功能锻炼的基础。缩唇呼吸通过缩唇增加气道外口段阻力,使呼出的气流遇到一定的阻力,可提高气道内压,防止小气道过早陷闭,使肺内残气更易排出,减少功能残气量,同时增加肺泡通气量,提高动脉血氧饱和度。缩唇呼吸每天锻炼 2~4 次,每次 10~20 min,锻炼强度以病人能耐受为宜。其操作方法如下。

(1)病人取坐位,头、胸部抬高,双肩向后倾,使膈肌活动不受限制。

(2)以鼻吸气,同时闭嘴。

(3)用口呼气。呼气时收腹,胸部前倾,口唇缩拢成吹口哨状,使气体缓缓呼出。缩唇程度与呼气流量由病人自行调整,以呼出的气流能轻轻吹动口唇前面 30 cm 的白纸或能使距离口唇 15~20 cm、与口唇等高的蜡烛火焰随气流倾斜而不熄灭为宜。

(4)吸气与呼气时间比为 1∶2 或 1∶3,尽量进行深吸慢呼,每分钟 7~8 次。

(二)腹式呼吸

腹式呼吸能加强膈肌的肌力和耐力,且简便易行,可在家中随时进行。其增加机体能量消耗,只在 COPD 恢复期(如出院前后)进行。每次训练 10~15 min,每天训练 2 次,熟练后增加训练次数和时间,使之成为自觉的呼吸习惯。其操作方法如下。

(1)取立位、坐位或平卧位,全身肌肉放松,静息呼吸。

(2)双手分别置于腹部和胸前,以感受自己的呼吸是否正确。

(3)吸气时用鼻吸入,尽力挺腹,胸部不动,吸气末自然且短暂地屏气,使进入肺的空气均匀分布。

(4)呼气时用口呼出,同时收缩腹部,胸廓保持最小活动幅度。

(5)理想的呼气时间应是吸气时间的 2~3 倍,每分钟呼吸 7~8 次,缓呼深吸,以增进肺泡通气量。

(三)缩唇-腹式呼吸

缩唇-腹式呼吸是缩唇呼吸与腹式呼吸结合进行的方法。具体操作方法如下。

（1）病人取坐位、立位或平卧位。

（2）用鼻吸气，同时腹壁尽量突出、膈肌收缩。

（3）呼气时缩拢口唇，同时腹壁内收、膈肌松弛。

（4）以不感费力为适度，呼吸频率为每分钟 8～12 次。开始时每天 2 次，每次 10 min，以后逐渐增加次数和时间，形成自然呼吸习惯。

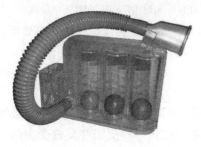

图 1-10 呼吸训练器

（四）呼吸训练器使用

通过使用呼吸训练器（图 1-10），能增加受训者的呼吸肌强度与耐受度，增加肺活量，改善呼吸功能，提高生活质量。呼吸训练器由外壳、浮子、连接管、咬嘴构成。具体操作方法如下。

第一步是将呼吸训练器连接管与外壳的接口、咬嘴连接。第二步是含住咬嘴，均匀深长吸气，使训练器内浮子尽可能长时间保持升起状态。第三步移开咬嘴后呼气。不断重复第二步、第三步，每次 10～15 min，每天 4～6 次。每次使用后，将呼吸训练器连接管和咬嘴清洗、晾干，放回袋中备用，注意连接管忌用开水清洗。

（五）呼吸体操

呼吸体操是将腹式呼吸和扩胸、弯腰、下蹲等动作结合起来进行训练，以增强体力和改善肺功能。病人可根据自己的具体情况选用其中的步骤多次进行训练。

（1）平静呼吸。

（2）立位吸气，前倾位呼气。

（3）单臂上举吸气，双手压腹呼气。

（4）向前平伸上肢吸气，双臂下垂呼气。

（5）两侧平伸上肢吸气，双手压腹呼气。

（6）抱头吸气，转头呼气。

（7）立位上肢上举吸气，蹲位呼气。

（8）腹式缩唇呼吸。

（9）单手握拳举起吸气，放下呼气。

（10）双手握拳举起吸气，放下呼气。

（11）双手自然放松，下蹲吸气，站立呼气。

（12）平静呼吸。

【呼吸功能锻炼注意事项】

1. 训练强度 以病人自觉稍累而无呼吸困难、心率较安静时增加<20 次/分、呼吸增加<5 次/分为宜；锻炼量过大，出现呼吸衰竭、心力衰竭应及时处理，已出院病人及时回院治疗。

2. 训练环境 训练环境清洁舒适，空气流通，冬天锻炼注意保暖，以防感冒加重病情。

3. 吸氧吸入 功能锻炼时宜在血氧饱和度≥90％时进行。运动锻炼常可诱发低氧血症，有时甚至使训练难以实施，COPD 病人在运动锻炼中吸氧可减轻呼吸困难，提高运动耐力。

4. 配合排痰 COPD 病人呼吸道感染时,应指导其有效排痰,包括有效咳嗽、湿化气道、协助翻身、体位引流、背部拍击等。

5. 长期坚持 呼吸功能锻炼是一个长期、系统的过程,护士在其中扮演着重要的角色,护士认真、负责的指导有助于病人树立信心及耐心,使之能长期坚持锻炼,提高呼吸功能,改善生活质量。

五、结核菌素试验

结核菌素试验是用结核菌素(简称结素)进行皮内注射,测定人体是否受结核分枝杆菌感染的试验方法。

结核菌素有两种:一种是旧结核菌素(OT),是结核分枝杆菌的代谢产物,主要成分为结核蛋白,OT 抗原不纯,可能引起非特异性反应;另一种是纯蛋白衍化物(PPD),是从旧结核菌素滤液中提取结核蛋白精制而成,为纯结素,不产生非特异性反应。目前世界卫生组织推荐使用 PPD 和 PPD-RT23(丹麦制造)。我国有从人型结核分枝杆菌制成的 PPD-C 和从卡介苗制成的 BCG-PPD。

【适应证】

(1) 用于结核病流行病学调查,了解结核感染率和年感染率。
(2) 用于判定卡介苗(BCG)接种是否成功(结核菌素阳转)。
(3) 用于临床诊断与鉴别诊断。
(4) 用于预防性化疗对象的筛选。

【禁忌证】

使用激素类药物、发热或其他疾病者,不可做此试验。有活动结核病灶时不宜做此试验,以免发生严重的过敏反应或导致病情加重。

【试验方法】

取 PPD 0.1 mL(5IU)在左前臂屈侧中部(上、中三分之一交界处)皮内注射,使之形成 6~10 mm 的皮丘。

【结果判断】

48~72 h 后测量皮肤硬结的横径和纵径,算出平均直径,平均直径＝(横径＋纵径)/2,而不是测量红晕直径。硬结直径≤4 mm 为阴性(－),5~9 mm 为弱阳性(＋),10~19 mm 为阳性(＋＋),≥20 mm 或局部有水泡、淋巴管炎和坏死为强阳性(＋＋＋)。

【临床意义】

1. 阴性的意义 结核菌素试验阴性一般表示未受结核分枝杆菌感染,但应排除以下情况:结核分枝杆菌感染后 4~8 周以内,处于变态反应前期;患急性传染病(麻疹、百日咳)、发热、重症结核病;免疫功能低下者,如慢性消耗性疾病、艾滋病、重度营养不良、恶性肿瘤、免疫抑制剂和糖皮质激素使用者、危重病人等,个别老年人因机体变态反应功能低下也常呈阴性反应。婴幼儿 PPD 试验阴性应该及时接种卡介苗。

2. 阳性的意义 结核菌素试验常作为结核分枝杆菌感染的流行病学指标,也是卡介苗接种后效果的检验指标,但对成人结核病的诊断意义不大。5IU 结核菌素试验,结果阳性只表示曾有结核分枝杆菌感染或接种过卡介苗,但不一定现在患病。结核菌素试验对婴幼儿结核病的诊断价值比成人大,3 岁以下婴幼儿结核分枝杆菌素试验强阳性反应者应视为新近感染的活动性结核病。

六、体位引流

体位引流是帮助病人取合适的体位,借助重力作用,使积聚在支气管及肺内的痰液、分泌物顺位引流至大气道,再经口咳出的一种治疗方法。体位引流能促进脓痰排出,减轻中毒症状,减少继发感染,配合全身用药可显著提高肺内化脓性病变的疗效。

【适应证】

适用于支气管扩张、支气管囊肿、肺脓肿、肺炎、慢性支气管炎等慢性肺部化脓性病变的治疗,在退热、中毒症状消失、体力有所恢复后进行,也用于支气管碘油造影前后。

【禁忌证】

明显呼吸困难者、近 1～2 周内曾大咯血者、极度衰竭者、意识障碍者、严重心血管病病人、机械通气病人等禁忌。

【术前准备】

1. 确定部位 体位引流前需借助 X 线胸透、正侧位胸片及肺部 CT 片,仔细观察分析,确定病变所在肺叶及肺段,以便确定引流体位及姿势,这是有效实施体位引流的最基本要求。并在引流前听诊肺部,以明确病变部位。

2. 准备物品 准备纱布(或纸巾)、痰杯(或一次性容器)、漱口水、多个枕头、可以升降的多功能床,必要时准备靠背架等。

3. 术前解释 体位引流排痰主要靠病人自己完成,引流前向病人解释引流的方法、目的和注意事项,同时教会病人有效咳嗽,以消除病人的疑虑,使病人能积极配合,按要求完成引流。

4. 术前用药 术前遵医嘱使用祛痰药(氯化铵、必嗽平、鲜竹沥、沐舒坦等)、支气管扩张剂,痰液黏稠者用生理盐水或药物(如 α-糜蛋白酶、痰易净、沐舒坦等)雾化吸入,以提高引流效果。

【引流方法】

1. 摆放体位 根据病变部位,协助病人采取不同体位。其原则是病肺处于高位,引流支气管开口向下,以利引流,如病变在下叶、舌叶或中叶者,取头低足高略向健侧卧位;如病变位于上叶,则采取坐位或其他适当姿势,以利引流。引流体位不宜刻板执行,前提是病人既能接受又容易排痰。具体引流体位示意图如图 1-11 所示。

2. 鼓励排痰 引流过程中鼓励病人做深呼吸及有效咳嗽,以利痰液排出。

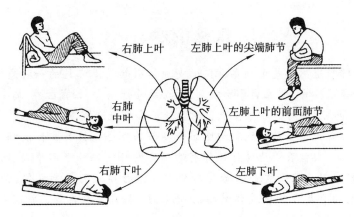

右肺上叶　左肺上叶的尖端肺节

右肺中叶　左肺上叶的前面肺节

右肺下叶　左肺下叶

图 1-11　体位引流示意图

3．协助排痰　在体位引流过程中,辅以胸部叩击或震荡等措施,有利于痰液松动和引流。

（1）胸部叩击　叩击时手背隆起、手掌呈中空杯状,由外向内、自下而上,在引流胸部叩击。叩击力度以不使病人疼痛为宜,不在肋骨以下、脊柱、伤口或乳房等部位叩击。

（2）使用震颤器　体位引流与震颤器配合使用亦可进一步提高引流效果。震颤时先从肺边缘向肺门方向移动,病变部位可稍做停留并加大震颤强度,宜避开心脏、女性乳房,以免引起不适。

4．引流观察　引流过程中观察病人面色、口唇、表情、呼吸等有无异常;询问病人的感受,了解病人有无不适;听诊呼吸音、咳嗽声及痰鸣音,以判断病人痰液引流和潴留情况;触摸病人脉搏、感受病人皮温等,以判断病人有无虚脱现象。病人如出现咯血、头晕、发绀、呼吸困难、出汗、疲劳等情况应及时停止。

5．引流时间　每次引流安排在早晨起床时、餐前及睡前进行,避免餐后引流导致呕吐和误吸入气管内引起不良后果。根据病变部位、病人情况、病变程度确定引流时间,一般每次 15～20 min,每天 2～3 次。待痰量明显减少、病情显著好转、每天引流痰量在 30 mL 以下时停止引流并观察。

【术后护理】

1．口腔护理　取舒适体位,用温开水漱口,以消除口腔异味,保持口腔清洁,减少呼吸道感染机会。

2．记录送检　准确记录引流痰液的量、性质、气味,及时消毒、清理痰液,必要时送检标本。

3．术后观察　测量生命体征,听诊肺部呼吸音及啰音变化,以评价体位引流效果,并进行记录。

4．稀释排痰　病人如无禁忌,每天饮水 1500 mL 以上,以利痰液排出。

（缪礼红）

本章小结

急性上呼吸道感染是由病毒、细菌、支原体引起的最常见的一种急性感染性疾病，主要表现为普通感冒、急性病毒性咽炎、急性病毒性喉炎、细菌性咽-扁桃体炎等。主要治疗为对症和病因治疗。护理重点为对症处理和呼吸道隔离。

支气管哮喘是由多种细胞和细胞组分参与的气道慢性炎症性疾病，受遗传和环境因素双重影响。典型表现为发作性伴有哮鸣音的呼气性呼吸困难，夜间及凌晨发作或加重，可自行缓解或经平喘药物治疗后缓解。治疗要点为控制发作、预防复发和加重等，常用药物为 β_2 肾上腺素受体激动剂、茶碱类、糖皮质激素等。护理重点为避免变应原、饮食护理、用药护理。

支气管扩张是支气管壁破坏损伤导致支气管扩张和变形的慢性化脓性疾病。主要病因是支气管-肺组织感染和支气管阻塞。其主要表现为慢性咳嗽、大量脓痰、反复咯血，病变部位可听到固定而持久的湿啰音。主要治疗为控制感染、维持呼吸道通畅、处理咯血。护理重点为饮食护理、咳嗽咳痰护理、咯血护理。

肺炎是指终末气道、肺泡、肺间质的炎症。肺炎球菌肺炎的特征性表现为咯铁锈色痰；克雷白杆菌肺炎的典型痰液为灰绿色或呈砖红色胶冻状；铜绿假单胞菌肺炎的典型痰液为绿色脓痰。肺炎的主要治疗是抗生素治疗（肺炎球菌肺炎首选青霉素）、对症和支持治疗。护理重点为饮食护理、高热护理、休克性肺炎护理。

肺脓肿是肺部的化脓性疾病。其主要表现为高热、胸痛、咳嗽、咳大量脓臭痰。抗菌治疗和痰液引流是肺脓肿的关键性治疗。护理重点为咳嗽咳痰护理、咯血护理、口腔护理、体位引流护理。

肺结核是结核分枝杆菌引起的肺部慢性传染性疾病，主要传染源是排菌的肺结核病人，最重要的传播途径是飞沫传播。全身症状为午后低热、乏力、盗汗、食欲减退、体重减轻，呼吸系统症状为咳嗽、咳痰、咯血、胸痛、气急。痰菌检查是确诊肺结核最可靠的方法，胸片是早期诊断肺结核的重要方法。肺结核的主要治疗为化学治疗和对症处理。护理重点为饮食护理、用药护理、咯血护理、预防指导。

原发性支气管肺癌与吸烟、职业致癌因子、空气污染、电离辐射等因素有关。常见早期症状为咳嗽，阵发性刺激性咳嗽是特点，其他表现有咯血、胸闷、气急、胸痛，晚期出现声音嘶哑、上腔静脉综合征、呼吸困难、吞咽困难、Horner 综合征等压迫或转移症状。胸部 X 线检查、纤维支气管镜检查是重要的辅助检查方法。手术、放疗、化疗是主要治疗措施。护理重点为疼痛护理、饮食护理、放疗与化疗护理、心理护理等。

慢性阻塞性肺病是一组以气流进行性受限为特征的肺部疾病，与慢性支气管炎及肺气肿密切相关。其主要表现为慢性咳嗽、咳痰、气短或呼吸困难、喘息和胸闷。肺功能检查对确定气流受限有重要意义。急性发作期治疗主要为控制感染、祛痰、止喘；稳定期主要是治疗基础疾病、避免呼吸道感染、改善呼吸功能、长期家庭氧疗。其护理重点保持呼吸道通畅、饮食护理、氧疗护理、呼吸功能锻炼。

慢性肺源性心脏病是由于支气管-肺、胸廓或肺血管慢性病变导致的心脏病。COPD 为最常见病因，急性呼吸道感染是急性发作的主要诱因。代偿期以原发病症状为主，失代偿期表现为呼吸衰竭（呼吸困难加重、头痛、失眠甚至肺性脑病）和右心衰竭

（水肿、颈静脉怒张、肝大、肝颈静脉回流征阳性）。其主要治疗为控制感染、控制心力衰竭、氧疗。其护理重点为饮食护理、氧疗护理、用药护理。

自发性气胸是指在无外伤或人为因素的情况下，肺组织及脏层胸膜自发破裂，空气进入胸膜腔。其主要表现为突发性胸痛、呼吸困难、刺激性干咳，体检有气胸体征。X线胸片示肺纹理消失、肺野透亮度增加、肺组织向肺门收缩。其主要治疗为排气减压治疗。护理重点为吸氧、饮食护理、预防复发。

呼吸衰竭动脉血气分析诊断标准为动脉血氧分压（PaO_2）＜60 mmHg 伴有或不伴二氧化碳分压（$PaCO_2$）＞50 mmHg。COPD 是最常见病因，呼吸道感染是急性发作的常见诱因。临床主要表现为缺氧和二氧化碳潴留引起的呼吸困难和多脏器功能紊乱。主要治疗是维持呼吸通畅、氧疗、增加通气量、改善二氧化碳潴留等。护理重点为氧疗护理、饮食护理、用药护理。

机械通气主要用于呼吸衰竭和呼吸暂停的治疗、呼吸衰竭的预防。根据吸气向呼气的切换方式不同可分为定容型通气和定压型通气，根据开始吸气的机制分为控制通气和辅助通气。常用模式有辅助控制通气（ACV）、同步间歇指令通气（SIMV）、压力支持通气（PSV）、持续气道正压通气（CPAP）、经鼻（面）罩双水平气道正压通气（BiPAP）、高频振荡通气（HFOV）、成比例辅助通气（PAV）等。并发症有呼吸机相关肺损伤（VALI）、呼吸机相关性肺炎（VAP）、人机对抗、氧中毒、呼吸机依赖、肺不张、导管移位、气道损伤、人工气道梗阻、气道出血及营养不良等。主要护理为密切观察病人病情及呼吸机运转情况、人工气道的护理、脱机护理等。

情景模拟训练

案例一

病人，女，20 岁，工人。反复发作性胸闷、喘息、呼吸困难 15 年，再发加重 2 天。15 年前春天，病人突然出现胸闷、喘息、呼吸困难等表现，以后类似发作多次，多以夜间、清晨发作多见，每次自行缓解或者服药后缓解，一直未进行系统诊治。2 天前病人受凉后上述症状再次出现且加重，自服解痉平喘药未能缓解。体格检查：T 38.5 ℃，R 30 次/分；神情紧张，面色苍白，口唇发绀，张口呼吸，喘息，不能流畅说话，两肺闻及哮鸣音；心率 130 次/分，律齐。临床诊断：支气管哮喘急性发作（重度）。

情景模拟训练内容：

1. 病人在家属陪同下来到呼吸内科住院，你是接诊护士，请你接诊。

2. 病人呼吸困难明显，请你进行护理。

3. 病人此次发作比以往严重，因此，非常紧张、担心，请你进行心理护理。

4. 医嘱给予沙美特罗替卡松吸入剂吸入，请你指导病人用药。

5. 经过精心治疗与护理，病人病情稳定，计划出院，请你进行出院指导。

案例二

李女士，59 岁。间断咳嗽、咳痰 5 个月，加重伴咯血 1 天。病人 5 个月前出现低热、盗汗、咳嗽、咳白色黏痰，并有食欲减退、体重下降、乏力等表现，昨天病人上述表现加重并出现咯血，1 天咯血量约 100 mL。体格检查：T 38 ℃，P 88 次/分，R 28 次/分，BP 120/80 mmHg；神志清楚，发育正常，体质消瘦，胸部体检无明显异常。血液检查：Hb 110 g/L，WBC 4.5×

10^9/L,N 53%,L 47%,PLT 210×10^9/L,ESR 35 mm/h;胸部 X 线平片检查示双肺纹理增粗,右肺尖有片状阴影。临床诊断:浸润型肺结核。

情景模拟训练内容:

1. 李女士突然大咯血,你在现场,请你进行抢救、护理。

2. 医嘱给予异烟肼、利福平、吡嗪酰胺、乙胺丁醇治疗,请你进行用药指导。

3. 肺结核是传染病,家人非常担心被传染,向你咨询有关传染和消毒隔离知识,请你进行指导。

案例三

王先生,40 岁,电工。夏天烈日下工作后井水淋浴,入夜发热,体温 39 ℃,社区医疗站医师给予复方氨基比林 2 mL 注射后全身大汗、热退入睡,5 h 后起床晕倒,急送医院。体格检查:急重病容,神志清楚、躁动,四肢发冷,口唇发绀;R 28 次/分,HR 100 次/分,BP 60/50 mmHg;右下肺叩诊浊音,听诊呼吸音减弱;血常规 WBC 18.5×10^9/L,N 85.7%,床边 X 摄片示右下肺大片状阴影。临床诊断:右下肺炎并感染性休克。

情景模拟训练内容:

1. 王先生由门诊护士护送入呼吸内科,你是接诊护士,请你接诊病人。

2. 王先生体温 39 ℃,请你进行护理。

案例四

病人,70 岁。30 年来反复咳嗽、咳痰,多为白色泡沫痰,多在天气变凉或冬春季节发作,每次服消炎药及止咳药缓解。近 10 年来咳嗽、咳痰加重,并在活动后出现心悸、气促等表现,休息后可缓解。2 天前淋雨后咳嗽加重、咳黄色脓痰且痰量较多,伴明显气促、心悸,当地医院先后给予头孢哌酮、洛美沙星、氨茶碱等药物治疗,病情无明显改善,遂来院就诊,以 COPD(急性加重期)收入院。

情景模拟训练内容:

1. 病人入院后,频繁咳嗽,痰多且稠,请你协助病人排痰。

2. 病人经治疗病情稳定,但仍有呼吸功能受损表现,请你指导呼吸功能锻炼。

案例五

病人,58 岁,室内装修工。因咳嗽咳痰 2 个月、痰中带血 1 周入院。2 个月前无明显诱因出现刺激性咳嗽,咳少量灰白色黏痰,伴不规则胸部钝痛或隐痛,呼吸或咳嗽时加重,无发冷、发热、心悸、盗汗。曾到附近医院就诊并服用药物治疗,疗效不显著。1 周来间断痰中带血。吸烟 30 余年,每天 1 包左右。起病以来食欲减退,体重减轻,常感疲乏。体格检查:T 38.5 ℃,P 82 次/分,R 20 次/分,BP 124/84 mmHg;右侧锁骨上触及一直径 0.5 cm 左右大小的淋巴结,质地硬,无压痛,活动度差;双胸廓对称,叩清,右上肺可闻及干啰音,无湿啰音,左肺呼吸音正常。余(一)。临床拟诊:原发性支气管肺癌。

情景模拟训练内容:

1. 病人入院后情绪低落,不愿说话,拒不愿治疗,请你说服病人接受治疗。

2. 病人疼痛难忍,请你进行护理。

案例六

张先生,男,71 岁。反复咳嗽、咳痰 30 余年,每年冬春季节好发;加重伴心慌、气促 10 余年,以活动后为甚;受凉后前述症状加重 2 天,呼吸困难、发绀、神志恍惚 3 h。体格检查:T

36.6 ℃,BP 95/60 mmHg,P 114 次/分,R 35 次/分,SPO$_2$82%;问话不答,查体欠合作;桶状胸,双肺呼吸音粗,可闻及痰鸣音;双下肢无浮肿。血常规检查:WBC 12.7×10^9/L,N 90.2%。血气分析:pH7.46,PaCO$_2$36 mmHg,PaO$_2$55 mmHg。临床诊断:慢性阻塞性肺疾病(急性期),慢性肺源性心脏病,Ⅱ型呼吸衰竭。

情景模拟训练内容:

1. 平车送病人入病房,如果你是接诊护士,请你接诊病人。

2. 病人咳嗽痰多、咳痰无力,请你为病人进行护理。

3. 经过精心治疗与护理,张先生病情控制,计划出院,请你进行健康教育。

第二章
心血管内科病人的护理

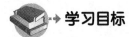

学习目标

1. 掌握心血管内科常见疾病的临床表现、护理措施。
2. 熟悉心血管内科常见疾病的治疗要点、重要辅助检查。
3. 熟悉心血管内科常用护理操作技术。
4. 了解心血管内科常见疾病的病因与发病机制。
5. 能对心血管内科病人进行整体护理。
6. 能对心血管内科常用诊疗技术进行护理配合。
7. 能对心血管内科急危重病人具有初步救护能力。
8. 能对心血管内科病人及社区群体进行健康教育。

第一节　心力衰竭病人的护理

案例引导

病人,女,39 岁。主诉"心悸、气促 3 年,加重伴不能平卧、水肿、尿少 1 周"。病人 6 年前经诊断患有风湿性心脏瓣膜病、二尖瓣狭窄合并关闭不全,近 3 年来出现活动后心悸、气促,1 周前心悸、气促加重不能平卧,并出现水肿、尿少。现安静状态下亦有心悸、呼吸困难。护理体格检查:T 37 ℃,P 110 次/分,R 24 次/分,BP 110/70 mmHg,颈静脉怒张,两肺底可闻及湿啰音,心界向两侧扩大,肝肋下 3cm。临床诊断:心脏瓣膜病、心力衰竭、心功能Ⅳ级。

心力衰竭(heart failure)简称心衰,是各种心脏结构或功能性疾病导致心室充盈和(或)射血能力受损,心排血量不能满足机体代谢需要,以肺循环和(或)体循环淤血、器官组织血液灌注不足为临床表现的一组综合征,主要表现为呼吸困难、体力活动受限和体液潴留。心功能不全或心功能障碍(cardiac dysfunction)理论上是一个更广泛的概念,伴有临床症状的心功能不全为心力衰竭。按心力衰竭发展速度可分为急性和慢性两种,以慢性居多;按心力衰竭发生部位可分为左心衰竭、右心衰竭和全心衰竭;按舒张、收缩功能障碍可分为收缩性心力衰竭和舒张性心力衰竭。

一、慢性心力衰竭

慢性心力衰竭是大多数心血管疾病的最终归宿,也是最主要的死亡原因。我国2003年抽样统计结果显示:成人心力衰竭患病率为0.9%;发达国家心力衰竭患病率为1%~2%。据美国心脏协会(AHA)2005年的统计报告,全美约有500万心力衰竭病人,心力衰竭的年增长人数为55万。随着年龄增长,心力衰竭患病率增加,70岁以上人群患病率在10%以上。在我国引起慢性心力衰竭的原因以冠心病居首,高血压次之,而过去居首位的风湿性心脏瓣膜病所占比例下降,但仍不可忽视。

慢性心力衰竭的基本病因包括原发性心肌损害和心脏负荷加重,在基本病因的基础上,常有诱因促发。

1. 基本病因

(1)原发性心肌损害 冠心病引起的缺血性心肌损害(心绞痛、心肌梗死等);各种类型的心肌炎及心肌病,以病毒性心肌炎及原发性扩张型心肌病最为常见;心肌代谢障碍性疾病,以糖尿病致心肌病最为常见,其他如继发于甲状腺功能亢进或减低的心肌病、心肌淀粉样变性等。以上病变均可引起心肌收缩力下降。

(2)心脏负荷过重

①压力负荷(后负荷)增加 左室压力负荷增加常见于高血压、主动脉瓣狭窄;右心室压力负荷增加常见于肺动脉高压、肺动脉瓣狭窄等。

②容量负荷(前负荷)增加 a.心脏瓣膜关闭不全、血液反流,如主动脉瓣关闭不全、二尖瓣关闭不全等;b.左、右心或动静脉分流性先天性心血管病,如房(室)间隔缺损、动脉导管未闭等;c.伴有全身血容量增多或循环血量增多的疾病,如慢性贫血、甲状腺功能亢进症、围生期心肌病等。

2. 诱因 基础心脏病病人的心力衰竭症状往往由增加心脏负荷的诱因所诱发。

(1)感染 呼吸道感染是最常见、最重要的诱因,感染性心内膜炎亦不少见。

(2)心律失常 心房颤动是器质性心脏病最常见心律失常之一,也是诱发心力衰竭最重要的因素,其他各种类型的快速性心律失常以及严重的缓慢性心律失常均可诱发心力衰竭。

(3)血容量增加 钠盐摄入过多,静脉输液(输血)量过多、速度过快等。

(4)生理或心理压力过大 劳累过度、情绪激动、精神过度紧张。

(5)妊娠分娩 妊娠后期与分娩均可加重心脏负荷,诱发心力衰竭。

(6)治疗不当 洋地黄药量不足或过量,不恰当应用某些抑制心肌收缩力药物,不恰当停用利尿剂等。

(7)原有心脏病变加重或并发其他疾病 冠心病发生心肌梗死,风湿性心脏瓣膜病出现风湿活动、合并甲状腺功能亢进或贫血等。

【护理评估】

一、健康史

了解病人有无冠心病、高血压、风湿性心脏病、先天性心脏病等基础疾病,有无呼吸道感染、心律失常、血容量增加、过度劳累和情绪激动等诱发因素,询问病人有无吸烟、生活不规律等不良生活习惯。

二、身心状况

（一）症状、体征

按心力衰竭发生的部位可分为左心衰竭、右心衰竭和全心衰竭,临床上以左心衰竭最常见,单纯右心衰竭较少见。

1. 左心衰竭 表现为肺循环淤血和心排血量下降。

（1）症状

①呼吸困难:程度不同的呼吸困难为左心衰竭最主要症状。

a. 劳力性呼吸困难:此为最早出现的症状。多在进行体力活动时出现,休息后缓解。活动使回心血量增加,左心房压力升高,加重了肺淤血。引起呼吸困难的活动量随心力衰竭程度的加重而减轻。

b. 夜间阵发性呼吸困难:此为心力衰竭的典型表现。病人在入睡后突然因胸闷、憋气而惊醒,被迫采取坐位,呼吸深快。重者可有哮鸣音,称为心源性哮喘。其发生机制除睡眠平卧血液重新分配使肺血流量增加外,夜间迷走神经张力增加、小支气管收缩、横膈高位、肺活量减少等亦为促发因素。

c. 端坐呼吸:肺淤血达到一定程度时,病人不能平卧,被迫采取高枕位、半卧位或坐位。因平卧时回心血量增多且横膈上抬,致使呼吸困难加重。

d. 急性肺水肿:急性肺水肿是心源性哮喘的进一步发展,是左心衰竭呼吸困难最严重形式,详见"急性左心衰竭"相关内容。

②咳嗽、咳痰、咯血:咳嗽、咳痰是肺泡和支气管黏膜淤血所致,开始常发生在夜间,坐位或立位咳嗽可减轻或消失,痰液特点为白色浆液性泡沫样痰,偶有痰中带血丝,急性左心衰竭发作时可咳大量粉红色泡沫痰。另外,长期慢性淤血时肺静脉压力升高,导致肺循环和支气管血液循环之间侧支形成,在支气管黏膜下形成扩张的血管,一旦扩张的血管破裂则出现大咯血。

③心排血量下降症状:可出现乏力、头晕、嗜睡或失眠、心悸、发绀、尿少等,为心排血量下降,组织、器官血液灌注不足所致。

④少尿、肾功能损害症状:严重左心衰竭血液重新分布,肾血流量首先减少,可出现少尿,长期慢性肾血流量减少,可出现血尿素氮、血肌酐升高,并可出现肾功能不全的相应症状。

（2）体征

①心脏体征:除基础心脏病的体征外,常有交替脉,心率增快,第一心音减弱,肺动脉瓣区第二心音亢进,可闻及舒张期奔马律,心脏检查可有心脏扩大。

②肺部体征:两肺底闻及湿啰音,并可随体位改变而移动,有时伴有哮鸣音等。

2. 右心衰竭 主要为体循环淤血表现。

(1)症状 胃肠道及肝脏淤血可出现腹胀、食欲不振、恶心、呕吐等右心衰竭最常见症状;单纯性右心衰竭或者继发于左心衰竭的右心衰竭均有明显的呼吸困难。

(2)体征

①水肿:体静脉压力升高使皮肤等软组织出现水肿,其特征为首先出现在身体低垂部位,常为对称性、凹陷性水肿,非卧位病人常见于足、踝、胫骨前,卧位病人常见于背骶部,严重者出现全身水肿,并可伴胸腔积液、腹腔积液。

②颈静脉征:颈静脉搏动增强、充盈、怒张是右心衰竭的主要体征,肝颈静脉反流征阳性则更具特征性。

③肝脏肿大:肝脏因淤血、肿大常伴压痛,持续慢性右心衰竭可致心源性肝硬化,晚期可出现黄疸、肝功能受损及大量腹腔积液。

④心脏体征:除基础心脏病的相应体征之外,右心衰竭可因右心室显著扩大而出现三尖瓣关闭不全的反流性杂音。

3. 全心衰竭 左心衰竭和右心衰竭表现并存。继发于左心衰竭的右心衰竭,常因右心排血量减少而使呼吸困难等肺淤血症状减轻。

(二)心功能分级

1. 纽约心脏协会分级方案 1928年美国纽约心脏病协会(NYHA)提出的心功能分级方案(1994年重新修订),根据病人临床表现及自觉活动能力将心功能分为四级。此种分级方案简便易行,但仅凭病人的主观陈述,有时症状与客观检查有很大差距,同时病人个体之间的差异也较大。

Ⅰ级:日常活动不受限制。平时一般活动不引起疲乏、心悸、呼吸困难等心力衰竭症状。

Ⅱ级:体力活动轻度受限。休息时无自觉症状,日常活动可出现心力衰竭症状。

Ⅲ级:体力活动明显受限。低于平常一般日常活动即出现心力衰竭症状。

Ⅳ级:不能从事任何体力活动。休息状态下也可存在心力衰竭症状,活动后加重。

2. 6 min 步行试验 这是一项简单易行、安全方便的试验,通过评定慢性心力衰竭病人运动耐力以评价心力衰竭的严重程度和疗效。要求病人在平直走廊里以尽可能快的速度行走,测定6 min的步行距离。若6 min步行距离<150 m为重度心力衰竭,150～425 m为中度心力衰竭,426～550 m为轻度心力衰竭。

(三)心理、社会状况

心力衰竭往往是心血管病发展至晚期的表现,病人体力活动受到限制,生活上需他人照顾。长期的疾病折磨和反复出现的心力衰竭使病人常常陷于焦虑、恐惧、内疚、绝望。家属和亲友可因病人久病而疏忽病人的心理感受。

(四)辅助检查

1. 胸部 X 线检查 心影的大小及外形为心脏病的病因诊断提供重要依据,心脏扩大的程度和动态改变亦间接反映心脏的功能状态。肺淤血的有无及其程度直接反映心功能状态。

2. 超声心动图检查 超声心动图是诊断心力衰竭最主要的检查,能显示心腔大小变化及心脏瓣膜结构情况。

3. 放射性核素　放射性核素心血池显影,有助于判断心室腔大小和左心室射血分数(LVEF),还可计算反映心脏舒张功能的左心室最大充盈速率。

4. 血流动力学检查　目前多采用右心漂浮导管(Swam-Ganz 导管),经静脉将漂浮导管插入直至肺小动脉,测定各部位的压力及血液含氧量,计算心脏指数(C1)及肺小动脉楔压(PAWP),直接反映左心功能。具备条件的 CCU、ICU 病房也可采用脉搏指示连续心排血量监测(PiCCO)动态监测。

5. 心脏磁共振(CMR)　能更精确地评价左心室和右心室容积、心功能、节段性室壁运动、心肌厚度、心脏肿瘤、瓣膜等。因其精确性、可重复性已经成为评价心室容积、肿瘤、室壁运动的金标准。

6. 心-肺运动试验　在运动状态下测量病人对运动的耐受量,可测定病人最大耗氧量,仅适用于慢性稳定性心力衰竭病人。

【主要护理诊断/医护合作性问题】

1. 气体交换受损　与左心衰竭致肺淤血有关。

2. 体液过多　与右心衰竭致体循环淤血有关。

3. 活动无耐力　与心排血量下降有关。

4. 有皮肤完整性受损的危险　与心力衰竭引起水肿有关。

5. 潜在并发症:洋地黄中毒。

【护理措施】

(一)一般护理

1. 休息与活动　适当的身心休息,可减轻心脏负荷,利于心功能恢复。按照心功能分级情况安排活动量。心功能Ⅰ级病人,不限制一般体力活动,积极参加体育锻炼,但避免剧烈运动和重体力劳动,注意适当休息;心功能Ⅱ级病人,轻体力活动或家务活动不受影响,鼓励适当运动,增加休息时间,特别是午睡时间及夜间睡眠时间;心功能Ⅲ级病人,严格限制一般体力活动,鼓励病人日常生活自理,每天下床行走;心功能Ⅳ级病人,绝对卧床休息,日常活动由他人协助,当病情好转后下床站立或室内缓慢行走,在协助下生活自理,活动量逐渐增加,以不出现症状加重为限。在长期卧床病人卧床期间进行四肢主动和被动活动,协助变换体位,用热水泡脚,鼓励深呼吸和咳嗽,以预防下肢静脉血栓形成、压疮、肺部感染、肌肉萎缩等并发症。

2. 饮食护理　给予低热量、低盐、高蛋白、高维生素、清淡、易消化食物,多食蔬菜水果;少量多餐、不宜过饱,以减轻心脏负担;避免进食豆类等产气食物,限制钠盐摄入,以减轻水肿,轻者钠盐摄入量在每天 5 g 以下,中度者摄入量为每天 3 g,重者控制在每天 1 g 以下,同时限制含钠量高的食品,如发酵面食、腌制品、海产品、罐头、味精、碳酸饮料等。但注意在应用强效排钠利尿剂时,过分严格的限盐可导致低钠血症。

3. 排便护理　由于肠道淤血、进食减少、长期卧床、加之排便方式改变等因素影响,病人容易出现便秘,而用力排便可增加心脏负荷、加重心力衰竭、诱发心律失常。因此,病人应保持大便通畅,严禁用力排便。卧床期间经常变换体位,顺时针按摩腹部,训练病人床上排便;在病情允许的情况下尽可能帮助病人使用床边便椅排便,注意观察病人心率和排便反应;增加粗纤维食物摄入,如粗粮、芹菜、水果等;必要时遵医嘱给予缓泻剂。注意不能使用大剂量液体灌肠。

（二）病情观察

监测呼吸频率、节律和深浅度变化,观察呼吸困难和发绀的程度及肺部啰音变化;观察水肿出现的时间、部位、性质、程度及变化情况,每天测量体重和腹围,准确记录 24 h 出入液量;观察水肿局部皮肤有无感染、压疮发生。监测血气分析结果和血氧饱和度,观察有无洋地黄中毒表现。

（三）对症护理

1. 呼吸困难护理 观察呼吸困难出现的时间、与体位的关系、诱因和缓解方式,尤应加强夜间巡视。根据呼吸困难的类型和程度采取适当体位,轻者取高枕位,重者取半卧位或坐位,并床上放小桌让病人扶桌休息,必要时让病人双腿下垂,以减少回心血量,减轻肺淤血,缓解呼吸困难。根据动脉血氧分压确定给氧浓度,给氧期间观察氧疗效果。避免输液过多过快,心力衰竭病人输液速度一般不超过 30 滴/分。

2. 水肿护理

（1）水肿监测 观察水肿情况（见病情观察）,测量体重（每天同一时间、着同类衣服、用同一体重计）,观察并记录 24 h 出入液量,如果病人有腹腔积液则需每天测量腹围。

（2）体位护理 胸腔积液或腹腔积液病人取半卧位,下肢水肿病人如果没有明显呼吸困难,可抬高肢体,以增加回心血量,从而增加肾血流量,提高肾小球滤过率,促进水钠排出。

（3）限制水钠 水钠限制见"饮食护理",控制液体入量,严重心力衰竭病人每天入液量限制在 1500～2000 mL。

（4）保护皮肤 保持皮肤清洁干燥;衣服柔软、宽松,床铺柔软、清洁、平整、干燥,严重病人使用气垫床;经常更换体位,避免皮肤长时间受压,膝部、踝部、足跟等受压部位垫软枕以减轻压力;使用便盆动作轻巧,避免推、拉、拖动作;勿用力摩擦或搓洗水肿皮肤,以防皮肤损伤;使用热水袋时水温不宜太高,以防烫伤。

（5）遵医嘱给药 遵医嘱给予利尿剂,观察尿量、体重、腹围变化,以判断药物疗效,动态监测电解质变化以防发生电解质紊乱。

（四）心理护理

焦虑、紧张等不良心理活动对心血管系统和机体的免疫功能影响很大,可使心率增快,心脏负荷加重。良好的心理疏导和心理护理能减轻病人的焦虑情绪,利于机体的康复。因此,在护理工作中,护士要给予病人更多的关心,和他们建立良好的关系,为他们提供安静舒适、利于休息的环境,必要时遵医嘱给予小剂量镇静剂,使病人能有效地缓解紧张、焦虑情绪。

（五）治疗指导

1. 治疗要点

（1）病因治疗 对所有可能导致心脏功能受损的常见疾病,如高血压、冠心病、糖尿病、代谢综合征等,在尚未造成心脏器质性改变前（即早期）进行有效治疗,并积极预防和治疗诱因,如感染、心律失常等。少数病因未明的疾病（如原发性扩张型心肌病）亦应早期干预,延缓病情进展。

（2）一般治疗　①休息：控制体力活动，避免精神刺激，降低心脏负荷。②控制钠盐摄入：心力衰竭病人血容量增加，且体内水钠潴留，因此减少钠盐摄入有利于减轻水肿等症状。

（3）药物治疗

①利尿剂：此为最常用药物，通过排钠排水减轻心脏容量负荷，对缓解淤血症状，减轻水肿效果显著。常用药物有双氢克尿噻、呋塞米（速尿）、螺内酯（安体舒通）、氨苯蝶啶等。

②血管紧张素转换酶抑制剂（ACEI）：此为目前治疗慢性心力衰竭的首选用药。主要作用机制是通过抑制血管紧张素转化酶减少血管紧张素Ⅱ生成而抑制肾素-血管紧张素系统，达到扩张血管、抑制交感神经兴奋性的作用，更为重要的是在改善和延缓心室重塑中起关键作用，从而达到维护心肌功能、改善心力衰竭远期预后、降低死亡率的作用。常用药物为卡托普利、贝那普利、培哚普利、雷米普利等。

③血管紧张素受体阻滞剂（ARB）：当心力衰竭病人因 ACEI 引起的干咳、血管神经性水肿，不能耐受时可以改用 ARB。常用药物为坎地沙坦、氯沙坦、缬沙坦等。

④β受体阻滞剂：β受体阻滞剂可抑制交感神经激活对心力衰竭代偿的不利作用，长期应用能减轻症状，延缓病情进展，改善预后，降低死亡率。目前认为所有病情稳定的心力衰竭病人均应使用β受体阻滞剂，除非有禁忌或不能耐受。常用药物为美托洛尔、比索洛尔、卡维地洛等。

⑤洋地黄类药物：此为临床最常用的强心药物，具有增强心肌收缩力、抑制心脏传导系统、直接兴奋迷走神经的作用。常用洋地黄制剂为地高辛、洋地黄毒苷、毛花苷 C、毒毛花苷 K 等。

⑥其他药物：如多巴胺、多巴酚丁胺、氨力农、米力农等。

（4）非药物治疗　包括心脏再同步化治疗、左心室辅助装置、心脏移植、细胞替代治疗等。

2. 用药护理

（1）洋地黄类药物

①用药注意事项：a. 洋地黄类药物治疗量与中毒量接近，易发生过量而中毒，应严格遵医嘱给药，准确计算用药剂量，不得随意更改用药时间和剂量。b. 洋地黄类药物用量个体差异很大，老年人、心肌缺血缺氧（如冠心病）、重度心力衰竭、低钾低镁血症、高钙血症、肝肾功能不全等情况对洋地黄较为敏感，须谨慎应用，并加强观察。c. 注意不要与奎尼丁、普罗帕酮、维拉帕米、胺碘酮、钙剂等药物合用，以免增加药物毒性。d. 毛花苷 C 或毒毛花苷 K 等药物必须稀释后缓慢（10～15 min）静脉注射，在注射过程中严密观察心率、心律、心电图等变化。e. 必要时监测血药浓度，以便早期发现洋地黄中毒。f. 给药前后询问病人有无恶心、呕吐、乏力、色视等表现，并测量脉搏、心率、心律，如果发现病人心律从规则变不规则或从不规则突然变规则、心率过快或过慢，常提示洋地黄中毒，应暂停给药，并报告医师。

②观察洋地黄中毒表现：洋地黄中毒最重要的表现为各类心律失常，其中以室性期前收缩最常见，多表现为二联律或三联律，其他有房性期前收缩、交界性心动过速、心房颤动、房室传导阻滞等；胃肠道反应表现为恶心、呕吐、食欲下降，中枢神经系统症状如头痛、倦怠、视物模糊、黄视绿视等则少见。

③及时处理洋地黄中毒：a. 发现中毒立即停药。b. 低钾者口服或静脉补充氯化钾，停用

排钾利尿剂。c.纠正心律失常,快速性心律失常首选苯妥英钠或利多卡因,缓慢性心律失常给予阿托品静脉注射,完全性房室传导阻滞出现心源性晕厥时,宜安置临时心脏起搏器。

（2）利尿剂

①用药注意事项:a.除非在紧急情况下,利尿剂尽可能白天给药,以早晨或上午为宜,避免晚上用药,以免病人因排尿频繁而影响睡眠和受凉。b.用药期间,记录 24 h 出入液量,观察尿量与水肿消退情况,每天同一时间、着同一衣服、用同一体重计测量体重（时间最好在晨起排尿后、早餐前）,定期测量腹围,以判断利尿效果。c.用药期间,注意监测电解质变化和其他药物不良反应,使用排钾利尿剂时应多食含钾丰富的食物,如西红柿、橘子、红枣、新鲜橙汁等。d.使用大剂量强效利尿剂可致尿量过多、血容量骤减、血压下降,故应监测血压,观察有无体液不足的表现,若有异常,及时告知医师,遵医嘱处理。e.噻嗪类利尿剂可抑制尿酸排泄,引起高尿酸血症,长期大剂量应用还可干扰糖及胆固醇代谢,应注意监测。

②观察药物不良反应:a.噻嗪类利尿剂（双氢克尿噻）和袢利尿剂（呋塞米）主要不良反应为低钾血症,表现为腹胀、肠鸣音减弱、乏力、心电图 U 波增高等,并可诱发心律失常或洋地黄中毒,其他不良反应有胃部不适、呕吐、腹泻、高血糖、高尿酸血症等。b.氨苯蝶啶的不良反应有嗜睡、乏力、皮疹、胃肠道反应,长期用药可产生高钾血症,尤其伴肾功能减退时,少尿或无尿者慎用。c.螺内酯毒性小,不良反应有嗜睡、运动失调、男性乳房发育、面部多毛等,肾功能不全、高钾血症者禁用。

③血管紧张素转换酶抑制剂:a.从小剂量开始,病人如果能耐受则逐渐增加剂量,至适量后长期维持,终身用药。b.遵守个体化原则,用药因人而异。c.主要不良反应有低血压、肾功能一过性恶化、高血钾及干咳,用药过程中注意监测血压、血钾和肾功能情况,如果病人出现血管神经性水肿或不能耐受的咳嗽应停药。d.出现威胁生命的不良反应（无尿性肾衰竭、血管神经性水肿）、妊娠哺乳期妇女及对 ACEI 过敏者禁用,低血压、双侧肾动脉狭窄、血肌酐水平明显升高（>265 μmol/L）、高钾血症（>5.5 mmol/L）慎用。e.非甾体抗炎药可阻断 ACEI 的疗效并加重副作用,所以二者不能同时服用。

④β受体阻滞剂:a.早期使用,遵循个体化原则。b.小剂量开始,逐渐增加剂量（一般 2～4 周加量 1 次）,适量长期维持。c.症状改善在用药后 2～3 个月出现,应向病人说明。d.主要不良反应有体液潴留（可表现为体重增加）、心力衰竭恶化、低血压、心动过缓等,用药过程中注意观察血压、心率、体重、心力衰竭变化,当病人心率低于 50 次/分或低血压时停药并报告医师。e.支气管痉挛性疾病、心动过缓、二度及二度以上房室传导阻滞为禁忌证,严重心力衰竭病人亦禁用。

【健康教育】

1. 知识指导 告知病人及家属心力衰竭的防治知识,使病人和家属能积极配合医护人员共同控制疾病。指导病人积极治疗原发病,控制高血压、冠心病、甲状腺功能亢进症等;有手术适应证者,如风湿性心脏瓣膜病、冠心病、先天性心脏病等应尽早择期手术。积极预防呼吸道感染;保持心情舒畅,情绪稳定。

2. 活动指导 指导病人及家属根据心功能状况制订活动目标和计划,合理安排活动与休息,保持心脏代偿功能。避免重体力劳动和剧烈运动,活动量以不出现心悸、气急为原则。在心功能恢复后可从事轻体力劳动或工作,并循序渐进地进行运动锻炼,如打太极、散步等以提高活动耐力。避免耗氧量大的活动,如擦地、登梯、快走等。保障夜间睡眠充足,白天可适当午睡。

3. 饮食指导 指导病人合理饮食,向病人及家属强调低钠饮食的重要性,给予高蛋白、高维生素、低热量、低钠、清淡、易消化、不胀气、富含纤维素的食物,少量多餐,避免进食刺激性食物,戒烟酒,防便秘,排便时不可用力,以免增加心脏负荷而诱发心律失常。

4. 用药指导 指导病人严格遵医嘱用药,不得随意增减或撤换药物。告诉病人药物的名称、作用、剂量、用法、疗效和不良反应等。服用洋地黄者,教会病人自测脉率、心率,识别洋地黄中毒反应,服药前后注意观察,如脉率小于 60 次/分,并有厌食、恶心、呕吐,为洋地黄中毒,应停药就诊。服用血管扩张剂的病人,嘱咐改变体位动作缓慢,防止发生直立性低血压。服用利尿剂的病人,嘱咐每天测量体重,如果 3 天内体重增加 2 kg 以上,考虑有水钠潴留,需咨询医师加大利尿剂剂量,服用排钾利尿剂的病人,嘱咐多进食含钾丰富的食品、水果。需静脉输液的病人,若有心脏病史应主动告知医师、护士,以便控制输液速度和量。

5. 病情监测指导 指导病人进行自我监测,及时发现病情变化。①注意足踝部有无水肿,足部是水肿最早出现的部位。②若体重增加,即使尚未出现水肿,也应警惕心力衰竭先兆,如气急加重、夜尿增多、有厌食饱胀感,提示心力衰竭复发。③夜间平卧时出现咳嗽、气急加重,是左心衰竭的表现,应立即就诊。

6. 随访指导 嘱咐病人定期随访,防止病情发展。一般 1～2 个月随访 1 次,病情加重时(乏力加重、水肿再现或加重、静息心率增加(≥15～20 次/分)、活动后气急加重)及时就诊。

二、急性心力衰竭

急性心力衰竭(acute heart failure)是指由于急性心脏病变引起的心排血量在短时间内急骤降低,导致组织器官灌注不足和急性淤血综合征。临床上以急性左心衰竭最常见,表现为急性肺水肿或心源性休克,是常见急危重症,应积极迅速地抢救。

心脏解剖或功能的突发异常,使心排血量急剧降低和肺静脉压突然升高均可发生急性左心衰竭,常见病因如下。

(1)急性弥漫性心肌损害 如急性广泛性心肌梗死、急性心肌炎等。

(2)急性而严重的心脏负荷增加 急性压力负荷增加,如血压急剧升高或高血压危象、严重二尖瓣狭窄或主动脉瓣狭窄者进行过度的体力活动。急性容量负荷增加,如过多过快的静脉输液,急性心肌梗死、感染性心内膜炎或外伤引起乳头肌断裂或功能不全、腱索断裂、瓣膜穿孔等导致的急性瓣膜返流。

(3)严重心律失常 持续发作的快速性心律失常最常见,亦可见于重度缓慢性心律失常。

【护理评估】

一、健康史

咨询病人有无急性弥漫性心肌损害和急性心脏排血受阻、有无严重心律失常以及输液输血的量和速度。

二、身心状况

(一)症状、体征

1. 症状 病人突发极度呼吸困难,呼吸频率可达30～40次/分,常被迫采取端坐位,表情恐惧,面色青灰,唇指青紫,大汗淋漓,烦躁不安,可有窒息感、濒死感。同时频繁咳嗽,咳大量白色或粉红色泡沫样痰,严重时可有大量泡沫样液体由口、鼻涌出,甚至咯血。

2. 体征 两肺满布湿啰音和哮鸣音,原心脏杂音常被肺内啰音掩盖而不易听出;心率增快,心尖区可闻及舒张期奔马律,肺动脉瓣区第二心音亢进;皮肤湿冷;早期病人血压可一过性升高,后期常持续下降甚至休克;脉搏增快,可呈交替脉;严重者可因严重缺氧而发生意识障碍、心排血量剧降而休克或猝死。

(二)心理、社会状况

因病情突然恶化,病人产生紧张、焦虑、恐惧的心理。

(三)辅助检查

1. 胸部X线检查 除原有心脏病心脏形态改变以外,主要为肺部改变。肺水肿典型者双侧肺门可见蝶形大片云雾阴影,重度肺水肿可见大片绒毛状阴影。

2. 动脉血气分析 病情越严重,动脉血氧分压(PaO_2)降低越明显。

3. 血流动力学监护 采用漂浮导管床边血流动力学监测,肺毛细血管嵌压随病情加重而增高,心脏指数则相反。

【主要护理诊断/医护合作性问题】

1. 气体交换受损 与急性肺水肿有关。

2. 恐惧 与病情重、预后差有关。

3. 清理呼吸道无效 与呼吸道出现大量泡沫痰有关。

4. 潜在并发症:心源性休克。

【护理措施】

(一)抢救配合

急性左心衰竭为内科急症,缺氧和极度呼吸困难是致命威胁,必须迅速抢救。急救原则为减轻心脏负荷,增强心肌收缩力;保持呼吸道通畅;去除病因和(或)诱因。

1. 体位 采用端坐位,双腿下垂,减少静脉回流,注意保护病人,防止坠床。

2. 给氧 保持气道通畅,高流量(6～8 L/min)、20%～30%酒精湿化(降低肺泡内泡沫的表面张力)、鼻导管吸氧,病情严重的病人采用无创呼吸机(CPAP)持续加压或双水平气道正压(BiPAP)给氧。

3. 镇静 吗啡3～5 mg皮下注射或静脉注射,必要时每隔15 min重复1次,共2～3次。不仅可以使病人镇静,减少躁动所带来的额外心脏负担,同时还能扩张小血管,减轻心脏负荷。昏迷、呼吸衰竭、休克者禁用,老年病人可酌减剂量或改为肌内注射。用药时注意观察病人呼吸情况,注意有无呼吸抑制、心动过缓、血压下降等不良反应。

4. 快速利尿剂 呋塞米20～40 mg静脉注射,有利尿和扩张静脉的作用,有利于缓解肺水肿。注意记录尿量、出水量,监测电解质及血压变化。

5. 血管扩张剂 可选用硝普钠、硝酸甘油、酚妥拉明等静脉滴注。严密监测血压,尽量用输液泵控制滴数,并根据血压调整滴数。硝普钠见光易分解,应避光滴注;稀释后不稳定,应现配现用;代谢产物含氰化物,溶液保存和连续用药时间不超过 24 h,疗程不超过 72 h。

6. 解痉剂 氨茶碱稀释后缓慢静脉注射,解除支气管痉挛,减轻呼吸困难,并有一定的正性肌力及扩张血管利尿作用,对心源性哮喘和支气管哮喘均可应用。用药注意观察有无心律失常、血压下降、肌肉震颤等不良反应。

7. 洋地黄制剂 毛花苷 C(西地兰)0.4 mg 或毒毛花苷 K 0.25 mg 稀释后缓慢静脉注射,注意观察心率、心律变化。

(二)病情监测

严密监测病人意识、精神状态、血压、呼吸、脉搏、心率变化,定期监测心电图、电解质、血气分析、血氧饱和度,记录 24 h 出入液量,观察皮肤颜色、温度、出汗情况,观察肺部啰音、哮鸣音的变化,安置漂浮导管者应监测血流动力学指标的变化。

(三)心理护理

病人常因恐惧和焦虑,使呼吸困难进一步加重。护理人员在抢救时必须保持镇静、神态自如、操作熟练、忙而不乱,使病人产生安全感和信任感。尽可能守护在病人身边,安慰病人,消除病人的紧张恐惧心理。避免在病人面前讨论、争论病情,以免引起病人紧张或误会。

(四)出入量管理

一般病人每天液体摄入量在 1500 mL 内,不超过 2000 mL,保持每天液体出入负平衡量约 500 mL,严重病例负平衡量为每天 1000～2000 mL,以减少水钠潴留,缓解症状。待肺淤血、水肿明显消退,即减少水的负平衡量,逐步过渡到出入量大体平衡。

【健康教育】

1. 预防指导 在病人病情好转并稳定后,向病人及其家属介绍急性心力衰竭的病因和诱因,并指导病人及其家属积极针对诱因和病因治疗,如积极控制高血压、治疗各种心律失常等。

2. 生活指导 给予低盐、低脂膳食,多食蔬菜、水果,少量多餐,戒除烟酒;注意保暖,积极控制各种感染,预防感冒;注意休息和合理活动,适度运动,以有氧运动为主;保持乐观、稳定情绪,家庭成员之间和睦相处,避免精神刺激。

3. 用药指导 告知病人治疗药物名称、剂量、用法、不良反应,指导病人遵医嘱服药,不可随意增减,教会病人测量脉搏、心率。指导病人在输液、输血时主动说明病情,便于控制输液速度和输液量,以防输液过多过快诱发和加重心力衰竭。

4. 自我监测指导 指导病人出院后自我监测病情变化,定期监测各项心肺功能指标,如果突然出现呼吸困难、咳粉红色泡沫样痰、两肺布满湿啰音,应及时去医院就诊。

(魏映红)

第二节 心律失常病人的护理

案例引导

　　王女士,68 岁。反复胸闷、心悸 2 年,再发加重 2 h。2 年前病人无明显诱因出现胸闷、心悸伴头晕、乏力等表现,休息 20 min 后症状缓解,以后多次出现类似表现,均经休息缓解,未进行系统诊断治疗。2 h 前病人在活动时再次出现上述症状,休息未能缓解,遂急诊入院。既往无高血压、糖尿病病史。起病以来,无发热、咳嗽、晕厥、抽搐、大小便失禁等表现。护理体格检查:T 37.3 ℃,P 150 次/分,R 22 次/分,BP 90/60 mmHg,HR 150 次/分,律齐,各瓣膜未闻及杂音。心电图检查示室上性阵发性心动过速。临床诊断:心律失常,室上性阵发性心动过速。

　　心律失常(cardiac arrhythmia)是指心脏冲动的频率、节律、起源部位、传导速度或激动次序的异常。

　　心律失常按其发生机制分为冲动形成异常和冲动传导异常两大类。此外,临床上依据心律失常发作时心率的快慢分为快速性心律失常和缓慢性心律失常。

(一)冲动形成异常

1. 窦性心律失常 窦性心动过速、窦性心动过缓、窦性心律不齐、窦性停搏等。

2. 异位心律

(1)主动性异位心律 期前收缩(房性、交界性、室性)、阵发性心动过速(房性、交界性、室性),扑动与颤动(房性、室性)。

(2)被动性异位心律 逸搏(房性、交界性、室性)、逸搏心律(房性、交界性、室性)。

(二)冲动传导异常

1. 生理性 干扰及房室分离。

2. 病理性 窦房传导阻滞、房内传导阻滞、房室传导阻滞、室内传导阻滞(左、右束支及分支传导阻滞)。

3. 房室间传导途径异常 预激综合征。

【护理评估】

一、健康史

　　详细询问病人有无冠心病、高血压性心脏病、风湿性心脏病等既往病史,调查有无洋地黄、奎尼丁、普鲁卡因胺等用药史,了解病人有无情绪激动、紧张、劳累、吸烟、饮酒等诱发因素。

二、身心状况

（一）窦性心律失常

由窦房结发出冲动引起的心律称窦性心律，成人窦性心律频率为 60～100 次/分，其心电图特点如下：①P 波在 Ⅰ、Ⅱ、aVF 导联直立，aVR 导联倒置；②P-R 间期 0.12～0.20 s；③P-P 间期之差＜0.12 s。由窦房结冲动形成的过快、过慢、节律不规则或传导障碍的心律失常称为窦性心律失常。

1. 窦性心动过速 成人窦性心律频率超过 100 次/分即为窦性心动过速。健康人常见于吸烟、饮茶、饮酒、喝咖啡、剧烈运动与情绪激动，病理状态见于发热、甲状腺功能亢进、贫血、休克、心肌缺血、心功能不全以及应用肾上腺素、阿托品等药物。临床可无症状，或感心悸、乏力等。心电图特点为窦性心律，P-P 间期＜0.60 s，成人窦性心律频率大多在 100～150 次/分。窦性心动过速如图 2-1 所示。

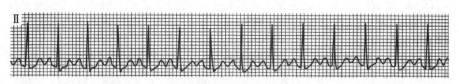

图 2-1 窦性心动过速

2. 窦性心动过缓 成人窦性心律频率低于 60 次/分即为窦性心动过缓。常见于健康的青年人、运动员及睡眠状态时，其他原因包括颅内疾病、严重缺氧、低温、甲状腺功能减退、阻塞性黄疸，以及应用拟胆碱药、胺碘酮、β 受体阻滞剂、洋地黄等药物，亦见于窦房结病变、急性下壁心肌梗死。临床多无症状，如果心率过慢可引起头晕、乏力，严重者晕厥、低血压、休克。心电图特点为窦性心律，P-P 间期＞1.0 s，频率多在 40～60 次/分。窦性心动过缓如图 2-2 所示。

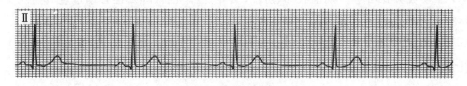

图 2-2 窦性心动过缓

3. 窦性心律不齐 窦性心律的节律明显不规则称为窦性心律不齐。常见于青少年或自主神经功能不稳定者，而且与呼吸有关。很少出现临床症状，当两次心脏搏动间隔时间较长时可有心悸。心电图特点为窦性 P 波，同一导联上 P-P 间期之差≥0.12 s。窦性心律不齐如图 2-3 所示。

4. 窦性停搏 窦性停搏指窦房结不能产生冲动，又称窦性静止。窦性停搏可见于迷走神经张力增高或颈动脉窦过敏、急性下壁心肌梗死、窦房结变性与纤维化、脑血管意外等病变，应用洋地黄类、乙酰胆碱等药物亦可引起窦性停搏。窦性停搏临床症状轻重不一，轻者无症状或出现黑蒙、短暂意识丧失或晕厥，重者可发生阿-斯综合征甚至死亡。心电图特点为一个或多个 P-P 间期显著延长，而长 P-P 间期与窦性心律的基本 P-P 间期之间无倍数关系，其后可出现交界性或室性逸搏。窦性停搏如图 2-4 所示。

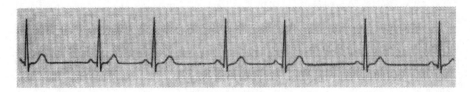

图 2-3 窦性心律不齐

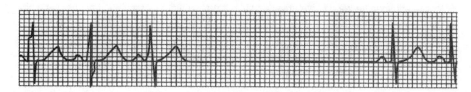

图 2-4 窦性停搏

（二）期前收缩

期前收缩又称过早搏动，简称早搏，是临床上最常见的心律失常，期前收缩是窦房结以外的异位起搏点发出的过早冲动引起的心脏搏动。按异位起搏点部位不同可分为房性、房室交界性和室性期前收缩，其中尤以室性期前收缩多见。

期前收缩的生理性原因包括情绪激动、过度疲劳、过量饮酒或吸烟、饮浓茶和咖啡等，病理性原因见于各种器质性心脏病，亦可见于药物的毒性作用、电解质紊乱等。

偶发期前收缩一般无特殊症状，部分病人可有心脏漏跳的感觉；当期前收缩频发或连续出现时，可出现心悸、乏力、心绞痛、胸闷、憋气、晕厥等症状，临床听诊心律不齐，室性期前收缩后出现较长的停歇，期前收缩的第一心音常增强，而第二心音相对减弱甚至消失。

心电图特点如下。①房性期前收缩：提前出现的 P 波形态与同导联正常窦性 P 波不同；P-R 间期≥0.12 s；P 波后继以形态正常的 QRS 波群；代偿间歇不完全，即期前收缩前、后窦性 P 波之间的时限短于 2 个窦性 P-P 间期，如图 2-5 所示。②房室交界性期前收缩：提前发生 QRS 波群与逆行 P 波，逆行 P 波可位于 QRS 波群之前（P-R 间期<0.12 s）、之中或之后（P-R 间期<0.20 s），QRS 波群形态多正常，多数代偿间歇完全，即期前收缩前、后窦性 P 波之间的时限等于 2 个窦性 PP 间期，如图 2-6 所示。③室性期前收缩：QRS 波群提前出现，形态宽大畸形，时限>0.12 s；提前出现的 QRS 波群前无相关的 P 波；T 波方向与 QRS 波群主波方向相反；多数代偿间歇完全，如图 2-7 所示。

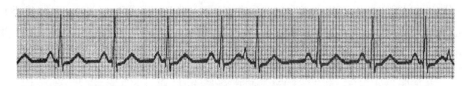

图 2-5 房性期前收缩

（三）阵发性心动过速

阵发性心动过速是一种阵发性快速而规律的异位心律，由 3 个或 3 个以上连续的期前收缩形成。根据异位起搏点部位的不同，阵发性心动过速分为房性、房室交界性和室性心动

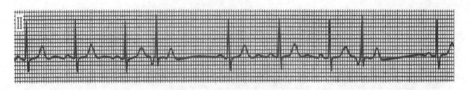

图 2-6　房室交界性期前收缩

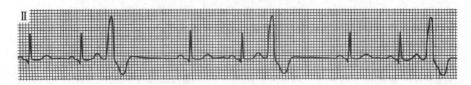

图 2-7　室性期前收缩

过速,由于房性、房室交界性在心电图上不易区别,故统称为阵发性室上性心动过速(简称室上速)。目前有学者推荐用"与房室交界区相关的折返性心动过速"这一描述性名词代替"阵发性室上性心动过速"。

阵发性室上性心动过速常见于无器质性心脏病的病人,其发作与体位改变、情绪激动、过度疲劳、烟酒过量等有关;阵发性室性心动过速(简称室速)多见于器质性心脏病病人(如急性心肌梗死等)。

阵发性室上性心动过速的临床特点为突然发作、突然终止,持续时间长短不一,症状轻重取决于发作时的心率及持续时间,亦与原发病的严重程度有关,发作时病人可有心悸、头晕、胸闷、心绞痛,甚至心力衰竭、休克、晕厥等表现,听诊心室率可达 150～250 次/分,心律绝对规则,心尖部第一心音强度恒定。

阵发性室性心动过速的临床症状轻重与发作时心室率、持续时间、基础心脏病变和心功能状况有关,非持续性室速(发作时间短于 30 s,能自行终止)病人通常无症状,持续性室速(发作时间超过 30 s,需药物或电复律才能终止)常伴有明显血流动力学障碍与心肌缺血,临床表现为低血压、少尿、晕厥、气促、心绞痛等,室速听诊心率多在 100～250 次/分,心律规则,亦可稍不规则,第一心音强度可不一致。

心电图特点如下。①阵发性室上性心动过速:3 个或 3 个以上连续且快速的室上性期前收缩,频率为 150～250 次/分,节律规则;P 波不易分辨;QRS 波群形态与时限正常,如图 2-8 所示。②阵发性室性心动过速:3 个或 3 个以上连续而迅速的室性期前收缩,频率为 100～250 次/分,节律规则或稍有不齐;QRS 波群形态宽大畸形,时限>0.12 s,有继发 ST-T 改变,T 波方向与 QRS 波群主波方向相反;如有 P 波,则 P 波与 QRS 波无关,且其频率比 QRS 频率缓慢;常可见心室夺获与室性融合波,如图 2-9 所示。

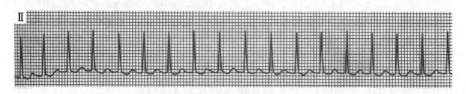

图 2-8　阵发性室上性心动过速

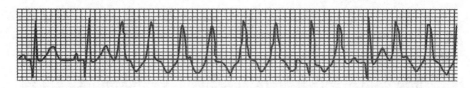

图 2-9　阵发性室性心动过速

（四）扑动与颤动

当自发性异位搏动的频率超过阵发性心动过速的范围时，则形成扑动或颤动。根据异位起搏点的部位不同分为心房扑动（简称房扑）与心房颤动（简称房颤）、心室扑动（简称室扑）与心室颤动（简称室颤）。房颤是常见心律失常，室扑与室颤为致命性心律失常。

心房扑动与颤动的病因基本相同，绝大多数见于器质性心脏病病人，常见于风性病二尖瓣狭窄、冠心病、心肌病及甲状腺功能亢进症、洋地黄中毒；心室扑动与颤动常见于缺血性心脏病。此外，抗心律失常药物、严重缺氧、预激综合征合并房颤与极快的心室率、电击伤等亦可引起。

心房扑动与颤动的临床表现取决于心室率的快慢，如心室率不快的病人可无任何症状，心室率快的病人可有心悸、胸闷、头晕、乏力，甚至有心力衰竭、心绞痛、晕厥等表现，心房颤动病人的第一心音强弱不等，心室律绝对不规则，有脉搏短促（脉率慢于心率），此外，心房颤动是心力衰竭的最常见诱因之一，持久性心房颤动易引起心房内附壁血栓形成，部分血栓脱落可引起体循环动脉栓塞。室扑与室颤一旦发生，病人意识突然丧失，抽搐，继之呼吸暂停甚至死亡，听诊心音消失，脉搏触不到，血压无法测出。

心电图特点如下。①房扑：P 波消失，代之以振幅和形状相似、间隔均匀、锯齿状的心房扑动波（F 波）；F 波频率为 250～350 次/分；F 波与 QRS 波群成某种固定的比例，最常见比例为 2∶1 房室传导，有时比例关系不固定，则引起心室律不规则；QRS 波群形态一般正常，如图 2-10 所示。②房颤：P 波消失，代之以大小不等、形态不一、间期不等的心房颤动波（f 波）；f 波频率为 350～600 次/分；R-R 间期绝对不等；QRS 波群形态通常正常，如图 2-11 所示。③室扑：P-QRS-T 波群消失，代之以波幅大而较规则的正弦波（室扑波）；频率为 150～300 次/分，室扑不持久，或很快恢复或转为室颤，如图 2-12 所示。室颤：P-QRS-T 波群消失，代之以形态、振幅与间隔绝对不规则的颤动波（室颤波），其频率为 150～500 次/分，如图 2-13 所示。

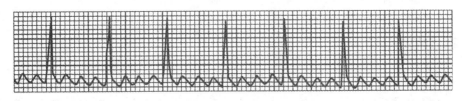

图 2-10　心房扑动

（五）房室传导阻滞

房室传导阻滞（AVB）又称房室阻滞，是指房室交界区脱离了生理不应期后，心房冲动传导延迟或不能传到心室。根据阻滞的严重程度可分为三度，一度、二度称为不完全性房室传导阻滞，三度则称为完全性房室传导阻滞。

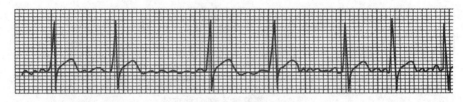

图 2-11　心房颤动

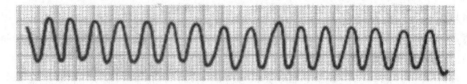

图 2-12　心室扑动

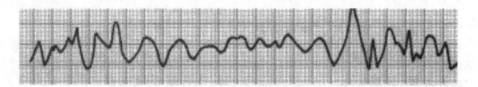

图 2-13　心室颤动

房室传导阻滞可见于正常人,与迷走神经张力增高有关,但临床更多见的病因是急性心肌梗死、冠状动脉痉挛、病毒性心肌炎、心内膜炎、心肌病、急性风湿热、钙化性主动脉瓣狭窄、心脏肿瘤(特别是心包间皮瘤)、先天性心血管病、原发性高血压、心脏手术、电解质紊乱、药物中毒等。

一度房室传导阻滞病人多无症状;二度房室传导阻滞病人可无症状或有心悸症状;三度房室传导阻滞病人的症状取决于心室率的快慢与伴随病变,有疲倦、乏力、头晕、晕厥、心绞痛、心力衰竭等症状;当一、二度房室传导阻滞突然进展为完全性房室传导阻滞,因心室率过慢导致脑缺血,病人可出现暂时性意识丧失,甚至抽搐,称为阿-斯综合征,严重者可致猝死。一度房室传导阻滞听诊时,第一心音强度减弱;二度Ⅰ型房室传导阻滞的第一心音强度逐渐减弱并有心搏脱漏;二度Ⅱ型房室传导阻滞亦有间歇性心搏脱漏,但第一心音强度恒定;三度房室传导阻滞的第一心音强度经常变化,第二心音可呈正常或反常分裂。

知识链接

心源性晕厥及其原因

心源性晕厥(cardiogenic syncope)是由于心排血量骤减、中断或严重低血压引起脑供血骤然减少或停止而出现的短暂意识丧失,常伴有肌张力丧失而不能维持一定的体位。心脏供血暂停 3 s 以上可发生近乎晕厥,5 s 以上可发生晕厥,超过 10 s 则可出现抽搐,称阿-斯综合征(Adams-Stokes syndrome)。

心源性晕厥的常见病因包括严重心律失常(如病窦综合征、房室传导阻滞、室性心动过速)和器质性心脏病(如严重主动脉瓣狭窄、梗阻性肥厚型心肌病、急性心肌梗死、急性主动脉夹层、心脏压塞、左心房黏液瘤）。晕厥发作时先兆症状常不明显,持续时间甚短。大部分晕厥病人预后良好,反复发作的晕厥是病情严重和危险的征兆。

心电图特点如下。①一度房室传导阻滞:P-R 间期＞0.20 s,每个 P 波后均有 QRS 波群,如图 2-14 所示。②二度Ⅰ型房室传导阻滞(文氏现象):P-R 间期逐渐延长,直至 QRS 波群脱落;相邻的 R-R 间期进行性缩短,直至 P 波后 QRS 波群脱落;包含受阻 P 波在内的 R-R 间期小于正常窦性 PP 间期的两倍;最常见的房室传导比例为 3∶2 和 5∶4;大多数情况下,阻滞位于房室结,QRS 波形态正常,如图 2-15 所示。③二度Ⅱ型房室传导阻滞(莫氏现象):P-R 间期固定不变(可正常或延长);间歇性 QRS 波群脱漏,常见比例为 2∶1 或 3∶1;阻滞位于房室结则 QRS 波群形态正常,阻滞位于希氏束-浦肯野纤维则 QRS 波群增宽、形态异常,如图 2-16 所示。④三度房室传导阻滞:P 波与 QRS 波群各有规律,互不相关,呈完全性房室分离;心房率＞心室率;心室起搏点多位于阻滞部位稍下方,如阻滞位于希氏束及其附近,心室率为 40～60 次/分,QRS 波群正常,心律亦较稳定,如位于室内传导系统的远端,心室率可在 40 次/分以下,QRS 波群增宽,心室率亦常不稳定,如图 2-17 所示。

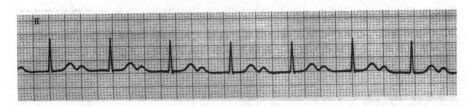

图 2-14　一度房室传导阻滞

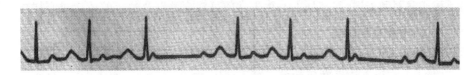

图 2-15　二度Ⅰ型房室传导阻滞

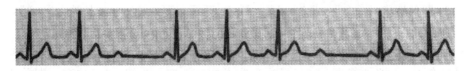

图 2-16　二度Ⅱ型房室传导阻滞

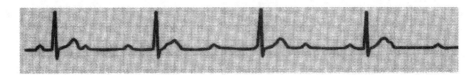

图 2-17　三度房室传导阻滞

【主要护理诊断/医护合作性问题】

1. 活动无耐力　与心律失常导致心排血量减少有关。

2. 焦虑 与心律失常反复发作、治疗效果不佳有关。

3. 有受伤的危险 与心律失常引起晕厥有关。

4. 潜在并发症：心绞痛、阿-斯综合征、心力衰竭。

【护理措施】

（一）一般护理

1. 休息与活动 偶发的、无器质性心脏病的心律失常病人，鼓励其正常生活和工作，建立正常的生活方式，注意避免劳累；有器质性心脏病或严重心律失常病人应卧床休息，以减少心肌耗氧量，卧床期间加强生活护理，待病情好转后逐渐增加活动量。为病人提供舒适、安静的环境，避免各种不良刺激，以保证病人的充分休息和睡眠。

2. 体位护理 尽量避免左侧卧位，因左侧卧位易使病人感觉到心脏搏动而加重不适感；当出现血压下降、休克时，协助病人抬高头部和下肢，以增加回心血量，保证脑组织血液供应；当病人出现心力衰竭时取半坐位，以减轻肺淤血，缓解呼吸困难；当病人出现晕厥时立即取平卧位，头部放低，松解衣领和裤带，保持呼吸道通畅。

3. 饮食护理 给予高蛋白、高维生素、低脂、易消化食物，多食蔬菜和水果，少量多餐，避免进食刺激性食物，戒烟戒酒，不饮浓茶、咖啡，多食粗纤维食物，保持大便通畅。

（二）心理护理

病人常因心律失常反复发作出现紧张、焦虑甚至恐惧等心理反应，而这些不良情绪可加重心脏负荷，诱发或加重心律失常。因此保持良好的情绪，对于心律失常的预防和康复具有重要意义。护理人员应关心体贴病人，和病人建立良好的关系，鼓励病人说出自己的内心感受，并给予耐心解释和安慰，告知病人心律失常的可治疗性以及稳定的情绪对心律失常治疗的重要性，同时，加强床边巡视，以增加病人的安全感，必要时酌情使用镇静剂。

（三）病情观察

（1）观察病人有无心律失常所致的心悸、乏力、胸闷、头晕、晕厥等表现，并注意询问这些症状的程度、持续时间以及给病人日常生活带来的影响。

（2）定期测量并记录血压、心率、心律、脉率、呼吸，房颤病人由两名护士同时测量心率和脉率 1 min。

（3）严重心律失常病人持续进行心电监测，严密监测心律失常的类型、持续时间、治疗效果，观察有无猝死性心律失常。一旦出现频发的室性期前收缩、成对的室性期前收缩、室性期前收缩落在前一个心动周期的 T 波上（R-on-T 现象）、阵发性室上性心动过速、心房颤动、二度Ⅱ型房室传导阻滞、阵发性室性心动过速、心室颤动、三度房室传导阻滞等严重心律失常，立即报告医师，积极配合抢救治疗。

（四）严重心律失常病人的护理

（1）绝对卧床休息，保持情绪稳定，避免不良刺激，以减少心肌耗氧量。

（2）伴有呼吸困难、发绀等缺氧表现时，遵医嘱给予氧气吸入（2～4 L/min）。

（3）立即建立静脉通道，为抢救用药做好准备。

（4）准备抢救药品、除颤器、临时起搏器等。

（5）遵医嘱给予抗心律失常药物，给药途径、剂量、速度准确，观察药物疗效和不良反应,监测心电图、血压、心率、心律,及时发现抗心律失常药物所致的新的心律失常。

（6）持续进行心电监护,严密观察病情变化,一旦出现意识突然丧失、抽搐、大动脉搏动消失、呼吸停止等表现,立即采取措施进行抢救,如心脏按压、人工呼吸、电复律或配合临时起搏等。

（五）治疗指导

1. 治疗要点 去除诱因与治疗病因,合理应用抗心律失常药物,必要时选用介入治疗或手术治疗。

（1）窦性心动过速 主要治疗原发病和去除诱因,一般不需特殊处理,必要时应用 β 受体阻滞剂(如普萘洛尔)或镇静剂(如地西泮)。

（2）窦性心动过缓 无症状者无须治疗;因心率过慢出现心排血量不足症状时,可用阿托品、异丙肾上腺素等药物治疗,必要时安置心脏起搏器。

（3）窦性心律不齐 一般不需治疗。

（4）窦性停搏 主要是针对病因治疗;无症状者不必治疗,仅定期随访观察;频发、持续时间长者,或有头昏、晕厥发作等明显症状者,用阿托品、异丙肾上腺素、麻黄碱、钙剂等治疗;反复晕厥、阿-斯综合征发作且药物治疗无效者,安置人工心脏起搏器。

（5）期前收缩 房性前期收缩、房室交界性期前收缩、偶发或无症状的室性期前收缩,通常无须药物治疗。频繁或症状明显的期前收缩可选用 β 受体阻滞剂、美西律、普罗帕酮(心律平)、莫雷西嗪等药物。

（6）阵发性室上性心动过速 可用刺激迷走神经的方法终止发作,如诱导恶心、Valsalva 动作(深吸气后屏气,再用力做呼气动作)、压迫一侧眼球(青光眼、高度近视者禁用)、按摩颈动脉窦(病人取仰卧位,每次按摩 5~10 s,先行右侧,无效时左侧,切勿双侧同时按摩)、将面部浸于冰水内等。首选治疗药物为腺苷,无效改维拉帕米或地尔硫草,其他药物有洋地黄、β 受体阻滞剂、普罗帕酮等。

（7）阵发性室性心动过速 无器质性心脏病的非持续性室速,如无症状无须治疗;持续性室速无论有无器质性心脏病均应治疗。无显著血流动力学障碍的室速首先给予利多卡因或普鲁卡因胺治疗,亦可选用普罗帕酮、胺碘酮,药物无效时改用直流电复律;如室速病人已发生低血压、休克、心绞痛、充血性心力衰竭或脑血流灌注不足等症状,应迅速电复律治疗;洋地黄中毒引起的室性阵发性心动过速,不宜用电复律,应给予药物治疗。

（8）房扑和房颤 针对原发病治疗;转复并维持窦性心律:药物转复(奎尼丁、普鲁卡因胺、普罗帕酮、胺碘酮)、电转复(直流电复律是终止房扑最有效的方法)、导管消融治疗;控制心室率:钙通道阻滞剂(维拉帕米、地尔硫草)、β 受体阻滞剂、洋地黄制剂(地高辛、毛花苷C);抗凝治疗:华法林,预防附壁血栓形成。

（9）室扑和室颤 一旦心电监测确定为室扑或室颤时,立即进行非同步直流电除颤,同时配合胸部按压、人工呼吸等心肺复苏术,经静脉注射利多卡因以及其他复苏药物(如肾上腺素等)。

（10）房室传导阻滞 针对不同的病因进行治疗。一度和二度 I 型房室传导阻滞如无临床表现、心室率不太慢者,无须特别治疗。二度 II 型或三度房室传导阻滞,如果心室率显著缓慢,并伴有血流动力学障碍或明显临床症状,甚至阿-斯综合征发作,应及早给予人工心脏起搏器治疗,阿托品、异丙肾上腺素仅适用于无心脏起搏条件的应急情况。

2. 用药护理 严格遵医嘱使用抗心律失常药物,准确掌握用药剂量、浓度、时间和方法;口服药物按时按量,静脉注射药物速度应缓慢,严格遵医嘱执行滴注速度;在用药过程中和用药后注意监测心律、心率、血压、脉搏、呼吸、意识变化,以判断用药疗效,并及时发现因用药引起的新的心律失常和药物中毒,做好相应护理。常见抗心律失常药物的不良反应如表 2-1 所示。

表 2-1　常见抗心律失常药物的不良反应

药　物	不 良 反 应
奎尼丁	恶心、呕吐、腹痛、腹泻;头晕、耳鸣、复视、意识模糊;皮疹、发热、血小板减少、溶血性贫血;窦性停搏、房室传导阻滞、尖端扭转型室速、奎尼丁晕厥、低血压、QT 间期延长等
普鲁卡因胺	中度浓度抑制心肌收缩力、低血压、传导阻滞、QT 间期延长与多形性室速;胃肠道反应较奎尼丁少见;中枢神经系统反应较利多卡因多见;发热、粒细胞减少、药物性狼疮
利多卡因	眩晕、感觉异常、意识模糊、谵妄、昏迷;少数窦房结抑制、偶尔窦性停搏、室内传导阻滞、低血压等
普罗帕酮	眩晕、味觉障碍、口内金属味、视力模糊;胃肠不适,可能加重支气管痉挛;窦房结抑制、房室传导阻滞、加重心力衰竭
β受体阻滞剂	加重哮喘和 COPD;间歇性跛行、雷诺现象、精神抑郁;窦性心动过缓、低血压、心力衰竭
胺碘酮	最严重的心外毒性为肺纤维化;胃肠道反应;光过敏、角膜色素沉着;甲状腺功能亢进或减退;转氨酶升高,偶致肝硬化;心动过缓,致心律失常很少发生,偶发尖端扭转型室速
维拉帕米	偶有肝毒性,增加地高辛血药浓度;已应用β受体阻滞剂或有血流动力学障碍者易引起低血压、心动过缓、房室传导阻滞、心脏停搏
腺苷	面部潮红、胸部压迫感、呼吸困难,持续时间短于 1 min;可有短阵窦性停搏、室性期前收缩或短阵室速
美西律	恶心、呕吐、震颤、运动失调、步态障碍、皮疹;低血压、心动过缓

【健康教育】

1. 疾病知识指导 向病人及家属讲解心律失常的基本知识,重点讲解常见病因、诱因及防治知识。积极防治原发病,避免各种诱因,如发热、疼痛、寒冷、饮食不当等,强调与医护人员配合控制疾病的重要性。

2. 生活指导 生活规律,合理休息,劳逸结合,改变不良生活习惯,戒烟戒酒,不饮浓茶、咖啡;选择高蛋白、高维生素、低脂、低盐的食物,多食蔬菜、水果,少量多餐,避免饱食,保持大便通畅;避免精神刺激,保持乐观情绪;适当运动,运动时最好有家人陪同,避免剧烈运动,以防诱发心律失常;心动过缓病人避免屏气及用力动作,以免兴奋迷走神经而加重心动过缓。

3. 用药指导 向病人解释遵医嘱服药的重要性,指导病人继续服用抗心律失常药物,不可自行减量或撤换药物,教会病人观察药物疗效和不良反应,必要时提供书面材料,教会阵发性室上性心动过速病人刺激迷走神经终止发作的方法。

4. 自我监测指导 教会病人及家属测量脉搏的方法,每天测量脉搏至少 1 次,每次1 min,并做好记录。指导病人及家属出现以下情况及时到医院就诊:①脉搏少于 60 次/分,并有头晕、目眩或黑蒙;②脉搏超过 100 次/分,休息及放松后仍不减慢;③脉搏节律不齐,出现漏搏、期前收缩超过 5 次/分;④原本整齐的脉搏出现脉搏忽强忽弱、忽快忽慢的现象;⑤应用抗心律失常药物后出现不良反应。

5. 安全指导 有晕厥史的病人避免从事驾驶、高空作业等带有危险性的工作,出现头晕、黑蒙等表现时立即平卧,以免跌倒摔伤。

6. 复查指导 定期医院随访复查,定期心电图检查。出现异常表现立即就诊。

（魏映红）

第三节　心搏骤停与心脏性猝死病人的护理

心搏骤停(cardiac arrest)是指心脏射血功能的突然终止。心搏骤停发生后,由于脑血流突然中断,10 s 左右病人即可出现意识丧失,如能正确及时抢救,部分病人可以获救,若抢救不及时或措施不力,则导致生物学死亡。心搏骤停常为心脏性猝死的直接原因。

心脏性猝死(sudden cardiac death)是指急性症状发作后 1 h 内发生的以意识突然丧失为特征、由心脏原因引起的自然死亡。无论是否有心脏病,死亡时间和形式均未能预料。我国心脏性猝死发生率为 418.4/10 万,如果按 13 亿人口计算,我国每年心脏性猝死的总人数约为 54.4 万人,男性高于女性。

大多数心脏性猝死发生于器质性心脏病的病人。西方国家约 80% 由冠心病及其并发症引起,其中约 75% 有心肌梗死病史,各种心肌病引起的心脏性猝死占 5%~15%,是冠心病易患年龄前(<35 岁)心脏性猝死的主要原因。

【护理评估】

一、健康史

了解病人有无冠心病及其他心脏病史,有无药物中毒或过敏及其他意外受伤情况。

二、身心状况

（一）临床表现

心脏性猝死的临床经过可分为前驱期、终末事件期、心搏骤停与生物学死亡四个时期。不同病人各期表现有明显差异。

1. 前驱期 猝死前数天至数月,部分病人可有胸痛、气促、疲乏、心悸等非特异性症状。亦可无前驱表现。

2. 终末事件期 指心血管状态出现急剧变化到心搏骤停发生前的一段时间,瞬间至持续 1 h 不等。典型表现包括严重胸痛、急性呼吸困难、突发心悸或眩晕等。

3. 心搏骤停 病人突然意识丧失,伴有局部或全身性抽搐,呼吸断续呈叹息样或短促痉挛性呼吸,随后呼吸停止,皮肤苍白或发绀,瞳孔散大,大小便失禁。

4. 生物学死亡 从心搏骤停至发生生物学死亡时间的长短取决于原发病的性质以及心搏骤停至复苏开始的时间。心搏骤停发生后,大部分病人在 4～6 min 内开始发生不可逆脑损害,随后经数分钟过渡到生物学死亡。

（二）辅助检查

1. 心电图检查 表现为三种情况:①心室颤动,最常见;②心室完全丧失活动,心电图表现为直线;③无脉性电活动(过去称心电-机械分离),心电图为慢而宽大的 QRS 波,但不产生有效的机械收缩。

2. 其他检查 血清电解质、血气分析。

【主要护理诊断】

1. 心输出量减少 与心搏骤停有关。
2. 急性意识障碍 与心搏骤停致脑缺血有关。

【护理措施】

一、急救护理

心搏骤停抢救成功的关键是尽早进行心肺复苏(CPR)和尽早进行复律治疗。心肺复苏又分初级心肺复苏和高级心肺复苏,可按照以下顺序进行。

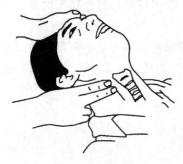

图 2-18 触摸颈动脉

（一）识别心搏骤停

①首先观察病人对刺激的反应,如轻拍肩部并大声呼叫病人;②快速(10 s 内)检查呼吸和脉搏,判断呼吸是否停止或能否正常呼吸(无呼吸或喘息),触诊大动脉(颈动脉或股动脉)有无搏动,如图 2-18 所示。如检查发现病人意识丧失、大动脉搏动消失即可判断为心搏骤停,立即开始初级心肺复苏。

（二）呼叫求救

高声求救,请求他人帮助,在不延缓心肺复苏的同时,应设法呼叫急救电话,启动医疗急救系统。

（三）初级心肺复苏

初级心肺复苏即基础生命支持(basic life support,BLS),一旦确诊心搏骤停,应立即进行。首先帮助病人仰卧于硬板床(或背部垫硬板)或硬质平面上,保持正确体位(头、颈、躯干在同一轴线上,双手放于身体两侧,身体无扭曲),施救者在病人一侧进行复苏。主要措施包括胸外按压、开通气道、人工呼吸、电除颤,前三者简称为 CAB 三部曲。

1. 胸外按压(compressions,C) 胸外按压是建立人工循环的主要方法。胸外按压的部位在胸骨下半部,两乳头之间。用一只手掌根部放在胸部正中两乳头之间的胸骨上,另一只手平行重叠压在手背上,保证手掌根部横轴与胸骨长轴方向一致,保证手掌用力在胸骨上,避免发生肋骨骨折,不要按压剑突。按压时肘关节伸直,依靠肩部和背部的力量垂直向下按压,成人按压幅度为 5~6 cm,随后放松让其回复,按压与放松的时间大致相等,放松时双手不要离开胸壁,按压频率为 100~120 次/分,如图 2-19 所示。在胸外按压中应尽可能减少中断(不超过 10 s)。胸外按压的并发症主要是肋骨骨折、心包积血或心脏压塞、气胸、血胸、肺挫伤、肝脾撕裂伤和脂肪栓塞等,按压时应遵循正确的操作方法,尽量避免发生。

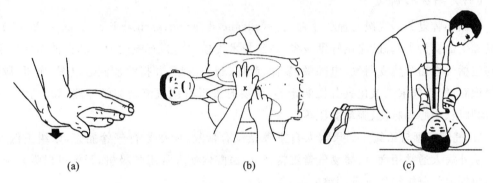

图 2-19 人工胸外按压

2. 开放气道(airway,A) 保持呼吸道通畅是成功复苏的重要一步。

(1)清除口腔异物 将病人头偏向一侧,清除病人口中的异物和呕吐物,取下松动义齿。

(2)打开气道 一般采用仰头抬颏法,术者将一手置于病人前额用力加压,使头后仰,另一手的示指和中指抬起下颌,使下颌尖、耳垂的连线与地面呈垂直状态,以通畅气道,如图 2-20 所示。如果颈部损伤时,不能使头部后仰,以免加重颈椎损伤,在此种情况下采用托颌法开放气道较为安全。

3. 人工呼吸(breathing,B) 气管内插管是建立人工通气的最好方法。当时间或条件不允许时,口对口(或口对鼻)人工呼吸不失为一种快捷而有效的通气方法。口对口人工呼吸操作方法为术者用一手拇指、示指捏住病人鼻孔,正常吸气(无须深吸气)一口,用口唇把病人的口全包住,然后缓慢吹气,每次吹气持续时间 1 s 以上,并且确保每次吹气时胸廓抬起,无论是单人还是双人心肺复苏,吹气 2 次后立即胸外按压,按压:通气比例均为 30:2,如图 2-21 所示。但口对口人工呼吸只是临时性抢救措施,应争取尽快行气管内插管,以人工气囊挤压或人工呼吸机进行辅助呼吸与给氧,纠正低血氧血症。

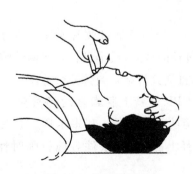

图 2-20 仰头抬颏法

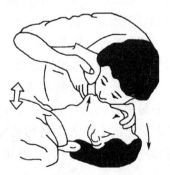

图 2-21 口对口人工呼吸

4. 电除颤(defibrillation)　心脏体外电除颤是利用除颤仪在瞬间释放高压电流经胸壁到心脏,使得心肌细胞在瞬间同时除极,终止导致心律失常的异常折返或异位兴奋灶,从而恢复窦性心律。室颤是心搏骤停病人中最常见的心律失常,早期电除颤是抢救室颤最有效的方法。自动体外电除颤仪(AED)便于携带、容易操作,能自动识别心电图并提示除颤,非专业人员亦可操作。因此,如果具有 AED,应联合应用 CPR 和 AED,越早进行抢救效果越好。

(四)高级心肺复苏

高级心肺复苏即高级心血管生命支持(advanced cardiovascular life support,ACLS),是以基础生命支持为基础,应用辅助设备、特殊技术等建立更为有效的通气和血液循环。主要措施包括气管插管建立通气、电除颤、复律、起搏、药物治疗,并持续监测心电图、血压、脉搏、血氧饱和度、呼气末二氧化碳分压测定等,必要时进行有创血流动力学监测,如动脉血气分析、动脉压、中心动脉压、肺动脉压等。

1. 气管插管与给氧　如果病人自主呼吸没有恢复,应尽早行气管插管,以纠正低氧血症。院外病人通常用面罩、简易气囊维持通气,医院内病人常用呼吸机,开始可以吸入纯氧,然后根据血气分析结果进行调整。

2. 电除颤和复律　心搏骤停后电除颤的时间是心肺复苏成功最重要的决定因素,如有条件越早进行越好,并不拘泥于复苏的阶段,提倡在初级心肺复苏中即行电复律治疗。采用双相波电除颤可以选择 150～200 J,使用单相波电除颤应选择 360 J。一次电击无效应继续胸外按压和人工通气,5 个周期的 CRP 后(约 2 min),再次分析心律,必要时再次除颤。

3. 起搏治疗　对心搏骤停病人不推荐使用起搏治疗,而对有症状的心动过缓病人则考虑起搏治疗。如果病人出现严重症状,尤其是当高度房室传导阻滞发生在希氏束以下时,则应该立即施行起搏治疗。

4. 药物治疗　尽早开通静脉通道,给予急救药物。外周静脉通常选用肘前静脉或颈外静脉,中心静脉可选用颈内静脉、锁骨下静脉和股静脉。如果静脉穿刺无法完成,某些药物可经气管给予。

(1)血管升压药　肾上腺素是CPR 的首选药物,可用于电击无效的室颤及无脉室速、心脏停搏或无脉性电生理活动。血管升压素也可以作为一线药物。严重低血压可给予去甲肾上腺素、多巴胺、多巴酚丁胺等。

(2)纠正酸中毒药　复苏过程中产生的代谢性酸中毒通过改善通气常即可改善,不应过分积极补充碳酸氢钠。心搏骤停或复苏时间过长的病人,或早已存在代谢性酸中毒、高钾血症的病人可适当补充碳酸氢钠,最好通过动脉血气分析结果调整补给量。

(3)抗心律失常药　经过 2～3 次除颤加 CPR 及肾上腺素之后仍然存在室颤/无脉室速,则考虑给予抗心律失常药物治疗,常用药物为胺碘酮、利多卡因。缓慢性心律失常常用药物为肾上腺素、阿托品,亦可用异丙肾上腺素,有条件者施行临时性人工心脏起搏。

二、复苏后护理

(一)重症监护

一旦心肺复苏成功,立即将病人送至监护病房,密切监测生命体征、神志、瞳孔、呼吸功能、血流动力学、心电图、出入量、电解质、肾功能、血气分析、血氧饱和度等。

(二)维持有效循环

全面评价心血管系统及其相关因素,仔细寻找引起心搏骤停的原因,尤其注意有无急性心肌梗死及电解质紊乱,并及时作相应处理;病人如果血流动力学状态不稳定,则应评估全身循环血容量状况和心室功能;危重病人需放置肺动脉漂浮导管进行有创血流动力学监测。为保证血压、心脏指数和全身灌注,遵医嘱输液并使用血管活性药(如去甲肾上腺素)、正性肌力药(如多巴酚丁胺)和增强心肌收缩力药物(如米力农)等。

(三)维持有效呼吸

加强呼吸道护理,定期湿化气道,及时清除呼吸道分泌物,以保持呼吸道通畅。遵医嘱行机械通气和吸氧治疗,依据动脉血气结果和(或)无创监测来调节吸氧浓度、PEEP 值和每分通气量。

(四)防治脑缺氧和脑水肿

防治脑缺氧和脑水肿亦称脑复苏,是心肺复苏最后成功的关键。在缺氧状态下,脑血流的自主调节功能丧失,脑血流的维持主要依赖脑灌注压,任何导致颅内压升高或体循环平均动脉压降低的因素均可降低脑灌注量,从而进一步减少脑血流。脑复苏的主要措施包括降温、脱水、防止抽搐、高压氧治疗、促进脑血流灌注等。

1. 降温 复苏后的高代谢状态或其他原因引起的体温升高可导致脑组织氧供需关系的明显失衡,从而加重脑损伤。低温治疗是保护神经系统和心脏功能的最重要的治疗策略。在心搏骤停复苏后,应密切观察体温变化,积极采取降温退热措施,体温以 33～34 ℃为宜,并维持 12～24 h。

2. 脱水 遵医嘱应用渗透性利尿剂,以减轻脑组织水肿和降低颅压,以促进大脑功能恢复。通常选用20％甘露醇或 25％山梨醇快速静脉滴注,联合使用呋塞米静脉注射。脱水治疗时,注意防止过度脱水,以免造成血容量不足,血压不稳。

3. 防治抽搐 遵医嘱应用冬眠药物控制缺氧性脑损害引起的四肢抽搐以及降温过程中的寒战反应。常用双氢麦角碱、异丙嗪稀释后静脉滴注,亦可应用地西泮 10 mg 静脉注射。

4. 高压氧治疗 通过增加血氧含量及血氧弥散,提高脑组织氧分压,改善脑缺氧,降低颅内压。有条件者尽早应用。

5. 促进早期脑血流灌注 遵医嘱用抗凝剂疏通微循环、用钙拮抗剂解除脑血管痉挛。

(五)防治急性肾衰竭

心搏骤停时间较长或复苏后持续低血压则易发生急性肾衰竭,尤其是原有肾脏病变的老年病人易发生。维持有效的心脏和循环功能、避免使用对肾脏有损害的药物是有效的预防措施。由于已经使用大剂量脱水剂和利尿剂,因此病人常表现为尿量正常甚至增多,但血肌酐升高。若注射呋塞米后仍然无尿或少尿,则提示急性肾衰竭,此时应按急性肾衰竭处理。

（六）做好心理护理

向病人和家属介绍有关病情和治疗状况,关心体贴他们,和他们建立良好的关系。进行各项操作时应沉重冷静,减轻病人的恐惧心理,使他们能积极配合治疗。

（七）加强基础护理

保持室内空气新鲜,定时翻身按摩,加强口腔护理、皮肤护理等。

三、心脏性猝死预防

预防心脏性猝死最为关键的一步是识别高危人群,并对高危人群积极进行预防和治疗。因大多数心脏性猝死发生于冠心病病人,因此,减轻心肌缺血、预防心肌梗死或缩小梗死范围等措施能减少心脏性猝死的发生率。β受体阻滞剂能明显减少急性心肌梗死、心肌梗死后及充血性心力衰竭病人心脏性猝死的发生。血管紧张素转换酶抑制剂对减少充血性心力衰竭猝死的发生可能有作用。

（魏映红）

第四节　风湿性心脏瓣膜病病人的护理

案例引导

病人,女,36岁。因反复发作心悸、气促12年,加重3周入院。3周前因上呼吸道感染致心悸、乏力、呼吸困难明显,休息时亦感气促。护理体格检查:T 36.8 ℃,P 100次/分,R 24次/分,BP 120/80 mmHg,消瘦,二尖瓣面容,听诊HR 126次/分,心尖部可闻及舒张期隆隆样杂音。心电图检查示心房颤动。临床诊断:风心病、房颤。

心脏瓣膜病(valvular heart disease)是由于炎症、退行性改变、黏液样变性、缺血坏死、先天性畸形、创伤等原因引起单个或多个瓣膜(包括瓣叶、瓣环、腱索、乳头肌)的功能或结构异常,导致瓣膜口狭窄和(或)关闭不全为主要表现的心脏病。病变可累及一个瓣膜,也可累及两个或两个以上瓣膜(称为多瓣膜病)。临床上最常见的心脏瓣膜病是风湿性心脏瓣膜病,而瓣膜黏液样变性和老年人的瓣膜钙化在我国也日益增多。

风湿性心脏瓣膜病(rheumatic valvular heart disease)简称风心病,是风湿炎症过程所致的心脏瓣膜损害。最常累及二尖瓣,其次是主动脉瓣。主要累及40岁以下人群,女性多于男性。近年我国风心病的患病数有所下降,但其仍是我国最常见的心脏病之一。

【护理评估】

一、健康史

询问病人的起病年龄、居住环境及有无咽峡炎及扁桃体炎病史。

二、身心状况

（一）二尖瓣狭窄

知识链接

二尖瓣狭窄的病理生理

正常人二尖瓣口面积为 4~6 cm²。当瓣口减小一半即出现狭窄的相应表现。瓣口面积 1.5 cm² 以上为轻度狭窄，1~1.5 cm² 为中度狭窄，小于 1 cm² 为重度狭窄。

当二尖瓣中重度狭窄时，左心房压力开始升高，致肺静脉压和肺毛细血管升高，肺顺应性减低，从而发生劳力性呼吸困难。心率增快时舒张期缩短，左心房压升高，故任何增加心率的诱因均可促使急性肺水肿的发生，如心房颤动、妊娠、感染或贫血等。由于左心房压和肺静脉压升高，引起肺小动脉反应性收缩，最终导致肺小动脉硬化，肺血管阻力增高，肺动脉压力升高。重度肺动脉高压可引起右心室肥厚、三尖瓣和肺动脉瓣关闭不全和右心衰竭。

1. 症状 代偿期无症状或仅有轻微症状。失代偿期可有劳累后呼吸困难，随着病情加重，休息时亦可出现，可伴咳嗽、咯血、声嘶等症状。严重狭窄的病人可以发生急性肺水肿。右心受累期可表现为食欲减退、腹胀、水肿等。

（1）呼吸困难 为最常见的早期症状。首次呼吸困难发生常以运动、精神紧张、感染、妊娠或心房颤动为诱因，一般先有劳力性呼吸困难，随狭窄加重，出现静息时呼吸困难、阵发性夜间呼吸困难和端坐呼吸，甚至发生急性肺水肿。

（2）咯血 严重二尖瓣狭窄可突然咯大量鲜血，并可为首发症状；夜间阵发性呼吸困难或咳嗽时咯血性痰或血丝痰；急性肺水肿时咯大量粉红色泡沫样痰。

（3）咳嗽 常见，尤其在冬季明显，有的病人在平卧时干咳，可能与支气管黏膜淤血水肿易患支气管炎或左心房增大压迫左主支气管有关。

（4）声嘶 较少见，扩大的左心房和肺动脉压迫左喉返神经所致。

（5）右心衰竭 其症状为食欲减退、腹胀、恶心、尿少、倦怠等。

2. 体征 典型者出现二尖瓣面容，心尖部可触及舒张期震颤，心尖区可闻及低调的舒张期隆隆样杂音，局限、不传导；瓣膜弹性尚好时心尖部可闻及第一心音亢进和（或）开瓣音；肺动脉高压时肺动脉瓣区第二心音亢进伴分裂。右心衰竭时，可见颈静脉怒张、肝脏肿大及双下肢凹陷性水肿等。

3. 并发症

（1）心房颤动 为二尖瓣狭窄最常见的心律失常，也是相对早期的常见并发症，是诱发心力衰竭及栓塞的重要原因。

（2）心力衰竭 此为晚期常见并发症及主要死亡原因。

（3）肺部感染 较常见，可诱发或加重心力衰竭。

（4）急性肺水肿 多见于重度二尖瓣狭窄病人，死亡率较高。

（5）血栓栓塞 最常见于二尖瓣狭窄伴心房颤动的病人，可发生在皮肤、黏膜及内脏器官,以脑栓塞最常见。

（6）感染性心内膜炎　较少见。

4. 心理、社会状况　因疾病治疗过程长,效果欠显著且反复发作,同时病人担心疾病预后和经济负担,常常会产生焦虑、厌倦、恐惧等不良心理反应,甚至丧失坚持治疗的信心。

5. 辅助检查

（1）X线检查　轻度二尖瓣狭窄X线表现可正常;中度和重度二尖瓣狭窄可见左心房增大、肺动脉段突出、肺淤血征象,心影呈梨形(二尖瓣型心脏),晚期右心室扩大。

（2）心电图检查　左心房明显扩大,可出现二尖瓣型P波(P波增宽、有切迹,时间＞0.12 s)。常见心房颤动、右心室肥厚心电图表现。

（3）超声心动图　超声心动图是确诊二尖瓣狭窄最敏感的可靠方法。二维超声检查可显示狭窄瓣膜的形态、活动度、瓣口面积。M型超声检查显示二尖瓣前叶活动曲线双峰消失,呈"城墙样"改变,前、后叶同向运动。多普勒超声检查可提供血流速度及方向。

（二）二尖瓣关闭不全

> **知识链接**
>
> ### 二尖瓣关闭不全的病理生理
>
> 二尖瓣关闭不全导致其单向活瓣作用消失,当心室收缩时左心室部分血液反流入左心房,使左心房容量负荷增加,导致左心房扩大;当心室舒张时,左心房的过多血液注入左心室,使左心室的容量负荷增加而出现左心室肥厚、扩张。在较长的代偿期,左心房、左心室可适应容量负荷的增加,左心房压和左心室压不致明显增加,不出现明显的肺淤血;失代偿时,长期存在的严重负荷过重,将会导致左心衰竭,使左心室舒张末压和左心房压力明显增高而致肺淤血,最终导致肺动脉高压和右心衰竭。因此,二尖瓣关闭不全主要累及左心房、左心室,最终影响右心,出现全心衰竭。

1. 症状　轻度二尖瓣关闭不全可终身无症状,严重反流时心排血量减少,首先出现的突出症状是疲乏无力,肺淤血的症状如呼吸困难则出现较晚。随着病情进展,可出现腹胀、纳差、肝脏淤血肿大、水肿、腹腔积液、胸腔积液等右心衰竭症状。待右心衰竭发生后,左心衰竭的症状反而有所减轻。

2. 体征　心尖搏动呈高动力型,向左下移位,心界向左下扩大,第一心音减弱,心尖区可闻及全收缩期粗糙的吹风样杂音,可伴收缩期震颤,前叶损害为主杂音向左腋下或左肩胛下区传导,后叶损害为主杂音向心底部传导。肺动脉高压和右心功能不全时可见颈静脉怒张、肝脏肿大、下肢水肿等。

3. 并发症　与二尖瓣狭窄相似,但感染性心内膜炎发生率较二尖瓣狭窄多见,体循环栓塞则较少见。

4. 心理、社会状况　与二尖瓣狭窄相同。

5. 辅助检查

（1）X线检查　慢性重度反流可见左心房、左心室扩大;左心衰竭可见肺淤血、肺间质水肿征。晚期可见右心室增大。

（2）心电图检查 主要为左心房增大,部分病人出现左室肥厚和继发性 ST-T 改变,心房颤动较常见。

（3）超声心动图检查 M 型和二维超声心动图不能确定二尖瓣关闭不全。脉冲多普勒超声和彩色多普勒诊断二尖瓣关闭不全的敏感性几乎达 100%,且可半定量反流程度。二维超声检查可显示二尖瓣结构的形态特征,有助于明确病因。

（三）主动脉瓣狭窄

知识链接 · ○

主动脉瓣狭窄的病理生理

正常成人主动脉瓣口面积不小于 $3.0\ cm^2$,当瓣口面积减少一半时,收缩期仍无明显跨瓣压差。瓣口面积小于或等于 $1.0\ cm^2$ 时,左心室收缩压明显升高,跨瓣压差显著。

主动脉瓣狭窄使左心室压力负荷增加,左心室排血受阻,致左心室向心性肥厚,久之出现左心衰竭。因左心室射血受阻,左心搏血量减少,使心、脑组织供血减少,出现相应表现。

○ · ━━━

1. 症状 症状出现较晚。呼吸困难、心绞痛和晕厥为典型主动脉瓣狭窄的三联征。

（1）呼吸困难 劳力性呼吸困难为常见首发症状,见于 90% 有症状的病人,进而可发生夜间阵发性呼吸困难、端坐呼吸和急性肺水肿。

（2）心绞痛 心绞痛是最早出现也是最常见的症状,见于 60% 有症状的病人,常由运动诱发,休息后缓解。主要由心肌缺血所致,极少数由瓣膜的钙质栓塞冠状动脉引起。

（3）晕厥 见于 1/3 有症状的病人,多发生于直立、运动中或运动后即刻,少数在休息时发生,由于脑缺血引起。

2. 体征 心尖搏动相对局限、持续有力,呈抬举样心尖搏动;主动脉瓣听诊区可触及收缩期震颤,并可闻及粗糙的、响亮的、喷射性收缩期杂音,并向颈部传导,主动脉瓣区第二心音减低;收缩压和脉压均可下降,脉搏细弱。

3. 并发症 心律失常(心房颤动、室性心律失常)、左心衰竭、感染性心内膜炎、晕厥、心脏性猝死。

4. 心理、社会状况 同上。

5. 辅助检查

（1）X 线检查 升主动脉根部常见狭窄后扩张,心影可正常或增大。

（2）心电图检查 轻者心电图正常;重者左心室肥厚伴继发性 ST-T 改变,左心房增大;可有房室传导阻滞、室内阻滞、心房颤动等。

（3）超声心动图检查 此为确诊和判断狭窄程度的重要方法。M 型超声检查对本病诊断不敏感和缺乏特异性。二维超声心动图探测主动脉瓣异常十分敏感,有助于确定狭窄的病因,但不能准确定量狭窄程度。多普勒超声检查可以探测主动脉瓣瓣口面积和跨瓣压,从而评估其狭窄程度。

（4）左心导管术 可直接测出左心室与主动脉间有明显的跨瓣压差。

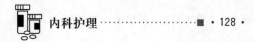

（四）主动脉瓣关闭不全

知识链接 -------------------------------

主动脉瓣关闭不全的病理生理

主动脉瓣关闭不全时，单向活瓣作用消失，舒张期主动脉瓣内血液反流入左心室，左心室同时接纳左心房的血液，致左心室容量负荷增加，久之引起左心室肥厚、扩张，最终发生左心衰竭。由于舒张期血液反流回左心室，主动脉舒张压过低，致心、脑等组织器官供血不足，并出现相应表现。

1. 症状　轻度狭窄一般维持 20 年以上无症状；随反流量增加，出现心悸、心前区不适、头颈部动脉强烈搏动感等；晚期出现左心室衰竭表现。改变体位时可有头晕或眩晕，心绞痛较主动脉瓣狭窄少见，晕厥罕见。

2. 体征　心尖搏动向左下移位，呈抬举样搏动，心界向左下扩大；胸骨左缘第 3、4 肋间可触及舒张期震颤，可闻及舒张早期高调叹气样杂音，并向心尖部传导，坐位前倾、深呼气时易听到；严重主动脉瓣关闭不全病人可在心尖区闻及舒张中晚期隆隆样杂音，称之为奥-弗氏杂音（Austin-Flint 杂音）；周围血管征常见，包括随心脏搏动的点头征、毛细血管搏动征、水冲脉、枪击音等。

3. 并发症　常见左心衰竭、室性心律失常、感染性心内膜炎等。

4. 心理、社会状况　同上。

5. 辅助检查

（1）X 线检查　左心室增大，升主动脉继发性扩张明显，外观呈主动脉型心脏，即靴型心。

（2）心电图　左心室肥厚劳损及继发性 ST-T 改变等。

（3）超声心动图　M 型超声检查示二尖瓣前叶或室间隔纤细扑动；二维超声检查可显示瓣膜和主动脉根部的形态改变；脉冲多普勒和彩色多普勒血流显像在主动脉瓣的心室侧可探及全舒张期反流束，为诊断主动脉瓣反流高度敏感和准确的方法，并可通过计算反流血量与搏出血量的比例，判断其严重程度。

（4）升主动脉造影　可半定量估计反流程度。

【**主要护理诊断/医护合作性问题**】

1. 活动无耐力　与氧的供需失调有关。

2. 心输出量减少　与心脏瓣膜病变、并发心力衰竭有关。

3. 体温过高　与风湿活动或并发感染有关。

4. 气体交换受损　与肺静脉压升高、肺淤血有关。

5. 潜在并发症：心力衰竭、心绞痛、心律失常。

【护理措施】

（一）一般护理

1. 休息与活动 适当活动可防止静脉血栓形成、增加侧支循环、保持肌肉功能、防止便秘。按心功能程度适当安排休息与活动，心功能代偿期一般体力活动不限制，但应避免剧烈活动和过度劳累，以不感到心悸、胸闷为限度；失代偿期以卧床休息为主，保证足够睡眠，但不宜卧床过久，以防静脉血栓形成和栓子脱落导致栓塞。如为主动脉病变的病人应限制活动，以防晕厥，风湿活动时卧床休息。

2. 饮食指导 选择易消化、低钠、低脂、高热量、高蛋白、富含维生素的饮食，以增加机体抵抗力，使体力恢复。出现心力衰竭时适当限制钠盐，少量多餐，多食蔬菜、水果和含维生素丰富的食物，保持大便通畅。

（二）心理护理

风湿性心脏瓣膜病为慢性疾病，病程迁延，容易并发各种并发症，病人和家属承受着沉重的经济压力和心理压力，病人容易产生焦虑、紧张等不良心理。护士应关心、体贴病人，加强与病人的沟通交流，向病人解释良好心理在疾病康复中的作用，鼓励病人保持愉快的心态，积极配合治疗。

（三）病情观察

观察病人有无风湿活动的表现，如发热、皮肤环形红斑、皮下结节、关节红肿及疼痛不适等。观察、判断病人的心功能状态，观察有无并发症发生。

（四）对症护理

1. 预防风湿活动 风湿性心脏瓣膜病病程中反复发作的风湿活动可加重瓣膜损害、诱发心力衰竭。因此，积极预防风湿活动发作尤为重要。预防风湿活动的关键是防治链球菌的感染。避免上呼吸道感染、咽炎、扁桃体炎，摘除反复感染的扁桃体；积极进行适当的体育锻炼，居住环境避免阴暗潮湿，保持室内空气流通，注意保暖；遵医嘱长期甚至终身应用苄星青霉素控制链球菌感染。

2. 心肌炎护理 当风湿复发出现心肌炎表现时，应绝对卧床休息，至症状控制及血沉正常方可逐步活动。

3. 关节炎护理 风湿复发出现关节炎表现时，注意休息，病变关节制动、保暖，并用软垫固定，避免受压和碰撞，局部可行热敷或按摩，以增加血液循环，减轻疼痛，遵医嘱使用止痛剂。

4. 发热护理 定时测量体温，观察发热程度和热型，卧床休息，体温高于 38.5 ℃时，遵医嘱给予物理或药物降温，并做好皮肤护理和口腔护理，遵医嘱抗感染、抗风湿治疗。

5. 心力衰竭预防及护理 预防呼吸道感染及风湿活动，保持大便通畅，注意休息，避免过度劳累和情绪激动，严格控制液体入量和速度，根据病情适当进行体育锻炼，提高机体抵抗力，预防心力衰竭发生。监测生命体征、尿量、体重变化，注意水肿消长情况，一旦出现心力衰竭表现按心力衰竭护理。

6. 心律失常预防及护理 风湿性心脏病最常见的心律失常是心房颤动。指导病人避免情绪激动、吸烟、饮用浓茶和咖啡等诱因，注意观察脉搏、心率、心律变化，教会病人自测脉搏,监测有无心悸、胸闷、乏力、脉搏短绌、心音强弱不等、节律绝对不规则等房颤表现,定期描记心电图,发现异常及时治疗护理。

7. 栓塞预防及护理

(1)卧床期间协助肢体被动运动,在病情允许的情况下,鼓励和协助病人翻身、活动下肢、按摩、热水泡脚或下床活动,以防止下肢静脉血栓形成。避免长时间盘腿或蹲坐,避免穿高弹袜裤,勤换体位,保持肢体功能位。

(2)遵医嘱服用抗心律失常、抗血小板聚集药物,预防附壁血栓形成。

(3)定期进行超声心动图检查,了解有无心房、心室扩大及附壁血栓。

(4)如发现左心房内有较大附壁血栓形成,应严格卧床休息,避免剧烈运动和突然改变体位,以防附壁血栓脱落造成动脉栓塞。

(5)密切观察栓塞表现,脑栓塞可引起偏瘫、失语、感觉障碍,四肢动脉栓塞可引起肢体剧痛、动脉搏动消失,肾动脉栓塞可引起腰痛、蛋白尿、血尿,肺动脉栓塞可引起突然剧烈胸痛和呼吸困难、发绀、咯血、休克等。一旦出现栓塞表现,立即报告医师,遵医嘱给予溶栓、抗凝药物。

(五)治疗指导

1. 治疗要点

(1)内科治疗 内科治疗的目的是延缓病程进展,改善症状,防止并发症,提高生存率。主要是并发症与对症治疗,治疗措施包括防止风湿活动(长效青霉素、阿司匹林)、控制心力衰竭(详见"心力衰竭病人的护理"相关内容)、治疗心房颤动等心律失常(主要是控制心室率或复律及抗凝治疗)、治疗感染(抗生素)等。

(2)外科治疗 根据病人情况选择扩瓣术、瓣膜成形术、瓣膜置换术等。

(3)介入治疗 瓣膜狭窄且弹性尚好者可选用介入治疗。

2. 用药护理 苄星青霉素使用前应询问青霉素过敏史,常规青霉素皮试,另外因其溶解后为白色乳剂,常规的肌内注射方法易堵塞针头,天气寒冷时更为突出,因此,应选择9号针头,用8~10 mL生理盐水稀释后更换针头,勿排气,快速注射。阿司匹林可致胃肠道反应、柏油样便、牙龈出血等,应餐后服药并注意观察。

【健康教育】

1. 疾病知识指导 告诉病人及家属本病的病因和病程进展特点,鼓励病人树立信心,做好长期与疾病做斗争的思想准备。指导病人遵医嘱坚持用药,注意观察不良反应,并定期门诊复查。有手术指征的病人劝其尽早择期手术,以免失去手术时机。

2. 预防感染指导 避免居住在潮湿、阴暗的地方,保持室内空气流通、温暖、干燥,阳光充足;适当锻炼,加强营养,提高机体抵抗力;注意防寒保暖,避免感冒,避免与上呼吸道感染病人接触;拔牙、内镜检查、导尿术、分娩、人工流产等手术应在风湿活动静止后2~4个月进行,在施行手术时严格无菌操作,高危病人预防性使用抗生素;摘除反复感染的扁桃体。

3. 预防诱因指导 避免重体力劳动、剧烈运动或情绪激动;育龄妇女根据心功能情况在医师指导下选择妊娠与分娩时机,病情较重不能妊娠与分娩者,做好病人及其配偶的思想工作。

(魏映红)

第五节 冠状动脉粥样硬化性心脏病病人的护理

案例引导

病人,男,55岁,冠心病病史10年,糖尿病病史5年。1 h前无明显诱因出现心前区持续剧烈疼痛,伴烦躁不安、大汗、精神紧张、恐惧和濒死感,由家属急送医院就诊。体格检查:T 36.5 ℃,P 110次/分,R 24次/分,BP 80/60 mmHg;痛苦面容,烦躁,四肢末梢湿冷,脉搏细速。辅助检查:心电图显示$V_1 \sim V_5$导联Q波宽而深,ST段呈弓背向上抬高。临床诊断:急性心肌梗死。

冠状动脉粥样硬化性心脏病(coronary atherosclerotic heart disease)简称冠心病,亦称缺血性心脏病(ischemic heart disease),即冠状动脉粥样硬化使血管腔阻塞或狭窄,或(和)因冠状动脉痉挛导致心肌缺血、缺氧或坏死而引起的心脏病,统称为冠状动脉性心脏病。本病是严重危害人类健康的常见病,多发生在40岁以后,但近两年来呈现年轻化趋势,男性多于女性,脑力劳动者多见,在欧美发达国家极为常见,是发达国家的主要死亡原因之一,我国不如欧美国家多见,但近年呈逐渐增加趋势,2011年世界卫生组织(WHO)资料显示我国冠心病死亡人数已居世界第二位。

1997年世界卫生组织将冠心病分为无症状性心肌缺血、心绞痛、心肌梗死、缺血性心肌病、猝死五型。近年来根据临床特点和治疗原则将本病分为急性冠脉综合征(ACS)和慢性冠脉病(CAD)或称慢性缺血综合征(CIS)两大类。ACS包括不稳定型心绞痛(UA)、非ST段抬高的心肌梗死(NSTEMI)和ST段抬高的心肌梗死(STEMI);CAD包括稳定型心绞痛、缺血性心肌病和隐匿性冠心病。本章节主要讨论心绞痛和急性心肌梗死。

冠心病的病因未完全明确,研究表明,是多种因素作用于不同环节致冠状动脉粥样硬化的结果,这些因素称为危险因素。常见的危险因素如下。

1. 血脂异常 脂质代谢异常是动脉粥样硬化最重要的危险因素。总胆固醇(TC)、甘油三酯(TG)、低密度脂蛋白胆固醇(LDL-C)、极低密度脂蛋白(VLDL)、载脂蛋白B(ApoB)增高,高密度脂蛋白(HDL)和载脂蛋白A(ApoA)降低,均认为是本病的危险因素,此外,脂蛋白(a)增高也可能是独立的危险因素。临床以TG、LDL增高最受关注。

2. 血压升高 高血压与冠心病的发生关系密切,调查研究显示冠状动脉粥样硬化病人60%～70%有高血压,高血压病人较正常血压者发病率高3～4倍。

3. 吸烟 吸烟可使动脉壁氧含量不足,促进动脉粥样硬化的形成。吸烟病人与不吸烟病人相比,其发病率和病死率增高2～6倍,且与每天吸烟量呈正比,被动吸烟也是危险因素。

4. 糖尿病和糖耐量异常 在糖尿病病人中本病发病率远较无糖尿病病人高且发生更早,本病糖耐量减低者也常见。

5. 肥胖 肥胖尤其是短期内体重迅速增加者易患本病。

6. 体力活动少 脑力活动紧张,缺乏体力活动,可使本病发病率增加。

7. 不良饮食习惯 进食较多动物脂肪、胆固醇、糖、盐和较高热量的病人,其发病率增高。

8. 其他因素 年龄在 40 岁以上、男性、A 型性格、遗传等均为冠心病的易患因素。

一、心绞痛

心绞痛(angina pectoris)是由于冠状动脉供血不足导致心肌急剧、暂时缺血缺氧,出现以阵发性胸痛或胸部不适为主要表现的临床综合征。临床上心绞痛分为稳定型心绞痛和不稳定型心绞痛两种类型。稳定型心绞痛又称稳定型劳力性心绞痛,是在冠状动脉固定性严重狭窄的基础上,由于心肌负荷增加而引起的心肌急剧、暂时缺血缺氧综合征,为最常见的心绞痛;不稳定型心绞痛指由于动脉粥样斑块破裂,伴不同程度的血栓形成及远端血管狭窄所导致的一组临床综合征,其在临床上不稳定,有发展至心肌梗死的高度危险,必须予以足够重视。

心绞痛的基本病因是冠状动脉粥样硬化,其他见于主动脉瓣病变(狭窄或关闭不全)、肥厚型心肌病、梅毒性主动脉炎、冠状动脉炎、冠状动脉先天畸形等,劳累、情绪激动、饱食、受寒、急性循环衰竭等为常见诱因。

【护理评估】

一、健康史

询问病人的年龄、性别、职业;有无高血压、血脂异常、糖尿病、肥胖、吸烟等危险因素;有无过度劳累、情绪激动、饱食、寒冷、心动过速及休克等诱发因素。

二、身体状况

(一)症状、体征

1. 稳定型心绞痛

(1)症状 典型心绞痛以发作性胸痛为主要临床表现,其疼痛特点如下。

①部位:主要在胸骨体中段或上段之后,可波及心前区,有手掌大小范围,边界欠清;常放射至左肩、左臂内侧达小指和无名指,亦可放射至颈、咽或下颌部。

②性质:常为压迫、发闷或紧缩感,也可有烧灼感,为非针刺痛或刀扎样痛,偶伴濒死感或窒息。有些病人仅觉胸闷不适而非胸痛。

③诱因:常由体力劳动或情绪激动、劳累、负重行走、饱食、寒冷、焦急、吸烟、心动过速、休克等原因诱发;疼痛多发生于劳力或激动当时,而不是一天劳累之后。典型的心绞痛常在相似的条件下重复发生。

④持续时间:疼痛出现后常逐步加重,达到一定程度后持续一段时间,然后逐渐消失。一般持续数分钟至十余分钟,大多 3～5 min 内消失,很少超过 0.5 h。

⑤缓解方式:一般在停止原来诱发症状的活动后即可缓解;舌下含用硝酸甘油等硝酸酯类药物亦可在几分钟内缓解。

(2)体征 平时一般无异常体征。心绞痛发作时常见心率增快、血压升高、面色苍白、冷汗、表情焦虑,有时出现第四或第三心音奔马律,心尖部可有暂时性收缩期杂音。

2. 不稳定型心绞痛(UA) 近年来临床认为 UA 是稳定型劳力性心绞痛和心肌梗死的中间状态。

(1)症状 本型胸痛的部位、性质与稳定型心绞痛相似,但具有以下特点之一。

①原为稳定型心绞痛,在一个月内疼痛发作的频率增加、程度加重、时限延长、诱发因素变化,硝酸酯类药物缓解作用减弱。

②一个月之内新发生的心绞痛,并因较轻的负荷所诱发。

③休息状态下发作的心绞痛或较轻微活动即可诱发的心绞痛,发作时有 ST 段抬高的变异型心绞痛也属此列。

④由于贫血、感染、甲亢、心律失常等原因诱发的心绞痛,此类心绞痛称为继发性不稳定型心绞痛。

(2)体征 大多数 UA 病人可无明显体征。

(二)心理、社会状况

心绞痛反复发作,严重影响病人的日常生活,病人容易出现抑郁、焦虑、恐惧等各种情绪反应,而这些不良情绪反应可增加心肌耗氧量,加重心绞痛。

(三)辅助检查

1. 心电图检查 此为发现心肌缺血、诊断心绞痛最常用的检查方法。

(1)静息时心电图 半数以上病人无异常表现,部分病人有非特异性 ST 段和 T 波异常,有时有房室传导阻滞或束支传导阻滞,或室性期前收缩、房性期前收缩等心律失常。

(2)发作时心电图 大多数病人出现暂时性心肌缺血引起ST 段压低($\geqslant 0.1$ mV),发作缓解后恢复正常;部分病人表现为 T 波倒置或原来倒置的 T 波反而直立;变异型心绞痛发作时可出现 ST 段抬高。

(3)心电图负荷试验 运动负荷试验最常用,通过运动增加心脏负荷以激发心肌缺血,此法简单易行。运动中出现典型心绞痛、心电图改变主要以 ST 段水平型或下斜型压低($\geqslant 0.1$ mV)持续 2 min 为运动试验阳性。

(4)心电图连续动态监测 常用方法是让病人在正常活动状态下,携带慢速转动的记录装置,连续记录并自动分析 24 h 动态心电图(又称 Holter 心电监测),从中发现心电图 ST-T 改变和各种心律失常。

2. 影像学检查

(1)心脏 X 线检查 对稳定型心绞痛无特异性诊断意义,一般无异常发现,主要用于了解其他心肺疾病情况。

(2)放射性核素检查 对心肌缺血诊断极有价值,而且能准确评估心肌活力。

3. 多层螺旋 CT 冠状动脉成像(CTA) 用于判断冠状动脉狭窄程度及管壁钙化情况,对判断管壁内斑块分布范围和性质有一定意义。冠状动脉 CTA 有较高阴性预测价值,如未见狭窄,一般不必进行有创检查,但对狭窄严重程度判断有一定限制。

4. 冠状动脉造影 冠状动脉造影是确诊冠心病常用且有重要价值的方法,是目前诊断冠心病的金标准。

5. 其他检查 二维超声心电图检查可探测到缺血区心室壁的运动异常;心肌超声造影可了解心肌血流灌注;血管镜检查;冠状动脉内超声显像及多普勒检查有助于指导冠心病介入治疗时采取更恰当的治疗措施。

【主要护理诊断/医护合作性问题】

1. 疼痛:胸痛 与心肌缺血缺氧有关。

2. 活动无耐力 与心肌氧气供需失调有关。

3. 知识缺乏 缺乏控制心绞痛诱发因素及预防发作知识。

4. 焦虑 与频繁发作心前区疼痛有关。

【护理措施】

（一）一般护理

1. 休息与活动 疼痛发作时立即终止活动,就地休息,给予氧气吸入,流量以 2～4 L/min为宜,协助病人采取舒适体位,解开衣领。缓解期一般不需卧床休息,宜保持适当的体力活动,以促进侧支循环的建立,提高病人活动耐力,根据病人的活动能力制订活动计划,鼓励病人参加适当的体力活动和体育锻炼,活动量以不发生心绞痛为宜,避免竞赛活动和屏气用力动作,避免过度紧张的工作和长时间的工作。不稳定型心绞痛病人应卧床休息。

2. 饮食护理 给予低热量、低脂肪、低胆固醇、低盐、高维生素、易消化的食物,进餐规律,少量多餐,避免过饱,尤晚餐宜少。少食甜食,少食动物脂肪,尽量以植物油(如豆油、玉米油、菜油等)为食用油,每天胆固醇摄入量不超过 300 mg,多食新鲜蔬菜和水果,保持大便通畅,避免进食刺激性食物,不饮浓茶和咖啡,禁烟限酒。

3. 排便护理 用力排便可增加心肌耗氧量、诱发心绞痛,因此指导病人养成良好的排便习惯,多食含纤维素较多的食物,多饮水,预防便秘发生,必要时给予缓泻剂。

（二）心理护理

反复发作的心绞痛容易使病人产生焦虑或恐惧心理,而这种不良的心理反应又会成为心绞痛的诱因,形成恶性循环,因此,护理人员应和病人进行有效的沟通,因人而异制订教育计划,向病人解释疾病的相关知识,给予解释、劝慰和引导,教会病人自我放松,必要时遵医嘱给予镇静剂治疗,以稳定病人情绪。

（三）病情观察

发作时严密观察疼痛的部位、性质、程度、持续时间、缓解方式、有无放射性疼痛等;严密监测血压、心率、心律、脉搏、体温、心电图变化,观察有无面色苍白、皮肤湿冷或大汗、恶心、呕吐等表现;观察有无心律失常、急性心肌梗死等并发症表现。

（四）对症护理

病人疼痛发作时立即停止活动,就地休息,舌下含服硝酸甘油,必要时给予氧气吸入,流量以 2～4 L/min 为宜。

（五）治疗指导

1. 治疗要点

(1) 发作期治疗

①休息:立即停止活动,就地休息,一般停止活动后疼痛即可缓解。不稳定型心绞痛需卧床休息 1～3 天,并行床边 24 h 心电监测。

②药物治疗:硝酸酯类药物为常用药物。此类药物除扩张冠状动脉、增加冠状循环血流

量外,还可扩张周围血管,减少静脉回心血量,减低心脏负荷和心肌的需氧,从而缓解心绞痛。常用硝酸甘油 0.3~0.6 mg 舌下含服(嚼碎后含服效果更好)或硝酸异山梨酯 5~10 mg舌下含服。不稳定型心绞痛单次含化往往不能缓解,一般建议每隔 3~5 min 重复1次,共用 3 次,如若无效,可静脉滴注或微量泵输注硝酸甘油或硝酸异山梨酯,直至症状缓解或出现明显副作用(疼痛、低血压)。

③其他治疗:有呼吸困难、发绀者应给予氧吸入,维持血氧饱和度 90% 以上,烦躁不安、剧烈疼痛者可给予吗啡 5~10 mg 皮下注射。

(2)缓解期治疗 可单独、交替或联合应用下列作用持久的药物,以防心绞痛发作。

①改善心肌缺血、改善症状的药物:

a.β受体阻滞剂:主要通过减慢心率、降低血压、减低心肌收缩力和氧耗量,从而减少心绞痛的发作。常用药物有美托洛尔、阿替洛尔、比索洛尔、纳多洛尔、塞利洛尔等。

b.硝酸酯类药物:为内皮依赖性血管扩张剂,减少心肌需氧,改善心肌灌注,从而降低心绞痛发作。常用药物有硝酸异山梨酯、5-单硝酸异山梨酯、长效硝酸甘油等,亦可用 2% 硝酸甘油油膏或橡皮膏贴片涂或贴在胸前或上臂皮肤,预防夜间心绞痛发作。

c.钙通道阻滞剂:抑制钙离子进入细胞内,抑制心肌收缩,减少心肌氧耗,并通过扩张冠状动脉,扩张周围血管,减轻心脏负荷。常用制剂有维拉帕米、硝苯地平缓控释制剂、地尔硫䓬等。

②预防心肌梗死、改善预后的药物:

a.抗血小板药:常用药物有阿司匹林、双嘧达莫、氯吡格雷等。

b.他汀类药物:常用药物有阿托伐他汀、辛伐他汀、氟伐他汀、洛伐他汀等。

c.β受体阻滞剂:除了减少心肌耗氧、改善心肌缺血、减少心绞痛发作外,长期用药可显著降低死亡等心血管事件。

d.ACEI 或 ARB:ACEI 类药物有卡托普利、依那普利、培哚普利、赖诺普利等,若不能耐受改 ARB 类药物。

③血管重建治疗:根据病情和病人情况选择经皮冠状动脉介入治疗(PCI)、冠状动脉旁路移植术。

2.用药护理

(1)硝酸酯类药物 ①硝酸甘油舌下含服时,舌下应保留一些唾液使其完全溶解,并且不要急于咽下药液;用药后注意观察胸痛缓解情况,服药 3~5 min 后如果疼痛仍不缓解可重复使用,如果连续使用 3 次未缓解者考虑 ASC 可能。②静脉滴注硝酸甘油注意控制输液速度,以防低血压发生。③硝酸酯类药物常见不良反应有头晕、头部胀痛、头部跳动感、面色潮红、心悸、心动过速、血压下降,因此,嘱病人第一次用药时平卧片刻,并告知病人此为血管扩张所致,以消除病人顾虑。④长时间连续用药可产生耐药性而使效力减低,但停药 10 h以上即可恢复效果。

(2)β受体阻滞药 ①小剂量开始,逐渐增加剂量,以能缓解症状、心率不低于50次/分。②用药过程中监测病人的血压、心律和心率。③主要不良反应为心动过缓、乏力、四肢发冷、眩晕、嗜睡、哮喘等。④低血压、支气管哮喘、心动过缓、二度房室传导阻滞或以上者等不宜使用。

(3)钙通道阻滞剂 所有钙通道阻滞剂常见不良反应有外周水肿、心悸、面色潮红、便秘,低血压也时有发生,其他不良反应有头痛、头晕、虚弱无力。

(4)抗血小板药物 有出血倾向者及孕妇禁用,使用阿司匹林有消化道反应甚至出现消化道出血,餐后服药可减轻,并注意大便颜色。

(5) 他汀类药物 监测转氨酶及肌酸激酶等生化指标,及时发现药物可能引起的肝损伤或肌病。

【健康教育】

1. 饮食指导 摄入低热量、低脂、低盐、低胆固醇、高纤维素饮食,戒烟戒酒,少量多餐,勿暴饮暴食。

2. 诱因预防指导 避免诱发心绞痛的因素,如劳累、激动、用力排便、饱餐等,避免推、拉、抬、举等屏气用力动作。

3. 运动指导 合理安排运动,保持经常的、适度的体力劳动,进行适宜的体育锻炼,以提高耐力,促进侧支循环建立,减少心绞痛发作。

4. 用药指导 指导病人遵医嘱坚持服用抗心绞痛药物,并学会自我监测脉搏和药物不良反应;嘱咐病人随身携带硝酸甘油,并定期更换以防止过期失效;硝酸甘油遇光易分解,应放置在棕色瓶内,存放于阴凉干燥处;规律性发作的劳力性心绞痛病人,指导病人外出、就餐、排便等活动前含服硝酸甘油。

5. 就诊指导 督促病人定期进行心电图、血糖、血脂检查,告知病人心绞痛发作频繁、程度加重、持续时间延长、服用硝酸甘油后疼痛持续 15 min 仍不缓解,应立即就诊。

三、急性心肌梗死

急性心肌梗死(acute myocardial infarction,AMI)是指在冠状动脉粥样硬化基础上,冠状动脉供血突然急剧减少或中断,使相应部位心肌发生严重而持久的急性缺血,导致心肌坏死。临床表现为持久的胸骨后剧烈疼痛、发热、白细胞计数和血清心肌酶增高以及特征性心电图改变,并可发生心律失常、休克、心力衰竭等。本病多发生于 40 岁以上,男性多于女性,男女之比为(1~5):1,冬春两季发病率较高,寒冷地区较温热地区高发。

急性心肌梗死的基本病因是冠状动脉粥样硬化(偶为冠状动脉栓塞、炎症、先天性畸形、痉挛和冠状动脉阻塞),造成一支或多支血管管腔狭窄,而侧支循环未充分建立,在此基础上,一旦血供进一步减少或中断,心肌严重急性缺血 20~30 min 及以上,即可发生心肌梗死。

绝大多数的急性心肌梗死是由于不稳定的粥样斑块溃破,继而出血和管腔内血栓形成,而使管腔闭塞;少数情况下粥样斑块内或其下发生出血或血管持续痉挛,使冠状动脉完全闭塞。促使斑块破裂出血及血栓形成的诱因有以下几种:晨起 6 时至 12 时交感神经活动增加,机体应激反应性增强,心肌收缩力、心率、血压增高,冠状动脉张力增高;在饱餐时特别是进食多量脂肪后,血脂增高,血液黏稠度增高;体力活动、情绪过度激动、血压剧升或用力排便时,致左心室负荷明显加重;休克、脱水、低血压、出血、外科手术或严重心律失常,致心排血量骤降,冠状动脉灌流量锐减,加重心肌缺血和坏死。

【护理评估】

一、健康史

询问病人性别、年龄,了解有无冠心病的危险因素,如高血压、血脂异常、糖尿病、肥胖、吸烟、家族史等,调查病人是否摄入热量、脂类过多的食物等。

二、身心状况

（一）先兆

多数病人在发病前数天有乏力、胸部不适,活动时有心悸、烦躁、气急、心绞痛等前驱症状,其中以新发生心绞痛或原有心绞痛加重最为突出,心绞痛发作较以往频繁、程度较剧、持续较久、硝酸甘油疗效较差、诱发因素不明显。

（二）症状

1. 疼痛 疼痛是最先出现和最突出的症状,多发生于清晨,疼痛部位和性质与心绞痛相同,但诱因多不明显,且常发生于安静时,疼痛程度较重,持续时间较久,有时可达数小时或数天,休息和含用硝酸甘油片多不能缓解。病人常烦躁不安、出汗、恐惧、胸闷或有濒死感。少数病人可无疼痛,起病即表现休克或急性肺水肿。

2. 心律失常 见于 75%～95% 病人,多发生在起病 1～2 天,尤以24 h 内为最多见。各种心律失常中以室性心律失常最多,尤其是室性期前收缩,房室传导阻滞和束支传导阻滞也较多见,室上性心律失常较少发生。如室性期前收缩频发、成对出现或呈短阵室性心动过速、多源性或落在前一心搏的易损期时（R 在 T 波上）,常为心室颤动的先兆。室颤是 AMI 早期,特别是入院前的主要死因。

3. 低血压和休克 疼痛期中血压下降常见,但未必是休克。如疼痛缓解而收缩压仍低于 80 mmHg,有烦躁不安、面色苍白、皮肤湿冷、脉细而快、大汗淋漓、尿量减少（<20 mL/h）、反应迟钝甚至晕厥,则为休克表现。休克多在起病后数小时甚至 1 周内发生,主要是心源性休克,为心肌广泛（40% 以上）坏死,心排血量急剧下降所致,其次为神经反射引起的血管扩张。

4. 心力衰竭 主要是急性左心衰竭,为梗死后的心脏收缩力显著减弱或不协调所致,发生率为 32%～48%。心力衰竭表现为呼吸困难、咳嗽、发绀、烦躁、不能平卧等症状,严重者可发生急性肺水肿,随后可有颈静脉怒张、肝大、水肿等右心衰竭表现。

5. 全身症状 有发热、心动过速、白细胞增多和红细胞沉降率增快等,主要由于坏死物质吸收所引起。一般在疼痛发生后 24～48 h 出现,体温一般在 38 ℃左右,很少超过 39 ℃,持续时间约一周。

6. 胃肠道症状 疼痛剧烈时常伴有频繁的恶心、呕吐和上腹胀痛,与迷走神经受坏死心肌刺激和心排血量降低及组织灌注不足等有关。肠胀气亦不少见,重症者可发生呃逆。

（三）体征

1. 心脏体征 心脏浊音界可正常也可轻度至中度增大;心率多数增快,少数减慢;心尖区第一心音减弱;可出现第四心音及舒张期奔马律等;10%～20% 的病人起病第 2～3 天出现心包摩擦音,为反应性纤维性心包炎所致;心尖区可出现粗糙的收缩期杂音或伴收缩中晚期喀喇音,则多为二尖瓣乳头肌功能失调或断裂所致;可有各种心律失常。

2. 血压 除极早期血压可增高外,几乎所有病人都有血压降低。起病前血压高的病人,血压可降至正常,且可能不再恢复到起病前水平。

3. 其他 可有心律失常、休克或心力衰竭相关体征。

（四）并发症

1. 乳头肌功能失调或断裂 发生率高达 50%。二尖瓣乳头肌因缺血坏死等使收缩功能发生障碍,造成不同程度的二尖瓣脱垂并关闭不全,心尖区出现收缩中晚期喀喇音和吹风样收缩期杂音,第一心音可不减弱,可引起心力衰竭。

2. 心脏破裂 少见,是致命性并发症。常在起病一周内出现,多为心室游离壁破裂,造成心包积血引起急性心脏压塞而猝死。

3. 栓塞 发生率为 1%~6%,发生于起病后 1~2 周。可为左心室附壁血栓脱落所致,引起脑、肾、脾或四肢等动脉栓塞;也可因下肢静脉血栓形成,部分脱落导致肺动脉栓塞。

4. 心室壁瘤 又称室壁瘤,发生率为 5%~20%,主要发生在左心室。体格检查可见左侧心界扩大,心脏搏动范围较广,可有收缩期杂音。心电图 ST 段持续抬高,X 线透视、摄影、超声心动图等检查可见局部心缘突出、搏动减弱或有反常搏动。

5. 心肌梗死后综合征 发生率约 10%。在心肌梗死后数周甚至数月内出现,可反复发生,表现为心包炎、胸膜炎或肺炎,有发热、胸痛等症状。

(五)心理、社会状况

急性心肌梗死病情危急、疼痛剧烈,以及伴有濒死感,病人容易引起极度恐惧;各种监护仪器的使用常使病人感到不适;绝对卧床后由他人来照顾日常生活会使病人感到不适应;康复期间,如果突然病情变化也让病人及家属措手不及。

(六)辅助检查

1. 心电图检查 心电图检查是对心肌梗死进行诊断、定位、确定病变范围、估计病情演变的一种重要的无创性手段。

(1)特征性改变 ST 段抬高性心肌梗死病人心电图表现特点如下。

①损伤性改变:ST 段抬高呈弓背向上型,在面向心肌损伤区的导联上出现。

②坏死性改变:宽而深的 Q 波(病理性 Q 波),在面向透壁心肌坏死区的导联上出现。

③缺血性改变:T 波倒置,在面向心肌缺血区的导联上出现。

④在背向梗死区的导联出现相反变化,即 R 波增加、ST 段压低和 T 波直立增高。

(2)动态性改变 ST 段抬高性心肌梗死可出现以下改变,如图 2-22 所示。

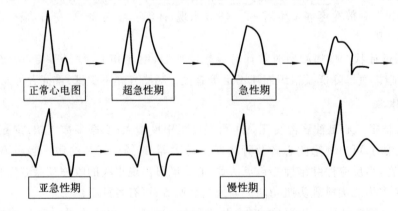

正常心电图 超急性期 急性期

亚急性期 慢性期

图 2-22 急性心肌梗死心电图演变示意图

①超急性期:起病数小时内,面向梗死区的导联出现异常高大两肢不对称的 T 波。

②急性期:起病数小时后,ST 段明显抬高,弓背向上,与直立的 T 波连接,形成单相曲线,数小时甚至 2 天内出现病理性 Q 波,同时 R 波减低或消失。Q 波在 3~4 天内稳定不

变,以后 70%～80% 永久存在。

③亚急性期:ST 段抬高持续数天甚至 2 周,逐渐回复到基线水平,T 波变平坦或倒置。

④慢性期:数周至数月后,T 波呈"V"形倒置,两肢对称、波谷尖锐。T 波倒置可永久存在,也可在数月至数年内逐渐恢复。

2. 实验室检查

(1) 血液检查 起病 24～48 h 后白细胞计数可增至(10～20)×10^9/L,中性粒细胞增多,嗜酸性粒细胞减少或消失;红细胞沉降率增快;C 反应蛋白(CRP)增高,可持续 1～3 周。

(2) 血心肌坏死标志物

①肌红蛋白:起病后 2 h 内升高,12 h 内达高峰,24～48 h 内恢复正常。

②肌钙蛋白 I(cTnI)或肌钙蛋白 T(cTnT):起病 3～4 h 后升高,cTnI 于 11～24 h 达高峰,7～10 天降至正常,cTnT 于 24～48 h 达高峰,10～14 天降至正常。此为诊断心肌梗死的敏感和特异指标。

③肌酸激酶同工酶(CK-MB):在起病后 4h 内增高,16～24 h 达高峰,3～4 天恢复正常,其增高的程度能较准确地反映梗死的范围,高峰出现时间是否提前有助于判断溶栓治疗是否成功,对早期(<4 h)心肌梗死的诊断有较重要的价值。

④其他:以往沿用多年的 AMI 心肌酶测定,包括肌酸激酶(CK)、门冬氨酸氨基转移酶(AST)以及乳酸脱氢酶(LDH),其特异性及敏感性均远不如上述心肌坏死标记物,已不再用于诊断心肌梗死。

3. 影像学检查

(1) 放射性核素检查 通过静脉注射放射性核素锝或铊,利用其特性可显示心肌梗死的部位和范围。

(2) 超声心动图检查 二维超声心动图检查和多普勒超声心动图检查有助于了解心室壁的运动和左心室功能,诊断室壁瘤和乳头肌功能失调等。

【主要护理诊断/医护合作性问题】

1. 疼痛:胸痛 与心肌缺血缺氧坏死有关。

2. 潜在并发症:心律失常、心力衰竭、心源性休克。

3. 恐惧 与剧烈胸痛引起的濒死感有关。

4. 自理缺陷 与心肌坏死、医源性限制有关。

【护理措施】

(一) 一般护理

1. 休息与活动 保持室内环境安静舒适,限制探视,减少干扰。急性期绝对卧床休息12 h,病人饮食、排便、洗漱、翻身等由护士协助完成;若无并发症,24 h 内鼓励病人在床上行肢体活动;若无低血压,第 3 天就可在病房内走动;梗死后第 4～5 天,逐步增加活动直至每天 3 次步行 100～150 m。活动时以不感到疲劳为宜,如病人在活动中出现乏力、头晕、呼吸困难、心前区疼痛时,应立即停止活动,卧床休息。

2. 心电监测 当拟诊为心肌梗死时,立即送入冠心病监护室(CCU),进行心电图、血压和呼吸的监测,除颤仪随时处于备用状态。密切观察心律、心率、血压和心功能的变化,并注意尿量、意识的改变,必要时进行床旁血流动力学监测,为适时采取治疗措施、避免猝死提供客观资料。监测人员必须极端负责,既不放过任何有意义的变化,又保持安静,保证病人休息。

3. 饮食护理 摄入低热量、低脂、低盐、低胆固醇、高维生素、易消化的食物,起病后4~12 h内给予流质饮食,以减轻胃扩张;避免饮浓茶、咖啡及进食过冷、过热、辛辣刺激性的食物,戒烟禁酒;鼓励病人多吃蔬菜、水果;饮食规律,少量多餐,勿暴饮暴食;有心功能不全者,适当限制钠盐。

4. 排便护理 急性心肌梗死病人由于卧床休息、进食少、不习惯床上排便等多种原因易引起便秘。因此应加强排便护理,保持大便通畅,严禁用力排便,以免增加心脏负担致心肌缺血缺氧加重而猝死。急性期常规给予缓泻剂,并为病人提供排便的隐蔽环境,协助病人床边使用坐便器(床边使用坐便器比床上使用便盆排便较为舒适),一旦出现便秘,立即使用开塞露或低压盐水灌肠。多食高纤维素饮食,多饮水,依据病情进行适当运动,养成每天定时排便的习惯,每天清晨用蜂蜜20 mL加温开水同服,行腹部环形按摩(顺时针方向),有助于预防便秘的发生。

(二)心理护理

和病人建立良好的关系,允许病人表达自己的心理感受,用亲切的语言及和蔼的态度回答病人提出的问题,向其解释不良情绪对疾病的影响,引导、平息病人的不良情绪;保持环境安静,避免不良刺激;向病人解释CCU的环境及监护仪的作用;用娴熟的技术与高度的责任心为病人进行各种护理,沉着冷静,使病人产生信任感和安全感,消除恐惧心理,积极配合治疗。

(三)病情观察

观察病人疼痛的部位、性质、程度、持续时间及伴随症状;严密监测生命体征、心率、心律变化;观察病人疼痛变化情况,并随时报告医师;持续进行心电监测,观察心电图变化;定期抽血监测心肌酶和肌钙蛋白变化。

(四)对症护理

1. 疼痛护理 观察疼痛部位、性质、程度、持续时间;遵医嘱给予哌替啶或吗啡等药物止痛,注意有无呼吸抑制、低血压等不良反应;遵医嘱给予硝酸甘油或硝酸异山梨酯舌下含服或静脉滴注,硝酸甘油静脉滴注时,严格控制速度,密切观察病人血压、心率变化,维持收缩压在100 mmHg以上;持续氧气吸入,一般以2~4 L/min为宜,根据血氧饱和度监测调整氧流量。

2. 心律失常护理 心肌梗死病人的心律失常必须及时消除,以免演变为严重心律失常甚至猝死,其护理措施参见"心律失常病人的护理"。

3. 休克护理 遵医嘱补充血容量、使用血管活性药物、纠正酸中毒,具体内容参见"肺炎病人的护理"。

4. 心力衰竭护理 主要是避免情绪激动、饱餐、用力排便等心力衰竭诱因,观察有无呼吸困难、咳嗽、少尿、颈静脉怒张等心力衰竭表现。一旦出现心力衰竭遵医嘱给予吗啡、利尿剂、血管扩张剂治疗。具体内容参见"心力衰竭病人的护理"。

（五）治疗指导

1. 治疗要点

（1）一般治疗 包括休息、心电监测、吸氧、服用阿司匹林（服水溶性阿司匹林或嚼服肠溶阿司匹林150～300 mg，然后每天1次，3天后改为75～150 mg，每天1次，长期服用）。

（2）解除疼痛 哌替啶50～100 mg肌内注射或吗啡5～10 mg皮下注射，必要时重复应用；其他药物有可待因、罂粟碱、硝酸甘油或硝酸异山梨酯。

（3）再灌注心肌 起病3～6 h最多12 h内再灌注心肌，此为AMI抢救成功的关键措施之一。

①经皮冠状动脉介入治疗（PCI）：有条件的医院尽快实施PCI，以获得更好的疗效。详见"心血管内科常用诊疗技术及护理"相关内容。

②溶栓疗法：无条件施行介入治疗者，立即（接诊后30 min内）行溶栓治疗，溶栓越早治疗效果越好，一般在6 h内进行。目前常用的药物有尿激酶、链激酶、重组链激酶、重组组织型纤维蛋白溶酶原激活剂（rtPA）等，可静脉或冠状动脉内给药。

（4）消除心律失常 一旦发生室颤立即非同步直流电复律治疗；室性期前收缩或室性心动过速立即给予利多卡因静脉注射，必要时重复；缓慢性心律失常选用阿托品肌内注射或静脉注射；严重的房室传导阻滞尽早安装临时心脏起搏器；室上性快速心律失常选用维拉帕米、地尔硫草、美托洛尔、洋地黄制剂或胺碘酮等，药物治疗不能控制时可考虑同步直流电复律治疗。

（5）控制休克 补充血容量（右旋糖酐、5%～10%葡萄糖溶液静脉滴注），应用血管活性药物（多巴胺、去甲肾上腺素、多巴酚丁胺、硝普钠等），纠正酸中毒等。

（6）治疗心力衰竭 主要治疗急性左心衰竭，以吗啡、利尿剂治疗为主，也可选择血管扩张剂减轻心脏负荷，24 h内尽量避免使用洋地黄制剂。

（7）其他治疗 包括抗血小板治疗、抗凝剂、β受体阻滞剂、钙通道阻滞剂、血管紧张素转换酶抑制剂、血管紧张素受体阻滞剂、极化液等治疗。

2. 用药护理

（1）抗凝药物 有出血、出血倾向或出血既往史、严重肝肾功能不全、活动性消化溃疡、血压过高病人以及孕妇和产妇慎用。用药过多可导致自发性出血，故每次注射前应测定凝血时间，注射后如出现严重出血，可静脉注射硫酸鱼精蛋白急救。

（2）溶栓药物 询问病人是否有活动性出血、近期大手术或外伤史、消化性溃疡、严重肝肾功能不全等溶栓禁忌证；用药前检查血常规、出凝血时间和血型；用药后观察有无寒战、发热、皮疹等过敏反应；用药后观察病人是否有皮肤、黏膜及内脏出血；注射时针眼按压时间延长，以避免局部出血；定期描记心电图，抽血查心肌酶，询问病人胸痛情况，以此判断溶栓是否成功；亦可进行冠状动脉造影直接观察溶栓是否成功。心肌梗死溶栓成功标准如下：①胸痛2 h内基本消失；②心电图ST段2 h内回降大于50%；③2 h内出现再灌注心律失常；④心肌CK-MB峰值提前出现（在14 h内）。上述4项中以②和④最重要。

【健康教育】

1. 饮食指导 宜摄入低热、低盐、低脂、低胆固醇饮食，少量多餐，避免过饱；多食粗纤维食物，保持大便通畅，防止便秘；戒烟限酒，避免饮过量的咖啡、浓茶、可乐等饮料。

2. 预防指导 改变生活方式,营造良好的身心休养环境;合理安排休息,进行规律运动,避免劳累;积极控制危险因素,治疗高血压、血脂异常、糖尿病等;保持情绪稳定,避免精神紧张和激动;防止感冒受凉,随身携带药物。

3. 用药指导 向病人讲述长期服药的重要性,鼓励病人遵医嘱坚持服药,告知病人所服药物的名称、作用、用法、不良反应,教会病人测量脉搏、血压方法,指导病人观察药物疗效和不良反应。

4. 就诊指导 督促病人定期到医院门诊复查,告知病人在药物治疗后症状不能缓解或出现呼吸困难、咳嗽、发绀、烦躁等症状及时就诊。

5. 自护指导 指导病人胸痛发作时,立即停止活动,就地休息,保持靠坐姿势,心情放松,切忌勉强步行;如有条件立即吸氧,舌下含服硝酸甘油、消心痛等药物,争取抢救时间;同时立即与120急救中心或医院联系。

(魏映红)

第六节　原发性高血压病人的护理

案例引导

　　病人,男,58岁,有高血压病史10年。3 h前看电视时,突然出现头痛、恶心、呕吐、昏迷、抽搐,由家人急送医院就诊。体格检查:T 36.7 ℃,P 65 次/分,R 20 次/分,BP 230/120 mmHg,HR 65 次/分,律齐,肝脾未触及,生理反射存在。辅助检查:甘油三酯 2.26 mmol/L,血肌酐102 μmol/L,血尿素氮6.5 mmol/L。心电图示窦性心律、左心室肥厚。临床诊断:原发性高血压、高血压脑病。

　　原发性高血压(primary hypertension)简称为高血压,是指病因未明确的以体循环动脉血压升高为主要临床表现的心血管综合征。高血压是多种心、脑血管疾病的重要病因和危险因素,可损伤心、脑、肾等重要器官的结构和功能,最终导致这些器官功能衰竭,是心血管疾病死亡的主要原因之一。

　　流行病学调查显示,高血压患病率和发病率在不同国家、地区或种族之间有差别,工业化国家较发展中国家高,美国黑人患病率约为白人的2倍。高血压患病率、发病率及血压水平随年龄增加而升高,高血压在老年人中较为常见,尤以单纯收缩期高血压为多。男女高血压患病率差别不大,青年期男性略高于女性,中年后期女性略高于男性。我国高血压患病率北方高于南方,华北、东北为高发地区,沿海高于内地,城市高于农村,高原少数民族地区患病率较高。

　　人群中血压水平呈连续性正态分布,正常血压和血压升高的划分并无明确界限,高血压的标准主要根据临床和流行病学资料界定。高血压定义为在未服抗高血压药物的情况下,收缩压≥140 mmHg 和(或)舒张压≥90 mmHg;根据血压升高水平,又进一步将高血压分为1~3级,具体如表2-2所示。

表 2-2　血压水平分类和定义　　　　　　　　　　（单位:mmHg）

类　别	收缩压		舒张压
正常血压	<120	和	<80
正常高值血压	120~139	和(或)	80~89
高血压	≥140	和(或)	90
1 级高血压(轻度)	140~159	和(或)	90~99
2 级高血压(中度)	160~179	和(或)	100~109
3 级高血压(重度)	≥180	和(或)	≥110
单纯收缩期高血压	≥140	和	<90

注:收缩压、舒张压分属于不同分级时,以较高的作为标准。此标准适用于 18 岁以上成年人。

原发性高血压的原因至今尚未完全明确,通常认为与遗传、环境因素有关,是遗传易感性和环境因素相互作用的结果。

1. 遗传因素　高血压具有明显的家族聚集性,约 60% 高血压病人有高血压家族史。父母均有高血压,其子女发病概率高达 46%。遗传可能有两种方式,即主要基因显性遗传和多基因关联遗传。

2. 环境因素　主要与饮食和精神应激有关。

(1) 饮食因素　不同地区人群血压水平和高血压患病率与钠盐平均摄入量显著正相关,对盐敏感的人群,摄盐越多,血压水平和患病率越高;钾摄入量与血压呈负相关;饮食中钙摄入对血压的影响尚有争议,多数认为低钙饮食与高血压发生相关;高蛋白质摄入属于升压因素,动物和植物蛋白质均能升压;食物中饱和脂肪酸或饱和脂肪酸/不饱和脂肪酸比值升高也是升压因素;饮酒量与血压呈线性相关,尤其收缩压相关性更强;此外,我国人群普遍叶酸缺乏,导致血浆中同型半胱氨酸水平增高,与高血压发病呈正相关。

(2) 精神因素　城市脑力劳动者、从事精神高度紧张职业者、长期生活在噪声环境中听力敏感性减退者发生高血压的可能性大。此类高血压经休息后症状和血压可获得一定改善。

(3) 吸烟　吸烟可使交感神经末梢释放的去甲肾上腺素增加而使血压升高,同时可以通过氧化应激损害一氧化氮介导的血管舒张引起血压升高。

3. 其他因素

(1) 体重　超重或肥胖是血压升高的重要危险因素,血压与体重指数(BMI)呈显著正相关。肥胖的类型与高血压的发生有密切关系,腹型肥胖者易发生高血压。

(2) 药物　口服避孕药一般引起轻度高血压,在终止服药后 3~6 个月血压恢复正常。其他如麻黄素、肾上腺糖皮质激素、甘草等也可使血压升高。

(3) 睡眠呼吸暂停低通气综合征(SAHS)　SAHS 病人 50% 有高血压,血压的高度与SAHS 病程有关。

【护理评估】

一、健康史

了解病人的性别、年龄、职业、生活环境、睡眠情况、饮食习惯,询问吸烟史、饮酒史、用药史、家族史以及有无精神压力或精神刺激。

二、身心状况

（一）症状

大多数起病缓慢、渐进，缺乏特异性临床表现。部分病人无症状，仅在体检或发生心、脑、肾等并发症时才被发现。常见症状有头痛、头晕、颈项板紧、疲劳、心悸等，呈轻度持续性，多数可自行缓解，紧张或劳累后可加重；也可出现视物模糊、鼻出血等较重症状；还可出现器官受累表现，如胸闷、气短、心绞痛、多尿等。

（二）体征

血压随季节、昼夜、情绪等因素有较大波动，冬季血压较高，夏季较低；一般夜间血压较低，清晨起床活动后血压迅速升高，形成清晨血压高峰。心脏听诊可有主动脉瓣区第二心音亢进、收缩期杂音或收缩早期喀喇音。

（三）恶性或急进型高血压

少数病人发病急骤，血压显著升高，舒张压持续≥130 mmHg，伴有头痛、视物模糊、眼底出血、眼底渗出和视乳头水肿，肾脏损害突出，持续出现蛋白尿、血尿、管型尿。病情进展迅速，如不及时有效降压治疗，预后很差，病人常死于肾功能衰竭、脑血管意外及心力衰竭。

（四）高血压急症

高血压急症是指原发性或继发性高血压病人，在某些诱因下，血压突然明显升高（收缩压＞180 mmHg 和（或）舒张压＞120 mmHg），伴有进行性心、脑、肾等重要靶器官功能不全的表现。高血压急症包括高血压脑病、颅内出血、脑梗死、急性心力衰竭、急性冠脉综合征、主动脉夹层、子痫等。

（五）并发症

心力衰竭和冠心病；脑血管病（脑出血、短暂性脑缺血发作、脑血栓形成、腔隙性脑梗死）；肾功能损害；视网膜病变；主动脉夹层。

（六）高血压危险度分层

为判断高血压预后和指导治疗，将高血压分为低危、中危、高危和很高危四个层次，具体危险分层标准根据血压升高水平、其他心血管危险因素、糖尿病、靶器官损害及并发症，高血压病人心血管危险分层标准如表 2-3 所示。

表 2-3　高血压病人心血管危险分层标准

其他危险因素和病史	血压水平		
	1 级高血压	2 级高血压	3 级高血压
无其他危险因素	低危	中危	高危
1～2 个其他危险因素	中危	中危	很高危
≥3 个其他危险因素或靶器官损害	高危	高危	很高危
临床并发症或合并糖尿病	很高危	很高危	很高危

1. 用于分层的其他心血管危险因素

(1) 男性＞55,女性＞65 岁。

(2) 吸烟。

(3) 糖耐量受损和(或)空腹血糖受损。

(4) 血脂异常:血胆固醇＞5.72 mmol/L 或低密度脂蛋白胆固醇(LDL-C)＞3.3 mmol/L 或高密度脂蛋白胆固醇(HDL-C)＜1.0 mmol/L。

(5) 早发心血管疾病家族史(一级亲属发病年龄:女性＜65 岁;男性＜55 岁)。

(6) 腹型肥胖(腰围:男性≥90 cm;女性≥85 cm)或肥胖(BMI≥28 kg/m²)。

(7) 血同型半胱氨酸升高(≥10 μmol/L)。

2. 用于分层的靶器官损害

(1) 左心室肥厚(心电图、超声心动图示)。

(2) 颈动脉超声或 X 线检查证实有粥样斑块或内膜中层厚度≥0.9 mm。

(3) 颈-股动脉脉搏波传导速度≥12 m/s。

(4) 踝/臂血压指数＜0.9。

(5) 估计的肾小球滤过率降低(eGFR＜60 mL/(min·1.73 m²))或血肌酐轻度升高(男性 115～133 μmol/L;女性 107～124 μmol/L)。

(6) 尿微量白蛋白 30～300 mg/24 h,或白蛋白与肌酐的比值≥30 mg/g。

3. 用于分层的并发症

(1) 心脏疾病　心绞痛、心肌梗死、心力衰竭、冠状动脉血运重建,慢性心力衰竭。

(2) 脑血管疾病　脑出血、缺血性脑卒中、短暂性脑缺血发作。

(3) 肾脏疾病　糖尿病肾病、肾功能受损、血肌酐男性≥133 μmol/L 或女性≥124 μmol/L、蛋白尿超过 300 mg/d。

(4) 血管疾病　主动脉夹层、外周血管病。

(5) 视网膜病变　出血、渗出和视乳头水肿。

(6) 糖尿病。

(七) 心理、社会状况

由于高血压病程较长,需终身用药,并发症多且严重,病人常有紧张、焦虑、烦躁、抑郁等心理反应;高血压大部分呈良性缓慢过程,所以部分病人不易引起重视;由于对长期坚持治疗的重要性不甚了解,部分病人容易产生轻视心理,不能坚持长期药物和非药物治疗;部分病人由于并发严重的心脑血管损害,生活质量下降,出现悲观、绝望心理。

(八) 辅助检查

1. 常规检查项目　血液生化(血钾、空腹血糖、血清胆固醇、甘油三酯、高密度脂蛋白胆固醇、低密度脂蛋白胆固醇、尿酸、肌酐);全血细胞计数、血红蛋白和血细胞比容;尿液分析(尿蛋白、尿糖、尿沉渣镜检)、心电图。

2. 推荐检查项目　24 h 动态血压监测(ABPM)、超声心动图、颈动脉超声、餐后 2 h 血糖、同型半胱氨酸、尿蛋白定量、尿白蛋白定量、眼底、胸片、脉搏波传导速度、踝/臂血压指数。

【主要护理诊断/医护合作性问题】

1. 头痛　与血压升高有关。

2. 有受伤的危险　与头晕、视物模糊及直立性低血压有关。

3. 活动无耐力　与头痛、心功能受损有关。

4. 知识缺乏　缺乏高血压防治知识。

5. 潜在并发症：脑血管疾病、心力衰竭、肾功能衰竭。

【护理措施】

（一）一般护理

1. 环境与休息　保持病室环境安静、清洁、温暖、舒适，光线柔和，避免各种不良刺激。早期病人适当休息，尤其是工作过度紧张者；血压较高、症状明显的病人应卧床休息。通过治疗血压稳定在一般水平、无明显脏器功能损害者，除保证足够的睡眠外，可适当参加力所能及的工作，并根据年龄及身体状况选择适当运动方式，如步行、慢跑、游泳、打太极拳、做气功等，运动强度因人而异，常用的运动强度指标为运动时最大心率达到 170 减去年龄，应避免竞技性和力量性运动，注意劳逸结合。

2. 饮食护理　给予低盐、低脂、低热量、维生素丰富的食物；限制钠盐摄入，每天钠盐低于 6 g；少吃含钠较高的腌制食品（如咸菜、腊肉等）和含钠较高的调味品（如酱油、味精等）；补充优质蛋白；多食含钙、钾、镁和叶酸丰富的食物（如新鲜蔬菜、水果、牛奶、豆类、蘑菇、木耳等）；多食粗纤维食物；减少脂肪摄入，不吃或少吃肥肉和动物内脏；肥胖者控制体重，降低每天热量摄入；戒烟限酒。

（二）心理护理

针对病人长期紧张、焦虑、烦躁、抑郁等负面情绪，护士应和病人建立良好的关系，了解病人的性格特征、心理特点及有关社会支持因素，为其讲授疾病的相关知识，进行个性化的指导，训练病人的自我控制能力，指导病人自我放松，同时，护士应指导病人家属给予病人理解、宽容与支持。

（三）病情观察

观察病人有无头晕、头痛、失眠、心悸、恶心、呕吐、视物模糊等症状；密切观察病人神志、呼吸、肢体活动及视力等变化；定期监测病人的血压并做好记录，发现血压变化应及时通知医师；观察有无心、脑、肾等重要器官损害表现。

（四）高血压急症护理

（1）绝对卧床休息，抬高床头。避免一切不良刺激和不必要活动，协助做好生活护理。

（2）稳定病人情绪，必要时遵医嘱给予镇静剂。

（3）保持呼吸道通畅，给予氧气吸入。

（4）严密观察病人生命体征、神志、瞳孔、尿量，连接好心电、血压、呼吸监护仪，进行心电、血压、呼吸监护。

（5）迅速建立静脉通道，维持输液通畅，遵医嘱予以降压、脱水、镇静等治疗。

①降压：首选硝普钠静脉滴注，小剂量开始，逐渐增加，以达到降压作用，药物现配现用，

避光注射,密切监测血压,根据血压水平仔细调节滴注速度,连续用药时间不超过 24 h。亦可选择硝酸甘油、尼卡地平等,用药过程中严密观察血压变化,降压不可过快过低,以防止心、脑、肾供血不足。

②脱水:有颅内压增高者立即遵医嘱进行脱水治疗,常用 20% 甘露醇快速静脉点滴,呋塞米静脉注射。用药过程中注意观察病人意识状态和尿量,监测电解质。

③镇静:烦躁、抽搐者用地西泮、苯巴比妥类药物肌内注射或水合氯醛灌肠,注意观察病人呼吸情况,防止发生呼吸抑制。

（五）治疗指导

1. 治疗要点

（1）非药物治疗 适用于所有高血压病人。

①合理饮食:a.减少钠盐摄入:每人每天食盐摄入量不超过 6 g。b.补充钙和钾盐:每人每天吃新鲜蔬菜 400~500 g,补充钾 1000 mg、钙 400 mg。c.减少脂肪摄入:膳食中脂肪量控制在总热量的 25% 以下。

②增加运动:进行低或中等强度的等张运动。

③减轻体重:尽量将体重指数(BMI)控制在 24 以下。

④戒烟限酒:鼓励病人戒烟,不提倡饮酒,如果饮酒则少量(白酒<50 mL,葡萄酒或米酒<100 mL,啤酒<300 mL)。

⑤心理平衡:尽量保持心态平和,减轻精神压力。

（2）药物治疗 目前降压药主要为利尿剂、β 受体阻滞剂、钙通道阻滞剂(CCB)、血管紧张素转换酶抑制剂(ACEI)和血管紧张素 Ⅱ 受体阻滞剂(ARB)五大类,各种降压药的名称、剂量、每天用药次数如表 2-4 所示。

表 2-4 常用降压药物名称、剂量及每天用药次数

药物分类	药物名称	剂量	每天用药次数
利尿剂	氢氯噻嗪	12.5 mg	1~2 次
	氯噻酮	20~50 mg	1 次
	螺内酯	20~40 mg	1~2 次
	氨苯蝶啶	50 mg	1~2 次
	阿米洛利	5~10 mg	1 次
	呋塞米	20~40 mg	1~2 次
	吲达帕胺	1.25~2.5 mg	1 次
β 受体阻滞剂	普萘洛尔	10~20 mg	2~3 次
	美托洛尔	25~50 mg	2 次
	阿替洛尔	50~100 mg	1 次
	倍他洛尔	10~20 mg	1 次
	比索洛尔	5~10 mg	1 次
	卡维洛尔	12.5~25 mg	1~2 次
	拉贝洛尔	100 mg	2~3 次

药物分类	药物名称	剂 量	每天用药次数
钙通道阻滞剂	硝苯地平	5～10 mg	3次
	硝苯地平控释剂	30～60 mg	1次
	尼卡地平	40 mg	2次
	尼群地平	10 mg	2次
	非洛地平缓释剂	5～10 mg	1次
	氨氯地平	5～10 mg	1次
	拉西地平	4～6 mg	1次
	乐卡地平	10～20 mg	1次
	维拉帕米缓释剂	240 mg	1次
	地尔硫卓缓释剂	90～180 mg	1次
血管紧张素转换酶抑制剂	卡托普利	12.5～50 mg	2～3次
	依那普利	10～20 mg	2次
	贝那普利	10～20 mg	1次
	赖诺普利	10～20 mg	1次
	雷米普利	2.5～10 mg	1次
	福辛普利	10～20 mg	1次
	西拉普利	2.5～5 mg	1次
	培哚普利	4～8 mg	1次
血管紧张素Ⅱ受体阻滞剂	氯沙坦	50～100 mg	1次
	缬沙坦	80～160 mg	1次
	厄贝沙坦	150～300 mg	1次
	替米沙坦	40～80 mg	1次
	坎地沙坦	8～16 mg	1次
	奥美沙坦	20～80 mg	1次

2. 用药注意事项

(1) 从小剂量开始,逐渐增加,有效降压后遵医嘱改维持剂量,多数需要长期服药维持。不可自行增减或突然撤换药物,调整剂量和药物需遵医嘱。

(2) 采用联合用药,增强药物协同作用,既能使血压在相对较短时期内达到目标值,又能减少不良反应。

(3) 优先选择长效制剂,尽可能选择每天给药1次而降压效果可以持续24 h的长效药物,以有效控制夜间血压与晨峰血压,更为有效地预防心脑血管并发症。

(4) 注重个体化原则,依据病人具体情况、耐受力、长期承受力及意愿选择药物。

(5) 一般情况下血压控制目标值<140/90 mmHg;糖尿病或慢性肾脏病合并高血压病人血压控制目标值<130/80 mmHg;老年收缩期性高血压病人血压控制目标为150/90 mmHg以下。降压不可过快过低,尤其是老年人,以免影响心、脑、肾重要组织器官的供血。

（6）某些药物能引起直立性低血压，特别是首剂用药、联合用药、加大剂量用药时容易出现，表现为头晕、心悸、出汗、恶心、呕吐等。指导病人服药后卧床休息，改变姿势和体位时动作应缓慢，避免长时间站立，用药期间避免用过热的水洗澡和洗澡时间过长，不宜大量饮酒，一旦发生直立性低血压应立即平卧并抬高下肢，以促进下肢静脉血液回流。

（7）严密观察血压和病情变化，如出现头痛、头晕、眼花、恶心、眩晕等表现时，应立即到医院就诊。

3. 用药护理

（1）利尿剂 适用于轻、中度高血压，对单纯收缩期高血压、高血压合并肥胖或糖尿病、更年期女性及老年人高血压有较强的降压效果。主要不良反应为电解质紊乱（低钾血症或高钾血症），影响血脂、血糖、血尿酸代谢等。推荐小剂量使用；糖尿病、高脂血症、痛风病人慎用或禁用；在用药过程中注意观察尿量，记录液体出入量，监测电解质变化；保钾利尿剂可引起高钾血症，不宜与 ACEI 和 ARB 合用，肾功能不全者禁用；排钾利尿剂注意预防低钾血症，可以多食含钾丰富的食物。

（2）β受体阻滞剂 适用于各种不同严重程度高血压，尤其是心率较快的中青年病人或合并心绞痛病人。使用β受体阻滞剂的主要不良反应为心动过缓、乏力、四肢发冷，在用药的过程中注意监测心率、脉搏变化，注意有无心动过缓，根据病人心率、心律及血压变化遵医嘱及时调整用药剂量；因其对心肌收缩力、房室传导及窦性心律均有抑制作用，并可增加气道阻力，因此支气管哮喘、急性心力衰竭、病态窦房结综合征、房室传导阻滞和外周血管病病人禁用。

（3）钙通道阻滞剂 降压起效迅速，降压疗效和降压幅度相对较强，适用于各种类型的高血压，对老年病人有较好的降压疗效。对血脂、血糖代谢无明显影响，服药依从性较好；主要不良反应为头痛、颜面潮红、心悸、下肢水肿；心力衰竭、窦房结功能低下或心脏传导阻滞病人不宜使用。

（4）血管紧张素转换酶抑制剂 血管紧张素转换酶抑制剂（ACEI）具有改善胰岛素抵抗和减少尿蛋白的作用，对肥胖、糖尿病及心脏、肾脏靶器官受损的高血压病人具有相对较好的疗效，特别适用于伴有心肌梗死后、心力衰竭、糖耐量减退或糖尿病肾病的高血压病人，高钾血症病人、妊娠妇女、肾动脉狭窄者禁忌，不良反应主要是刺激性干咳、血管性水肿、高血钾。用药过程中注意监测血钾和血压。

（5）血管紧张素Ⅱ受体阻滞剂 此类药物的治疗适应证和禁忌证与 ACEI 相同，最大的特点是直接与药物有关的不良反应很少，不引起刺激性干咳，治疗依从性高，主要不良反应为血钾升高。

【健康教育】

1. 疾病知识指导 向病人及其家属广泛宣教高血压的有关知识，合理饮食，适当运动，注意劳逸结合，维持心理平衡，定期进行健康体检。有家族史的健康人在 35 岁以后每年应定期到医院测量血压，以便早期筛查。

2. 用药指导 指导病人不可自行更改服药时间，更不能擅自增减药物或停服药物，并注意药物不良反应；强调终身治疗的重要性，使病人能够坚持长期治疗，将血压控制在正常范围，预防或减轻靶器官损害。

3. 饮食指导 给予低盐、低脂饮食,控制总热量,限制腌制食品摄入,多食新鲜蔬菜、水果,补充钾、钙、镁;增加粗纤维食物,预防便秘发生;少量多餐,戒烟限酒。

4. 自我监测指导 护士要教会病人或家属正确测量血压的方法,按时测量并记录,指导病人定期到医院检查血压和靶器官情况,嘱病人和家属若病人血压持续升高或出现头晕、头痛、恶心等症状时立即就医。

5. 定期复查 护士应嘱病人定期门诊复查,并指导其根据危险度分层决定复诊时间。低危或中危者,每1~3个月随诊1次;高危者,至少每月随诊1次。

(宋　凌)

第七节　病毒性心肌炎病人的护理

案例引导

　　病人,男,28岁。1周前发生急性上呼吸道感染,未予重视。近日来自觉心慌、心悸、乏力,伴头晕、呼吸困难、胸痛等症状,家属陪送就诊。体格检查:两肺底闻及少许湿啰音,心尖区第一心音减弱,HR 150次/分。辅助检查:血清心肌酶增高,心电图示频发室性期前收缩、ST-T 改变。临床诊断:病毒性心肌炎。

病毒性心肌炎(viral myocarditis,VMC)是指由病毒感染引起的心肌局限性或弥漫性炎症。本病可发生于各个年龄阶段,多见于儿童和青少年,是儿童及健康青年猝死的主要原因。大多数病人经过适当治疗后能够痊愈,少数3个月后未能完全恢复者即转为慢性病程。近年来,由于风湿热和白喉所致的心肌炎逐渐减少,病毒性心肌炎的发病率显著升高。

很多病毒均可引起心肌炎,其中以引起肠道和上呼吸道感染的病毒感染最多见,如柯萨奇病毒 A 或 B、孤儿病毒(ECHO 病毒)、脊髓灰质炎病毒、流感和疱疹病毒等,其中以柯萨奇病毒 B 引起的心肌炎最常见。此外,人类腺病毒、单纯疱疹病毒、流感病毒、风疹病毒、脑炎病毒等都能引起心肌炎。机体在劳累、寒冷、酗酒、细菌感染、营养不良、缺氧等抵抗力下降时更易导致病毒感染而致病。

【护理评估】

一、健康史

询问病人发病前有无上呼吸道感染和肠道感染病史,调查病人有无劳累、寒冷、酗酒、细菌感染、营养不良、缺氧等诱因。

二、身体状况

(一)临床表现

临床表现严重程度取决于病变的广泛程度与部位,轻者可无症状,重者可并发严重的心律失常、心力衰竭,也可发生猝死。约半数病人发病前1～3周有上呼吸道感染或肠道感染史,表现为发热、全身酸痛、咽痛等所谓"感冒"样症状,或恶心、呕吐、腹泻等消化道症状。随后出现心悸、胸闷、胸痛、呼吸困难、头晕、乏力、水肿,严重者甚至出现阿-斯综合征、严重心律失常、心力衰竭、心源性休克或猝死。体检可见与发热程度不平行的心动过速,各种心律失常,心尖区第一心音减弱,可闻及收缩期吹风样杂音,或有肺部湿啰音、颈静脉怒张、肝大、水肿等心力衰竭体征。

（二）心理、社会状况

病毒性心肌炎病人中儿童、青壮年多见,因患病影响学习、工作和日常生活且疾病急性期心悸等症状明显,病人容易产生焦急、烦躁情绪。

（三）辅助检查

1. 血液检查 白细胞计数可升高,血沉增快,C反应蛋白增加,肌钙蛋白I(cTnI)、血清肌钙蛋白T(cTnT)、心肌肌酸激酶(CK-MB)升高。

2. 病毒检测 血清学检测仅对病因有提示作用,不能作为诊断依据。确诊有待于心内膜、心肌、心包组织内病毒、病毒抗原、病毒基因片段或病毒蛋白的监区,因为有创,不作为常规检查。

3. 心内膜心肌活检 这是一种有创性检查方法,有助于本病的诊断及病情与预后的判断,阳性结果为诊断心肌炎的可靠证据。这种检查方法不作为常规检查。

4. 心电图检查 常见ST-T改变和各种心律失常,特别是室性心律失常和房室传导阻滞等。

5. 超声心动图检查 可正常,也可显示左心室增大,室壁运动减弱,附壁血栓;合并心包炎时可有心包积液。

6. X线检查 病情轻者心影可正常,病变广泛且严重者心影可轻至中度增大,透视下心脏搏动减弱。

【主要护理诊断/医护合作性问题】

1. 活动无耐力 与心肌受损、心律失常有关。

2. 体温过高 与心肌炎症有关。

3. 潜在并发症:心律失常、心力衰竭。

4. 焦虑 与担心预后、学习、工作有关。

【护理措施】

（一）一般护理

1. 环境和休息 给病人提供一个安静舒适的环境,限制探视,保证病人的充分休息和睡眠。休息是最重要的护理措施,能减轻心脏负荷,减少心肌耗氧,有利于心功能恢复。无并发症的病人卧床休息1个月;症状明显、血心肌酶增高或出现严重心律失常的病人卧床休息3个月以上;心脏增大者最好卧床休息半年至1年,待症状体征消失,心脏大小、心肌酶、心电图均恢复正常后,方可逐渐增加活动量。病人在活动后如出现心悸、气促、胸闷、心律失常等反应,则应停止活动,并以此作为最大活动指征。

2. 饮食护理 给予高热量、高蛋白、高维生素、易消化饮食,多食新鲜蔬菜和水果,尤其是含维生素 C 较多的食物,如苹果、橘子、山楂、猕猴桃、西红柿等,少量多餐,戒烟限酒,有心力衰竭者限制钠盐摄入。

3. 排便护理 指导病人多食富含纤维素的食物,适量饮水,保持大便通畅,必要时遵医嘱给予缓泻剂,避免用力排便。

(二)心理护理

关心体贴病人,向病人解释本病的有关知识,增强战胜疾病的意志和信心,根据病人不同的年龄、疾病阶段、文化背景,进行解释和疏导,消除焦虑、烦躁等负面情绪,使病人能在最佳心理状态下接受治疗和护理,达到早日康复的目的。

(三)病情观察

密切观察病人体温、脉搏、呼吸、血压、神志变化,记录 24 h 尿量,严密监测病人心率、心律变化,及时发现是否有严重心律失常,注意观察病人有无呼吸困难、水肿、颈静脉怒张、奔马律、肺部啰音等心力衰竭表现。一旦病人出现心律失常、心力衰竭,护士应及时报告医师处理。

(四)对症护理

准备好抢救仪器和急救药物,出现严重的心律失常、心力衰竭、心源性休克等进行相应治疗和护理。

(五)治疗指导

1. 治疗要点

(1)一般治疗 急性期卧床休息,补充营养物质。

(2)抗病毒治疗 利巴韦林有一定疗效,可肌内注射或静脉滴注。干扰素具抗病毒、调节免疫等作用。近年来采用的黄芪、辅酶 Q_{10} 等中西医结合治疗有一定疗效。

(3)改善心肌代谢和营养 给予大量维生素 C、三磷酸腺苷、辅酶 A、细胞色素 C 等药物。

(4)糖皮质激素治疗 疗效并不肯定,目前不主张常规使用。对其他治疗效果不佳者可考虑使用。

(5)纠正心律失常、心力衰竭等。

2. 用药护理

(1)利巴韦林 静脉滴注速度缓慢;偶有轻度胃肠道反应,停药后很快恢复;有较强的致畸作用,孕妇忌用。

(2)干扰素 常见不良反应为发热、畏寒、头痛、肌肉疼痛、疲劳、恶心、纳差等,其中发热最为常见,随疗程进展,此类症状可逐渐减轻或消失。其他不良反应有白细胞减少、血小板减少等,用药期间定期复查血常规。

(3)辅酶 Q_{10} 注射液如有黄色沉淀物析出,可将药瓶置入沸水内 $2\sim3$ min,待溶解澄清后仍可使用;可有恶心、胃部不适、食欲减退等不良反应,不必停药,偶见荨麻疹及一过性心悸。

【健康教育】

1. 休息指导 急性心肌炎病人出院后需继续休息 $3\sim6$ 个月,无并发症可考虑恢复学习和轻体力工作,6个月至1年内避免剧烈活动、重体力劳动及妊娠。

2. 生活指导 指导病人生活规律,充分休息,摄入一些营养丰富、易消化的食物,尤其是补充富含维生素C的食物,如新鲜蔬菜、水果,以促进心肌代谢与恢复。防寒保暖,避免受凉。

3. 用药指导 指导病人遵医嘱用药,注意观察药物的疗效和不良反应。

4. 就诊指导 指导病人和家属自测脉搏、心率、心律,发现异常或有心悸、胸闷、乏力、头晕等不适及时就诊。

(宋 凌)

第八节 心肌病病人的护理

案例引导

病人,女,38岁。活动后气急、心悸、胸闷6年,反复下肢水肿1年,加重1天。体格检查:T 36.8 ℃,P 102次/分,R 28次/分,BP 100/80 mmHg;神清,颈静脉怒张;两肺闻及细小湿啰音,心浊音界向两侧扩大,HR 102次/分,律齐,肝脏肋缘下3 cm,双下肢凹陷性水肿。超声心动图示心脏四腔增大,以左侧为著,二尖瓣、三尖瓣反流,心室壁运动减弱。临床诊断:扩张型心肌病、心功能Ⅳ级。

心肌病(cardiomyopathy)是指由遗传、感染等不同原因引起的心肌病变导致心肌机械和(或)电功能障碍,常表现为心肌肥厚或扩张。

目前心肌病的分类包括遗传性心肌病(肥厚型心肌病、右心室发育不良心肌病、左心室心肌致密化不全、糖原贮积症、先天性传导阻滞、线粒体肌病、离子通道病)、混合型心肌病(扩张型心肌病、限制型心肌病)和获得性心肌病(感染性心肌病、心动过速心肌病、心脏气球样变、围生期心肌病)。本节重点阐述扩张型心肌病和肥厚型心肌病。

一、扩张型心肌病

扩张型心肌病(dilated cardiomyopathy,DCM)是心肌病中最常见类型,主要特征为左心室或双心室扩大伴心肌收缩功能减退。其临床表现为心脏扩大、心力衰竭、心律失常、血栓栓塞及猝死。本病在我国发病率为(13~84)/10万,病情呈进行性加重,确诊后5年生存约50%,10年生存约25%。

本病病因多样,约半数病因不详。病原体(病毒最常见,包括柯萨奇病毒B、ECHO病毒、小儿麻痹症病毒、流感病毒、腺病毒、巨细胞病毒等)的直接损伤和由此引发的慢性炎症和免疫反应是导致扩张型心肌病的重要原因,此外还可能与遗传、炎症、嗜酒、某些化学药物和心肌代谢药物、代谢异常等所致各种心肌损害有关。其病理改变主要是心腔扩大(特别是左心室扩大),室壁多变薄,纤维瘢痕形成,常伴有附壁血栓,但瓣膜、冠状动脉多无改变。

【护理评估】

一、健康史

询问病人家族中有无心肌病病人,有无病毒感染、劳累、嗜酒等因素,有无使用某些化疗药物或心肌损害药物。

二、身心状况

(一)症状

本病起病隐匿,主要表现为活动时呼吸困难和运动耐力下降,早期可无症状。随着病情加重,可以出现夜间阵发性呼吸困难和端坐呼吸等左心衰竭症状,并逐渐出现食欲下降、腹胀、下肢水肿等右心衰竭症状。合并心律失常时出现心悸、头晕、黑蒙甚至猝死。持续顽固性低血压是终末期表现。部分病人发生栓塞时出现相应脏器受累表现。

(二)体征

病人体征主要为心脏扩大,叩诊心浊音界向左、右两侧扩大;听诊心音减弱,常可闻及第三心音、第四心音、奔马律及相对性二尖瓣或三尖瓣关闭不全所致的收缩期吹风样杂音;可有交替脉、肺部湿啰音、颈静脉怒张、水肿、肝大等。

(三)心理、社会状况

病人因病程漫长而反复出现心力衰竭和心律失常等表现,易产生焦虑、抑郁等不良情绪,社会活动减少、劳动能力逐渐丧失,甚至产生悲观、绝望等心理反应。

(四)辅助检查

1. 胸部 X 线检查 心脏阴影明显增大,心胸比大于 50%,可出现肺淤血、肺水肿等表现。

2. 心电图检查 缺乏诊断特异性。常见 S-T 段压低和 T 波倒置,可见期前收缩、非持续性室速、心房颤动、传导阻滞等各种心律失常同时存在,严重左心室纤维化可出现病理性 Q 波。

3. 超声心动图检查 这是诊断和评估 DCM 最常用的检查手段,早期仅表现为左室轻度扩大,后期各心腔均扩大,以左心室扩大显著;室壁运动普遍减弱,心肌收缩功能下降,左心室射血分数显著降低;彩色血流多普勒检查显示二尖瓣、三尖瓣反流。

4. 其他检查 心肌磁共振(CMR)对于心肌病诊断、鉴别诊断及预后评估均有很高价值。其他检查包括冠状动脉 CT 检查(CTA)、心内膜心肌活检、冠状动脉造影、心脏核素检查等。

【主要护理诊断/医护合作性问题】

1. 体液过多 与心力衰竭引起水、钠潴留有关。

2. 心输出量减少 与心肌收缩力减弱、严重心律失常有关。

3. 气体交换受损 与心力衰竭、肺淤血有关。

4. 焦虑 与本病呈慢性过程、逐渐加重有关。

5. 潜在并发症：心力衰竭、心律失常、栓塞、猝死。

【护理措施】

（一）一般护理

1. 环境与休息 保持环境清洁、安静、舒适，注意防寒保暖，避免受凉，预防感染。根据心功能级别决定活动量，症状轻者可参加轻体力活动，但应避免劳累和剧烈运动；症状明显者卧床休息，若心脏扩大、心功能减退宜长期休息，以免病情恶化。

2. 饮食护理 给予低盐、低脂、高蛋白、高维生素、富含纤维素、易消化吸收的食物，少量多餐，避免高热量和刺激性食物，戒烟戒酒。

（二）心理护理

及时了解病人的心理状况，关心体贴病人，耐心向病人解释疾病知识，鼓励家属配合医护人员做好病人的安慰工作，帮助调整病人情绪，使病人主动参与制订护理计划，积极配合治疗。

（三）病情观察

密切观察病人精神状态、食欲、尿量变化，监测病人血压、心率、心律及心电图变化，及时发现各类心律失常，必要时进行心电监护，当病人出现严重心律失常，立即通知医师，并备好抢救用品；观察病人有无脑、肺和肾等内脏及周围动脉栓塞的症状；对于水肿严重者，观察尿量变化及水肿消退情况。

（四）对症护理

呼吸困难者采取半卧位，给予氧气吸入，根据病情调整氧流量；控制输液量和速度，防止急性肺水肿发生。水肿明显者，注意观察水肿消长情况，准确记录 24 h 出入液量，控制液体入量，限制钠盐摄入，遵医嘱正确使用利尿剂，保护皮肤，预防压疮。

（五）治疗指导

1. 治疗要点 主要针对充血性心力衰竭和各种心律失常的对症处理。

（1）病因治疗 寻找病因，积极进行治疗。

（2）心力衰竭 ①ACEI 或 ARB：从小剂量开始，逐渐增加，直到达到目标剂量。②β受体阻滞剂：在 ACEI 或利尿剂基础上应用，从小剂量开始，逐渐增加，以达到目标剂量或最大耐受剂量。③盐皮质激素受体拮抗剂：依托利普、螺内酯；利尿剂，如呋塞米或氢氯噻嗪，从小剂量开始，根据尿量、体重调整剂量。④洋地黄。

（3）抗凝治疗 有心房颤动或附壁血栓形成或有血栓栓塞史的病人长期给予华法林抗凝治疗。

（4）心律失常治疗 参见"心律失常病人的护理"相关章节。

（5）心脏移植 长期严重心力衰竭、内科治疗无效的病人可考虑心脏移植。

2. 用药护理 遵医嘱用药，注意观察疗效和不良反应。因心肌病病人对洋地黄的耐受性差，易致中毒，在使用洋地黄时应采用缓给法，剂量宜小，注意病人有无恶心、呕吐、黄视、心律失常等中毒表现。其他药物护理参见"心力衰竭病人的护理"相关内容。

【健康教育】

1. 心衰预防指导 本病的主要死亡原因是心力衰竭，故预防尤为重要。其预防措施包括生活规律,饮食清淡易消化,少量多餐,充分休息,避免劳累和剧烈运动;防止呼吸道感染;严格控制输液速度与输液量;保持良好心态,情绪稳定;女性病人不宜妊娠;保持大便通畅。

2. 预防感染指导　适当锻炼,增强体质;少去人多拥挤的公共场所,注意防寒保暖,避免淋雨、受凉、酗酒等不利因素影响,预防感冒和上呼吸道感染,避免病毒及其他毒素对心肌损害。

3. 用药指导　遵医嘱坚持服用抗心力衰竭、纠正心律失常、防止栓塞的药物或β受体阻滞剂;向病人讲解用药原则、方法和注意事项,教会病人及家属观察药物疗效及副作用。

4. 复查指导　督促病人定期门诊复查,指导病人自我观察病情,一旦症状加重或出现新症状立即就诊。

二、肥厚型心肌病

肥厚型心肌病(hypertrophic cardiomyopathy,HCM)是一种遗传性心肌病,以心肌非对称性肥厚为解剖特征。根据左心室流出道有无梗阻可分为梗阻性肥厚型心肌病和非梗阻性肥厚型心肌病。本病预后差异很大,为青少年和运动员运动时发生猝死的最主要原因之一,少数进展为终末期心力衰竭,另有少部分出现心力衰竭、房颤和栓塞。不少病人症状轻微,预期寿命可以接近正常人。本病在我国的患病率为 180/10 万,好发于男性。

本病为常染色体显性遗传疾病,具有遗传异质性。

【护理评估】

一、健康史

询问病人家族中有无类似病人;是否有情绪激动、高强度运动、突然改变体位等诱因。

二、身心状况

(一)症状

部分病人可无自觉症状,而因猝死或在体检中被发现。最常见的症状是劳力性呼吸困难和乏力,夜间阵发性呼吸困难较少见。约 1/3 的病人有劳力性心绞痛,服用硝酸甘油和休息多不能缓解。伴有流出道梗阻的病人可在起立或运动时出现晕厥,甚至猝死。

(二)体征

可有心脏轻度增大,能听到第四心音,流出道梗阻病人可在胸骨左缘第 3~4 肋间听到较粗糙的喷射性收缩期杂音。使用β受体阻滞剂、取下蹲位等使心肌收缩力下降或左心室容量增加的因素可使杂音减轻;相反,含服硝酸甘油、应用强心药或取站立位等使左心室容量减少或心肌收缩力增加的因素,可使杂音增强。

(三)心理、社会状况

病人因反复发生心绞痛、晕厥、心律失常,思想负担重,常有恐惧感。

(四)辅助检查

1. 胸部 X 线检查　心影正常或左心室增大。

2. 心电图检查　最常见表现是左心室肥大,ST-T 改变,胸前导联出现巨大倒置 T 波,少数有深而不宽的病理性 Q 波,此外,室内传导阻滞和期前收缩也常见。

3. 超声心动图检查 此为临床上主要诊断手段,以心室不对称性肥厚而无心室腔增大为特征,舒张期室间隔厚度为 15 mm 或与后壁厚度之比≥1.3,室间隔运动幅度明显低下。

4. 其他检查 心脏磁共振、心导管检查、冠状动脉造影、心内膜心肌活检等。

【主要护理诊断/医护合作性问题】

1. 疼痛:胸痛 与肥厚心肌耗氧量增加、冠状动脉供血相对不足有关。

2. 气体交换受损 与心力衰竭有关。

3. 有受伤的危险 与梗阻性肥厚型心肌病导致晕厥有关。

4. 恐惧 与心绞痛、晕厥、严重心律失常反复发生有关。

5. 潜在并发症:心绞痛、心律失常、心力衰竭、猝死。

【护理措施】

(一)一般护理

参见"扩张型心肌病"相关内容。

(二)心理护理

参见"扩张型心肌病"相关内容。

(三)病情观察

观察胸痛的部位、性质、程度、持续时间、诱因及缓解方式。观察有无心悸、胸闷、气急、眩晕、黑蒙等症状。观察病人血压、心率、心律、心电图的变化,必要时进行心电监护,以便及时发现严重心律失常,防止猝死发生。

(四)对症护理

持续给氧,氧流量 2~4 L/min;胸痛发作时立即停止活动,卧床休息,消除紧张情绪;遵医嘱给予β受体阻滞剂或钙通道阻滞剂,不宜用硝酸酯类的药物;密切注意观察病情变化。出现眩晕、黑蒙等表现时立即下蹲或平卧抬腿,防止晕厥发生。有晕厥史的病人避免单独外出,以免发作时无人在场出现意外。出现严重心律失常立即通知医师,积极配合医师抢救,防止猝死发生。

(五)治疗指导

1. 治疗要点 目前主张应用β受体阻滞剂及钙通道阻滞剂治疗,首选β受体阻滞剂。重症梗阻性病人可介入或手术治疗,植入双腔起搏器,消融或切除肥厚的室间隔心肌。

2. 用药护理 β受体阻滞剂可降低心肌收缩力,减轻左心室流出道梗阻,改善左心室壁顺应性及左心室充盈,并具有抗心律失常作用,用药时应从小剂量开始,逐渐增加剂量,注意观察有无心动过缓、低血压等不良反应。钙通道阻滞剂(如维拉帕米)能改善心室舒张功能,用药时注意观察血压,以防血压降低。指导病人避免使用增强心肌收缩力和减少心脏容量负荷的药物,如洋地黄、硝酸酯类制剂等,以免加重左心室流出道梗阻。

【健康教育】

1. 生活指导 生活规律,合理营养,保持乐观的心情,注意休息,避免激烈运动、提起重物、突然屏气等,以减少晕厥和猝死发生的危险;避免寒冷刺激、情绪激动、饱餐、劳累、突然改变体位,防止诱发心绞痛;有晕厥病史者避免单独外出活动;戒烟戒酒。

2. 用药指导 遵医嘱坚持长期服用β受体阻滞剂及钙通道阻滞剂,两类药物不宜联合用药,告知病人及家属药物的剂量、名称、用量、用法,指导病人及家属观察药物疗效及副作用,教会病人自测脉搏和心率。

3. 复查指导 督促病人定期到医院复查,告知病人病情加重或出现心动过缓、心律不齐、血压过低等表现立即就诊。

(宋 凌)

第九节 感染性心内膜炎病人的护理

案例引导

病人,男,35 岁,工人。有风湿性心脏病病史 8 年。一周前拔牙后出现持续发热 1 周,体温波动在 37.6～39.0 ℃,夜间发热明显,伴食欲不振、全身不适,用抗生素、退热药治疗,病情不见好转而就诊。体格检查:T 38.6 ℃,P 102 次/分,R 21 次/分,BP 120/80 mmHg;神清,发热面容;手掌和足底可见多个直径为 3 mm 左右的红斑,压之无疼痛感;肺部呼吸音正常,HR 102 次/分,律齐,心尖部可听到收缩期 3/6 级粗糙的吹风样杂音。辅助检查:①血常规检查示 RBC 3.8×10^{12}/L,Hb 90 g/L,WBC 14×10^9/L;②超声心动图检查发现二尖瓣有赘生物存在。临床诊断:风湿性心脏病、二尖瓣关闭不全、感染性心内膜炎。

感染性心内膜炎(infective endocarditis,IE)是心脏内膜表面的微生物感染,伴赘生物形成。赘生物为大小不等、形状不一的血小板和纤维素团块,内含大量微生物和少量炎症细胞。致病微生物以细菌多见,其临床特征为发热、心脏杂音、脾大、贫血、栓塞、皮肤病损、血培养阳性等。本病根据病程分为急性和亚急性两种,后者远较前者多见。根据瓣膜类型分为自体瓣膜心内膜炎、人工瓣膜心内膜炎和静脉药瘾者心内膜炎。本节主要阐述自体瓣膜心内膜炎。

急性感染性心内膜炎多见于原无心脏病的病人,病原菌主要为金黄色葡萄球菌,少数为肺炎球菌、淋球菌、A 族链球菌和流感杆菌等,病原菌来自皮肤、肌肉、骨骼或肺部等部位的活动性感染灶,循环中细菌量大,细菌毒力强,具有高度侵袭性及黏附于内膜的能力。

亚急性感染性心内膜炎多发生于有器质性心脏病的病人,以心脏瓣膜病尤其是二尖瓣和主动脉瓣最常见,其次为先天性心血管病,如室间隔缺损、动脉导管未闭、法洛四联症和主动脉缩窄。病原菌以草绿色链球菌最常见(约占 75%),其次为 D 族链球菌、表皮葡萄球菌,其他细菌较少见。病原菌主要来自口腔、咽峡、呼吸道感染灶,入血形成菌血症后再随血流侵入瓣膜;也可因拔牙、扁桃体切除术、泌尿系器械检查或心脏手术等入血而侵入瓣膜。

【护理评估】

一、健康史

询问病人有无先天性心脏病、心脏瓣膜病病史,检查身体有无感染病灶(如化脓性扁桃体炎、牙周炎、疖、痈、化脓性骨髓炎等),是否做过口腔、上呼吸道、泌尿系统、生殖系统和消化道手术,是否做过心导管检查、人工瓣膜置换术或其他心脏手术,有无静脉药瘾史。

二、身心状况

(一)症状和体征

1. 发热 发热是感染性心内膜炎最常见的症状,几乎所有病人均有发热。急性者呈暴发性败血症过程,可有寒战、高热。亚急性者起病隐匿,可有弛张性低热,体温低于 39 ℃,午后和晚上较高,伴全身不适、软弱无力、食欲不振、体重减轻、头痛、背痛、肌肉关节痛等表现。

2. 心脏杂音 80%～85%的病人可听到由基础心脏病和(或)心内膜炎引起瓣膜损害所致的心脏杂音。基础心脏病杂音主要为瓣膜关闭不全的杂音,尤以主动脉瓣关闭不全多见。在病程中原有杂音性质、强度改变和(或)新杂音出现是本病的重要特征,多与赘生物生长、破裂和脱落有关,急性感染性心内膜炎比亚急性感染性心内膜炎更易出现杂音强度和性质的变化或出现新杂音。

3. 周围体征 多为非特异性,近年已不多见。可能由感染毒素作用于毛细血管使其脆性增加和破裂出血、微血管炎或微栓塞所致。周围体征包括以下几点。①淤点:可出现于任何部位,以锁骨以上皮肤、眼睑结膜、口腔黏膜常见,病程长者较多见。②Roth 斑:为视网膜的卵圆形出血斑,其中心呈白色,多见于亚急性者。③Osler 结节:为手指或足趾末端的掌面出现豌豆大小的红色或紫色痛性结节,较常见于亚急性者。④Janeway 损害:为手掌和足底处直径 1～4 mm 的无痛性出血红斑,主要见于急性者。⑤指、趾甲床下线状出血。

4. 动脉栓塞 赘生物引起动脉栓塞占 20%～40%,可在发热开始后数天甚至数月内发生。栓塞可发生在身体的任何部位,临床上体循环动脉栓塞部位以脑、心脏、脾、肾、肠系膜和四肢动脉为多见,其中,脑栓塞的发生率为 15%～20%,可引起相应脏器的梗死或脓肿;左向右分流的先天性心血管病或右心内膜炎时肺循环栓塞常见。

5. 感染的非特异性症状 15%～50%的病人有脾大,70%～90%的病人有进行性贫血,多见于亚急性者,贫血程度一般为轻、中度,晚期可为重度贫血。部分病人有杵状指。

(二)并发症

1. 心脏 心力衰竭最常见,也是首要致死原因,主要为瓣膜关闭不全所致,最常发生于主动脉瓣,其次是二尖瓣、三尖瓣。其他并发症有心肌脓肿、急性心肌梗死、化脓性心包炎等。

2. 迁移性脓肿 多发生于肝、脾、骨髓和神经系统,急性病人多见,亚急性病人少见。

3. 细菌性动脉瘤 多见于亚急性病人。受累动脉依次为近端主动脉(包括主动脉窦)、脑、内脏、四肢,一般见于病程晚期,多无症状,仅为可扪及的搏动性肿块。

4. 神经系统 脑栓塞、脑细菌性动脉瘤、中毒性脑病、脑脓肿、化脓性脑膜炎等。

5. 肾脏 肾动脉栓塞和肾梗死、免疫复合物所致局灶性和弥漫性肾小球肾炎、肾脓肿等。

（三）心理、社会状况

病人因发热、感染不易控制、心力衰竭及其他并发症，常常出现焦虑、恐惧心理。

（四）辅助检查

1. 常规检验

（1）血液检查　急性病人白细胞计数增高和明显核左移，红细胞沉降率几乎均增快。亚急性病人红细胞计数和血红蛋白降低，白细胞计数正常或轻度增高。

（2）尿液检查　常出现蛋白尿和镜下血尿。肾梗死时，可出现肉眼血尿。并发弥漫性肾小球肾炎时可出现红细胞管型和大量蛋白尿。

2. 血培养检查　血培养是诊断感染性心内膜炎最重要的方法，血培养阳性是本病最直接的证据。在近期未接受过抗生素治疗的病人血培养阳性率可高达 95% 以上，其中 90% 以上病人的阳性结果获取自入院后第一天采取的标本。

3. 超声心动图检查　可发现赘生物、瓣周并发症等支持心内膜炎的证据，还可明确基础心脏病等，可帮助感染性心内膜炎明确诊断。

4. 其他　心电图检查一般无特异性；胸部 X 线检查仅对并发症（如心力衰竭、肺梗死）的诊断有帮助。

【主要护理诊断/医护合作性问题】

1. 体温过高　与感染有关。

2. 营养失调　与感染导致机体消耗增加、食欲下降有关。

3. 焦虑　与发热、并发症出现、病情反复、疗效不佳有关。

4. 潜在并发症：心力衰竭、栓塞。

【护理措施】

（一）一般护理

1. 环境与休息　保持室内清洁、安静、舒适，注意保暖。减少探视，以免影响病人休息，防止交叉感染。发热病人卧床休息，降低耗氧量，减轻心脏负担，保持舒适体位。

2. 饮食护理　加强营养，鼓励病人进食。补充足够的水分，给予高蛋白、高热量、高维生素、易消化吸收的半流质饮食或软食，选择适合病人口味的饭菜，加强口腔护理，以增进食欲。心力衰竭病人限制钠和水摄入。

（二）心理护理

关心病人，加强沟通，了解病人的心理变化，向病人讲解有关本病的知识，耐心向病人解释病情，提供优质的护理服务，鼓励病人积极配合治疗。

（三）病情观察

观察病人体温变化，观察皮肤黏膜有无淤点、无痛性出血红斑、Osler 结节等周围体征，观察杂音的部位、特点及其变化，观察有无心力衰竭、栓塞表现。

（四）对症护理

1. 发热护理　高热病人卧床休息；每 4 h 监测体温 1 次，观察热型、发热程度及其伴随症状,准确绘制体温曲线;多饮水,记录液体出入量;做好实验室检查标本采集;遵医嘱准确、及时使用抗生素;给予物理降温(冰敷、酒精拭浴或温水拭浴),注意观察及记录降温效果;退热时应及时协助病人擦干汗液,更换衣被,防止更衣时受凉。

2. 栓塞预防与护理 定期进行心脏超声检查,如果超声检查见到巨大赘生物,嘱咐病人绝对卧床休息,避免剧烈运动和突然改变体位,以防赘生物造成动脉栓塞。密切观察栓塞表现:当病人出现肢体剧痛、局部皮肤温度下降、动脉搏动消失考虑为外周动脉栓塞;出现偏瘫、失语、感觉障碍考虑为脑栓塞;出现腰痛、蛋白尿、血尿考虑为肾栓塞;出现突然剧烈胸痛、呼吸困难、发绀、咯血等表现考虑为肺栓塞。一旦出现栓塞表现,立即报告医师,积极配合抢救治疗,遵医嘱给予溶栓、抗凝等药物。

(五)血培养标本采集方法

未经治疗的急性病人在入院后立即采血,3 h内每隔1 h采血1次,共采集3次血标本,然后遵医嘱开始治疗。未经治疗的亚急性病人在第1天每隔1 h采血1次,共3次,次日如未见细菌生长,重复采血3次后开始抗生素治疗;如病人已用过抗生素则停药2～7天后采血。本病菌血症为持续性,无须在体温升高时采血,每次取血10～20 mL,同时做需氧和厌氧培养,至少培养3周。

(六)治疗指导

1. 治疗要点

(1)抗微生物药物治疗 此为本病最重要的治疗措施,其用药原则如下:①早期应用,在连续送3～5次血培养后即可开始治疗;②足量用药,选用杀菌性抗微生物药物,大剂量和长期疗程,旨在完全消灭藏在赘生物内的致病菌;③以静脉用药为主,保持高且稳定的血药浓度;④已分离出病原微生物时,应根据致病微生物对药物的敏感程度选择抗微生物药;⑤病原微生物不明时,急性病人选用针对金黄色葡萄球菌、链球菌和革兰阴性杆菌均有效的广谱抗生素,亚急性病人选用针对大多数链球菌有效的抗生素。

(2)外科手术治疗 有严重心内并发症或抗生素治疗无效的病人及时考虑手术治疗。

2. 用药护理 遵循早期、足量、静脉用药的原则,严格遵医嘱给药;注意观察药物可能的不良反应;注意保护静脉,可使用静脉留置针,以避免多次穿刺增加病人痛苦;用药疗程宜长,一般为4～6周,嘱咐病人勿过早停药,以免复发。草绿色链球菌首选青霉素,用药前做过敏试验,用量过大可出现神经毒性表现,如肌阵挛、反射亢进、惊厥和昏迷。

【健康教育】

1. 预防指导 加强锻炼,增强体质,提高机体抵抗力,注意防寒保暖,防止呼吸道感染;注意卫生,保持口腔和皮肤清洁,减少病原体入侵机会;及时清除机体的感染病灶;预防风湿热,防止心脏瓣膜病变的发生;对有易患因素(心脏瓣膜病、先天性心血管病、人工瓣膜置换术后)的病人,在手术、侵袭性器械检查或治疗时,严格执行无菌操作,预防性应用抗生素较以往减少,仅用于高危病人。对于接受高危牙科操作时需要使用抗生素预防IE的高危病人,主要靶目标是口腔念珠菌,推荐在操作开始前30～60 min内使用1剂以下的抗生素:阿莫西林或氨苄西林或克林霉素,口服或静脉注射。

2. 生活指导 补充营养,给予高蛋白、高热量、高维生素、易消化吸收的食物,注意变换烹调风味,增进病人食欲。嘱病人多休息,适量活动,减轻心脏负担。教育家属在生活上、精神上、经济上尽最大努力支持病人,使其树立战胜疾病的信心。加强病人的口腔和皮肤护理。

3. 用药指导　向病人及家属介绍本病治疗的相关知识,说明所用药物的名称、剂量、用量、用法,告知病人坚持足够疗程治疗的重要性,指导病人遵医嘱治疗,教会病人观察药物疗效和可能的不良反应。

4. 就诊指导　督促病人定期门诊随访。告知病人就医时应说明自己有心内膜炎病史,在施行口腔手术、侵入性检查、各种外科手术治疗时严格执行无菌操作,高危病人预防性使用抗生素。教会病人自我监测体温变化,学会观察有无栓塞表现,一旦出现可疑征兆立即就诊。

(宋　凌)

第十节　心包炎病人的护理

案例引导

病人,女,45 岁。活动后气促 2 周。病人于 2 周前开始出现胸闷、气急,活动时更加明显,以后症状逐渐加重,不能平卧,时有干咳,但无胸痛等表现。体格检查:T 37.8 ℃,P 106次/分,R 22 次/分,BP 90/70 mmHg,神志清楚,检查合作;颈静脉怒张;肺部未闻及啰音,心尖搏动不明显,心界向两侧扩大,HR 106 次/分,心音遥远,肝脏肋缘下 2 cm可触及,下肢水肿。辅助检查:胸部 X 线检查发现心脏向两侧扩大,肺野清晰;超声心动图检查示心包腔内液性暗区。临床诊断:急性渗出性心包炎。

心包炎(pericarditis)是感染性因素和非感染性因素所致心包脏、壁两层炎性病变的总称,临床上按病程可分为急性、亚急性及慢性,以急性心包炎和慢性缩窄性心包炎最为常见。

急性心包炎(acute pericarditis)为心包脏层和壁层的急性炎症,可以单独存在,也可以是某种全身疾病累及心包的表现。缩窄性心包炎(constrictive pericarditis)是指心脏被致密增厚的纤维化或钙化心包所包围,使心室舒张期充盈受限而产生一系列循环障碍的疾病。

急性心包炎最常见病因是病毒感染,其他包括细菌、真菌、立克次体、寄生虫等感染因素,也可以由自身免疫性疾病、肿瘤、代谢性疾病、物理因素、邻近器官疾病、急性非特异性炎症等非感染性因素所致。有些病人无法明确病因,称为特发性急性心包炎或急性非特异性心包炎。

慢性缩窄性心包炎多于急性心包炎后数月甚至数年形成,其病因在我国以结核性最常见,其次为急性非特异性心包炎、化脓性或创伤性心包炎演变而来,放射性心包炎和心脏直视手术后引起者逐渐增多,少数与心包肿瘤等有关,还有部分病人病因不明。

急性心包炎病理分两型,即纤维蛋白性心包炎和渗出性心包炎。早期为纤维蛋白性心包炎,心包的脏层和壁层充血、肿胀,有纤维蛋白、白细胞及少许内皮细胞渗出,此时无明显液体积聚;随着病程进展,渗出液体增加,则转变为渗出性心包炎。渗出液多为浆液纤维蛋白性,一般于数周甚至数月内吸收,但可伴随发生脏层与壁层心包的粘连、增厚及缩窄,逐渐形成慢性心包炎。

【护理评估】

一、健康史

询问病人有无肝肾疾病、内分泌和代谢性疾病、自身免疫性疾病、肿瘤病史;有无化脓性病灶、上呼吸道感染史;有无外伤、心肌梗死、心脏手术史。询问病人有无发热、盗汗、乏力、消瘦、咳嗽、咳痰、咯血、胸痛、咽痛、关节痛等症状。

二、身心状况

（一）症状

1. 急性心包炎

（1）心前区疼痛 此为急性纤维蛋白性心包炎的主要症状。疼痛可位于心前区,并可放射到颈部、左肩、左臂及左肩胛骨,性质尖锐,与呼吸运动有关,常因咳嗽、深呼吸、变换体位或吞咽而加重;疼痛也可位于胸骨后,为压榨性疼痛。

（2）呼吸困难 此为心包积液时最突出的症状,与支气管、肺受压和肺淤血有关。严重时出现端坐呼吸、身体前倾、呼吸浅速、面色苍白、发绀。

（3）其他 心包积液压迫支气管可有干咳,压迫食管可有吞咽困难,压迫喉返神经可有声音嘶哑。

2. 缩窄性心包炎 其常见症状为呼吸困难、疲乏、食欲不振、上腹胀满或疼痛。呼吸困难为劳力性,主要与心排血量降低有关。

（二）体征

1. 急性心包炎

（1）心包摩擦音 急性纤维蛋白性心包炎的典型体征为心包摩擦音。因炎症变得粗糙的心包脏层和壁层在心脏活动时相互摩擦而产生,为抓刮样粗糙音;多位于心前区,以胸骨左缘第3、4肋间最为明显;坐位时身体前倾、深吸气或将听诊器胸件加压更容易听到。心包摩擦音可持续数小时或持续数天、数周,当积液增多将两层心包分开时,摩擦音即可消失。

（2）心包积液体征 心浊音界向两侧增大,并随体位改变;心尖搏动减弱或消失;心率增快,心音低而遥远;大量积液时可在左肩胛骨下出现浊音及左肺受压引起支气管呼吸音,称为心包积液征（Ewart 征）;大量积液可使收缩压降低,而舒张压变化不大,故脉压变小;大量积液可累及静脉回流,出现颈静脉怒张、肝大、腹腔积液及下肢水肿等。

（3）心脏压塞体征 当心包积液发展迅速时可引起急性心脏压塞,出现窦性心动过速、血压下降、脉压变小和静脉压明显上升,如心排血量显著下降,可产生急性循环衰竭、休克等。当心包积液积聚较慢时可出现亚急性或慢性心脏压塞,表现为体循环静脉淤血、颈静脉怒张、静脉压升高、肝颈静脉回流征阳性、奇脉、腹腔积液和下肢水肿等。

2. 缩窄性心包炎 心尖搏动减弱或消失,心浊音界不增大,心音低而遥远,无心脏杂音,可闻及心包叩击音,心率增快,可出现期前收缩、心房颤动等心律失常;颈静脉怒张,肝大,腹腔积液,下肢水肿;可有奇脉、脉压变小、脉搏细弱、动脉收缩压降低、Kussmaul 征等。

（三）心理、社会状况

病人常因胸痛、呼吸困难、发热等，出现紧张、急躁等心理反应，并可因心脏活动受限，出现疲乏、体力下降、社会活动能力降低，从而产生悲观、愧疚等心理。

（四）辅助检查

1. 实验室检查　取决于原发病。感染性心包炎常有白细胞计数增加、血沉增快等炎性反应，尿毒症性心包炎可有血尿素氮增高，缩窄性心包炎可有轻度贫血。

2. X 线检查　通常成人心包积液＞250 mL、儿童心包积液＞150 mL 时，心脏阴影向两侧增大，呈烧瓶状，心脏搏动减弱或消失。缩窄性心包炎时 X 线检查示心影偏小、正常或轻度增大，上腔静脉常扩张，有时可见心包钙化。

3. 心电图检查　急性心包炎心电图主要表现为各常规导联（aVR、V_1导联除外）ST 段弓背向下抬高，数天后回至基线，出现 T 波低平或倒置，无病理性 Q 波。心包积液时，肢导连QRS 波群呈低电压及电交替，常伴窦性心动过速。缩窄性心包炎时心电图检查示 QRS波群低电压、T 波低平或倒置。

4. 超声心动图检查　为心包积液简单可靠的检查方法，M 型或二维超声心动图均示心包腔内液性暗区，此外，超声心动图还可用于引导心包穿刺引流。缩窄性心包炎可见心包增厚、室壁活动减弱、室间隔矛盾运动等，其诊断价值较心包积液低。

5. 心包穿刺　常规检查与细菌培养可鉴别积液性质和确定病因。

【主要护理诊断/医护合作性问题】

1. 疼痛　与心包炎症有关。

2. 气体交换受损　与肺淤血、肺或支气管受压有关。

3. 体液过多　与渗出性、缩窄性心包炎引起的体循环淤血有关。

4. 体温过高　与急性炎症反应有关。

5. 活动无耐力　与心排血量减少有关。

6. 焦虑　与病因诊断不明、病情重、疗效不佳有关。

【护理措施】

（一）一般护理

1. 环境与休息　提供安静、舒适的休息环境，保持室内清洁、干净，温度、湿度适宜，空气流通，限制探视。急性心包炎病人卧床休息，减少活动，以免增加心肌耗氧量而加重病情。根据病情帮助病人采取半卧位或前倾坐位，提供可依靠的床上小桌，并保持舒适。病人衣着应宽松，以免妨碍胸廓运动。

2. 饮食护理　加强营养，给予高热量、高维生素、高蛋白、易消化吸收的饮食，合理搭配食物，限制钠盐摄入量。

（二）心理护理

关心体贴病人，和病人建立良好关系，了解病人需要，鼓励病人表达自己的心理感受；向病人解释疾病有关知识，说明心包穿刺术或心包切除术的意义和必要性，解除病人的思想顾虑，使病人积极配合治疗。

（三）病情观察

注意病人的生命体征、意识状态；观察病人心前区疼痛的性质、程度及其变化情况，观察呼吸频率、节律及深度；观察病人心包积液压迫邻近器官的表现、心脏压塞体征及原发疾病的特征。

（四）对症护理

1. 心前区疼痛 卧床休息，避免不良刺激，保持情绪稳定、呼吸平稳，勿用力咳嗽或突然改变体位，以免使疼痛加重；可协助病人采取前倾坐位，病人能较舒适地伏在床上小桌上休息，以减轻疼痛和体力消耗；指导病人使用松弛疗法，分散其注意力；遵医嘱给予解热镇痛剂止痛，注意有无胃肠道反应、出血等副作用。必要时遵医嘱适量使用吗啡。

2. 呼吸困难 限制活动，采取半卧位或较舒适的前倾坐位，给予氧气吸入，氧流量一般为 2～4 L/min；防止呼吸道感染，保持呼吸道通畅；协助病人的日常生活，配合医师行心包穿刺术或切开引流术，以缓解压迫症状或向心包腔内注射药物达到治疗目的；严格控制输液速度，防止加重心脏负担。

3. 高热 高热病人及时做好降温处理，定时测量体温并做好记录，退热时协助病人擦干汗液、更换衣被。

（五）治疗指导

1. 治疗要点

（1）病因治疗 针对病因给予抗生素、抗结核药物、糖皮质激素、化疗药物等进行治疗。

（2）对症治疗 病人应卧床休息，必要时给氧、镇痛、利尿等。

（3）心包穿刺 心包穿刺引流是缓解心脏压塞症状最简单有效的手段。心包积液量大或有心脏压塞症状者，施行心包穿刺抽液减压，并可在穿刺后向心包腔内注入抗生素或抗肿瘤药物，必要时行心包切开引流术。

（4）心包切除术 慢性缩窄性心包炎唯一有效的治疗方法是心包切除术，顽固性复发性心包炎伴严重胸痛病人可考虑行心包切除术。

2. 用药护理 遵医嘱给予止痛、利尿、抗结核、抗菌药物，以及糖皮质激素、抗肿瘤等药物治疗，并观察药物的疗效和副作用。抗感染选用足量敏感的抗生素。抗结核治疗应坚持早期、联合、规律、适量、全程的原则。糖皮质激素、解热镇痛药宜在饭后服用，以减少对胃肠道的刺激。在使用糖皮质激素的过程中定期检查血压、血糖，注意防止感染，停药前应逐渐减量，以防复发。

3. 心包穿刺术护理

（1）术前准备 术前向病人和家属解释心包穿刺术的目的和必要性，解除思想顾虑，取得充分理解与合作；询问病人是否有咳嗽，必要时给予可待因镇咳治疗；超声检查确定积液量及穿刺部位，并对最佳穿刺点做好标记；精神紧张者术前 30 min 遵医嘱服地西泮 10 mg 或可待因 0.03 g；准备好穿刺用物、抢救药品及仪器；行肢导联心电监护。

（2）术中配合 协助病人采取坐位或半卧位；嘱病人勿剧烈咳嗽或深呼吸，穿刺过程中有任何不适应立即告知医护人员；抽液过程中注意随时夹闭胶管，防止空气进入心包腔；抽液速度宜慢，一般第一次抽液量不超过 300 mL，每次抽液量不超过 1000 mL；若抽出鲜血，立即停止抽吸；穿刺过程中密切观察病人反应，注意有无面色苍白、头晕，有无脉搏、血压、心率、心电图变化,如有异常立即协助医师处理。

(3)术后护理　术毕拔除穿刺针,穿刺部位覆盖无菌纱布,用胶布固定;整理用物;嘱病人静卧休息;记录抽液时间、量、性质,按要求留标本送检;继续观察病人面色、脉搏、血压、心率、心电图变化。如果行心包引流者需做好引流管的护理。

【健康教育】

1. 生活指导　充分休息,生活规律,加强营养,增强机体抵抗力。给予高热量、高蛋白、高维生素、易消化食物,限制钠盐摄入;注意防寒保暖,加强个人卫生,预防各种感染。

2. 用药指导　指导病人遵医嘱坚持治疗,不要擅自减药或停药,并注意观察药物疗效和不良反应;用药期间复查肝肾功能。

3. 就诊指导　嘱咐病人定期到医院复查,症状加重或出现新症状及时就诊。对缩窄性心包炎病人讲明行心包切除术的重要性,解除思想顾虑,尽早接受手术治疗。术后病人仍应坚持休息半年左右,加强营养,以利于心功能的恢复。

(宋　凌)

第十一节　心血管内科常用诊疗技术及护理

一、心脏起搏治疗护理

心脏起搏治疗(cardiac pacing)是应用心脏起搏器发放一定形式的脉冲电流刺激心脏,模拟正常心脏的冲动形成和传导,以维持心脏正常搏动的介入性治疗方法。其主要用于治疗缓慢性心律失常。近年来,心脏起搏治疗也应用到快速性心律失常、心力衰竭的治疗,并应用于临床心脏电生理的研究。

根据起搏电极所在心腔的位置不同,心脏起搏器分为单心腔起搏器、双心腔起搏器、三腔起搏器。单心腔起搏器又可分为心房起搏器和心室起搏器两类。按起搏脉冲与病人自身心律的关系又可分为异步起搏(固定频率型)器和按需起搏(频率应答型)器两类。异步起搏器因起搏频率固定,易出现起搏器心律与病人自身心律发生干扰,影响心功能,目前已基本不用。按需起搏器是目前临床上常用的类型,因其可感知病人自身心脏搏动,视需要发放电脉冲,故不发生竞争心律。三腔起搏器是近年来开始使用的起搏器。

【起搏器功能类型】

临床上常用的起搏器功能类型有以下几种。①心房按需起搏器(AAI):电极置于右心耳,起搏器起搏心房、下传心室,根据心房率的需要进行心房适时起搏,保持房室激动的协调性。②心室按需起搏器(VVI):电极置于右心室心尖部,根据心室率的需要进行心室适时起搏。③双腔按需起搏器(DVI):两支电极分别置于右心耳(心房)和右心室尖部(心室),能感知心室自身激动频率,根据需要进行房室顺序起搏。④房室全能型起搏器(DDD):是双腔起搏器中功能最完善者,是具有房室双腔顺序起搏、房室双重感知和触发、抑制双重反应的生理起搏器。⑤频率自适应起搏器：起搏器可通过感知体动、血液 pH 值，判断机体对心排血量的需要而自动调节起搏频率；根据具体情况选用 AAIR 型、VVIR 型、DDDR 型。

【适应证】

1. 植入永久性心脏起搏器

（1）二度Ⅱ型、三度房室传导阻滞，有症状者。

（2）反复发作的颈动脉窦性晕厥伴心率减慢，心室率<40 次/分或 R-R 间期≥3 s 者。

（3）病窦综合征或房室传导阻滞、心室率经常低于 50 次/分，有明显临床症状；或间歇发生心室率<40 次/分，或长达 3 s 的 R-R 间期，无症状者。

（4）束支-分支水平阻滞、间歇发生二度Ⅱ型房室传导阻滞，有症状者。

（5）有窦房结功能障碍和（或）房室传导阻滞的病人，因其他情况必须采用具有减慢心率功能的药物治疗时。

2. 安置临时性心脏起搏器

（1）急救性临时起搏 急性心肌病变合并有症状的二度Ⅱ型、三度房室传导阻滞或心室率<40 次/分；电解质紊乱（如高血钾）、药物过量或中毒引起的严重过缓性心律失常。

（2）保护性临时起搏 内科或外科治疗中、介入性诊断和治疗中、药物或电转复治疗心动过速或心房颤动时疑有过缓性心律失常发生者。

（3）过渡性临时起搏 永久性心脏起搏器安装前和更换前。

【禁忌证】

本病无绝对禁忌证。其相对禁忌证为发热或败血症、明显心力衰竭、血管栓塞性疾病的血栓活动期、出血性疾病或凝血功能障碍、糖尿病血糖未控制者。

【植入方法】

（一）临时性经静脉心内膜起搏

采用双极电极导管经外周静脉穿刺插入（通常选用右股静脉，其次是左锁骨下静脉和颈静脉），送至右心室心尖部，将电极接触到心内膜，起搏器置于体外。该方法适用于暂时性和急需起搏救治的病人，一般放置时间不超过 2 周，以免发生感染。

（二）永久性起搏器植入

该方法适用于需长期起搏的病人。将起搏电极导管从锁骨下静脉、头静脉、颈外静脉等处穿刺插入，送至右心室或右心房，并将电极头固定于心室肌小梁间或心房壁，起搏器埋藏于前胸壁胸大肌皮下。

【术前准备】

1. 环境准备 紧急救治安装临时起搏器（如用带气囊的漂浮电极导管）可在床边进行。术前对房间进行消毒，减少人员流动。植入永久性起搏器则需在心导管室进行。

2. 用物准备

（1）必备仪器设备准备 介入放射机、监护电极、除颤器、心电及血压监护仪、微量注射泵、电生理检查仪、12 导联心电图机、安置永久性起搏器时增加起搏分析仪。

（2）起搏系统消毒与准备　穿刺针、导管、电极、指引钢丝、扩张器、过桥线等均用75%酒精浸泡，核对起搏器外包装上标明的有效消毒日期。

（3）手术器械消毒与准备　无菌敷料包、器械包，安置永久性起搏器时增加专用器械包、缝针、缝线、刀片等。准备好无菌手术台衣及无菌手套。

（4）抢救物品及用药准备　血压计、氧气瓶、输液架、抢救车（备齐一切急救药品）、一般注射器及心内注射器等、2%普鲁卡因或2%利多卡因、5%葡萄糖溶液、0.9%生理盐水等。

3. 病人准备

（1）解释说明　向病人及家属介绍安装起搏器的目的、手术过程及注意事项等，以消除病人疑虑心理，保持情绪稳定，积极配合手术，并征得病人或家属签字同意。

（2）术前检查　监测病人生命体征，常规描记12导联心电图，协助医师做好常规检查，如血常规、血小板计数、出血时间、凝血时间、肝肾功能、电解质等。

（3）皮肤准备　手术部位常规备皮，一般放置临时起搏器备皮范围为双侧腹股沟及会阴部。永久性起搏器备皮范围是左上胸部（包括颈部和腋下）。备皮时动作应轻柔，勿损伤皮肤，注意保护病人隐私，备皮完毕协助病人清洗干净。

（4）过敏试验　做好青霉素、普鲁卡因等过敏试验，并做好记录。

（5）术前训练　训练病人床上排便，以免术后卧床出现排便困难。

（6）饮食护理　择期手术者术前6 h禁食。

（7）建立静脉通路　一般选择左下肢输液，以保证术中出现意外时能及时用药处理。

（8）术前用药　精神过度紧张者术前30 min肌内注射地西泮10 mg，遵医嘱术前2 h内应用抗生素。

（9）心电监护　病人被送导管室后，病房应备好CCU床位和心电监护仪。

【术中配合】

（1）帮助病人取平卧位。

（2）协助手术医师按外科手术法洗手、穿手术衣、戴无菌手套。

（3）常规皮肤消毒、铺无菌巾，暴露穿刺部位，协助手术医师将起搏电极插入心腔。

（4）临时起搏器电极置入后，将起搏电极的插头与体外用的临时起搏器连接进行起搏，固定起搏电极和鞘管于穿刺部位的皮肤处，酒精消毒后局部覆盖无菌纱布并在体外妥善固定临时起搏器。

（5）永久性起搏器电极置入后，进行起搏电极功能的测试，测试满意后固定导管于血管上。在距锁骨下缘2 cm处置入起搏器，做一皮下隧道将导管电极与起搏器连接，缝合皮肤。

【术后护理】

1. 休息与体位　安置植入式起搏器病人需保持平卧位或略向左侧卧位8～12 h，避免右侧卧位，如病人平卧极度不适，可将床头抬高30°～60°，限制术侧肢体活动；协助病人生活护理，将常用物品、呼叫器放于病人健侧易于取拿的地方，嘱病人勿用力咳嗽，必要时给予止咳药，以防电极导管脱落。安置临时起搏器的病人需要绝对卧床休息，术侧肢体避免屈曲或过度活动，卧床期间做好生活护理。第一次活动动作应缓慢，以防跌倒。

2. 各项检查　描记12导联常规心电图，体表检测起搏器工作参数，摄X线正位和左侧位胸部平片,了解起搏器电极部位。

3. 病情监测 术后给予持续 24 h 心电监护,注意心率、心律变化及起搏信号有无脱落,出现异常及时报告医师并协助处理。

4. 伤口护理 植入式起搏器伤口局部以沙袋压迫 6 h,且每 2 h 解除压迫 5 min,注意观察伤口部位有无渗血、渗液、红肿,按无菌原则定期更换伤口敷料,也可使用体外起搏器托带固定。

5. 预防感染 术后遵医嘱给予抗生素 3～5 天,预防感染,注意观察体温变化。

6. 皮肤护理 指导病人床上排便,保持皮肤清洁。注意病人皮肤颜色的变化,对骶尾部、背部等受压时间长的部位给予按摩,防止压疮发生。

7. 出院准备 术后 1 周视伤口情况间断拆线,复查各项起搏参数均正常便可出院。出院前填好起搏器植入卡(注明起搏器的型号、有关参数、安装日期等信息)并交给病人,告知病人及家属起搏器的设置频率及使用年限。

【出院指导】

1. 活动指导 安置起搏器的肢体术后 1 个月内避免用力过度或幅度过大的动作,以免影响起搏器功能或者使电极脱落。

2. 病情监测指导 教会病人每天自测脉搏,出现脉搏明显改变(脉率减慢超过设置频率 10 次/分)或再次出现安装起搏器前的症状(如乏力、头晕、晕厥等)应及时就医。

3. 起搏器保护指导 起搏器埋藏部位避免碰撞,注意局部清洁。告知病人在自我护理皮肤时用三指法固定起搏器,防止起搏器脱位。对于体质消瘦或胸部皮下脂肪少的病人,可在体外使用起搏器托带,以降低局部张力。

4. 起搏器植入卡保管指导 妥善保存起搏器植入卡,外出时随身携带以备急用,或必要时提供给医师参考。

5. 注意事项指导 医院内的磁共振、手术电刀、直线加速器、碎石震波焦点、理疗仪等,家用电器如微波炉、电磁灶,工作环境中的雷达、变电站等,都可能对起搏器功能造成一定的干扰和影响,若不慎重,可造成严重后果,因此安装起搏器者应避免接近此类设备。一般的家用电器不影响起搏器的工作,但需与之保持一定距离。

6. 随访指导 强调随访的重要性,增强病人的随访意识。一般第一年随访 4 次,分别为术后 1 个月、3 个月、6 个月、12 个月,以后每年随访 1～2 次。待接近起搏器限定年限时,要缩短随访时间,改为每月至少 1 次,在电池耗尽之前更换起搏器。

二、心脏电复律治疗护理

直流电复律(direct current cardioversion)是在极短时间经胸壁或直接向心脏释放一定强度的直流电电能(高能脉冲电流),使心肌瞬间同时除极,消除异位性快速心律失常,使之转复为窦性心律的治疗方法。临床上亦称心脏电除颤(defibrillation),用于电复律的仪器称除颤仪。目前,电复律已成为治疗心律失常的重要手段之一,尤其在抢救某些危重病人时,其作用药物难以替代。

根据电复律时发放的电脉冲是否与心电图 R 波同步,可分为同步电复律与非同步(异步)电复律两种。同步直流电复律就是利用电复律仪上的同步触发装置(同步功能处于开启状态),使放电时电流正好与病人心电图中 R 波同步,即电流刺激落在心室肌的绝对不应期,从而避免在心室的易损期放电导致室性心动过速或心室颤动,主要用于除心室颤动以外的快速型心律失常。而非同步直流电复律不用电复律仪上的同步触发装置,选择任何时间放电,而心室颤动病人已无心动周期,故非同步直流电复律主要用于转复心室颤动。

直流电复律大多采用经胸壁电复律,即体外电复律。心脏手术或急症开胸抢救的病人采用体内电复律,即将一个电极板置于右心室面,另一个电极板置于心尖部电击。近年来,开展的电复律新技术还有经食管内低能量电复律、经静脉电极导管心脏内电复律、植入式心脏复律除颤器。

【适应证】

1. 心室颤动和心室扑动 首选非同步直流电复律。

2. 心房颤动 符合下列条件者可考虑同步直流电复律:①预激综合征伴发的心室率快的心房颤动;②快速心房颤动,用药物控制效果不满意者;③心房颤动持续时间<1 年,既往窦性心律>60 次/分;④原发病经治疗或手术后心房颤动仍持续存在者,如甲亢基本得到控制后、风心病瓣膜置换后 3～6 个月及以上;⑤心房颤动后心力衰竭或心绞痛恶化和不易控制者。

3. 心房扑动 此为同步直流电复律的最佳适应证。

4. 室上性心动过速 经刺激迷走神经的方法和药物治疗无效,且发作持续时间长使血流动力学受到影响者(如出现低血压时),应立即电复律。

5. 室性心动过速 一旦出现血流动力学障碍或心绞痛发作加重,药物治疗无效者。

【禁忌证】

(1)洋地黄中毒性心律失常。

(2)持续性心房颤动伴心室率缓慢者。

(3)严重电解质紊乱和酸碱失衡引起的心律失常(心室颤动除外)。

(4)心房颤动伴高度或完全性房室传导阻滞。

(5)病态窦房结综合征合并的心律失常。

(6)心脏明显增大或严重心功能不全或风湿活动。

(7)心腔内有新鲜血栓形成或近 3 个月有栓塞史。

(8)复律后不能耐受预防复发的药物或药物维持治疗下反复发生的心房颤动。

(9)感染性疾病,如感染性心内膜炎、败血症、肺部感染。

(10)严重肝肾功能损害者。

【操作方法】

(一)体外非同步直流电复律

(1)将心室颤动病人立即去枕平卧于硬板床上,检查并除去金属及导电物质,松开衣扣,暴露胸部。

(2)连接除颤器和心电图监测仪,观察心电示波状况。

(3)将导电糊均匀涂于电极板上或者用 4 层盐水纱布包裹电极。

(4)选择电能(200～360 J),充电至所需水平(双向波 150 J、单向波 360 J),选择"非同步"按钮。

（5）电极板分别置于病人心尖部和心底部（胸骨右缘第 2、3 肋间），紧贴皮肤并施一定压力，两个电极板之间的距离不小于 10 cm。

（6）嘱所有人员稍离开床沿，避免与病人、病床及同病人相连接的仪器接触。

（7）充电至所需能量后再次观察心电示波，确定需要除颤，两手拇指同时按压电极板上"放电"按钮，迅速放电除颤。

（8）通过心电示波器观察心律是否转为窦性，若复律不成功，可重复电击多次。

（二）体外同步直流电复律

（1）病人仰卧于硬木板床上，松开衣领，取下义齿。

（2）开放静脉通道，给予氧气吸入。

（3）清洁电击处皮肤，连接电复律仪和心电图监测仪，选择一个 R 波高耸的导联进行示波观察，测试电复律仪的同步性能。

（4）遵医嘱静脉注射地西泮 0.3～0.5 mg/kg，至病人睫毛反射开始消失的深度。也可采用丙泊酚或咪达唑仑静脉注射。

（5）选择所需电能，心房颤动 100～200 J，心房扑动 50～100 J，室上性心动过速 100～150 J，室性心动过速 100～200 J。充电至所需水平，选择"同步"按钮。

（6）充分暴露病人前胸部，将两个电极板均匀涂满导电糊或者包以 4 层盐水纱布，分别置于病人心尖部和心底部（胸骨右缘第 2、3 肋间），紧贴皮肤并施予一定压力；两个电极板之间的距离不小于 10 cm。

（7）嘱所有人员稍离开床沿，避免与病人和病床接触。

（8）按充电电钮充电至所需能量后，两手拇指同时按压电极板上"放电"按钮，可见病人身体和四肢抽动一下。

（9）放电后立即从示波器中观察心律、心电图改变，若复律不成功，可在 3～5 min 后重复，但一般连续电击不超过 3 次。

【术前准备】

1. 环境准备 选择较宽敞的房间或者在专门的电复律室进行。

2. 病人准备

（1）紧急电复律者，无须做特殊准备，应立即电除颤。

（2）择期电复律者，做好术前准备。①向病人及家属介绍电复律的目的、必要性，解除思想顾虑，以取得其合作，并征得病人或家属签字同意。②进行全面的体格检查和有关实验室检查，包括电解质、肝功能、肾功能，正在抗凝治疗者应测定凝血酶原时间和活动度。③遵医嘱停用洋地黄类药物 24～48 h，给予改善心功能、纠正低血钾和酸中毒的药物。④复律前 1～2 天口服奎尼丁，预防转复后复发。服药前做心电图，观察 QRS 波时限及 Q-T 间期变化。⑤复律术前禁食 6 h，以免复律过程中发生恶心和呕吐。⑥心房颤动有栓塞史或检查发现有左心房血栓者，宜先行抗凝治疗 2～3 周。⑦嘱病人排空大小便；建立静脉通道。⑧监测生命体征，做全导联心电图。

3. 用物准备 电复律仪（除颤器）、除颤电极片、心电图机、血压和心电监护仪、生理盐水、导电糊、纱布垫、地西泮或其他麻醉药物（如丙泊酚或咪达唑仑）、各种心肺复苏所需的抢救设备和药品(如氧气、吸引器、气管插管、急救车等)。

【术中配合】

(1) 协助病人取仰卧位,松开衣领,取下义齿。

(2) 连接电复律仪和心电监护仪,检查复律器地线、示波器、充电放电性能、电极板、导联线等是否完好或齐备,以及其功能状态特别是同步性能是否良好。

(3) 监测病人生命体征,开放静脉通道,给予氧气吸入。

(4) 遵医嘱给予地西泮或其他麻醉药,观察麻醉状态及麻醉过程中的呼吸情况,必要时加压面罩给氧。

(5) 协助医师按上述操作方法进行电复律治疗。

(6) 观察示波心律,心脏听诊并做心电记录。

(7) 心律转复后,用纱布擦净病人皮肤,帮助病人穿好衣裤。

(8) 擦净两个电极板上的导电糊,将电复律仪的能量开关归至零位,并充电备用。

【术后护理】

1. 病情监护 持续心电监护 24 h,注意病人心率、心律变化,密切观察病情变化,如神志、瞳孔、呼吸、血压、皮肤及肢体活动情况等。

2. 遵医嘱用药 对有栓塞史或左心房内有血栓者,继续抗凝治疗 1 周;继续给予奎尼丁或其他调整心律药物治疗。

3. 并发症观察及护理 观察病人有无因电击而致的局部皮肤灼伤、各种心律失常、栓塞、肺水肿并发症,若有立即报告医师协助其及时处理。

三、心导管检查术护理

心导管检查术(简称心导管术)是将特制的、有一定韧度且不透 X 线的导管,经外周动、静脉送入心脏和大血管指定部位,用以诊断心血管疾病的一种常用介入性诊断技术。心导管检查术包括左心导管检查与选择性左心造影、右心导管检查与选择性右心造影。通过心导管检查,可测定心脏和血管内的压力及血氧含量,计算心排血量、分流量、血流阻力及瓣膜面积,分析压力曲线的波形和数值;并可选择性地在各心腔和血管内注入造影剂做连续摄片和摄影,其目的是明确诊断心脏和大血管病变的部位与性质、血流动力学改变及程度,为采用介入性治疗或外科手术治疗提供依据。

【适应证】

(1) 先天性心血管疾病,特别是右心内分流的先天性心脏病。

(2) 急重症病人血流动力学监测,如心肌梗死、休克、呼吸衰竭,高危病人术中或术后监测等。

(3) 心脏瓣膜病。

(4) 静脉及肺动脉造影。

(5) 心内电生理检查,评价窦房结、房室结功能。

(6) 室壁瘤,需了解瘤体大小、位置以判断有无手术指征。

（7）选择性冠状动脉造影术。

【禁忌证】

（1）感染性疾病，如肺部感染、败血症、感染性心内膜炎等。

（2）严重肝、肾疾病。

（3）严重出血性疾病。

（4）电解质紊乱，洋地黄中毒。

（5）外周静脉血栓性静脉炎。

（6）严重心律失常及严重高血压未控制者。

【操作方法】

一般采用 Seldinger 经皮穿刺法。病人取仰卧位，局部麻醉后（儿童采用全身麻醉）在严格无菌操作下自股静脉、上肢贵要静脉、锁骨下静脉（右心导管术）或股动脉、肱动脉（左心导管术）插入导管到达相应部位，连续测量并记录压力。插入造影导管至相应部位，注入造影剂，进行造影。

【术前准备】

1. 环境准备 保持导管室清洁无尘，并用紫外线消毒房间。

2. 病人准备

（1）解释签字 向病人及家属介绍心导管检查的目的、方法，以及检查的必要性和安全性，以解除病人的思想顾虑和精神紧张，取得配合，并征得病人或家属签字同意。

（2）术前检查 指导并协助病人完成必要的辅助检查，如出血时间、凝血时间、肝肾功能、超声心动图、胸片等。

（3）皮试 遵医嘱做好青霉素、碘过敏试验。

（4）备皮 双侧腹股沟及会阴部皮肤清洁、剃毛，全身清洁，换干净、柔软的全棉衣裤。

（5）禁食 局部麻醉病人不需禁食，术前一餐六成饱为宜，不吃海鲜、牛奶、油腻食物，以免术后卧床出现腹胀或腹泻。

（6）检查足背动脉 穿刺者应检查病人两侧足背动脉搏动情况并标记，以便与术中、术后对照观察。

（7）行为训练 术前训练吸气动作、屏气动作、咳嗽动作，训练床上排尿、排便等。

（8）建立静脉通道。

（9）术前用药 ①必要时手术前一晚使用地西泮 5 mg，以保证充足睡眠；②遵医嘱注射诱导麻醉药物；③遵医嘱术前 0.5～2 h 静脉滴注抗生素。

（10）术前排空大小便，除去所有饰物及义齿，贵重物品交回家人保管。

3. 用物准备 静脉切开包、穿刺针、无菌心导管、导引钢丝、扩张管及其外鞘、测压管或压力检测及描记器、消毒巾、无菌敷料、弹力绷带、血氧分析器材及药品（肝素、麻醉药、抗生素、葡萄糖溶液、生理盐水）、监护仪、心血管造影剂、急救器材（氧气筒、除颤器、人工心脏起搏器、急救药物）等。

【术中配合】

(1) 监测病人生命体征、神志、瞳孔、足背动脉搏动等,发生异常情况配合医师紧急处理。

(2) 固定病人体位,指导病人把手放在头顶勿擅自移动。

(3) 指导病人按医师要求做深吸气、屏气或咳嗽等动作,以便医师能更清楚地观察其心血管情况。

(4) 在局部麻醉情况下,术中病人始终处于神志清醒状态,因此护士应尽量陪伴在病人身边,和病人进行沟通交流,并安慰和鼓励病人,以分散注意力,消除紧张心理。

(5) 保持静脉通畅,遵医嘱正确及时用药。

【术后护理】

1. 生活护理　指导病人适当多饮水,促进造影剂排泄。排尿困难者可听流水声等进行诱导,无效时可导尿。卧床期间做好生活护理,协助病人进食及床上大小便,满足病人日常生活的需要。

2. 休息与体位　病人术后卧床休息,术侧肢体保持伸直状态。静脉穿刺者术侧肢体制动 4～6 h,卧床 12 h;动脉穿刺者术侧肢体制动 12 h,卧床 24 h。

3. 病情观察　观察病人生命体征、神志,观察敷料有无渗血、术侧足背动脉搏动及皮肤颜色、肢端温度等,必要时进行心电监护。如发现病人血压低、胸痛伴有恶心呕吐、大汗淋漓,或者有心律失常、栓塞征象时,立即通知医师并采取相应的治疗措施。

4. 防止伤口出血　静脉穿刺者局部沙袋压迫 4 h。动脉穿刺者以左手示指、中指压迫止血 15～20 min,压迫点在穿刺点近心侧 1～2 cm 处,以确保压迫穿刺针进入动脉;确认无出血后,以弹力绷带加压包扎;用 1 kg 左右沙袋压迫 6 h。随时观察伤口处有无渗血和血肿,术侧肢体按要求制动,嘱病人咳嗽或打喷嚏时用手按着伤口以减少拉扯力。

5. 预防感染　遵医嘱常规给予抗生素(一般用青霉素 640 万 U 静脉滴注,6～12 h 1 次,连续 3 天)预防感染,保持伤口无菌,及时更换敷料。

四、冠状动脉造影术护理

冠状动脉造影术(coronary angiography,CAG)是在心导管技术的基础上通过影像学方法确定冠状动脉有无病变以及为冠心病的诊治提供可靠依据的介入性诊断方法。通过冠状动脉造影准确地了解冠状动脉病变的部位、狭窄程度和远端的冠状动脉血流通畅的情况,并测定左心室功能,是目前诊断冠心病最为可靠的方法。

【适应证】

(1) 已确诊为冠心病,药物治疗效果不佳,拟行介入性治疗或旁路移植手术者。

(2) 非典型心绞痛或原因不明的胸痛而需确诊者。

(3) 心肌梗死后再发生心绞痛或运动试验阳性者。

(4) 急性冠脉综合征拟行急诊经皮冠状动脉介入治疗者。

(5) 冠状血管重建术后复查冠状动脉通畅情况。

（6）中老年病人心脏增大、心力衰竭、心律失常，疑有冠心病而无创性检查未能确诊者。

（7）疑有先天性冠状动脉畸形或其他病变者。

【禁忌证】

（1）感染性疾病，如肺部感染、败血症、感染性心内膜炎等。

（2）严重出血性疾病。

（3）严重肝、肾疾病。

（4）严重心、肺功能不全。

（5）造影剂过敏者。

（6）外周动脉血栓性脉管炎。

（7）外周静脉血栓性静脉炎。

【操作方法】

用特制定型的心导管经皮穿刺插入股动脉、肱动脉或桡动脉，推送至主动脉根部，使导管顶端分别插入左、右冠状动脉开口，注入少量含碘造影剂（76%泛影葡胺或优维显），在不同投射方位下摄影，可使左、右冠状动脉及其主要分支得到充分的显影，从而准确地了解冠状动脉狭窄性病变的部位、程度、范围及侧支循环状况。

【术前准备】

1. 环境准备 保持造影室清洁无尘，并用紫外线消毒房间。

2. 病人准备

（1）解释签字 向病人及家属介绍冠状动脉造影的目的、方法、注意事项和可能出现的危险，征得病人或家属签字同意。向病人介绍冠状动脉造影的大致过程及需要配合的内容，如注射造影剂需屏气拍片，然后咳嗽，加速造影剂迅速从冠状动脉内排出，使之解除紧张情绪，做好配合。嘱咐病人在造影过程中如有不适，尤其心绞痛发作时立即告诉医师处理。

（2）术前检查 指导和协助病人完成以下术前常规检查：三大常规、出血时间、凝血时间、凝血酶原时间和活动度、电解质、肝肾功能、心电图等；遵医嘱完成其他相关检查如血糖、血脂、丙肝、梅毒、艾滋病、X线心脏摄影、运动心电图、超声心动图等。

（3）禁食 术前 12 h 禁食但不禁药，术前 4 h 禁水，以免术中恶心、呕吐，引起窒息。

（4）皮试 遵医嘱做好青霉素、普鲁卡因、碘过敏试验。

（5）术前备皮 手术前 1 天双侧腹股沟及会阴部常规备皮，全身清洁，换干净、柔软的衣裤。

（6）术前用药 手术前 1 天晚上口服地西泮 5~10 mg，以保证睡眠，术前半小时肌内注射地西泮 5~10 mg 或异丙嗪 25 mg，必要时酌情用抗生素。

（7）排便 术前嘱病人排空大小便。

（8）行为训练 术前训练吸气动作、屏气动作、咳嗽动作，训练床上排尿、排便等。

3. 用物准备

（1）物品准备 股动脉穿刺针、弹性指引钢丝，Fudking 左、右冠状动脉导管，多导心电生理记录仪、压力记录装置、抢救物品（如除颤仪、临时起搏器、电极导管）、供氧设备、气管插管及开胸心脏按压的手术器械等。

（2）药物准备　抢救药品（如肾上腺素、去甲肾上腺素、异丙肾上腺素、多巴胺、间羟胺、洛贝林、可拉明、2％利多卡因、0.5％阿托品、毛花苷 C、地塞米松、普罗帕酮、维拉帕米等）、麻醉药（1％利多卡因、2％普鲁卡因）、抗凝药（肝素）、造影剂（76％泛影葡按 20 mL×10 支、优维显）、其他药物（0.9％氯化钠、5％葡萄糖）等。

【术中配合】

（1）建立静脉通道，准备好急救药品及仪器，以备急用。

（2）协助病人平卧，下肢外展 30°，局部常规消毒，铺巾。

（3）给予充分的生理盐水冲洗导管内外腔，配制 25 mg/500 mL 肝素注射液备手术台上使用。

（4）术中持续心电监护和压力监测，发现心动过缓、窦性停搏、心室颤动等心律失常，压力下降超过 20 mmHg 等，立即报告医师并配合医师紧急处理。

（5）严密观察病人术中变化，如出现呕吐及时清除；若病人冠状动脉痉挛致心绞痛发作，应予以硝酸甘油 0.6 mg 含服，或从导管内注射稀释后的硝酸甘油 0.2～0.4 mg；必要时重复应用，并予以氧气吸入。

（6）在局部麻醉的情况下，术中病人始终处于神志清醒状态，因此护士应和病人进行交流沟通，给予安慰和鼓励，以消除紧张心理，根据需要指导病人适时屏气、咳嗽，积极配合检查。同时询问和观察有无造影剂过敏现象或其他不适。

（7）检查结束后遵医嘱应用等量的鱼精蛋白对抗肝素时，必须稀释后缓慢注入。

（8）造影完毕鞘管拔出后，局部指压止血 15～30 min，加压包扎局部压上沙袋，用平板车送病人回房。

【术后护理】

1. 休息与制动　术后卧床休息 12～24 h，术侧肢体严格制动，穿刺部位沙袋压迫 4～6 h。

2. 心电监护　术后持续心电监护 24 h，监测心率、心律、呼吸、血压和尿量。

3. 促造影剂排出　嘱病人多饮水，不能饮水者静脉补液，以促进造影剂排出。

4. 观察并发症　注意观察伤口有无渗血、血肿、感染，术侧肢体的温度、颜色、感觉和足背动脉搏动情况。

5. 预防感染　遵医嘱常规给予抗生素预防感染。

6. 复查心电图　手术后第 2 天做 12 导联心电图检查，注意有无心肌缺血的改变。

五、经皮穿刺冠状动脉腔内成形术及冠状动脉内支架植入术护理

经皮穿刺冠状动脉腔内成形术（percutaneous transluminal coronary angioplasty, PTCA）是经皮穿刺周围动脉将特制的球囊导管送入冠状动脉到达狭窄节段，扩张球囊使狭窄管腔扩大，心肌血流重建的一种介入性治疗方法。其通过球囊扩张作用使冠状动脉管腔内的粥样斑块被压回管壁、斑块局部表面破裂、偏心性斑块处的无病变血管壁伸展，在此过程中内皮细胞剥脱、再生，中膜平滑肌细胞增生并向内膜游移，使撕裂的斑块表面内膜得到

修复。PTCA 是临床最早应用的经皮冠状动脉介入治疗（percutaneous coronary intervention，PCI）。

冠状动脉内支架植入术（intracoronary stenting）是经皮穿刺通过一根特殊的导管将不锈钢或合金材料制成的支架，置入病变的冠状动脉内已经或未经 PTCA 扩张的狭窄节段，支撑血管壁，从而使狭窄或闭塞的血管重新开放，维持血流通畅，缓解症状，改善心功能，减少 PTCA 术后再狭窄发生率。冠状动脉内支架植入术在 PTCA 基础上进行，是 PTCA 的补充，有效地减少了 PTCA 后的血管壁弹性回缩，并封闭 PTCA 时可能产生的夹层，可使术后残余狭窄程度降低到 20% 以下。

【适应证】

（1）有轻度心绞痛症状或无症状，但心肌缺血的客观证据明确，狭窄程度＞75%。

（2）稳定型和不稳定型心绞痛，药物治疗效果不佳者。

（3）介入治疗后心绞痛复发，管腔再狭窄的病人。

（4）冠状动脉旁路移植术后复发心绞痛的病人。

（5）急性心肌梗死发病 12～24 h 内有严重心力衰竭、休克、心律失常，有持续严重心肌缺血证据者或者心肌梗死后心绞痛反复发作者。

【禁忌证】

（1）冠状动脉病变狭窄程度＜50%者，无心肌缺血症状者。

（2）无保护的左冠状动脉主干或主干分叉附近严重狭窄。

（3）有出血性疾病或高凝状态者。

（4）冠状动脉多支广泛性弥漫性病变。

（5）慢性完全阻塞性伴严重钙化的病变。

（6）病变血管直径≤2.5 mm、主要分支血管的分叉部、血管严重迂曲的病变不宜选用冠状动脉内支架植入术。

【操作方法】

1. 经皮穿刺冠状动脉腔内成形术 在局部麻醉的情况下，用带针芯的穿刺针经皮由右股动脉或右桡动脉穿刺；拔出针芯，送入导引钢丝并退出穿刺针；再用导引导管带球囊导管置入，通过导引钢丝引导球囊导管置于狭窄处，向球囊内注入少量造影剂予以证实。待球囊位置正确后，向冠状动脉内推注肝素 5000～10000 U，以后每小时追加 2000 U，然后充盈球囊，逐渐加压扩张。待血管扩张满意后逐渐减压，回抽造影剂，将其抽成负压状态，固定导引导管，同时撤出球囊导管；再次插入导引钢丝，观察数分钟，然后再造影观察血管情况，造影显示达到满意效果后拔管。

2. 冠状动脉内支架植入术 在经皮穿刺冠状动脉腔内成形术后将以不锈钢或合金材料刻制或绕制成管状而其管壁呈网状带有间隙的支架（裸支架），置入病变的冠状动脉内，支撑其管壁。支架的大小依血管直径来选择，以 1∶1 为宜。

【术前准备】

1. 环境准备 保持环境清洁整齐，用紫外线消毒房间。

2. 病人准备

(1) 解释签字 向病人及家属讲解 PTCA 和冠状动脉内支架植入术的目的、必要性,并说明术后可能出现的并发症以及应对措施,简要手术过程和配合要点,解除病人和家属的疑虑和恐惧心理,并征得病人或家属签字同意。

(2) 术前检查 指导和协助病人完成术前常规检查,如血型、血小板计数、出血时间、凝血时间、凝血酶原时间、电解质、肝肾功能、血糖、血脂、心电图、胸片、超声心动图等。

(3) 术前备皮 手术前 1 天双侧腹股沟及会阴部常规备皮,全身清洁,换干净、柔软的衣裤。

(4) 禁食 术前 4~6 h 禁食、禁水,以免术中恶心、呕吐引起窒息。

(5) 皮试 遵医嘱做好青霉素、普鲁卡因、碘过敏试验。

(6) 术前用药 ①择期手术者,术前 3~5 天开始服用氯吡格雷每天 75 mg,阿司匹林每天 100~150 mg;如为急诊手术,术前未用抗凝药者,应于术前嚼服阿司匹林 300 mg,口服氯吡格雷 300 mg。②手术前 1 天晚上口服地西泮 5~10 mg,以保证睡眠。③术前 30 min 肌内注射地西泮 10 mg。④必要时酌情用抗生素。⑤常规应用硝酸酯类等药物,减少心绞痛发作。

(7) 行为训练 术前训练吸气和屏气动作、咳嗽动作,训练床上排尿、排便等。

(8) 排空大小便 术前嘱病人排空大小便。

3. 用物准备

(1) 仪器设备准备 介入放射机、心电及血压监护仪、除颤仪、血流动力学监测装置、微量注射泵、压力泵及各种抢救的仪器设备。

(2) 物品准备 无菌手术衣、无菌敷料包、无菌手套、器械包、穿刺针、缝针、刀片、缝线、绷带、消毒液、手术器械台、治疗车、监护电极等。

(3) 特殊材料准备 股动脉穿刺针、血管鞘、弹性指引钢丝、指引导管(根据需要进行选择)、左右冠状动脉导管、动脉扩张导管、三通加压注射系统、Y 形三件套、环柄注射器、球囊导管(根据需要进行选择)、输液器。

(4) 药物准备 特殊药(硝酸甘油针剂、欣维宁、波立维等)、麻醉药(1%利多卡因、2%普鲁卡因)抗凝药(肝素)、造影剂(76%泛影葡胺 20 mL×10 支,优维显)、抢救药品(如肾上腺素、去甲肾上腺素、异丙肾上腺素、多巴胺、间羟胺、可拉明、洛贝林、2%利多卡因、0.5%阿托品、毛花苷 C、普罗帕酮、维拉帕米、地塞米松等)、其他药物(0.9%氯化钠、5%葡萄糖)等。

【术中配合】

(1) 协助病人取平卧位,协助手术医师按外科手术法洗手、穿手术衣、戴无菌手套。

(2) 建立静脉通道,准备好急救药品及仪器,以备急用。

(3) 遵医嘱常规使用肝素抗凝,急诊 PCI 时有时需加用血小板糖蛋白 II_b/III_a 受体拮抗剂如阿昔单抗,以抑制血小板聚集。

(4) 术中持续心电监护,密切观察病人心率、心律、呼吸和血压,必要时行血流动力学监测。监护示室性期前收缩、室性心动过速、心室颤动或房室传导阻滞时,立即通知医师,并迅速协助处理。

(5) 严密观察病人术中病情变化,如有呕吐及时清除;若病人冠状动脉痉挛致心绞痛发作,应予以硝酸甘油 0.6 mg 含服,或从导管内注射稀释后的硝酸甘油 0.2～0.4 mg;必要时重复应用,并给予氧气吸入。

（6）配合手术医师顺利地完成操作过程。

【术后护理】

1. 饮食护理 术后即可进清淡易消化饮食,避免冷饮,不宜过饱;鼓励病人多饮水,以加速造影剂的排泄;注意水、电解质平衡,记录 24 h 出入液量。

2. 休息与体位 病人取平卧位,手术侧下肢伸直,严格制动 24 h。经皮穿刺冠状动脉腔内成形术后绝对卧床 36 h,支架植入术后卧床 48 h,卧床期间加强生活护理,以保证病人日常生活需要。48 h 后指导病人逐渐增加活动量,起床、下蹲时动作应缓慢。术后 1 周内避免用力,1 周后可恢复日常生活与轻体力工作。

3. 病情监测 经皮穿刺冠状动脉腔内成形术后将病人送入冠心病监护病房进行观察和监护,持续心电监护 24 h,严密观察有无心律失常、心肌缺血、心肌梗死等急性期并发症,尤应注意术后 6 h 的监测,术后第 1 h,每 15 min 观察 1 次心率、血压、穿刺部位、足背动脉搏动情况,询问病人有无胸痛或其他不适,术后第 2 h 每 30 min 观察 1 次,以后每小时观察 1 次,直至术后 6 h 观察 1 次。定期监测病人血小板、出凝血时间的变化。

4. 防止伤口出血 一般于术后 4 h 拔出动脉鞘管,按压穿刺部位 15～20 min,确认无出血后,以弹力绷带"8"法加压包扎伤口;用 1 kg 沙袋压迫 6 h;右下肢制动 24 h,防止出血。嘱病人咳嗽及用力小便时压紧穿刺点。术后严密观察病人伤口情况,定期监测血小板、出凝血时间变化。

5. 预防感染 常规应用抗生素 3～5 天,预防感染。

6. 抗凝治疗护理 术后给予肝素抗凝,以预防血栓形成,以及因栓塞而致血管闭塞和急性心肌梗死等并发症。为了保证剂量准确,需用输液泵控制滴速,并注意观察有无出血倾向,如穿刺点渗血、牙龈出血、血尿、便血等。治疗期间指导病人不用硬、尖物剔牙,不挖鼻孔或耳道。

7. 用药指导 遵医嘱继续服用硝酸酯类、血管紧张素转换酶抑制剂、钙通道阻滞剂类药物,继续口服抗血小板聚集药物,如阿司匹林、氯吡格雷等。

8. 对症护理 术后病人可出现多种症状,如腰酸、腹胀、尿潴留、低血压等,应耐心向病人解释症状发生原因,解除思想顾虑,做好对症护理。

9. 定期随访 嘱病人分别于术后 1 个月、3 个月、6 个月和 1 年到医院复查。经皮穿刺冠状动脉腔内成形术后 3～6 个月约有 30% 的病人发生再狭窄。若经皮穿刺冠状动脉腔内成形术后 1 年以上复发,很可能是其他部位血管发生狭窄,而不是 PTCA 处的再狭窄,应到医院确诊。

六、射频消融术护理

射频消融术(radio frequency catheter ablation,RFCA)是通过插入心脏内心导管头端的电极释放射频电能,作用于特定的局部心肌细胞,使之发生不可逆的凝固性坏死,消除导致心律失常异常电通路,以达到根治心律失常的一种介入性治疗方法。RFCA 操作过程不需要全身麻醉,术后无须使用抗心律失常药物,主要用于快速性心律失常的治疗,具有创伤小、恢复快、并发症少、能根治等优点,现已在临床上广泛应用。

【适应证】

(1) 预激综合征合并阵发性心房颤动和快速心室率。

(2) 阵发性室上性心动过速(房室折返性、房室结折返性、房性心动过速)。

(3) 发作频繁、心室率不易控制的心房扑动。

(4) 发作频繁和(或)症状重、药物预防发作效果差的心肌梗死后室性心动过速。

(5) 发作频繁、症状明显的心房颤动。

(6) 无器质性心脏病证据的室性心动过速。

【禁忌证】

(1) 感染性疾病,如肺部感染、败血症、感染性心内膜炎等。

(2) 严重肝、肾疾病。

(3) 严重出血性疾病。

(4) 外周静脉血栓性静脉炎。

【操作方法】

在 X 线血管造影机的监测下,经皮穿刺下肢血管(股静脉、股动脉)、颈部血管(颈内静脉)和(或)胸部血管(锁骨下静脉),将电极导管插入心腔内行电生理检查,以进一步明确心律失常的诊断并确定准确的消融靶点。根据不同的靶点位置,经股静脉或股动脉置入消融导管,并使之达到靶点。消融左侧房室旁路时,消融导管经股动脉逆行置入;消融右侧房室旁路或改良房室结时,消融导管经股静脉置入。依消融部位及心律失常类型不同放电消融,能量为 5~30 W,时间持续或间断 10~60 s。检测消融效果,确认异常传导途径或异位兴奋灶消失。

【术前准备】

1. 环境准备　保持导管室清洁无尘,并用紫外线消毒房间。

2. 病人准备

(1) 解释签字　向病人及家属介绍心导管射频消融术的原理和应用特点,说明治疗的必要性及安全性、简要手术过程和配合要点,解除病人和家属的疑虑和恐惧心理,并征得病人或家属签字同意。

(2) 术前检查　指导并协助病人完成必要的检查,如出凝血时间、肝肾功能、胸片、超声心动图等。

(3) 术前备皮　手术前 1 天颈部、腋侧下、双侧腹股沟及会阴常规备皮,全身清洁,换干净、柔软的衣裤。

(4) 禁食　术前 4~6 h 开始禁食、禁水、禁服药物。

(5) 皮试　遵医嘱做好青霉素、普鲁卡因皮试。

(6) 建立静脉通道　去导管室前为病人建立静脉留置通路,以便术中维持静脉通路通畅和随时注射药物。

(7) 术前用药 ①遵医嘱停用所有抗心律失常药物至少 5 个半衰期;②遵医嘱手术前 1 天晚上口服地西泮 5 mg,以保证充足睡眠;③遵医嘱于术前 0.5~2 h 静脉滴注抗生素; ④遵医嘱注射诱导麻醉药物。

(8) 触摸足背动脉搏动 穿刺动脉者应检查病人两侧足背动脉搏动情况并标记,以便 与术中、术后对照观察。

(9) 行为训练 术前训练吸气动作、屏气动作、咳嗽动作,训练床上排尿、排便等。

(10) 其他准备 病人送导管室前排空大小便,除去所有饰物及义齿,贵重物品交家属 保管。

3. 用物准备

(1) 仪器设备 多导电生理记录仪、射频消融仪、X 线血管造影机、多功能程控刺激仪、 压力检测仪及描记器、心脏起搏除颤仪等。

(2) 器械物品 无菌手术衣、无菌手套、无菌敷料包、器械包、无菌心导管、穿刺针、导引 钢丝、扩张管及其外鞘、刀片、缝针、缝线、弹力绷带、手术器械台、治疗车、氧气筒、测压管、血 氧分析器材、各种多极电生理标测导管、大头消融导管电极、监护电极等。

(3) 药品准备 麻醉药、抗凝药、抢救药品、抗生素、生理盐水等。

【术中配合】

(1) 固定病人的体位,配合医师连接和调试各种仪器。

(2) 监测病人血压、心率、心律和呼吸频率等生理参数,观察病人反应、足背动脉搏动情 况。发生异常情况及时报告医师并配合其紧急处理。

(3) 保持静脉通畅,遵医嘱正确用药并观察用药效果和反应。

(4) 向病人介绍手术步骤及术中用药可能出现的不适,与病人不断地轻声交谈并安抚 病人,以消除其焦虑心理。

(5) 指导病人按医师要求做深吸气、屏气或咳嗽等动作,以便医师能更清楚地观察其心 血管情况。

(6) 术中观察病人有无因心脏穿孔引起的心脏压塞症状,如低血压、奇脉、脉压差减小、 心音低钝、颈静脉怒张和心率加快等,一旦出现,立即配合医师抢救,必要时协助心包穿刺 引流。

(7) 动脉置管者应注意肝素使用时间,并记录肝素用量、时间及术中其他用药。

(8) 严格遵守无菌制度。

【术后护理】

1. 生活护理 卧床期间协助病人进食及床上大小便,满足病人日常生活需要。

2. 休息与体位 病人术后平卧,术侧肢体保持伸直状态,不能外展或屈曲。静脉穿刺 者局部沙袋压迫 4 h,术侧肢体制动 4~6 h,卧床 12 h。动脉穿刺者以左手示指、中指压迫止 血 15~20 min,压迫点在穿刺点近心侧 1~2 cm 处,以确保压迫穿刺针进入动脉处,确认无 出血后,以弹力绷带加压包扎,用 1 kg 左右沙袋压迫 6 h,术侧肢体制动 12 h,卧床 24 h。嘱 病人咳嗽或打喷嚏时,用手按着伤口以减少拉扯力。

3. 病情观察 注意观察病人生命体征、穿刺部位有无出血、足背动脉搏动情况,观察有无心脏压塞症状,一旦出现异常表现,立即配合医师抢救治疗。术后 3～5 天内每天复查心电图,必要时行心电监护。超声心动图观察有无心房内血栓形成。

4. 抗凝治疗 遵医嘱口服抗血小板聚集药物(如阿司匹林),防止血栓形成。

5. 预防感染 保持伤口无菌,遵医嘱常规给予抗生素 3～5 天,预防感染。

6. 出院指导 术后 2～3 天即可出院,嘱咐病人出院后不可负重,避免从事剧烈运动;1～2 周即可进行相对正常的生活和工作;1～2 个月可完全恢复正常的生活和工作。

(宋 凌)

本章小结

慢性心力衰竭主要由心肌收缩无力、心脏负荷过重所致,呼吸道感染为最常见、最重要的诱因。左心衰竭主要由肺循环淤血引起不同程度的呼吸困难,其中劳力性呼吸困难最早出现,急性肺水肿最严重;右心衰竭主要由体循环淤血引起水肿、颈静脉征、肝大、脏器淤血等表现;全心衰竭病人左心衰竭和右心衰竭表现并存,左心衰竭继发右心衰竭后呼吸困难等肺淤血症状减轻。美国纽约心脏病协会(NYHA)将心功能分为四级。慢性心力衰竭主要治疗药物为利尿剂、血管紧张素转换酶抑制剂、血管紧张素 II 受体阻滞剂、洋地黄制剂等。慢性心力衰竭病人护理重点为休息与活动护理、饮食护理、呼吸困难护理、水肿护理、用药护理等。

急性心力衰竭是心排血量在短时间内急骤降低所致的临床综合征,临床以急性左心衰竭为常见,表现为急性肺水肿或心源性休克,特征性表现为咯大量粉红色泡沫样痰。抢救护理措施如下:取坐位、双腿下垂,高浓度(6～8 L/min)酒精湿化吸氧,遵医嘱给予吗啡、毛花苷 C、硝普钠、呋塞米、氨茶碱等药物治疗,保持情绪稳定。

心律失常轻者无症状,一般可有胸闷、头晕、心悸、乏力等表现,重者晕厥、心绞痛、心力衰竭、休克、阿-斯综合征甚至猝死。心电图检查为确诊依据。心律失常治疗主要是应用抗心律失常药物治疗,并可据病人情况选择电复律治疗、人工心脏起搏治疗。心律失常病人护理重点为病情观察、用药护理。

心搏骤停常为心脏性猝死的直接原因,大多数发生于器质性心脏病病人。心搏骤停一旦发生,病人表现为突然意识丧失、抽搐、呼吸停止、瞳孔散大、大小便失禁等。心肺复苏是心搏骤停抢救成功的关键。初级心肺复苏措施包括胸外按压、开通气道、人工呼吸、电除颤;高级心肺复苏措施包括通气与给氧、电除颤与复律、起搏治疗、药物治疗。复苏后处理包括重症监护、维持有效循环和呼吸、防止脑缺氧和脑水肿、防止急性肾衰竭等。

风湿性心脏病是与风湿热有关的心脏瓣膜病。二尖瓣狭窄最常见,失代偿期主要表现为呼吸困难,心尖区可闻及舒张期隆隆样杂音。轻度二尖瓣关闭不全终身无症状,严重反流时首先出现疲乏无力,较晚出现呼吸困难,心尖区可闻及全收缩期粗糙的吹风样杂音。主动脉瓣狭窄典型表现为呼吸困难、心绞痛和晕厥三联征,主动脉瓣区闻及粗糙的、响亮的、喷射性收缩期杂音。主动脉瓣关闭不全早期表现为心悸、心前区不适等,晚期为左心室衰竭表现,胸骨左缘第 3、4 肋间闻及舒张早期高调叹气样杂音。诊断风湿性心脏病最有价值的检查是超声心动图检查,预防风湿性心脏病加重的根本措施是防治链球菌感染,治疗风湿性心脏病的根本方法为外科手术,内科治疗风湿性心脏病的措施包括控制心力衰竭、防治感染、治疗心律失常。风湿性心脏病病人的护理重点为病情观察、预防风湿活动、关节炎护理、心力衰竭的预防与护理。

心绞痛是急剧的、暂时的缺血缺氧所引起的发作性胸痛和胸部不适,一般持续3～5 min,休息或含服硝酸甘油缓解。心电图检查是心绞痛常用的检查方法,冠状动脉造影是诊断心绞痛的金标准。心绞痛病人的护理重点主要是疼痛护理、心理护理、饮食护理和用药护理。

心肌梗死是心肌严重而持久的缺血引起的心肌坏死,主要表现为持久剧烈的胸痛,并有心律失常、低血压、休克、心力衰竭等。心电图检查表现为典型 ST 段抬高呈弓背向上、病理性 Q 波、倒置 T 波,并随病程出现动态变化,血清肌钙蛋白 I 或血清肌钙蛋白 T、肌酸激酶同工酶等检查对诊断均具较高特异性和敏感性。早期溶栓、PCI 是抢救成功的关键。护理重点为饮食护理、病情观察、用药护理。

原发性高血压是在未服抗高血压药物的情况下,收缩压≥140 mmHg 和(或)舒张压≥90 mmHg,且病因尚未明。原发性高血压认为主要与遗传和环境因素有关。原发性高血压临床主要表现无特异性,后期出现心、脑、肾等并发症。目前原发性高血压主要采用非药物治疗和药物治疗。原发性高血压病人的护理重点为饮食护理、高血压急症护理、用药护理。

病毒性心肌炎是病毒感染引起的心肌炎症,主要为肠道病毒和呼吸病毒感染,其中柯萨奇病毒 B 最常见。轻者无症状,一般表现心悸、胸闷、胸痛、呼吸困难,严重者心律失常、心力衰竭、心源性休克甚至猝死。发热程度与心动过速不平行为其特征。血清肌钙蛋白 I 或血清肌钙蛋白 T、肌酸激酶同工酶升高,病毒学检查为确诊依据。目前病毒性心肌炎无特效治疗,主要是卧床休息、营养心肌、抗病毒治疗等。病毒性心肌炎病人的护理重点是休息与活动、用药护理。

心肌病是指伴有心肌功能障碍的心肌疾病。扩张型心肌病最常见,主要特征为左心室或双心室扩大伴心肌收缩功能减退,认为持续病毒感染是重要原因,主要表现为心脏扩大、心力衰竭、心律失常及栓塞甚至猝死,主要针对心力衰竭和各种心律失常进行治疗,护理重点为病情观察、对症护理、用药护理。肥厚型心肌病被认为是常染色体显性遗传疾病,青少年和运动猝死的最主要原因之一。心肌病主要表现为头晕、心悸、胸痛、劳力性呼吸困难、心绞痛,甚至晕厥、猝死,目前主张 β 受体阻滞剂和钙离子通道阻滞剂治疗,避免使用增强心肌收缩力的药物(如洋地黄)和使左心室容量减少的药物(如硝酸甘油)。心肌病病人的护理重点是休息与活动、病情观察、对症护理、用药护理。

感染性心内膜炎是心内膜感染性疾病,分急性和亚急性。急性多见于原无心脏病的病人,病原菌主要为金黄色葡萄球菌,亚急性多发生于有器质性心脏病的病人,病原菌以草绿色链球菌最常见。感染性心内膜炎主要症状为发热、心脏杂音、周围体征、动脉栓塞等,其中发热最常见,心脏杂音性质、强度改变和(或)新杂音出现为重要特征。血培养是感染性内膜炎最重要的诊断方法。抗感染治疗是感染性内膜炎最重要的治疗措施。感染性内膜炎病人的护理重点为血培养标本采集、栓塞的预防与护理、用药护理。

心包炎以急性和慢性缩窄性常见。急性心包炎主要表现为心前区疼痛、呼吸困难、心包摩擦音(感)、心包积液体征、心脏压塞体征,心包积液量大或有心脏压塞症状时行心包穿刺抽液减压。慢性缩窄性心包炎突出表现为呼吸困难,有心脏压塞体征,治疗主要是心包切除术。护理重点为对症护理、心包穿刺术护理。

情景模拟训练

案例一

张先生,58 岁,干部。发作性心前区疼痛 5 年,每次发作均与过度劳累、紧张、饱餐有关,休息 3～5 min 可缓解。入院前 8 h,因情绪激动后出现持续性心前区压榨性疼痛,向左肩部放射,经休息和舌下含服硝酸甘油不缓解入院。体格检查:神志清楚,痛苦面容;T 37.2 ℃,P 110 次/分,R 19 次/分,BP 170/108 mmHg;身高 175 cm,体重 74 kg。血液检查:肌红蛋白、肌钙蛋白及肌酸激酶同工酶均增高。心电图检查示Ⅱ、Ⅲ、aVF 导联病理性 Q 波,ST 段呈弓背向上抬高,T 波倒置。临床诊断:心肌梗死。

情景模拟训练内容:

1. 病人在家人护送下,进入心血管内科,你是值班护士,请你接诊病人。

2. 病人入院后持续胸痛伴恶心、呕吐、面色苍白、大汗淋漓、血压下降、有濒死感。请你采取措施为病人缓解疼痛。

3. 医嘱尿激酶 100 万 U 加生理盐水 100 mL 静脉滴注,请你为病人给药(注射方法省略)并进行用药护理。

4. 经过 1 天奋力抢救,病人病情稳定,第 2 天诉说排便困难,不习惯床上排便。请你对病人进行排便指导。

案例二

张某,男,62 岁。血压升高 8 年,加重 1 周入院。护士在夜间巡视病房时发现病人突然坐起、张口呼吸、面色苍白、烦躁不安、咳嗽、咳大量白色泡沫痰。体格检查:T 36.8 ℃,P 120 次/分,R 34 次/分,BP 170/100 mmHg;神清,表情恐怖;HR 120 次/分,律齐,心尖区闻及舒张期奔马律;两肺布满湿啰音及哮鸣音;腹平软,肝脾肋下未及,双下肢无水肿。临床拟诊:急性左心衰竭。

情景模拟训练内容:

1. 你是巡视护士,请你对病人进行现场救护。

2. 医嘱给予病人吗啡、呋塞米、西地兰、硝普钠治疗,请你为病人给药(给药方法省略)并进行用药护理。

案例三

张女士,59 岁,高血压心脏病病史 10 年,平时血压一般为 150/95 mmHg,一般体力活动无心慌、气急。一周前受凉后出现低热、咳嗽、咳白痰,未曾给予治疗。3 天前稍活动即出现心慌、气短,不能平卧,同时伴食欲不振、双下肢水肿。

情景模拟训练内容:

1. 医嘱给予洋地黄治疗,请你进行用药指导。

2. 针对病人双下肢水肿情况,请你进行护理。

案例四

病人,男,65 岁。高血压病史 20 年,糖尿病病史 15 年。4 h 前与人争吵时,突然出现头痛、头晕、视物模糊,由家人急送医院就诊。体格检查:T 36.7 ℃,P 85 次/分,R 20 次/分,

BP 180/100 mmHg；急性病容，神清，查体合作，两肺呼吸音清，心界轻度扩大，HR 85 次/分，律齐，肝脾未触及，生理反射存在，病理反射未引出。临床诊断：原发性高血压 3 级（很高危）。

情景模拟训练内容：

1. 医嘱给予硝普钠静脉滴注，请你为病人给药（给药方法省略）并进行用药护理。

2. 医嘱给予依那普利治疗，请你进行用药指导。

3. 经过精心治疗与护理，病人病情稳定，计划出院，请你对其进行健康教育。

案例五

病人，女，肥胖，60 岁。间断性胸痛 2 年，加重 2 周。2 年前开始，病人在上楼梯、骑车、做重体力活时感心前区疼痛，休息或含服硝酸甘油后缓解。两周来频繁发作，疼痛加重，休息不能缓解。体格检查：BP 150/90 mmHg，HR 75 次/分，律齐，腹平软，肝脾未触及，病理反射未引出。心电图检查示部分导联 ST 段压低。初步诊断：冠心病（心绞痛）、高血压。

情景模拟训练内容：

1. 病人饱餐后快步行走，突然心绞痛发作，请你进行现场护理。

2. 病人冠状动脉造影检查结束，返回病房，请你进行术后护理。

第三章
消化内科病人的护理

 学习目标

1. 掌握消化内科常见病的临床表现、护理措施。
2. 熟悉消化内科常见疾病的治疗要点、重要辅助检查。
3. 熟悉消化内科常用护理操作技术。
4. 了解消化内科常见疾病的病因与发病机制。
5. 能对消化内科病人进行常用诊疗技术护理配合。
6. 能对消化内科病人进行整体护理。
7. 能对消化内科急危重症病人进行初步救护。
8. 能对消化内科病人与社区群体进行健康教育。

知识链接

消化系统解剖生理特点

（1）食管　食管是连接咽和胃的通道，全长约 25 cm，食管起始部、食管与左主支气管交叉处、食管穿越膈处为食管的三个生理性狭窄，是异物嵌顿滞留和食管癌的好发部位。食管的功能是把食物和唾液等分泌物送到胃内。

（2）胃　胃分为贲门、胃底、胃体和幽门四部分。胃壁由内至外分别是黏膜层、黏膜下层、肌层和浆膜层。胃黏膜层腺体丰富，主要由壁细胞、主细胞、黏液细胞组成。壁细胞分泌盐酸和内因子，帮助消化和协助维生素 B_{12} 的吸收；主细胞分泌胃蛋白酶原和凝乳酶原；黏液细胞分泌碱性黏液、中和胃酸、保护胃黏膜。胃窦腺除含黏液细胞外，还含有 G 细胞，可分泌促胃泌素（促胃液素）刺激壁细胞分泌胃酸。正常人胃液分泌量为每天 $15\sim25$ L，呈酸性，pH 值为 $0.9\sim1.5$。胃的主要功能为暂时储存食物和对食物（主要为蛋白质）进行初步消化，使之形成食糜，然后借助自身的运动将食糜送入十二指肠。食物在胃完全排空需 $4\sim6$ h。

（3）肠　肠分为小肠、大肠，小肠分十二指肠、空肠和回肠。小肠是消化和吸收食物的主要场所，是消化道中最长的一段，全长 $5\sim7$ m。大肠分为盲肠、阑尾、升结肠、横结肠、降结肠、乙状结肠,全长 1.5 m,通过回盲瓣和结肠袋的作用,促进水、电解质的吸收,并排出粪便。

(4) 肝胆系统 肝是人体最大腺体,由镰状韧带分为左右二叶。肝的血液供应 1/4 来自肝动脉,主要供应氧气,3/4 来自门静脉,将胃肠道吸收的营养物质和有害物质运送到肝内物质代谢或被解毒。肝脏的主要功能有分泌胆汁、参与物质代谢、解毒作用等。胆囊作用为储存和浓缩胆汁,胆管作用为运输和排泄胆汁。

(5) 胰腺 胰腺为腹膜后器官,是重要的腺体,分头、体、尾三部分。胰管是胰腺的输出管道,主胰管直径 2~3 mm,其近端多与胆总管汇合成壶腹,共同开口于十二指肠乳头,这种共同通路或开口是胰腺疾病和胆道疾病相互关联的解剖学基础。胰腺具备外分泌和内分泌两种功能。外分泌腺主要分泌胰液,参与消化,胰液主要有胰淀粉酶、胰脂肪酶、胰蛋白酶原、糜蛋白酶原。内分泌腺为胰岛,主要分泌胰高血糖素(A 细胞)和胰岛素(B 细胞),胰岛素为体内具有降糖作用的唯一激素。

第一节 胃炎病人的护理

胃炎(gastritis)是各种病因所致的胃黏膜炎性病变,常伴有上皮损伤和细胞再生。根据病理、生理和临床表现,胃炎一般分为急性胃炎、慢性胃炎、特殊类型胃炎。本章节主要介绍急性胃炎和慢性胃炎。

一、急性胃炎

案例引导

病人,女,58 岁,因类风湿性关节炎长期服用阿司匹林,今晨解黑色大便来医院就诊。体格检查:神志清楚,表情焦虑;T 37.0 ℃,P 80 次/分,R 20 次/分,BP 120/80 mmHg,上腹部轻压痛,未见其他阳性体征。胃镜检查:胃窦部糜烂、出血、浅表溃疡。临床诊断:急性胃炎。

急性胃炎(acute gastritis)是各种病因引起的胃黏膜急性炎性病变,又称糜烂性胃炎、出血性胃炎、急性胃黏膜病变。其主要病理改变为胃黏膜充血、水肿、糜烂和出血。临床常急性发病,主要表现为上腹部不适或隐痛。

引起急性胃炎的常见病因以下。

1. 应激 应激见于严重创伤、大手术、多脏器衰竭、大面积烧伤、精神刺激等,这些应激因素导致胃黏膜微循环障碍、缺氧,黏液分泌减少,局部前列腺素合成不足,屏障功能损害;亦可增加胃酸的分泌,大量氢离子反渗,损伤血管和黏膜,引起糜烂和出血。

2. 药物 最常见的药物是非甾体抗炎药(如阿司匹林、吲哚美辛、对乙酰氨基酚等),其可能是通过抑制环氧合酶而抑制前列腺素生成,削弱其对胃黏膜的保护作用,从而引起胃黏膜糜烂和出血。亦可见于某些抗肿瘤药、糖皮质激素、铁剂、氯化钾等。

3. 酒精　酒精具有亲脂性和溶质性,高浓度酒精直接破坏黏膜屏障,导致胃黏膜糜烂、出血。

4. 其他　创伤和物理因素、十二指肠-胃反流、化学性损伤、胃黏膜血液循环障碍、细菌感染等均可导致胃黏膜糜烂、出血甚至溃疡。

【护理评估】

一、健康史

询问病人是否长期服用阿司匹林、吲哚美辛、糖皮质激素等损害胃黏膜的药物,是否长期酗酒;有无多脏器衰竭、大面积烧伤、颅脑病变、休克等病史,近期是否接受过大手术,是否受过创伤。

二、身心状况

（一）症状

轻者症状不明显,仅在胃镜下发现,主要表现为上腹痛、饱胀、嗳气、恶心、呕吐和食欲减退等;重者可有呕血、黑便、脱水、酸中毒、休克等。

（二）体征

病人上腹部可有程度不同的压痛,有时上腹胀气明显。

（三）心理、社会状况

病人及家属常因起病急或有呕血和（或）黑便,出现焦虑、恐惧等心理反应,而病人的这些不良情绪反应又可加重病情。

（四）辅助检查

1. 粪便检查　大便隐血试验阳性。

2. 胃镜检查　此项检查有助于急性胃炎的确诊,宜在出血后 24～48 h 内进行(因病变可在短期内消失,特别是非甾体抗炎药或酒精引起的急性胃炎),镜下可见到胃黏膜多发性糜烂、出血灶和浅表溃疡,表面附有黏液和炎性渗出物。

【主要护理诊断/医护合作性问题】

1. 疼痛:腹痛　与急性胃黏膜炎症病变有关。

2. 潜在并发症:上消化道大出血。

3. 焦虑　与上消化道出血、病情反复有关。

【护理措施】

（一）一般护理

1. 休息与活动　为病人提供良好的休息环境,减少活动,避免紧张劳累,保证充足睡眠,以减少胃肠蠕动、缓解腹痛。由急性应激引起急性胃炎的病人宜卧床休息,起床时注意防护,以防晕倒或摔伤。

2. 饮食护理 注意饮食卫生,进食应定时、有规律,不可暴饮暴食。一般进少渣、温凉、半流质饮食,少量多餐,每天5～7次;少量出血可给予牛奶、米汤等流质饮食以中和胃酸,利于胃黏膜的修复;急性大出血或呕吐频繁时应禁食,恢复期选用富有营养易消化的软食,以促进胃黏膜的修复。

（二）心理护理

护理人员应向病人解释有关急性胃炎的基本知识,说明及时的治疗和护理能获得满意疗效。同时,向病人说明保持轻松愉快的心情对疾病康复的重要性,尤其是对于强的应激性精神刺激发病的病人更应该创造条件分散其对应激事件的注意力。此外,护理人员应经常巡视,关心、安慰病人,及时清除血迹、污物,以减少对病人的不良刺激,增加其安全感,从而减轻紧张、焦虑心理,使其积极配合治疗,利于康复。

（三）病情观察

观察有无上腹部不适、腹胀、食欲减退等消化不良表现。密切注意有无上消化道出血的表现（如呕血和（或）黑便等）,同时监测大便隐血试验,以便及时发现病情变化。

（四）对症护理

上消化道出血护理,详见"上消化道出血病人的护理"相关内容。

（五）治疗指导

1. 治疗要点 本病主要是针对病因和原发病采取防治措施。处于应激状态的病人除积极治疗原发病外,常规给予抑制胃酸分泌的 H_2 受体拮抗剂或质子泵抑制剂,或具有胃黏膜保护作用的硫糖铝作为预防措施;服用 NSAID 的病人立即停止服用,视情况使用 H_2 受体拮抗剂、质子泵抑制剂、米索前列醇等预防;脱水病人补充水和电解质;若发生消化道大出血,应积极补液、止血治疗,迅速补充血容量,详见"上消化道出血病人的护理"相关内容。

2. 用药护理 禁用或慎用阿司匹林、吲哚美辛等对胃黏膜有刺激的药物,指导病人正确服用 H_2 受体拮抗剂或质子泵抑制剂、胃黏膜保护剂等药物,详见"消化性溃疡病人的护理"相关内容。

【健康教育】

1. 疾病知识指导 向病人说明引起急性胃炎的常见病因、预防方法和自我护理措施,帮助病人寻找并及时去除发病因素,控制病情的进展。

2. 生活指导 根据病人的病因、具体情况进行指导,如避免使用对胃黏膜有刺激的药物,必须使用时应根据服药说明正确服用,同时服用抑酸剂和胃黏膜保护剂;注意饮食卫生,进食有规律,避免过冷、过热、辛辣等刺激性食物及浓茶、咖啡等饮料;嗜酒者戒酒,防止酒精损伤胃黏膜;生活规律,保持轻松愉快的心情,积极治疗原发病。指导病人出院后发现有病情变化及时就诊。

二、慢性胃炎

案例引导 ●------------●

　　病人，男，58岁，间断性上腹部隐痛伴腹胀、反酸、嗳气2年，加重2天。2年前病人自觉上腹部隐痛，餐后加重，伴腹胀、反酸、嗳气等不适，曾到多家医院诊治，症状时轻时重。平时嗜酒，2天前饮酒后上述症状加重。体格检查：生命体征正常，消瘦，上腹部轻压痛。胃镜检查示胃黏膜呈颗粒状，黏膜血管显露，皱襞细小，色泽灰暗，幽门螺杆菌检测阳性。临床诊断：慢性萎缩性胃炎。

●------------●

　　慢性胃炎(chronic gastritis)是指各种病因所致的胃黏膜慢性炎症。本病为常见病，其发病率在各种胃病中居首位，男性稍多于女性，任何年龄均可发病，但随年龄增长发病率逐渐增高。

　　迄今为止，慢性胃炎的病因和发病机制尚未完全明确，认为主要与下列因素有关。

　　1. 生物因素　90％为幽门螺杆菌(Helicobacter pylori，Hp)感染。目前认为Hp感染是慢性胃炎最主要的病因，可通过接触传播，家庭成员可有相同的慢性胃炎病史。其引起慢性胃炎的可能机制如下：①Hp是有鞭毛的螺旋状需氧菌，其可以牢牢黏附于上皮细胞膜上，且能在胃黏液层自由移动，感染力极强；②Hp分泌的尿素酶能分解尿素产生 HN_3，从而破坏胃内酸性环境，创造利于Hp定植的中性环境；③Hp分泌细胞毒素导致胃黏膜细胞的空泡样变形及坏死；④Hp菌体胞壁抗原可诱导自身免疫损伤。

　　2. 饮食因素　饮食中高盐和缺乏新鲜蔬菜水果易发生胃黏膜萎缩、肠化生；长期饮浓茶、咖啡、烈酒，摄入过冷、过热、过于粗糙的食物，均可损伤胃黏膜。

　　3. 化学因素　长期服用大量非甾体消炎药，可抑制胃黏膜前列腺素的合成，破坏黏膜屏障；长期吸烟，可影响胃黏膜的血液循环；各种原因所致的十二指肠液反流，反流液内的胆汁、胰液等可使胃黏膜屏障作用削弱，因而易受胃酸-胃蛋白酶的损害。

　　4. 免疫因素　自身免疫性胃炎以富含壁细胞的胃体黏膜萎缩为主。壁细胞受损后可作为自身抗原刺激机体产生相应的壁细胞抗体(PCA)和内因子抗体(IFA)，破坏壁细胞，使胃酸分泌减少乃至缺失，还可影响维生素 B_{12} 的吸收而导致恶性贫血。

知识链接 ●------------●

幽门螺杆菌特性

　　幽门螺杆菌是一种螺旋形、微厌氧、对生长条件要求十分苛刻的细菌，1983年首次从慢性活动性胃炎病人的胃黏膜活检组织中分离成功，是目前所知能够在人胃中生存的唯一微生物种类。巴里·马歇尔和罗宾·沃伦关于幽门螺杆菌的研究获得了2005年诺贝尔生理学或医学奖。

　　幽门螺杆菌是迄今为止全球感染人数最多、传染能力最强的细菌。目前全球约有37.5亿人感染幽门螺杆菌，我国幽门螺杆菌感染率高达60％，感染人数7.68亿。幽门螺杆菌主要传播途径为口-口或粪-口传播，通过共餐、喂食、接吻、共用牙具、污染水源、污染食物等均可传染。

　　幽门螺杆菌与慢性胃炎、消化性溃疡、胃黏膜相关淋巴组织淋巴瘤和胃癌等疾病的发生有关,1994 年世界卫生组织/国际癌肿机构(WHO/IARC)将幽门螺杆菌列为Ⅰ类致癌原。

【护理评估】

一、健康史

　　询问病人有无长期饮浓茶、咖啡、烈酒的习惯,是否吸烟,是否长期摄入过热、过冷、过于粗糙的食物,有无不规律的饮食习惯;有无造成胆汁反流的因素;有无长期大量服用非甾体消炎药、糖皮质激素的情况;家庭成员有无相同病史。

二、身心状况

(一)症状

　　慢性胃炎进展缓慢,病程迁延,缺乏特异性症状。大多数病人无明显症状,部分病人表现为上腹不适、饱胀、疼痛,疼痛性质为钝痛、烧灼痛,可伴有食欲不振、嗳气、反酸、恶心、呕吐等表现。少数病人可有少量上消化道出血,自身免疫性胃炎病人可出现明显厌食、贫血和体重减轻。

(二)体征

　　本病体征多不明显,有时可有上腹轻压痛。

(三)心理、社会状况

　　慢性胃炎病程长,反复迁延不愈,病人容易产生焦虑情绪,并对治疗失去信心,少数病人可因害怕癌变而存在恐惧心理。

(四)辅助检查

　　1. 胃镜及胃黏膜活组织检查　此为最可靠的确诊方法。在内镜直视下观察胃黏膜受损情况、取活组织检查,并检测幽门螺杆菌。

　　2. 幽门螺杆菌检查　可通过侵入性(活组织切片镜检、尿素酶快速试验等)和非侵入性(^{13}C 或 ^{14}C 尿素呼气试验等)方法检测。

　　3. 血清学检查　患自身免疫性胃炎时,血清抗壁细胞抗体和抗内因子抗体可呈阳性,维生素 B_{12} 水平下降。

【主要护理诊断/医护合作性问题】

　　1. 疼痛:腹痛　与胃黏膜炎性病变有关。

　　2. 营养失调:低于机体需要量　与食欲不振、消化吸收不良等有关。

　　3. 焦虑　与病情反复、病程迁延有关。

　　4. 活动无耐力　与自身免疫性胃炎致恶性贫血有关。

　　5. 知识缺乏　缺乏有关胃炎病因和预防的知识。

【护理措施】

（一）一般护理

1. 休息与活动　指导病人日常生活规律,急性剧烈腹痛和伴有上消化道出血的病人应卧床休息,协助病人取适当的体位,以减少疲劳感和体力消耗,并加强巡视,随时了解和满足病人所需,做好生活护理。病情缓解时,可参加正常活动,进行适当锻炼,但应避免过度劳累。

2. 饮食护理

（1）饮食原则　向病人说明摄取足够营养素的重要性,鼓励病人少量多餐,以摄入高热量、高蛋白、高维生素、易消化的饮食为原则。避免进食粗糙、过咸、过甜、过辣的刺激性食物和饮料,戒除烟酒。

（2）饮食选择　根据病情选择适宜的食物。胃酸低者给予刺激胃酸分泌的食物(如肉汤、鸡汤等),或者酌情食用酸性食物(如山楂、食醋等),食物应完全煮熟后食用,以利于消化吸收;高胃酸者应避免进食浓缩肉汤、酸性食品及多脂肪食物,以免引起胃酸分泌过多,可食用牛奶、菜泥、面包等,口味清淡、少食盐。

（3）进食环境和方式　保持环境清洁、空气新鲜、温度适宜,提供舒适的进餐环境,避免不良刺激如噪声、异味等,以利于病人进餐。鼓励病人晨起、睡前、进餐后刷牙或漱口,保持口腔清洁,促进食欲。同时向病人说明使用公共餐具的重要性,因为家族性 Hp 感染多是口-口传播。

（4）营养状况评估　观察并记录病人每天进餐次数、量、品种,定期测量体重,监测血红蛋白浓度、血清白蛋白等有关营养指标的变化,将营养状况的改善转告病人,以增强病人的信心。

（二）心理护理

主动安慰病人,和病人建立良好的关系,向病人说明该病经过正规治疗可以好转,使其消除焦虑、恐惧心理,树立治疗信心,积极配合治疗。

（三）病情观察

密切观察腹痛的部位、性质等有无改变;观察病人每天进食的情况并定期测量体重,以判断其营养能否满足机体需要;观察用药后病人症状是否改善,以便及时判断用药效果。如果疼痛性质突然发生改变,且经一般对症处理疼痛不能减轻反而加重,需警惕某些并发症的出现,如并发消化性溃疡或演变成胃癌等。

（四）腹痛护理

指导病人精神放松、心情愉快,采用转移注意力(如回忆往事、数数、谈话、听音乐、看电视等)、针灸(内关、合谷、足三里等穴位)和深呼吸等方法缓解疼痛,也可用热水袋热敷胃部,以解除胃部痉挛,减轻疼痛,遵医嘱给予药物治疗。

（五）治疗指导

1. 治疗要点

（1）根治 Hp　目前采用的治疗方案多为一种胶体铋剂或一种质子泵抑制剂加上两种

抗菌药物,如枸橼酸铋钾(CBS)/奥美拉唑＋阿莫西林＋甲硝唑,1～2 周为 1 个疗程,抗菌药物还可选用克拉霉素(甲红霉素)、阿莫西林、呋喃唑酮等。

(2)对症处理 非甾体抗炎药引起者停服该药并给予抗酸药和胃黏膜保护剂;胃酸增多者可应用制酸剂;胃酸缺乏者,可服用稀盐酸、胃蛋白酶合剂;有胃动力学改变者应用多潘立酮或西沙必利;有胆汁反流者可服用考来烯胺;自身免疫性胃炎有恶性贫血可注射维生素 B_{12};胃黏膜异常增生者定期随访。

(3)胃癌前病变处理 口服选择性环氧化酶(COX-2)抑制剂塞来昔布对胃黏膜重度炎症、肠化、萎缩及异型增生的逆转有一定的作用,亦可适当补充复合维生素和含硒食物。对药物不能逆转的局灶性中、重度不典型增生病人在确定没有淋巴结转移时,可在胃镜下行黏膜剥离术,并定期随访;对药物不能逆转的重度不典型增生伴局部淋巴结肿大时应手术治疗。

2. 用药护理

(1)胶体铋剂 枸橼酸铋钾(CBS)为常用制剂,因其在酸性环境中方起作用,故宜餐前半小时服用,服用 CBS 可使齿、舌变黑,可用吸管直接吸入;部分病人服药后出现便秘和大便变黑,停药后可自行消失;少数病人有恶心、血清转氨酶一过性升高等,极少数出现急性肾衰竭。

(2)促胃动力药 多潘立酮的不良反应较少,偶可引起惊厥、肌肉震颤等锥体外系症状,口服用药应饭前给药,栓剂最好在直肠排空后插入肛门。莫沙必利可有腹泻、腹痛、口干、倦怠、头晕等不良反应,用药 2 周后如果消化道症状无改善,应停止服用。

(3)抗菌药物 阿莫西林服用前应询问病人有无青霉素过敏史,应用过程中注意有无迟发性过敏反应出现。甲硝唑可引起恶心、呕吐等胃肠道反应,应在餐后半小时服用,并可遵医嘱服甲氧氯普胺等药物对症处理。

【健康教育】

1. 疾病知识指导 向病人及家属介绍本病的病因、治疗和预后,指导病人避免诱发因素,保持良好心态,注意劳逸结合,积极配合治疗。

2. 饮食指导 保证营养物质摄入,讲究饮食卫生,食物多样化,多食新鲜蔬菜,少量多餐,不吃霉变食物,少吃熏制、腌制食物,避免进食过冷、过热、辛辣食物,不饮浓茶、咖啡,戒烟戒酒。

3. 用药指导 指导病人遵医嘱按时服药,并向病人介绍药物可能的不良反应,如有异常及时复诊。

4. 复查指导 定期到医院复查,出现不适及时就诊。当病人出现胃黏膜重度炎症、肠上皮化生、萎缩、不典型增生等癌前病变应定期复查胃镜。

(张玉贤)

第二节 消化性溃疡病人的护理

案例引导

病人，男，40 岁，长途汽车司机。周期性上腹痛 5 年，常为烧灼样疼痛，多在餐后 3～4 h 及夜间出现，进食可缓解，同时伴有嗳气、反酸等表现。昨日饮酒后症状加重。体格检查：T 37.0 ℃，P 80 次/分，R 20 次/分，BP 120/75 mmHg；中上腹、剑突下偏右有压痛，腹水征（—）。辅助检查：胃镜检查见十二指肠球部黏膜水肿，前壁近大弯处有一椭圆形溃疡，边缘光滑，表面覆盖白苔，周围黏膜明显水肿。临床诊断：十二指肠溃疡。

消化性溃疡（peptic ulcer）是指胃肠道黏膜被自身消化而形成的溃疡，可发生于食管、胃、十二指肠、胃-空肠吻合口附近及含有胃肠黏膜的 Meckel 憩室。以胃溃疡（gastric ulcer，GU）和十二指肠溃疡（duodenal ulcer，DU）最常见。因溃疡的形成与胃酸/胃蛋白酶的消化作用有关而得名。

消化性溃疡是一种全球性的多发病、常见病，临床上 DU 较 GU 多见，两者之比约为 3：1，但有地区差异。本病可发生于任何年龄，DU 好发于青壮年，GU 多见于中老年，GU 发病年龄一般比 DU 迟 10 年。无论是 DU 还是 GU 均好发于男性。秋冬和冬春之交是本病的好发季节。

消化性溃疡是一种多因素疾病。溃疡发生的基本原理是胃、十二指肠局部黏膜损害因素与黏膜保护因素之间失去平衡的结果。

1. 幽门螺杆菌感染 大量研究表明幽门螺杆菌感染是消化性溃疡的主要病因，该菌感染导致消化性溃疡的机制尚不清楚，目前普遍接受假说如下。①幽门螺杆菌-促胃泌素-胃酸学说：幽门螺杆菌感染通过直接或间接作用于 G 细胞、D 细胞和壁细胞，导致胃酸分泌增加，从而导致十二指肠的酸负荷增加。②十二指肠胃上皮化生学说：幽门螺杆菌只能在胃上皮组织定植，只有十二指肠球部发生胃上皮化生幽门螺杆菌才能定植下来。十二指肠球部的胃上皮化生是十二指肠对酸负荷增加的一种代偿反应。定植的幽门螺杆菌引起十二指肠炎症，黏膜屏障破坏，最终 DU 形成。③十二指肠碳酸氢盐分泌减少：幽门螺杆菌感染减少了十二指肠碳酸氢盐的分泌，从而导致黏液屏障削弱，导致 DU 发生。④幽门螺杆菌感染削弱胃黏膜的屏障功能：幽门螺杆菌感染引起的胃黏膜炎症削弱了胃黏膜的屏障功能，导致 GU 的发生。

2. 药物 长期服用非甾体抗炎药（NSAID）、糖皮质激素、氯吡格雷、化疗药物、双磷酸盐、西罗莫司等药物可以发生溃疡。NSAID 是最常见的胃肠黏膜损伤药物，长期服用者 10%～25% 可发生溃疡。NSAID 除直接作用于胃、十二指肠黏膜导致其损伤外，亦可抑制前列腺素合成，削弱后者对胃十二指肠黏膜的保护作用而致溃疡发生。

3. 胃酸和胃蛋白酶 消化性溃疡的最终形成是由于胃酸/胃蛋白酶对黏膜的自身消化所致。胃酸和胃蛋白酶是胃液的主要成分，而胃蛋白酶原需要胃酸激活才能转变为胃蛋白酶，且胃蛋白酶的活性取决于胃液 pH 值，当胃液 pH 值上升到 4 以上时，胃蛋白酶就失去活性,因此在溃疡形成中起决定性作用的是胃酸。无酸情况下罕有溃疡形成及抑制胃酸分泌药物能促进溃疡愈合的事实,均证明胃酸在溃疡形成中的决定性作用。

4. 胃排空障碍 胃排空障碍可引起十二指肠液反流入胃而损伤胃黏膜,同时胃内食糜停留过久,刺激 G 细胞分泌促胃液素,进而兴奋壁细胞分泌胃酸。

5. 遗传因素 消化性溃疡有家族聚集现象,部分消化性溃疡病人有家族史,O 型血的人更容易患胃溃疡,提示可能的遗传易感性,但也有人认为可能是幽门螺杆菌感染的家庭聚集现象所致。

6. 其他因素 ①精神因素:临床观察表明长期精神紧张、焦虑或情绪容易波动的人易患消化性溃疡,可能通过神经内分泌途径影响胃十二指肠分泌、运动和黏膜血流调节,而使溃疡发作或加重。②吸烟:吸烟者消化性溃疡的发生率比不吸烟者高,其机制尚不明确。③高盐饮食:因高浓度盐损伤胃黏膜而增加 GU 发生的危险性。

知识链接

消化性溃疡病理

消化性溃疡大多是单发,也可多个,呈圆形或椭圆形。DU 多发生在球部,前壁比较常见;GU 多在胃角和胃小弯。DU 直径多小于 10 mm,GU 则稍大,也可见到大于 2 cm 的溃疡。溃疡边缘光整常有增厚,基底光滑、清洁,表面覆有灰白或灰黄色纤维渗出物。按其破坏组织的程度,可分为浅层溃疡和深层溃疡。浅层溃疡只破坏上皮层,愈合后不留瘢痕;深层溃疡病变波及黏膜下层,深者可贯穿肌层甚至浆膜层,穿破浆膜层时可致穿孔,血管破溃可引起出血,痊愈后遗留瘢痕。

【护理评估】

一、健康史

询问病人与疾病相关的诱因和病因,如发病是否与天气变化、饮食不当或情绪激动等有关;有无暴饮暴食、喜食酸辣等刺激性食物的习惯;是否嗜烟酒;有无经常服用阿司匹林、糖皮质激素等药物;家族中有无溃疡病病人等。

二、身心状况

（一）症状

本病临床表现轻重不一,部分病人可无症状,亦有部分病人以出血、穿孔等并发症作为首发症状。典型消化性溃疡的临床表现特点如下。①**慢性过程**:病史可达数年或数十年。②**周期性发作**:发作与自发缓解交替,发作期可为数周或数月,缓解亦长短不一,发作有季节性,多在秋冬或冬春之交发病。③**节律性疼痛**:发作时上腹部疼痛呈节律性。

1. 腹痛 上腹部疼痛是本病的主要症状,可为钝痛、烧灼痛、胀痛甚至剧痛或饥饿样不适感;疼痛部位多位于上腹中部,偏右或偏左;多数病人疼痛有典型的节律性,与进食有关。DU 的疼痛常在餐后 2~4 h 和(或)午夜出现,进食或服抗酸药缓解,又称空腹痛,疼痛一进食—缓解为其特点；GU 的疼痛多在餐后 0.5～1 h 出现，至下次餐前自行消失，进食—疼痛—缓解为其特点。部分病人无上述典型疼痛，而仅表现为无规律性的上腹隐痛不适。还有部分病人可因并发症的出现而发生疼痛性质及节律的改变。GU 和 DU 上腹疼痛特点的比较如表 3-1 所示。

表 3-1　GU 和 DU 上腹疼痛特点的比较

		GU	DU
共同点	慢性过程	病程可长达数年或数十年	
	周期性发作	发作—缓解周期性交替，以春、秋季发作多见	
	疼痛性质	多为灼痛、钝痛、胀痛或饥饿样不适感	
	疼痛程度	一般以轻至中度持续性疼痛，可耐受	
不同点	疼痛部位	中上腹或剑突下偏左	中上腹或在中上腹偏右处
	疼痛时间	餐后 0.5～1 h 内出现，至下次餐前自行消失	餐后 2～4 h 发生，进食或服抗酸药缓解；部分午夜出现疼痛
	疼痛规律	进食—疼痛—缓解	疼痛—进食—缓解

2. 其他　消化性溃疡除上腹疼痛外，尚可有反酸、嗳气、恶心、呕吐、食欲减退等消化不良症状，也可有失眠、多汗、脉缓等自主神经功能失调表现。

（二）体征

溃疡活动期可有剑突下固定而局限的压痛点，缓解期则无明显体征。

（三）并发症

1. 出血　出血为消化性溃疡最常见的并发症，也是上消化道大量出血的最常见病因。发生于 15%～25% 的病人，部分（10%～25%）病人以上消化道出血为首发症状，DU 比 GU 容易发生出血。病人常因感染、劳累、精神紧张、饮酒和服用 NSAID 而诱发。出血引起的临床表现取决于出血的速度和量，轻者表现为黑便、呕血，重者表现为周围循环衰竭，甚至休克。有慢性腹痛的病人，出血后腹痛可减轻。

2. 穿孔　穿孔为消化性溃疡最严重的并发症。临床上将溃疡穿孔分为急性、亚急性和慢性三种类型，以急性穿孔最常见。急性穿孔多发生于十二指肠前壁和胃前壁，穿孔后胃肠内容物漏入腹腔，引起急性弥漫性腹膜炎，表现为突发的剧烈腹痛，大汗淋漓，烦躁不安，疼痛多自上腹开始迅速蔓延至全腹，腹肌呈板样僵直，有明显压痛和反跳痛，肝浊音区消失，肠鸣音减弱或消失，部分病人出现休克。十二指肠或胃后壁的溃疡深至浆膜层时已与邻近的组织或器官发生粘连，穿孔时胃肠内容物不流入腹腔，称为慢性穿孔，又称为穿透性溃疡，其症状不如急性穿孔剧烈，往往表现为腹痛规律发生改变，疼痛变得顽固而持久，常向背部放射。邻近后壁的穿孔或急性穿孔较小时，只引起局限性腹膜炎时称亚急性穿孔，症状较急性穿孔轻且体征较局限。

3. 幽门梗阻　幽门梗阻大多由十二指肠溃疡或幽门管溃疡引起。梗阻可因溃疡急性发作时的局部炎性水肿和幽门部痉挛引起，为暂时性梗阻，随炎症消散而缓解；由瘢痕组织收缩、粘连引发的慢性梗阻呈持久性，严重者需手术治疗。本病主要临床表现为疼痛节律消失，上腹饱胀不适、以餐后为甚，且反复大量呕吐（常在餐后发生），呕吐物为酸腐味的宿食，大量呕吐后症状可暂缓解;严重频繁呕吐可致失水和低氯低钾性碱中毒,继发营养不良和体重减轻;体检可见胃型、胃蠕动波、空腹振水音、空腹抽出胃液量＞200 mL,是幽门梗阻的特征性表现。

4. 癌变　仅少数病人(＜1%)胃溃疡发生癌变,十二指肠溃疡一般不发生癌变。凡中年以上(45岁以上)的胃溃疡病人出现下列情况,均应警惕癌变可能,需进一步检查和定期随访。①严格内科治疗4~6周,症状无好转者。②无并发症而疼痛的节律性消失、食欲减退、体重明显减轻者。③大便隐血试验持续阳性者。④胃镜检查或X射线检查不能排除恶变者。

(四)心理、社会状况

消化性溃疡因病程长及反复发作等特点,直接影响病人的学习、工作和生活,因而病人易产生焦虑、忧郁等心理反应。当合并上消化道出血等并发症时,病人可表现为紧张、害怕,年龄大、病程长的病人往往因担心癌变而恐惧不安。部分病人因症状轻而不重视。

(五)辅助检查

1. 胃镜检查和黏膜活检　此为诊断消化性溃疡首选且最有价值的方法,可直接观察溃疡部位、大小、性质,并可在直视下取活组织做病理检查和Hp检测。此检查目的在于确定诊断溃疡及分期、鉴别良恶性、评价治疗效果、对合并出血者给予止血治疗。

2. 幽门螺杆菌检测　此为消化性溃疡的常规检查项目,检测方法分为侵入性(快速尿素酶试验、组织学检查和幽门螺杆菌培养)和非侵入性(^{13}C或^{14}C尿素呼气试验、大便幽门螺杆菌抗原检测和血清学检测)。快速尿素酶试验操作简单、价格便宜,是侵入性检查首选方法;^{13}C或^{14}C尿素呼气试验检测Hp感染的敏感性和特异性均较高而无须胃镜检查,常作为根除Hp治疗后复查的首选方法。

3. 大便隐血试验　隐血试验阳性提示溃疡处于活动期,如GU病人隐血试验持续阳性应怀疑癌变的可能。

4. X线钡餐检查　一般胃镜检查有禁忌或不愿接受胃镜检查者才选用X线钡餐检查。溃疡的X线直接征象是龛影,对溃疡诊断有确诊价值。

【主要护理诊断/医护合作性问题】

1. 疼痛:腹痛　与胃、十二指肠溃疡有关。

2. 营养失调:低于机体需要量　与摄食量减少、消化吸收障碍有关。

3. 焦虑　与疾病反复发作、病程迁延有关。

4. 知识缺乏　缺乏消化性溃疡饮食护理、预防知识。

5. 潜在并发症:上消化道出血。

【护理措施】

(一)一般护理

1. 休息与活动　溃疡活动期、症状较重或有严重并发症的病人应卧床休息,以减轻疼痛,缓解不适。溃疡缓解期鼓励病人适当活动,根据病情严格掌握活动量,宜劳逸结合,以不感到劳累和诱发疼痛为原则,餐后避免剧烈活动。夜间疼痛的病人可遵医嘱夜间加服1次抑酸剂,以保证夜间睡眠。

2. 饮食护理

(1) 饮食原则　选择营养丰富、清淡、易于消化的食物,以减少对溃疡病灶的刺激,促进胃黏膜的修复。

(2) 进餐要求　溃疡活动期病人进餐应做到以下几点。①定时进食,规律进餐,避免餐间进食零食和睡前进食,以维持消化活动的节律性,促进胃酸规律分泌。②少食多餐,每天4～5餐,不宜过饱,少食可以避免胃窦部过度扩张而引起的促胃液素分泌增加,以减少胃酸对溃疡面的刺激,多餐可使胃中保持适量的食物以中和胃酸,利于溃疡面的愈合。③细嚼慢咽,以减少对消化道的机械刺激,同时咀嚼可增加唾液分泌,具有稀释和中和胃酸的作用。

(3) 食物选择　①选择营养丰富易消化的食物,在溃疡活动期以柔软的面食、稍加碱的软米饭或米粥等偏碱性食物为宜;脱脂牛奶有中和胃酸作用,但牛奶中的钙反过来刺激胃酸分泌,故可适量摄取,宜安排在两餐之间饮用;脂肪能刺激小肠黏膜分泌抑促胃液素从而抑制胃酸分泌,但同时又可引起胃排空减慢和胃窦扩张而致胃酸分泌增多,故脂肪摄取亦应适量;②避免刺激性食物,避免食用对胃黏膜有较强机械刺激作用的过冷、过热、粗糙、刺激性食物或饮料,如油煎食品、粗纤维蔬菜水果等,忌食对胃黏膜有化学性刺激的食物,如浓肉汤、咖啡、浓茶、辛辣调味品(辣椒、生姜、生蒜)等。

(二) 心理护理

病人常因病情反复、病程迁延表现出烦躁、焦虑等负性情绪。护理人员在全面评估病人及家属对疾病的认识程度,在了解病人及家属的心理状态,以及家庭经济状况和社会支持情况后,有针对性地对病人及家属进行解释和鼓励。向病人说明紧张焦虑心理,可增加胃酸分泌,诱发并加重溃疡,指导病人采用放松技术(如转移注意力、听轻音乐等),放松精神,保持乐观情绪。向病人及家属解释疾病相关知识,告知病人经过系统治疗后溃疡可以痊愈,使病人对治疗充满信心,积极配合治疗。同时,积极协助病人取得家庭和社会的支持,以缓解其焦虑急躁情绪,促进溃疡的愈合。

(三) 病情观察

密切观察腹痛的部位、性质、时间、程度、发作规律、与饮食的关系,观察腹痛节律性有无改变。观察有无消化道出血、幽门梗阻、穿孔等并发症表现,一旦出现,立即报告医师进行处理。定期进行胃镜、X线钡餐、幽门螺杆菌检测等检查,动态观察病情变化。

(四) 腹痛护理

1. 去除病因　向病人解释疼痛的原因,减少或去除加重和诱发疼痛的因素;尽可能停服非甾体抗炎药,必须用药者选用对胃黏膜损伤小的药物,如塞来昔布或罗非昔布,且在饭后服用;避免暴饮暴食和食用刺激性食物,以免加重对胃黏膜的刺激和损伤;嗜烟酒的病人戒除烟酒。

2. 缓解疼痛　注意观察及详细了解病人疼痛的规律和特点。病情许可的情况下鼓励病人适当活动,以分散注意力。疼痛发作时进流质饮食,如鲜牛奶、豆浆等,以中和胃酸、减轻疼痛。DU 表现为空腹痛或夜间痛时,指导病人准备抑酸性食物(苏打饼干等)或抑酸剂在疼痛前或疼痛时进食。药物治疗同时也可采用局部热敷或针灸止痛的方法。

（五）治疗指导

1. 治疗要点

（1）根除 Hp　消化性溃疡无论活动与否均需根除 Hp。根除 Hp 能促进溃疡愈合，是降低消化性溃疡复发的关键。目前推荐质子泵抑制剂（PPI）或胶体铋剂加上两种抗生素（克拉霉素、阿莫西林、甲硝唑、呋喃唑酮、左氧氟沙星、四环素等）组成的三联疗法，见表 3-2。治疗后至少 4 周复查幽门螺杆菌。

表 3-2　根治幽门螺杆菌常用三联治疗方案

质子泵抑制剂或胶体铋剂（选择一种）	抗菌药物（选择两种）
PPI 常规剂量的倍量/天	克拉霉素 1000 mg/d
（奥美拉唑 40 mg/d）	阿莫西林 2000 mg/d
枸橼酸铋钾（胶体次枸橼酸铋）480mg/d	甲硝唑 800 mg/d
上述剂量分两次服，疗程 7～14 天	

注：国内一般采用 7 天疗程，国外有报道 10 天疗程优于 7 天疗程、14 天疗程优于 10 天疗程。

（2）抑制胃酸分泌　有 H_2 受体拮抗剂（H_2RA）和质子泵抑制剂（PPI）两类。H_2RA 主要通过选择性竞争结合 H_2 受体，可抑制基础及刺激的胃酸分泌，常用药物有西咪替丁、雷尼替丁、法莫替丁。PPI 使壁细胞分泌胃酸的关键酶即 H^+-K^+-ATP 酶失去活性，从而阻滞壁细胞内的 H^+ 转移至胃腔而抑制胃酸分泌，抑酸作用很强且持久，常用药物奥美拉唑、兰索拉唑、泮托拉唑。

（3）保护胃黏膜　①铋剂：枸橼酸铋钾（CBS），在酸性溶液中成胶体状，与溃疡基底面的蛋白形成蛋白-铋复合物，覆盖于溃疡表面，保护黏膜不被胃酸、胃蛋白酶侵蚀。此外，铋剂还有杀幽门螺杆菌的作用。②弱碱性抗酸剂：碳酸镁铝、磷酸铝、硫糖铝、氢氧化铝凝胶等，这些药物可以中和胃酸，短暂缓解疼痛。由于其能促进前列腺素合成，增加黏膜血流量，促进胃黏膜分泌 HCO_3^- 和黏液，碱性抗酸剂目前更多被视为黏膜保护剂。③其他：前列腺素类药物（如米索前列醇）也具有增加胃黏膜防御能力的作用。

（4）外科手术治疗　有下列情况时考虑手术治疗：大量出血经内科紧急处理无效时、急性穿孔、瘢痕性幽门梗阻、内科治疗无效的顽固性溃疡、胃溃疡疑有癌变者。

2. 用药护理

（1）H_2 受体拮抗剂　H_2 受体拮抗剂应在餐中或餐后即刻服用，也可将一天剂量在睡前服用；如需同时服用抗酸药，则两药服用时间应间隔 1 h 以上；长期大量服用者，不可突然停药，以防出现反跳；静脉给药时应注意控制速度，速度过快可引起低血压和心律失常。西咪替丁常见的不良反应有腹泻、腹胀、口苦、咽干、头痛、乏力、皮疹等；其可通过血脑屏障，偶有精神异常；对雄激素受体有亲和力，可引起男性乳腺发育、阳痿以及性功能紊乱；肾脏是其主要排泄器官，少数病人还可出现一过性肝功能损害和粒细胞缺乏，因此用药期间应注意监测肝、肾功能和血常规；药物能从母乳排出，哺乳期应停止用药。雷尼替丁的不良反应较少，静脉注射后部分病人出现面热、头晕、恶心等，持续 10 余分钟可自行消失。法莫替丁较雷尼替丁的不良反应少，偶见过敏反应，一旦发生应立即停药。

（2）PPI　服用奥美拉唑后个别病人可出现头晕，特别是用药初期，嘱病人用药期间避免开车或做其他必须高度集中注意力的工作。此外,奥美拉唑还有延缓地西泮及苯妥英钠代谢和排泄的作用,合用时须慎重。兰索拉唑的主要不良反应包括荨麻疹、皮疹、瘙痒、头痛、口苦、肝功能异常等,轻者不影响继续用药,较为严重者及时停药。泮托拉唑的不良反应较少,偶可引起头痛和腹泻。

（3）弱碱性抗酸药　不宜与酸性食物及饮料同服,避免与奶制品同时服用,因两者相互作用形成络合物。氢氧化铝凝胶应在饭后 $1\sim2$ h 和睡前服用,片剂应嚼服,乳剂给药前应充分摇匀,其能阻碍磷的吸收,引起磷缺乏症,表现为食欲不振、软弱无力等症状,甚至可导致骨质疏松,长期服用还可引起严重便秘、代谢性碱中毒与钠潴留,甚至造成肾损害。服用镁制剂则易引起腹泻。

（4）其他药物　硫糖铝片宜在进餐前 1 h 服用,睡前再服用一次,可有便秘、口干、皮疹、眩晕、嗜睡等不良反应,不与多酶片同服,以免降低两者的效价,另外,因其含糖量较高,糖尿病病人慎用。枸橼酸铋钾在酸性环境中才起作用,故宜在餐前半小时服用,因其可使齿、舌变黑,应用吸管直接吸入,部分病人服药后出现便秘和黑便,停药后可自行消失,肾脏为主要排泄器官,故肾功能不良者忌用。服用阿莫西林前应询问病人有无青霉素过敏史,服用过程中应注意有无迟发性过敏反应,如是否出现皮疹等。甲硝唑可引起恶心、呕吐等胃肠道反应,宜饭后服用,也可遵医嘱用甲氧氯普胺等对症处理。

【健康教育】

1. 生活指导　指导病人保持乐观的情绪、规律的生活,避免过度紧张与劳累,建立合理的饮食习惯和结构,戒除烟酒,避免进食刺激性食物。

2. 用药指导　嘱病人慎用或不用致溃疡药物,如阿司匹林、咖啡因、泼尼松等;指导病人遵医嘱正确服药,不随便停药,以减少复发,教会病人观察药效及不良反应。

3. 复查就诊指导　嘱病人定期复诊,若上腹疼痛节律发生变化并疼痛加剧,或者出现呕血、黑便时,应立即就医。

（张玉贤）

第三节　肠结核和结核性腹膜炎病人的护理

案例引导

病人,女,32 岁,农民。因"腹痛、腹泻 2 个月"入院。2 个月前无明显诱因出现腹泻和腹痛,并伴低热、乏力、食欲不振,每天解黄色糊状大便 $3\sim4$ 次,无黏液、脓血,无恶心、呕吐,不伴里急后重;腹痛位于右下腹,多为隐痛,进餐后加重,排便后缓解。当地医院按急性肠炎治疗,症状无明显缓解。2 年前曾患肺结核。起病以来精神、饮食、睡眠欠佳,体重减轻,小便正常。体格检查:T 38.1 ℃,P 76 次/分,R 20 次/分,BP 120/70 mmHg,贫血貌;心肺检查正常;腹部柔软,右下腹压痛,无反跳痛,移动性浊音(—)。辅助检查:血常规示血红蛋白 100 g/L,红细胞计数 3.3×10^{12}/L,血小板计数 173×10^{9}/L,白细胞计数

$10.0×10^9$/L;红细胞沉降率 30 mm/h;结核菌素试验(＋＋＋);肠镜检查示回肠末端多发性溃疡,盲肠及全结肠充血、肿胀、有散在多发性浅溃疡。初步诊断:肠结核。

一、肠结核

肠结核(intestinal tuberculosis)是结核分枝杆菌侵犯肠道引起的慢性特异性炎症,常继发于肺结核。本病在我国过去比较常见,近几十年来,由于人民生活水平的提高,卫生保健事业的发展,结核患病率的下降,肠结核已逐渐减少。但肺结核目前在我国仍然常见,故在临床上对本病仍须提高警惕。本病多见于 20～40 岁的中青年,女性多于男性(比例约为 3：1)。

肠结核主要由人型结核分枝杆菌引起,少数可因牛型结核分枝杆菌感染引起。此病感染途径如下。①经口感染:此为主要感染途径,病人多有开放性肺结核或喉结核,因经常吞下含结核分枝杆菌的痰液而感染;或经常与开放性肺结核病人共餐而忽略餐具消毒而感染;或饮用未经消毒的牛奶、乳制品而感染。②血行播散:肠外结核病灶的结核菌经血行播散侵犯肠道,多见于粟粒型结核。③直接蔓延:由腹腔内结核病灶直接侵犯肠壁引起,如女性生殖器结核侵犯肠道。

【护理评估】

一、健康史

评估病人是否接种卡介苗;评估病人的既往患病史,重点询问结核病史,是否得过肺结核或其他肺外结核以及诊治情况;评估病人是否与传染性或潜在传染性结核病病人有密切接触史。

二、身心状况

(一) 症状

1. 腹痛 腹痛多位于右下腹或脐周,间歇性发作,多为痉挛性阵痛,进餐诱发或加重,排便或排气后有不同程度的缓解。其发生可能与进餐引起胃肠反射或肠内容物通过炎症、狭窄的肠管,引起局部肠痉挛或加重肠梗阻有关。增生型肠结核或并发肠梗阻时有腹部绞痛,并伴腹胀、肠鸣音亢进、肠型与蠕动波等表现。

2. 腹泻与便秘 腹泻是溃疡型肠结核的主要临床表现之一,排便次数因病变严重程度和范围不同而异,一般每天排便 2～4 次,粪便多呈糊样,一般不含黏液、脓血,无里急后重感;重者每天排便达 10 余次,此时可有少量黏液、脓液。有时病人会出现腹泻与便秘交替,此为肠结核引起胃肠功能紊乱所致。增生型肠结核多以便秘为主要表现。

3. 全身症状和肠外结核表现 溃疡型肠结核常有结核毒血症状,表现为长期发热、盗汗、怠倦、消瘦、贫血,随病情发展而出现维生素缺乏、营养不良等表现,并可同时有肠外结核特别是活动性肺结核的临床表现。增生型肠结核病程较长,全身情况一般较好,无发热或有时低热,多不伴肠外结核表现。

（二）体征

病人可呈慢性病容,腹部可扪及肿块,常位于右下腹,一般比较固定,质地中等,伴有轻度或中度压痛。腹部肿块是增生型肠结核的主要体征,也可见于溃疡型肠结核,多由系膜壁增厚、病变肠段与周围组织粘连或同时有肠系膜淋巴结结核所致。

（三）并发症

并发症见于晚期病人,以肠梗阻多见,其次为瘘管形成及腹腔脓肿,肠出血、急性肠穿孔少见,也可合并结核性腹膜炎。

（四）心理、社会状况

患病后因病程迁延、疗程长或经济负担重等原因,病人常出现焦虑和对治疗失去信心等心理反应。

（五）辅助检查

1. 实验室检查　溃疡型肠结核可有轻、中度贫血;红细胞沉降率大多明显增快,可作为估计结核病活动程度指标之一;显微镜下大便中可见少量脓细胞和红细胞;大便隐血试验可呈阳性;结核菌素试验强阳性或结核感染 T 细胞斑点试验（T-SPOT）阳性有助于本病诊断。

2. X 线检查　X 线胃肠钡餐造影对肠结核的诊断具有重要价值。溃疡型肠结核钡剂在病变肠段呈现激惹征象,排空很快,充盈不佳,而在病变的上下肠段则钡剂充盈良好,称为 X 线钡影跳跃征象。增生型肠结核肠黏膜呈节段改变,肠腔变窄、肠段缩短变形、回肠和盲肠正常角度消失。

3. 结肠镜检查　可直接观察全结肠和回肠末段,对诊断具有重要价值。镜下见病变肠黏膜充血、水肿、溃疡形成、大小及形态各异的炎性息肉、肠腔变窄等,镜下取病变肠黏膜组织活检,发现肉芽肿、干酪样坏死或抗酸杆菌,可以确诊。

【主要护理诊断/医护合作性问题】

1. 疼痛:腹痛　与结核分枝杆菌侵犯肠道有关。

2. 腹泻　与溃疡型肠结核有关。

3. 营养失调:低于机体需要量　与结核分枝杆菌毒性作用、消化吸收功能障碍有关。

4. 便秘　与肠道狭窄或梗阻有关。

5. 焦虑　与病程迁延、疗程长有关。

6. 潜在并发症:肠梗阻。

【护理措施】

（一）一般护理

1. 活动与休息　保持室内空气清新,提供良好的休息环境。病人急性发作期或病情严重时,应卧床休息,以减少机体消耗,减轻症状。缓解期指导病人适当活动,并注意劳逸结合。

2. 饮食护理　结核病是一种慢性消耗性疾病,只有保证营养物质的充足供给,才能提高机体抵抗力,促进康复。因此,应向病人介绍营养支持的重要性,与病人及家属共同制订饮食计划,提供舒适的进食环境,以增加病人食欲,保证营养物质的摄入。提供高热量、高蛋白、高维生素、易于消化的食物,如新鲜蔬菜、水果、鲜奶、肉类及蛋类等,注意补充维生素和矿物质;腹泻明显的病人少食乳制品、粗纤维食物和富含脂肪的食物,以免加快肠蠕动。肠梗阻病人应禁食。严重营养不良或因胃肠症状不能进食者可进行静脉营养治疗,以满足机体代谢需要。

（二）心理护理

由于结核毒血症状,以及腹痛、腹泻等不适,加之病程长,需长期服药,病人易产生焦虑情绪。护理人员应充分理解病人,多与病人交谈,为病人提供多方位的心理支持。介绍肠结核的相关知识,说明只要早期、合理、足量应用抗结核药物,症状可以逐渐缓解并能治愈,以增强病人战胜疾病的信心。与病人家属配合,最大限度地满足病人的愿望,为病人创造一个良好的治疗环境,以促进病人康复。指导病人身心放松的技巧,使病人保持轻松愉快的心情。

（三）病情观察

定期监测病人体温、脉搏、血压,观察腹痛程度与部位、腹泻次数、腹胀程度,准确记录每天进食量、出入液量,一旦发现异常应及时报告医师,配合治疗并做好相应的护理。

（四）对症护理

1. 腹痛　严密观察病人腹痛的性质、程度及部位,正确评估病程进展状况。病人出现腹痛症状时,指导病人分散注意力(如数数、谈话、深呼吸等),或运用行为疗法(如生物反馈、听音乐、冥想等),以缓解疼痛。除急腹症外,可采用热敷、按摩、针灸等方法,必要时遵医嘱给予镇痛药。肠梗阻所致疼痛应禁食、胃肠减压。如疼痛突然加重、压痛明显,或出现便血、肠鸣音亢进等,应考虑并发肠梗阻、肠穿孔或肠出血等,应及时报告医师并积极配合采取抢救措施。

2. 腹泻　①监测病人排便情况(次数、量、颜色、形状、性状)、伴随症状(黏液、血、脓)、全身情况(有无水、电解质和酸碱平衡紊乱、神志、尿量等)及大便的化验检查结果,以便及时发现病情变化。②病人饮食宜少纤维素、易消化、营养丰富,避免生冷、刺激性食物。严重腹泻者应根据病情和医嘱,予以禁食或给予流质、半流质饮食或软食。对长期不能进食的病人尽早采用完全胃肠外高营养,以保证机体营养物质的摄入。③加强病人肛周皮肤护理,便后用温水清洗肛门及周围皮肤,必要时涂凡士林或抗生素软膏。④按需要留取标本,并注意及时送检,留取大便标本时注意采集大便脓血、红白胶冻状物等有诊断价值部分。⑤遵医嘱给予止泻药(口服乳杆菌 LB 散、蒙脱石散)或解痉药(阿托品或 654-2)等,注意药物不良反应,并补充水和电解质,纠正水、电解质紊乱及酸碱失衡。⑥加强病人心理护理,某些腹泻与精神因素有关,应注意评估病人心理状况,稳定病人情绪。

（五）治疗指导

1. 治疗要点　肠结核的治疗目的是消除症状、改善全身情况,促使病灶愈合及防止并发症的发生。

（1）一般治疗　休息与营养是治疗的基础。

（2）抗结核化学药物治疗　这是本病治疗的关键,抗结核化学药物的选择、用法、疗程详见"肺结核病人的护理"相关内容。

（3）对症治疗　腹痛者用抗胆碱能药物治疗,摄入不足或腹泻严重者纠正水、电解质与酸碱平衡紊乱,不完全性肠梗阻病人进行胃肠减压。

（4）手术治疗　适应证包括完全性肠梗阻、急性肠穿孔、慢性肠穿孔瘘管形成经内科治疗而未能闭合者、肠道大量出血经积极抢救不能有效止血者,诊断困难需剖腹探查者。

2. 用药护理　抗结核药护理参见"肺结核病人的护理"相关内容。

【健康教育】

1. 预防指导　指导病人积极、正规治疗结核病,并进行严格消毒、隔离,以防止结核分枝杆菌传播。教育人们注意个人卫生,提倡分餐,使用消毒餐具,不饮用未经消毒的牛奶,不吞咽痰液。

2. 生活指导　加强身体锻炼,合理膳食,生活规律,劳逸结合,保持良好心态,以增强抵抗力。

3. 用药指导　指导病人遵医嘱坚持服药,不自行停药,同时注意药物的不良反应,如恶心、呕吐等胃肠道反应以及肝肾功能损害等。

4. 复查指导　指导病人定期复查,及时了解病情变化,以利于治疗方案的调整。

二、结核性腹膜炎

结核性腹膜炎(tuberculous peritonitis)是由结核分枝杆菌引起的慢性弥漫性腹膜感染。在我国,其患病率虽比新中国成立初期明显减少,但仍不少见。本病可见于任何年龄,以中青年多见,女性多于男性,男女比约为 1∶2。

本病由结核分枝杆菌感染腹膜引起,多继发于肺结核或体内其他部位结核病。结核分枝杆菌感染腹膜的途径以腹腔内结核病灶直接蔓延为主,肠系膜淋巴结结核、输卵管结核、肠结核等为常见的原发病灶。少数由粟粒型肺结核、骨结核、关节结核、睾丸结核等经血型播散引起。

知识链接

结核性腹膜炎病理

　　本病根据侵入腹腔病菌的数量、毒力和机体免疫力不同,可分为渗出、粘连、干酪三型,以前两型为多见。在本病发展过程中,上述两种或三种类型的病变可并存,称为混合性。

　　1. 渗出型　腹膜充血、水肿,表面覆有纤维蛋白渗出物,有许多黄白色或灰白色细小结节,可融合成较大的结节或斑块。腹腔内有浆液纤维蛋白渗出物积聚,腹腔积液少量至中等量,呈草黄色,有时可为淡血性。

　　2. 粘连型　有大量纤维组织增生和蛋白沉积,使腹膜、肠系膜明显增厚,肠袢相互粘连可发生肠梗阻。

　　3. 干酪型　以干酪样坏死病变为主,坏死的肠系膜淋巴结参与其中,形成结核性脓肿。病灶可向肠管、腹腔或阴道穿破而形成窦道或瘘管。本型多由渗出型或粘连型演变而来,可兼具两型特点,是本病的重型,并发症常见。

【护理评估】

一、健康史

询问病人以往有无肺结核、肠结核、关节结核、骨结核等病史,女性病人有无输卵管结核,家族中有无类似病人。

二、身心状况

（一）临床表现

结核性腹膜炎临床表现各异。多数起病缓慢,早期症状较轻。少数起病急骤,以急性腹痛或骤起高热为主要表现。极少数起病隐匿,无明显症状,仅因和本病无关的腹部疾病在手术时被意外发现。

1. 全身症状 结核毒血症常见,主要表现是发热与盗汗,发热以低热与中等热多见,约1/3 病人有弛张热,少数可有稽留热。高热伴有明显毒血症者主要见于渗出型、干酪型,或见于伴有粟粒型肺结核、干酪样肺炎等严重结核病的病人。后期营养不良,出现消瘦、浮肿、贫血、舌炎、口角炎等表现。

2. 腹部症状

（1）腹痛 腹痛为持续性或阵发性隐痛或钝痛,位于脐周、下腹,有时在全腹。偶可表现为急腹症,系肠系膜淋巴结核或腹腔内其他结核的干酪样坏死病灶破溃引起,也可由肠结核急性穿孔所致。

（2）腹胀 病人可有不同程度的腹胀,多为结核的毒血症和胃肠功能紊乱引起,少数为腹腔积液、肠梗阻所致。

（3）腹泻与便秘 腹泻常见,一般每天不超过 4 次,大便呈糊状,与腹膜炎所致的肠功能紊乱有关。少数病人表现为腹泻与便秘交替出现。

3. 腹部体征

（1）腹壁揉面感 是结核性腹膜炎的临床特征,为腹膜慢性炎症、增厚、粘连所致。

（2）腹部压痛与反跳痛 多数病人有腹部压痛,一般轻微;少数可有明显的压痛、反跳痛,常见于干酪型结核性腹膜炎。

（3）腹部肿块 见于粘连型或干酪型结核性腹膜炎,常位于脐周,也可见于其他部位,其大小不一、边缘不整、表面不平,有时为结节感,活动度小。肿块多由增厚的大网膜、肿大的肠系膜淋巴结、粘连成团的肠曲或干酪样坏死脓性物积聚而成。

（4）腹腔积液 结核性腹膜炎的腹腔积液以少量至中量多见,少量腹腔积液在临床检查中不易查出,超过 1000 mL 时可出现移动性浊音。

（二）并发症

本病粘连性肠梗阻多见,主要发生在粘连性结核性腹膜炎;也可并发急性肠穿孔、肠瘘和腹腔脓肿。

（三）心理、社会状况

病人常同时伴有肺结核或其他部位结核,抗结核药物治疗效果较差,或出现并发症,影响病人的学习、工作等,因而易出现急躁、焦虑等不良心理反应。

（四）辅助检查

1. 实验室检查 病程较长而有活动性病变的病人有轻度至中度贫血,当腹腔结核病灶急性扩散或有干酪型结核性腹膜炎时白细胞可增多;病变活动期红细胞沉降率加快。结核菌素试验或结核感染 T 细胞斑点试验(T-SP0T)呈强阳性有助于本病的诊断。

2. 腹腔积液检查 腹腔积液多为草黄色渗出液,少数为淡血性。腹腔积液结核分枝杆菌培养或查找结核分枝杆菌阳性率均低,腹腔积液动物接种阳性率可达 50% 以上。

3. 腹腔镜检查 对诊断有困难者具有确诊价值。一般适用于有游离腹腔积液的病人,可见到腹膜、网膜及内脏表面有散在或聚集的灰白色结节,浆膜粗糙混浊,活组织检查确诊。腹膜有广泛粘连者禁做此项检查。

4. X 线检查 腹部 X 线平片有时可见到钙化影,提示钙化的肠系膜淋巴结结核。胃肠X 线钡餐检查可发现肠粘连、肠结核、肠瘘等征象,具有协助诊断价值。

【主要护理诊断/医护合作性问题】

1. 疼痛:腹痛 与腹膜炎症及伴有肠梗阻等并发症有关。
2. 营养失调:低于机体需要量 与消耗过多、摄入量减少、消化吸收障碍有关。
3. 潜在并发症:肠梗阻、肠穿孔、肠瘘等。

【护理措施】

参见"肠结核"相关内容。

【健康教育】

参见"肠结核"相关内容。

（张玉贤）

第四节　溃疡性结肠炎病人的护理

案例引导

黄先生,38 岁。3 个月前无明显诱因出现腹痛,以左下腹为主,多为隐痛,并解黏液脓血便,每天 4~6 次,常伴里急后重,便后腹痛缓解。当地医院诊断为肠炎,给予氟哌酸、肠乐等治疗,症状稍有好转。为进一步诊治转入我院。病人自起病以来精神、睡眠尚可,无明显消瘦。体格检查:生命体征正常,皮肤黏膜无黄染,浅表淋巴结无肿大,心肺(一),腹软,肝脾肋下未及,左下腹压痛(+)、无反跳痛,余无特殊。辅助检查:WBC $4.3×10^9$/L,RBC $3.35×10^{12}$/L,Hb 112g/L;大便常规示 RBC(+++)、WBC(++++);ESR 38 mm/h;结肠镜检查示乙状结肠多发性浅溃疡。初步诊断:溃疡性结肠炎。

溃疡性结肠炎(ulcerative colitis,UC)是一种病因不明的直肠和结肠慢性非特异性炎症性疾病。病变主要限于大肠黏膜及黏膜下层。本病临床主要表现为腹泻、黏液脓血便和腹痛,病情轻重不一,病程漫长,常反复发作。本病可发生于任何年龄,多见于 20～40 岁,男女发病率无明显差别。

溃疡性结肠炎的病因与发病机制尚未完全明确,目前认为是以下多因素相互作用所致。

1. 环境因素 UC 发病率有明显的地域性差异,北美、北欧发病率最高,亚洲最低。这种现象提示环境因素在 UC 发病中起重要作用,如吸烟、饮食、卫生条件或暴露于其他尚不明确的因素。

2. 遗传因素 本病认为是在一定环境因素作用下由于遗传易感性而发病,其一级亲属发病率显著高于普通人群,在不同种族中发病率差异显著。

3. 感染因素 多种微生物参与了 UC 的发生与发展,但目前还没有找到与 UC 发病有关的某种特异性病原微生物。新近的观点认为 UC 是针对自身正常肠道菌群的异常免疫反应性疾病。

4. 免疫因素 肠道黏膜免疫系统在 UC 的发生、发展、转归过程中始终发挥着重要作用,其 T 细胞反应趋于低下。

5. 其他 饮食失调、劳累、精神刺激等可诱发或加重本病。

知识链接

溃疡性结肠炎病理

病变位于大肠,呈连续性、弥漫性分布。病灶多自肛端直肠开始逆行向近端发展,甚至累及全结肠及回肠末端。

活动期黏膜呈弥漫性炎症反应,黏膜与黏膜下层有大量细胞(中性粒细胞、淋巴细胞、浆细胞、嗜酸性粒细胞)浸润。肠腺隐窝内聚集的大量中性粒细胞形成隐窝脓肿,隐窝脓肿融合破溃,黏膜出现广泛的小溃疡并可逐渐融合成大溃疡。结肠镜检可见黏膜充血、水肿、出血、糜烂及溃疡。

结肠炎症在反复发作的慢性过程中,黏膜不断破坏和修复导致正常结构破坏。由于溃疡愈合形成瘢痕,使结肠变形缩短、结肠袋消失,甚至出现肠腔缩窄。少数可发生癌变,以未分化型多见。

【护理评估】

一、健康史

询问家族中有无患溃疡性结肠炎的病人,有无感染、精神刺激及饮食不调等诱发因素。

二、身心状况

(一)症状

本病起病多数缓慢,少数急性起病,偶有急性暴发起病。病程呈慢性经过,多表现为发作期与缓解期交替,少数表现为症状持续并逐渐加重。

1. 消化系统表现

(1) 腹泻和黏液脓血便　腹泻为最主要的症状,主要与炎症导致大肠黏膜对水、钠吸收障碍以及结肠运动功能失常有关。黏液脓血便是活动期的重要表现,黏液或黏液脓血为炎症渗出、黏膜糜烂及溃疡所致。排便次数和便血程度可反映病情程度,轻者每天排便 2~4 次,大便呈糊状,可混有黏液、脓血,便血轻或无;重者每天排便达 10 次以上,脓血显见甚至大量便血。病变限于直肠或累及乙状结肠者,除有便频、便血之外,偶尔还有便秘,此与病变引起直肠排空功能障碍有关。

(2) 腹痛　轻者或缓解期病人多无腹痛或仅有腹部不适,活动期一般为轻度或中度腹痛,多为左下腹或下腹的阵痛,亦可涉及全腹。有疼痛—便意—便后缓解的规律,大多伴有里急后重,为直肠炎症刺激所致。若并发中毒性巨结肠或腹膜炎,则腹痛持续且剧烈。

(3) 其他症状　可有腹胀、食欲不振、恶心、呕吐等。

2. 全身表现　中、重型病人活动期有低热或中度发热,高热多见于急性暴发型或有并发症时。重症病人可出现消瘦、贫血、低白蛋白血症、水和电解质紊乱等表现。

3. 肠外表现　本病可伴有一系列肠外表现,包括口腔黏膜溃疡、结节性红斑、外周关节炎、坏疽性脓皮病、虹膜睫状体炎等。

知识链接

溃疡性结肠炎临床分型

1. 按病程分　①初发型:无既往史的首次发作。②慢性复发型:临床最多见,发作期与缓解期交替。③慢性持续型:症状持续,病程可达半年以上。④急性暴发型:少见,起病急,病情重,全身毒血症状明显,可伴肠穿孔、大出血等并发症。上述各型可相互转化。

2. 按病情分　①轻型:多见,腹泻每天 4 次以下,便血轻或无,无发热、脉速,贫血轻或无,红细胞沉降率正常。②重型:腹泻频繁并有明显脓血便,有发热、脉速,红细胞沉降率增快,血红蛋白下降。③中型:介于上述两型之间。

3. 按范围分　分为直肠炎、左半结肠炎、全结肠炎。

4. 按病情分　分为活动期、缓解期。

(二) 体征

病人呈慢性病容,营养状况及精神状态差。轻、中型病人仅有左下腹轻压痛,有时可触及痉挛的降结肠和乙状结肠。重症和暴发型病人常有明显腹部压痛和肠型。若有反跳痛、腹肌紧张、肠鸣音减弱等应警惕并发中毒性巨结肠和肠穿孔等。

(三) 并发症

本病可并发中毒性巨结肠、癌变、大出血、急性肠穿孔、肠梗阻等。

(四) 心理、社会状况

病人因病程漫长、反复发作、需要长期治疗等原因,易产生焦虑、紧张、抑郁等不良心理反应。本病目前治疗效果差,病人容易丧失治疗信心,出现不配合诊治和护理的现象。

（五）辅助检查

1. 血液检查 可有红细胞和血红蛋白减少,与病情严重程度成正比。活动期白细胞计数增高,红细胞沉降率增快和 C 反应蛋白增高是活动期的标志。重型病人可有白蛋白降低。

2. 大便检查 大便肉眼检查常可见黏液、脓血,显微镜检查可见大量红细胞和脓细胞,急性发作期可见巨噬细胞。大便病原学检查的目的是排除感染性结肠炎,这是本病诊断的一个重要步骤。

3. 自身抗体检测 血中外周型抗中性粒细胞胞浆抗体为溃疡性结肠炎(UC)的相对特异性抗体,有助于诊断和鉴别诊断。

4. 结肠镜检查 这是本病诊断的最重要手段之一,可直接观察病变肠黏膜并进行活检。

5. X 线钡剂灌肠检查 可见黏膜粗乱或有细颗粒改变,也可呈多发性小龛影或小的充盈缺损,有时病变肠管缩短,结肠袋消失,肠壁变硬,可呈铅管状。重型或暴发型病人一般不宜做此检查,以免加重病情或诱发中毒性巨结肠。

【主要护理诊断/医护合作性问题】

1. 腹泻 与炎症导致肠黏膜对水、钠吸收障碍以及结肠运动功能失常有关。

2. 疼痛:腹痛 与肠道炎症、溃疡有关。

3. 营养失调:低于机体需要量 与长期腹泻及吸收障碍有关。

4. 有体液不足的危险 与肠道炎症致长期、频繁腹泻有关。

5. 焦虑 与病情反复、迁延不愈有关。

【护理措施】

（一）一般护理

1. 休息与活动 根据病人的病情合理安排休息与活动。急性发作期或病情严重时卧床休息,以减少胃肠蠕动,减轻腹泻、腹痛症状;缓解期及病情较轻时注意休息,减少活动量,避免劳累。

2. 饮食护理

（1）饮食指导 给予病人质软、易消化、纤维素少、富含营养、含足够热量的食物,以利于吸收,同时,减轻对肠黏膜的刺激,并供给足够的热量,维持机体代谢需要。避免进食冷饮、水果、多纤维的蔬菜及其他刺激性食物,忌食牛奶和乳制品。急性发作期病人进流质或半流质饮食。病情严重者应禁食,遵医嘱给予静脉高营养治疗。注意为病人提供良好的进餐环境,避免不良刺激,以增进病人食欲。

（2）营养监测 观察病人进食情况,定期测量病人的体重、血红蛋白、血清电解质和白蛋白变化,以了解病人营养状况的变化。

（二）心理护理

关心体贴病人,向病人介绍疾病防治知识,解答病人提出的问题,使其正确对待疾病,积极配合治疗;告知病人不良情绪反应可诱发或加重病情,不利于康复;指导病人身心放松,树立战胜疾病的信心。

（三）病情观察

注意观察病人下列情况：生命体征的变化；腹痛的次数、性质、程度和持续时间；腹泻次数、颜色、性状和量，有无脱水、电解质酸碱失衡表现；进食情况，体重情况，大便检查结果；有无中毒性巨结肠、大出血、急性肠穿孔、肠梗阻等并发症表现。

（四）对症护理

详见"腹泻护理""腹痛护理"相关内容，参阅"肠结核"相关内容。

（五）治疗指导

1. 治疗要点

（1）氨基水杨酸制剂　柳氮磺吡啶（SASP）是治疗本病的常用药物，适用于轻型、中型或重型经糖皮质激素治疗已有缓解者，病情缓解后逐渐减量，然后改维持剂量，维持治疗时间1～2年。也可用其他氨基水杨酸制剂，如美沙拉嗪、奥沙拉嗪、巴柳氮等。

（2）糖皮质激素　能有效对抗非特异性炎症和抑制免疫反应。适用于对氨基水杨酸制剂疗效不佳的轻、中型病人，特别是重型活动期病人及急性暴发型病人。一般给予泼尼松口服，重症病人氢化可的松或地塞米松静脉滴注后改泼尼松口服。病变在直肠或乙状结肠者可用琥珀酸氢化可的松或地塞米松加生理盐水保留灌肠，每晚1次；如果病变局限在直肠者也可用布地奈德泡沫剂保留灌肠，每晚1次。

（3）免疫抑制剂　硫唑嘌呤或巯嘌呤可适用于对糖皮质激素治疗效果不佳或对糖皮质激素依赖的慢性活动性病例。

（4）手术治疗　并发大出血、肠穿孔、中毒性巨结肠、结肠癌或经积极内科治疗无效者，可选择手术治疗。

2. 用药护理　柳氮磺吡啶（SASP）的不良反应分为两类：一类是与剂量相关的不良反应，如恶心、呕吐、食欲不振（餐后服用可减轻胃肠道反应）、头痛、可逆性男性不育；另一类不良反应属于过敏反应，有皮疹、粒细胞减少、自身免疫性溶血、再生障碍性贫血等，因此服药期间必须定期复查血常规，一旦出现此类不良反应改用其他药物。长期应用糖皮质激素应注意观察是否有不良反应，如高血压、低血钾、水钠潴留、血糖升高、感染扩散等，定期查血压、血钾、血糖，还应注意减量不可过快或突然停药，以防出现反跳现象。硫唑嘌呤或巯嘌呤的主要不良反应有骨髓抑制，用药期间应注意监测白细胞计数。

3. 灌肠疗法护理　灌肠疗法为本病的有效方法之一，对病人做好解释工作，灌肠前嘱咐病人排便，灌肠时动作轻柔，灌肠后抬高臀部、放松腹部以尽量保留药物。

【健康教育】

1. 生活指导　指导病人正确对待疾病，告知其保持稳定情绪，充分休息，劳逸结合，合理饮食。

2. 用药指导　嘱病人遵医嘱坚持治疗，切忌随意更换药物或停药，病情反复者告知病人做好终生服药的准备。教会病人识别药物的不良反应，定期医院随访。

（张玉贤）

第五节　肝硬化病人的护理

案例引导

　　病人,男,58岁。纳差、乏力2个月,腹胀、下肢水肿10天。病人有乙肝病史10余年,2个月前出现食欲不振、全身乏力、消瘦等表现,10天前开始出现腹胀和下肢水肿。护理体检:消瘦,神志清楚,面色黝黑,皮肤干燥,巩膜轻度黄染;肝掌(＋),颈部、前胸部见多个蜘蛛痣;腹部明显膨隆,移动性浊音(＋),脾肋下3 cm,双下肢轻度浮肿。血液检查:ALT 80 U/L,白蛋白28 g/L,球蛋白40 g/L,RBC 3.5×10^{12}/L,Hb 90 g/L,PLT 90×10^9/L。B型超声检查:肝硬化、门脉高压、脾大、大量腹腔积液。临床诊断:肝炎后肝硬化。

　　肝硬化(hepatic cirrhosis)是一种由多种病因引起的慢性、进行性、弥漫性肝病。早期没有明显症状,后期临床主要表现为肝功能减退和门静脉高压,晚期常出现消化道出血、肝性脑病等严重并发症。

　　肝硬化为内科常见疾病,全球每年发病率在(25～400)/10万,病人以中青年男性多见,发病高峰年龄阶段为35～50岁。该病起病隐匿,病程进展缓慢,是各种慢性肝病发展的晚期阶段,出现并发症时死亡率高。

　　肝硬化的病因较多,在我国以病毒性肝炎为主,在欧美国家以酒精性肝硬化为主。

　　1. 病毒性肝炎　此为我国肝硬化最常见病因,占60%～80%,主要为乙型、丙型和丁型肝炎病毒感染。乙型、丙型或丁型肝炎病毒的重叠感染可加速病情进展,甲型和戊型病毒性肝炎不发展为肝硬化。从病毒性肝炎发展为肝硬化短则几个月,长则数十年。

　　2. 慢性酒精中毒　此为国外肝硬化的主要病因,在我国约占肝硬化病因的15%,近年我国有上升趋势。长期大量饮酒,酒精及其中间代谢产物乙醛可损害肝脏引起酒精性肝炎进而发展为肝硬化。有资料表明,每天摄入酒精80 g持续10年以上可导致酒精性肝硬化。

　　3. 营养障碍　长期营养不良或者营养不均、多种慢性病导致的消化吸收不良、肥胖或糖尿病等导致的非酒精性脂肪性肝炎,均可发展为肝硬化。

　　4. 胆汁淤积　持续肝内胆汁淤积或肝外胆管阻塞时,高浓度的胆酸和胆红素损伤肝细胞,引起肝硬化。

　　5. 循环障碍　慢性充血性心力衰竭、缩窄性心包炎、肝静脉阻塞和(或)下腔静脉受阻,使肝脏长期淤血、缺氧、坏死、结缔组织增生,最后发展为肝硬化。

　　6. 化学毒物或药物　长期反复接触磷、砷、四氯化碳等化学毒物,或长期服用异烟肼、双醋酚丁、甲基多巴等药物,均可引起中毒性肝炎,最终发展为肝硬化,长期服用甲氨蝶呤可引起肝纤维化而后发展为肝硬化。

　　7. 其他　先天性梅毒感染、长期或反复血吸虫感染、遗传代谢性疾病、免疫功能紊乱、高度营养不良等也可引起肝硬化。此外,尚有部分病例原因难以确定的称为隐源性肝硬化。

知识链接 ┈┈┈┈┈┈┈┈┈┈┈┈┈┈┈┈┈┈┈┈┈┈●

肝硬化病理

肝硬化的病理变化和演变过程如下：肝细胞广泛变性坏死，再生结节形成，弥漫性纤维组织增生，假小叶形成。上述病理变化使肝内血管扭曲、受压、闭塞导致血管床缩小，肝内门静脉、肝静脉和肝动脉小分支之间失去正常联系且发生异常吻合，从而造成肝内血循环紊乱，形成门静脉高压。

【护理评估】

一、健康史

评估病人有无病毒性肝炎、胆道疾病、血吸虫、心脏疾病病史；是否长期酗酒、接触化学毒物，是否长期服用对肝细胞有损害的药物；有无慢性肠道感染、消化不良、黄疸和出血史。

二、身心状况

（一）临床表现

肝硬化起病比较隐匿，病程发展缓慢，可隐伏 3～5 年至数 10 年以上。临床上根据有无并发症出现将肝硬化分为代偿期和失代偿期，但两期界限常不清楚。

1. 代偿期临床表现　早期无症状或症状轻，而且缺乏特异性。可有乏力、食欲减退、厌油腻、腹泻、腹部不适等症状。症状常因劳累或伴发病出现，经休息或治疗可缓解。病人营养状况一般，肝轻度肿大、质地偏硬，可有轻度压痛；脾轻、中度肿大。肝功能检查正常或轻度异常。

2. 失代偿期临床表现　该期临床表现明显，主要为肝功能减退和门静脉高压，可出现多种并发症。

（1）肝功能减退表现

①全身症状：病人一般状况和营养状况较差，可有倦怠、乏力、精神不振、消瘦、面色灰暗黝黑（肝病面容）、皮肤干枯粗糙、水肿、夜盲、口角炎等表现。部分病人出现不规则低热，与感染或病情活动有关。

②消化道症状：食欲减退最常见，可伴恶心、呕吐、腹泻，上述症状主要与胃肠道淤血水肿、消化吸收功能障碍和肠道菌群失调等因素有关。腹泻主要表现为对脂肪和蛋白质的耐受性差，稍进油腻肉食即可引起。腹胀亦常见，餐后加重，与胃肠积气、腹腔积液、肝脾大有关。部分病例有腹痛，多为肝区隐痛，与肝脏肿大累及肝包膜有关。少数病例有中、重度黄疸，主要与肝细胞进行性或广泛坏死有关。

③出血和贫血：常有鼻出血、牙龈出血、皮肤紫癜、女性月经血量过多等表现，主要与肝脏合成凝血因子减少、脾功能亢进和毛细血管脆性增高有关。此外，病人常有不同程度的贫血，与营养不良、肠道吸收障碍、胃肠失血和脾功能亢进等有关。

④内分泌紊乱表现：肝脏对雌激素的灭活能力降低，病人雌激素水平升高，雌激素与雄

激素水平失调,雄激素减少,男性表现为乳房发育、毛发脱落、性功能减退等;女性表现为月经失调、闭经、不孕等;部分病人出现肝掌和蜘蛛痣,蜘蛛痣以面部、颈、双上肢等部位多见。肝脏对醛固酮和抗利尿激素的灭活作用减弱,致醛固酮和抗利尿激素增多,引起水、钠潴留而出现腹腔积液、尿少和水肿。肝硬化时肾上腺皮质激素合成不足,促皮质素释放因子受抑,肾上腺皮质功能减退,促黑素细胞激素增加,病人面部和其他暴露部位皮肤色素沉着、面色灰黄、晦暗无光,称肝病面容。

(2)门静脉高压表现 脾大、侧支循环的建立和开放、腹腔积液是门静脉高压的三大临床表现。

①脾大:脾脏因长期淤血而肿大,多为轻、中度肿大,晚期脾功能亢进常伴有红细胞、白细胞、血小板减少。

②腹腔积液:是肝硬化失代偿期最突出的表现。病人自觉腹胀,饭后更明显。大量腹腔积液者腹部膨隆呈蛙腹状,可发生脐疝,常出现呼吸困难、心悸等症状。腹部检查有移动性浊音。腹腔积液的形成机制如图 3-1 所示。

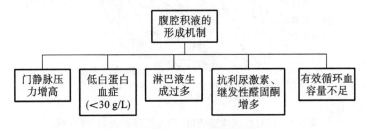

图 3-1 腹腔积液的形成机制

③侧支循环的建立与开放:门静脉高压时,来自消化器官和脾的回心血液流经肝脏受阻,使门、腔静脉交通支充盈扩张,血流增加,侧支循环建立与开放,如图 3-2 所示。重要的侧支循环有:a. 食管胃底静脉曲张:主要是门静脉系统的胃左、右静脉和致腔静脉系统的食管静脉、奇静脉等沟通开放。常因恶心、呕吐、咳嗽、负重等腹内压突然升高等因素,或因进食粗糙食物造成的机械损伤、胃酸反流腐蚀等原因,导致曲张静脉破裂出血,出现呕血、黑便甚至休克等表现。b. 腹壁脐静脉曲张:门静脉高压时脐静脉重新开放,与附脐静脉、腹壁静脉等连接,在脐周和腹壁可见迂曲的静脉,以脐为中心向上和向下腹延伸。c. 痔静脉曲张:门静脉系统的直肠上静脉与下腔静脉系统的直肠中、下静脉交通,扩张形成痔核,破裂时可引起便血。

3. 肝脏情况 早期肝脏增大,质地中等硬;晚期肝脏缩小,质地坚硬,呈结节状。一般无压痛。

(二)并发症

1. 上消化道出血 此为本病最常见的并发症,常表现为大量出血,死亡率高,是内科常见的危急症。多数因食管下段或胃底曲张静脉破裂所致,部分因急性胃黏膜糜烂、消化性溃疡引起。表现为突然呕血和(或)黑便,严重者导致失血性休克,并可诱发肝性脑病。

2. 肝性脑病 此为本病最严重的并发症,亦为最常见的死亡原因。详见"肝性脑病病人的护理"相关内容。

3. 感染 由于免疫力低下、门腔静脉侧支循环开放等原因,病原菌入侵机会增加易并发感染,常见肺炎、胆道感染、自发性细菌性腹膜炎,甚至并发败血症等。

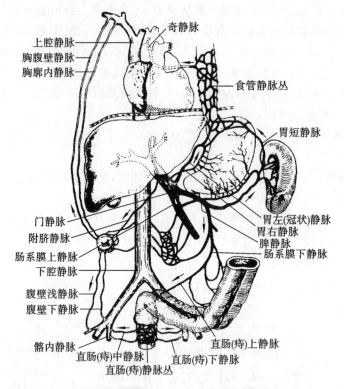

图 3-2　门静脉回流受阻时,侧支循环血流方向示意图

4. 原发性肝癌　若肝硬化病人短期内出现肝脏迅速增大、持续性肝区疼痛、腹腔积液增加且为血性、不明原因的发热等,应考虑并发原发性肝癌。详见"原发性肝癌病人的护理"相关内容。

5. 肝肾综合征(hepatorenal syndrome,HRS)　肝肾综合征主要是肝硬化伴大量腹腔积液时,有效循环血量不足,肾血管收缩和肾内血液重新分布,使肾皮质血流量和肾小球滤过率下降所致,但肾脏无明显器质性损害,故又称功能性肾衰竭。主要表现为少尿或无尿、氮质血症、稀释性低钠血症和低钠尿。

6. 肝肺综合征(hepatopulmonary syndrome,HPS)　晚期肝病病人发病率较高,为发生在严重肝病基础上的低氧血症,临床特征为严重肝病、肺内血管扩张和低氧血症。本病主要表现为顽固性低氧血症和呼吸困难,吸氧只能暂时缓解症状。

7. 电解质和酸碱平衡紊乱　①低钠血症:与长期低钠饮食、大量放腹腔积液、利尿等致钠丢失有关。②低钾低氯血症与代谢性碱中毒:与钾的摄入不足、呕吐腹泻、长期应用利尿剂或高渗葡萄糖、继发性醛固酮增多有关,低钾低氯血症可致代谢性碱中毒。

8. 门静脉血栓形成　该并发症也不少见,如果血栓形成缓慢可无明显表现;若发生门静脉急性完全梗阻,可出现腹胀、剧烈腹痛、呕血、休克、脾脏迅速增大和腹腔积液迅速增加等表现,常诱发肝性脑病。

(三)心理、社会状况

肝硬化病人可有轻微或明显的性格、认知和行为改变,可表现为情绪不稳定、欣快、抑郁、睡眠障碍等。此外,肝硬化病程漫长,由于长期治疗影响家庭生活,加重经济负担,病人还可出现消极悲观、愤怒绝望等不良心理反应。

（四）辅助检查

1. 血常规检查 代偿期多正常，失代偿期多有不同程度的贫血。脾功能亢进者白细胞、红细胞、血小板减少。

2. 尿液检查 代偿期一般正常，失代偿期可有蛋白尿、血尿、管型尿，黄疸时可出现胆红素，并有尿胆原增加。

3. 肝功能检查 代偿期正常或轻度异常。失代偿期多有异常：转氨酶轻、中度增高，以 ALT 增高较显著，但肝细胞严重坏死时则 AST 升高更明显；白蛋白降低、球蛋白升高，白蛋白与球蛋白比值降低或倒置；凝血酶原时间不同程度延长，且注射维生素 K 不能纠正。

4. 腹腔积液检查 腹腔积液一般为漏出液，若性质发生改变警惕自发性腹膜炎、结核性腹膜炎、癌变。

5. 影像学检查 X 线钡餐检查示食管静脉曲张者虫蚀样或蚯蚓状充盈缺损；胃底静脉曲张时钡剂呈菊花样充盈缺损。B 超、CT 和 MRI 检查可显示肝脏大小与形态变化、脾脏大小、门静脉和脾静脉内径、腹腔积液等；B 超、CT 检查对于合并原发性肝癌的诊断价值较大。

6. 内镜检查 此检查可确定有无食管、胃底静脉曲张及曲张的程度和范围。

7. 免疫功能检查 体液免疫检查血清 IgG、IgA、IgM 均可升高，以 IgG 升高最为显著；细胞免疫检查 T 淋巴细胞数常低于正常值；病毒性肝炎所致者，乙型、丙型、丁型肝炎病毒标记可呈阳性反应。此外，部分病人还可出现非特异性自身抗体，如抗核抗体、抗平滑肌抗体等。

8. 肝穿刺活组织检查 此检查具有确诊价值，尤其适用于代偿期肝硬化病人的早期诊断。

【主要护理诊断/医护合作性问题】

1. 营养失调：低于机体需要量 与肝功能减退引起食欲减退、消化和吸收障碍有关。

2. 体液过多 与门静脉高压、肝功能减退引起的水钠潴留有关。

3. 焦虑 与病程长、担心疾病预后有关。

4. 活动无耐力 与消瘦、营养不良、贫血有关。

5. 潜在并发症：上消化道出血、肝性脑病。

【护理措施】

（一）一般护理

1. 休息与活动 休息是保护肝脏的重要措施之一，能减轻肝脏代谢负担，有助于肝细胞修复，有助于改善腹腔积液和水肿。可根据病人病情安排休息和活动计划。代偿期病人可参加日常轻体力活工作，适当减少活动，避免劳累；失代偿期出现并发症时病人以卧床休息为主，但不宜卧床过久，防止压疮发生；活动以不感疲劳、不加重症状为度。

2. 饮食护理 这是改善肝功能、延缓病情进展的基本措施。以高热量、高蛋白质、丰富维生素、易消化饮食为原则，严禁饮酒，根据病情变化随时调整。必要时静脉补充营养，如高渗葡萄糖、复方氨基酸、白蛋白、新鲜血液。

（1）保证蛋白质 足够的蛋白质摄入是肝细胞修复和维持血浆白蛋白正常水平的重要

物质基础。蛋白质宜选择高生物效价的蛋白质,如鸡蛋、牛奶、鱼、鸡肉、豆制品等,摄入量以能耐受为宜。血氨升高或有肝性脑病先兆者限制或禁食蛋白质,并尽量选择植物蛋白,详见"肝性脑病病人的护理"相关内容。

(2)补充维生素 多食新鲜蔬菜和水果(如西红柿、柑橘等),以保证足够的维生素 C 摄入,尤其是脂溶性维生素的摄入。

(3)限制钠、水 有腹腔积液者应给予低盐或无盐饮食,钠的摄入量限制在每天 500～800 mg(相当于氯化钠 1.5～2.0 g),限制液体摄入,液体摄入量为每天 500～1000 mL,根据尿量、腹腔积液消退、血钠情况等进行调整。向病人介绍各种食物的成分,尽量少食用高钠食物(如咸肉、酱菜、酱油等)。低盐或无盐饮食常使病人感到淡而无味,可适量添加柠檬汁、食醋等,以增进食欲。

(4)避免损伤静脉 食管胃底静脉曲张者应进食菜泥、肉泥、软食,进食时细嚼慢咽,避免进食干硬、粗糙、刺激性强、粗纤维多的食物,食物中勿混入糠皮、硬屑、鱼刺等,以防损伤曲张血管而致出血。

3. 皮肤护理 肝硬化病人常因皮肤干燥、水肿、黄疸、长期卧床等原因,容易发生皮肤破损和继发感染。除常规的皮肤护理外,还应保持床单位及自身皮肤清洁,沐浴时避免水温过高,避免使用刺激性的皂类和沐浴液,沐浴后使用性质柔和的润肤品,以减轻皮肤干燥和瘙痒。皮肤瘙痒者给予止痒处理,嘱病人勿用手搔抓,以免皮肤破损引起继发感染。

(二)心理护理

护理人员与病人建立良好的关系,并进行良好的沟通交流,以便及时了解病人的心理和需要,鼓励他们说出内心的感受和忧虑,与他们一起讨论其可能面对的问题,在精神上给予真诚的安慰和支持。同时注重家庭的支持作用,指导病人家属在情感上关心支持病人,从而减轻病人的心理压力。对表现出严重焦虑和抑郁的病人,应加强巡视并及时进行心理干预,以免发生意外。

(三)病情观察

密切观察病人的病情变化及各项检查指标的变化,如神志变化、电解质及酸碱度变化、腹腔积液消长情况、肝功能情况等,防止并发症的发生并及时治疗并发症。

(四)腹腔积液护理

1. 饮食护理 限制水、钠的摄入,详见"饮食护理"相关内容。

2. 休息和体位 少量腹腔积液病人取平卧位休息,大量腹腔积液病人取半卧位休息,可使横膈肌下降,增加肺活量,改善呼吸。避免使腹内压突然剧增的因素,如剧烈咳嗽、打喷嚏、用力排便等。

3. 观察腹腔积液情况 准确记录出入量,定期测量腹围、体重,监测血电解质和酸碱度的变化,及时发现并纠正水和电解质、酸碱平衡紊乱,防止并发症的发生。

4. 皮肤护理 保护水肿部位皮肤,防止破损和感染。

5. 遵医嘱治疗

(1)利尿剂 常用的利尿剂有螺内酯和呋塞米,目前主张两者合用,既能增加利尿效果,又能减轻不良反应。注意用药剂量不宜过大,利尿速度不宜过快,每天体重减轻不宜超过 0.5 kg。

（2）放腹腔积液 当大量腹腔积液引起高度腹胀、影响心肺功能时，可行腹腔穿刺放腹腔积液以减轻症状。腹腔穿刺放腹腔积液的护理参见"消化内科常用诊疗技术及护理"相关内容。

（3）提高血浆胶体渗透压 定期输注血浆、新鲜血液或白蛋白，可提高胶体渗透压而促进腹腔积液消退。

（4）腹腔积液浓缩回输 用于难治性腹腔积液的治疗，可避免蛋白质丢失。

（五）治疗指导

1. 治疗要点 肝硬化目前尚无特效治疗，关键在于早期诊断，针对病因进行相应治疗，阻止病情进一步发展，后期积极预防和治疗并发症。目前临床上多采用抗病毒、抗纤维化治疗，根据病人情况选择拉米夫定、阿德福韦酯、干扰素、利巴韦林等药物，也可采用中医辨证疗法。避免使用对肝脏有损伤的药物，避免盲目使用护肝药物。

2. 用药护理 嘱病人遵医嘱服药，并观察药物的不良反应。有食管胃底静脉曲张者药物应磨成粉末服用。使用利尿剂治疗期间，准确记录液体出入量，观察腹腔积液消长情况，定期测量腹围、体重，注意监测电解质和酸碱平衡情况，若出现低钾，则进食含钾丰富的水果，并据情况遵医嘱补钾。

【健康教育】

1. 疾病知识指导 向病人和家属介绍疾病相关知识，教会病人自我护理方法，指导病人积极治疗病毒性肝炎等原发病，避免酗酒等诱发加重因素，使其树立战胜疾病的信心，积极配合治疗。

2. 生活指导 指导病人保持心情愉快，生活起居规律，保证充足的休息与睡眠，适当运动与锻炼，注意劳逸结合，讲究个人卫生。

3. 饮食指导 向病人和家属说明饮食治疗的意义与原则，督导病人切实遵循饮食治疗要点和计划。

4. 用药指导 向病人和家属介绍用药方法、用药注意事项和药物不良反应，指导病人严格遵医嘱服药，注意观察不良反应，不滥用护肝药，不服用对肝脏有损害的药物如双醋酚丁、甲基多巴、异烟肼等。

5. 就诊复查指导 指导病人根据病情变化，定期到医院复查。指导病人家属细心观察，及早识别病人的病情变化，尤其注意观察病人性格、行为有无改变，当出现先兆症状或并发症时立即就诊。

（张玉贤）

第六节 原发性肝癌病人的护理

案例引导

病人，男，53岁。因食欲减退、乏力、肝区疼痛30天入院。病人有乙肝病史，1个月前出现食欲不佳、全身无力，肝区隐痛等表现。体格检查：病人呈慢性病容，体质消瘦，未见蜘蛛痣和肝掌;肝脏肿大,触诊质地硬,边缘钝而不整齐,表面不光滑,有大小不等的结节,触痛明显。辅助检查:RBC $3.0 \times 10^{12}/L$,Hb 100 g/L,WBC $5.0 \times 10^9/L$,PLT $76 \times 10^9/L$,ALT 82 U/L。乙肝表面抗原、e抗原、核心抗体均为阳性;AFP定性试验阳性。临床诊断:原发性肝癌。

原发性肝癌(primary carcinoma of liver)简称肝癌,是指原发于肝细胞或肝内胆管上皮细胞的癌肿。为我国常见的恶性肿瘤之一,江苏启东、广西扶绥、福建同安是我国的高发地区。肝癌死亡率高,在恶性肿瘤死亡顺序中仅次于肺癌。全世界每年平均有25万人死于肝癌,我国约占45%。本病可发生于任何年龄,但以40～49岁的男性多见,男女比例约为5:1。世界各地肝癌的发病率均有上升趋势。

原发性肝癌的病因与发病机制目前尚未完全肯定,可能是多种因素综合作用的结果。

1. 病毒性肝炎 目前比较明确的与肝癌发生有关的病毒性肝炎有乙型、丙型和丁型。在我国,病毒性肝炎为诸多致病因素中的主要病因,其中有乙型肝炎感染背景者占90%以上,一般遵循HBV感染→慢性肝炎→肝硬化→肝癌的发病机制发展为肝癌。西方国家则以丙型肝炎感染常见,也多遵循上述机制进展为肝癌,亦有部分病例在慢性肝炎阶段就发展为肝癌。

2. 肝硬化 原发性肝癌合并肝硬化的发生率为50%～90%。我国原发性肝癌多在病毒性肝炎后肝硬化的基础上发生,有资料显示乙肝相关性肝硬化每年3%～6%发生原发性肝癌;欧美国家原发性肝癌多在酒精性肝硬化的基础上发生。

3. 饮食与饮水 黄曲霉素的代谢产物黄曲霉素 B_1(AFB$_1$)有强烈的致癌作用,流行病学调查研究发现在粮油、食品受黄曲霉素污染严重的地区,肝癌发病率较高。此外,食用含亚硝酸盐的食物、食物中缺乏微量元素、饮用水藻类毒素污染的水等,均与肝癌有关。有机致癌物如六氯苯、苯并芘等污染水源也可致肝癌发生。

4. 其他因素 遗传、酒精、亚硝酸类化学物、有机氯农药、寄生虫等均是可疑的致肝癌因素。

【护理评估】

一、健康史

询问病人有无慢性肝脏疾病;是否长期食用霉变、腌制、农药污染的食物;是否长期饮用被有机致癌物污染的水,是否长期大量酗酒,家族中有无肝癌病人。

二、身心状况

(一)症状

原发性肝癌起病常隐匿,早期缺乏典型症状。经甲胎蛋白(AFP)普查检出的早期病例无任何症状和体征,称为亚临床肝癌。因出现症状而就诊者病程大多已进入中晚期。

1. 肝区疼痛 此为肝癌最常见的症状。半数以上病人有肝区疼痛,多呈持续性钝痛或胀痛,是癌肿迅速生长、肝包膜被牵拉所致。如肿瘤生长缓慢,则完全无痛或仅有轻微钝痛;若肿瘤侵犯到膈,疼痛可牵涉右肩或右背部;如肝表面癌结节出血、破溃时,则腹痛剧烈,疼痛迅速从肝区波及全腹,可出现急腹症表现,如出血量大则引起休克。

2. 消化系统症状 常有食欲减退、腹胀、恶心、呕吐、腹泻等表现。

3. 全身症状 有乏力、进行性消瘦、发热、营养不良等表现,晚期可呈恶病质。

4. 转移灶症状 癌细胞转移至肺、骨、脑等部位可出现相应的症状,如咯血、胸痛、骨痛、神经受压症状、神经定位体征等,有些病人因转移症状首发而就诊。

5. 伴癌综合征 病人可由肿瘤本身代谢异常而引发一组内分泌代谢异常的症候群,如自发性低血糖症、红细胞增多症、高钙血症、高脂血症等。

（二）体征

1. 肝脏肿大 肝脏呈进行性肿大,质地坚硬,表面凹凸不平,有大小不等的结节,边缘钝而不整齐,常有不同程度的压痛。当癌肿突出于右肋弓下或剑突下时,上腹部可有局部隆起或饱满;当癌肿位于膈面时,则主要表现为膈抬高而肝下缘不下移。

2. 黄疸 一般在晚期出现,多数为阻塞性黄疸,少数为肝细胞性黄疸。前者由于癌肿压迫、侵犯肝门附近的胆管,或癌组织和血块脱落引起胆道梗阻所致。后者由于癌组织肝内广泛浸润或合并肝硬化、慢性肝炎致肝细胞损害所致。

3. 肝硬化征象 肝癌伴肝硬化门脉高压者,可有脾大、静脉侧支循环形成及腹腔积液等表现。腹腔积液一般为漏出液。

（三）并发症

1. 肝性脑病 肝性脑病常为肝癌终末期最严重的并发症,约1/3的病人因此死亡。

2. 上消化道出血 此并发症约占肝癌死亡原因的15%。肝癌常因合并肝硬化或门静脉、肝静脉癌栓致门静脉高压,引起食管胃底静脉曲张破裂出血,可出现呕血和（或）黑便,也可因胃肠道黏膜糜烂、凝血功能障碍等引起出血。

3. 肝癌结节破裂出血 约10%的肝癌病人因癌结节破裂出血致死。癌结节可因肝癌组织坏死、液化致自发破裂,也可因外力作用而破裂。破裂后如果限于包膜下可形成压痛性包块,破裂后如果破入腹腔可引起急性腹痛、腹膜刺激征和血性腹腔积液,大量出血可致休克。

4. 继发感染 病人因长期消耗、放疗、化疗等致抵抗力低下,容易并发肺炎、败血症、肠道感染等各种感染。

（四）心理、社会状况

病人在确诊后,多存怀疑与侥幸心理,十分关心各项检查结果,并多方打听和求诊,希望最终能排除癌症诊断。一旦确诊,大多数病人既希望了解治疗方案和治疗手段,盼望治疗奇迹出现,又表现出退缩、逃避、悲观、绝望等心理。

（五）辅助检查

1. 甲胎蛋白（AFP） 此为诊断肝细胞癌最特异性的标志物,AFP阳性率为70%～90%,已经广泛用于肝癌的诊断、普查、判断治疗效果和预测复发。AFP浓度通常与肝癌大小呈正相关。在排除妊娠、肝炎和生殖腺胚胎瘤的基础上,AFP检查诊断肝细胞癌的标准如下:①AFP大于500 $\mu g/L$ 持续4周以上;②AFP在200 $\mu g/L$ 以上的中等水平持续8周以上;③AFP由低浓度逐渐升高不降。对于后2项标准应结合影像学和肝功能变化综合分析或动态观察。

知识链接

甲 胎 蛋 白

甲胎蛋白是一种糖蛋白。在正常情况下,这种蛋白主要来自胚胎的肝细胞,胎儿出生约两周后甲胎蛋白从血液中消失,因此正常人血清中甲胎蛋白的含量尚不到 $20~\mu g/L$。当肝细胞发生癌变时,甲胎蛋白在血清中的含量急剧增加,可早于肝癌症状 $8\sim11$ 个月出现。因此甲胎蛋白广泛应用于原发性肝癌的普查、诊断、判断疗效和预测复发。

2. 其他标志物 γ-谷氨酰转移酶同工酶 II(GGT_2)、血清岩藻糖苷酶(AFU)、异常凝血酶原(APT)、M_2 型丙酮酸激酶等有助于 AFP 阴性原发性肝癌的诊断和鉴别诊断。

3. 影像学检查

(1) 超声显像 实时 B 型超声显像是目前肝癌筛选的首选检查方法,具有价格低廉、无创伤、定位准确等优点,能确定肝内是否有占位性病变并能确定病变的可能性质,可检出直径 1 cm 以上的病灶。因此,对肝癌的早期定位诊断有较大价值,结合 AFP 检测,已广泛用于普查肝癌。

(2) CT 检查 为临床拟诊肝癌和确诊肝癌者拟行手术治疗的常规检查。兼具定位与定性诊断价值,能明确病灶的位置、数目、大小及其与重要血管的关系。近年发展起来的结合动脉插管造影的各种动态 CT 扫描检查技术,进一步提高了 CT 检查对肝癌诊断的敏感性和特异性。

(3) 磁共振显像(MRI) 与 CT 相比,其特点为无电离辐射,无须造影剂,能清楚显示肝细胞癌内部结构特征,应用于临床怀疑肝癌而 CT 未能发现病灶或病灶性质不能确定者。

(4) 肝血管造影 当 CT/MRI 对疑为肝癌的小病灶难以确诊时,选择性或超选择性肝动脉造影是肝癌诊断的重要补充手段,对于直径 $1\sim2$ cm 的肝癌可以更为精确地做出诊断,正确率>90%。此种检查方法有一定的创伤性,不作为首选检查。

4. 肝穿刺活检 CT 或超声引导下细针穿刺行细胞学检查是目前确诊肝癌最可靠的方法,癌细胞检查阳性即能确诊。此方法为创伤性检查,非侵入性检查不能确诊者可以考虑应用。

5. 剖腹探查 怀疑肝癌而上述检查仍不能确诊的病例,如病人情况许可,可进行剖腹探查,以争取早期诊断和手术治疗。

【主要护理诊断/医护合作性问题】

1. 疼痛:腹痛 与肿瘤生长迅速、肝包膜被牵拉或肝动脉栓塞术后产生栓塞后综合征有关。

2. 营养失调:低于机体需要量 与化疗所致胃肠道反应、恶性肿瘤对机体的慢性消耗有关。

3. 恐惧 与上腹部剧烈疼痛或担心疾病预后有关。

4. 有感染的危险 与营养不良、化疗致白细胞减少、机体抵抗力降低有关。

5. 潜在并发症:消化道出血、肝性脑病、肝癌结节破裂出血。

【护理措施】

（一）一般护理

1. 环境护理 保持环境清洁舒适,定期消毒空气、衣物,减少病房人员探视,保证病人充足休息,以促进康复。

2. 饮食护理 向病人解释进食的意义,鼓励病人进食。饮食宜多样化,并注意食物的色、香、味,保持病人口腔清洁,提供清洁舒适的进食环境,以增加病人的食欲。饮食以高蛋白、适当热量、高维生素为宜,避免摄入高脂肪、高热量和刺激性食物,以防加重肝脏负担。疼痛剧烈者暂停进食,待疼痛减轻后进食;恶心、呕吐者可在服用止吐剂后进少量食物,并增加进餐次数;如有肝性脑病倾向,应减少蛋白质摄入。

3. 休息与活动 轻症病人可适当参加日常活动、进行身体锻炼,以不感到劳累、腹痛为原则。重症病人卧床休息,给予舒适体位,避免诱发疼痛。

（二）心理护理

医护人员应充分认识癌症病人的心理反应,和病人建立良好的人际关系,多与病人沟通交流,鼓励病人说出内心感受,并给予适当的解释和安慰,以消除病人的恐惧心理。鼓励病人参与治疗和护理计划的制订与实施,以提高其自护能力和自信心。对于晚期肝癌病人,尽量满足其提出的各种要求,积极协助处理其出现的各种不适与并发症,以减轻病人的痛苦和不适,提高病人的生命质量。

（三）病情观察

严密观察病人的生命体征,监测疼痛的性质、部位、程度及伴随症状,及时发现和处理异常变化,警惕并发症的发生。

（四）对症护理

对症护理主要是疼痛护理。应提供安静、舒适的环境,以减少对病人的不良刺激;关心病人,认真倾听病人的感受,及时做出适当的反应,并进行恰当的安慰与鼓励;教会病人放松和转移注意力的技巧,如进行深呼吸、听音乐、看电视、与人交谈等,以缓解疼痛;必要时遵医嘱使用止痛药物或自控镇痛泵(patient controlled analgesia,PCA)止痛,注意观察药物疗效和不良反应。

（五）治疗指导

1. 治疗要点 手术切除是目前根治原发性肝癌的最好方法,不能手术切除的肝癌可运用多种治疗措施,如肝动脉化疗栓塞治疗、放射治疗、全身化疗、无水酒精注射疗法(PEI)、生物和免疫治疗、射频消融术、中医治疗等,有条件者进行肝移植术。

2. 肝动脉化疗栓塞护理(TACE) 此为肝癌非手术治疗的首选方案。TACE的主要步骤是经皮穿刺股动脉,在X线透视下将导管插至肝固有动脉或其分支,注射抗肿瘤药物和栓塞剂。常用栓塞剂有碘化油混合剂和明胶海绵碎片,目前临床多用抗肿瘤药物和碘化油混合后注入肝动脉,以发挥持久的抗肿瘤作用。TACE的护理措施如下。

（1）术前护理 向病人及家属解释有关治疗的必要性、方法和效果,以减轻其对手术的恐惧;征得病人和家属的签字同意;做好血常规、肝肾功能、出凝血时间、心电图等各种检查,记录股动脉和足背动脉搏动的情况;手术前 1 天做碘过敏试验和普鲁卡因过敏试验,备皮;术前 6 h 禁食禁水,术前半小时遵医嘱给予镇静剂;准备各种抢救药物和器械。

(2) 术中护理　及时安慰病人,指导病人正确呼吸和放松;术中密切观察病人病情变化,监测血压、心率等;若出现恶心、呕吐等症状,指导其深呼吸,将头偏向一侧,口旁置污物盘;若出现腹痛,应观察疼痛的部位、程度、性质,协助转移病人注意力,疼痛剧烈者遵医嘱予以镇痛处理。

(3) 术后护理　术后由于肝动脉血供突然减少,可产生栓塞后综合征,出现腹痛、发热、恶心、呕吐、血清白蛋白降低、肝功能异常等情况。因此,应做好相应护理。

①防止出血:穿刺部位压迫止血 15 min 后再加压包扎,并沙袋压迫至少 6 h,穿刺侧肢体伸直 24 h,注意观察穿刺部位有无血肿、渗血,观察肢体远端脉搏、皮肤颜色、温度,防止包扎过紧。

②观察体温:多数病人术后 4～8 h 体温升高,并可持续 1 周左右。因此,应密切观察病人体温变化,高热时遵医嘱物理降温或药物降温。

③饮食护理:由于抗癌药物对胃肠道的影响,病人多于 24 h 内发生恶心、呕吐,护理时应注意观察呕吐的情况和水、电解质平衡情况,记录液体出入量;禁食 2～3 天后逐渐过渡到流质饮食,并注意少量多餐。

④预防感染:病房保持清洁,定期消毒,减少人员探视;注意保暖,防止受凉;鼓励病人深呼吸、有效排痰,以预防肺部感染。

⑤减轻疼痛:TACE 术后因肝脏水肿、肝包膜张力增加导致右上腹疼痛,一般 48 h 之内可以缓解。因此,TACE 术后应观察腹痛的部位、程度、持续时间,向病人进行解释,采取分散注意力的方式等帮助病人减轻疼痛,疼痛剧烈或 48 h 内未缓解者遵医嘱给予哌替啶等药物止痛。

⑥补充白蛋白和葡萄糖:TACE 术 1 周后,常因肝缺血影响肝糖原储存和蛋白质的合成,应遵医嘱静脉输注白蛋白和适量葡萄糖溶液。

【健康教育】

1. 预防指导　积极宣传和普及肝癌的预防知识,预防和治疗病毒性肝炎、肝硬化等可能导致肝癌的疾病。合理保管粮食,不食霉变食物,防止水源污染,定期对肝癌高发区人群和肝癌高危人群进行普查,以预防肝癌发生和早期诊治肝癌。

2. 生活指导　保持生活规律,注意劳逸结合,保持乐观情绪,选择合理饮食,坚持戒烟戒酒。

3. 用药指导　指导病人遵医嘱服药,注意观察疗效和不良反应,忌服对肝脏有损害的药物。

4. 复查指导　指导病人定期到医院复查,并为病人和家属介绍肝癌并发症的预防和识别知识,以便随时发现病情变化,及时就诊。

(张玉贤)

第七节　肝性脑病病人的护理

案例引导

病人,58 岁。间歇性上消化道出血 5 年,神志恍惚、扑翼样震颤 3 天。病人有肝硬化病史多年。5 年来先后 3 次食管胃底静脉曲张破裂出血,均经用止血药、输血及三腔二囊管压迫止血等措施治疗而临床治愈。今天上午病人再次发生食管胃底静脉曲张破裂出血,并出现多言多语、躁动不安、吐词不清、神志恍惚等表现。体格检查:T 36.3 ℃,P 58 次/分,R 20 次/分,BP 90/60 分;慢性肝病面容,嗜睡,回答问题不切题,理解力、计算力减退,定向力差;腹壁可见静脉曲张,脾在肋下 2 cm;扑翼样震颤(+)、踝痉挛(+)。辅助检查:血糖及电解质正常,血氨为 108 μmol/L,B 超检查示脾大,食管吞钡检查示食管静脉曲张,肝功能检查正常。临床诊断:肝硬化并上消化道出血、肝性脑病。

肝性脑病(hepatic encephalopathy,HE)过去称为肝昏迷(hepatic coma),是严重肝病或门体分流引起的以代谢紊乱为基础的中枢神经系统功能失调的综合征,其临床特点为意识障碍、行为失常和昏迷。

肝性脑病最常见于各型肝硬化,特别是肝炎后肝硬化,此外,门体分流术后、重症肝炎、暴发性肝功能衰竭、原发性肝癌、严重胆道感染及妊娠期急性脂肪肝等肝病也可导致肝性脑病。

肝性脑病发病有明显的诱因,常见的有上消化道出血、高蛋白饮食、大量排钾利尿、大量放腹腔积液、使用催眠镇静药和麻醉药、便秘、感染、尿毒症、低血糖、外科手术等。

肝性脑病的发病机制尚未完全明确,目前主要有以下假说。

1. 氨中毒学说　氨是促发 HE 的主要神经毒素,其在 HE 中的致病作用主要基于两个事实:90％的 HE 病人动脉血氨明显增高;降血氨措施对部分 HE 病人有效。消化道是产氨的主要部位,一是谷氨酰胺在肠上皮细胞代谢后产氨,二是肠道细菌分解含氮物质产氨。血氨增高主要是由于氨的生成过多和(或)代谢清除减少所致。当肝功能衰竭时,肝脏对氨的代谢能力明显减弱,血氨升高;当门体静脉分流时,肠道的氨未经肝脏解毒而直接进入血液循环,血氨增高;同时前述的诸多诱因均可使氨的产生和吸收增多,进一步增高血氨。氨有毒性,能透过血脑屏障,其对大脑的毒性作用主要是干扰脑细胞的三羧酸循环,使大脑细胞能量供应不足,从而不能维持正常功能;同时氨能增加脑对中性氨基酸(如酪氨酸、苯丙氨酸、色氨酸)的摄取,这些物质对脑功能有抑制作用。

2. 假性神经递质　神经冲动的传导是通过递质来完成的。神经递质分兴奋和抑制两类,前者有儿茶酚胺中的多巴胺和去甲肾上腺素、乙酰胆碱、谷氨酸和门冬氨酸等,后者有5-羟色胺、γ-氨基丁酸等,正常情况下两者保持生理平衡。肝脏衰竭时,食物中芳香族氨基酸(如酪氨酸、苯丙氨酸)在肠道的代谢产物酪氨和苯乙胺不能在肝内清除,因而进入脑组织,在脑内 β 羟化酶作用下形成 β-羟酪胺和苯乙醇胺,后二者的化学结构与正常神经递质去甲肾上腺素相似,但不能传递神经冲动或传导作用很弱,因此称之为假性神经递质。当假性神经递质被脑细胞摄取并取代了突触中的正常递质时,则神经传导发生障碍,兴奋性冲动不能传至大脑皮质而产生抑制。

3. γ-氨基丁酸/苯二氮䓬(GABA/BZ)神经递质 大脑神经元表面的 GABA 受体与 BZ 受体及苯巴比妥受体紧密相连,组成 GABA/BZ 复合体,共同调节氯离子通道。复合体中任何一个受体被激活均可促使氯离子内流而抑制神经传导。曾经认为大脑抑制性神经递质 GABA/BZ 的增加是 HE 的重要原因,但近年大量实验证明:HE 时脑内 GABA/BZ 的浓度并没有增加,而在氨的作用下,脑星形胶质细胞 BZ 受体表达上调。在临床上支持这一假说的事实是:肝功能衰竭病人对苯二氮䓬类镇静药及苯巴比妥类安眠药极为敏感,而 BZ 拮抗剂氟马西尼能使部分 HE 病人苏醒。

4. 色氨酸 正常情况下色氨酸与白蛋白结合不易进入血脑屏障。肝脏疾病时白蛋白合成减少,加之血浆中其他物质对白蛋白的竞争性结合,造成游离的色氨酸增多。游离的色氨酸可通过血脑屏障,在大脑中代谢生成 5-羟色胺(5-HT)及 5-羟吲哚乙酸(5-HITT),二者同为抑制性神经递质,参与肝性脑病的形成。

【护理评估】

一、健康史

询问病人既往有无肝脏疾病、上消化道出血、手术创伤、穿刺放腹腔积液、感染,了解病人的饮食、排便、用药情况。

二、身心状况

(一)临床表现

肝性脑病的临床表现常因原有肝病的性质、肝细胞损害的轻重缓急以及诱因的不同而不相同。一般根据意识障碍程度、神经系统体征和脑电图改变,将肝性脑病分为 5 期,但各期的分界常不清楚,前后期的表现可有重叠,并可因疾病发展或治疗情况而变化。

0 期(潜伏期):又称为轻微肝性脑病,无性格、行为异常,无神经系统病理征,脑电图正常,仅用精细的心理测试或智力测验有轻微异常。

1 期(前驱期):以轻度性格行为改变和精神异常为主要表现,如焦虑、欣快激动、淡漠、睡眠时间倒错、健忘等,可有扑翼样震颤,脑电图多数正常。此期历时数天或数周,部分病例症状不明显,易被忽视。

2 期(昏迷前期):前一期症状加重,以意识错乱、睡眠障碍、行为异常为主要表现。其嗜睡、举止反常、言语不清、书写障碍(衣冠不整,随地大小便)、理解力减退(不能完成简单的计算和智力构图)、定向力障碍(对时间、地点、人物的概念混乱)。有腱反射亢进、肌张力增高、踝阵挛及 Babinski 征阳性等神经体征,有扑翼样震颤,脑电图有特性异常。

3 期(昏睡期):以昏睡和精神错乱为主要表现。病人大部分时间呈昏睡状态,但可以唤醒,醒时尚可应答,但常有神志不清和幻觉。各种神经体征持续或加重,如肌张力增高、腱反射亢进、锥体束征常阳性,扑翼样震颤仍可引出,脑电图明显异常。

4 期(昏迷期):神志完全丧失,不能被唤醒。此期脑电图明显异常,由于病人不合作,扑翼样震颤无法引出。浅昏迷时,腱反射亢进、肌张力增加;深昏迷时,各种反射消失、肌张力减退。

（二）心理、社会状况

肝性脑病常发生在各类严重肝病的基础上，生活能力的降低、长期的治疗给家庭带来了沉重的经济负担，因而，病人及家属容易出现抑郁、焦虑、恐惧等心理反应。同时，肝性脑病发作时病人的性格行为改变，容易导致病人产生自卑心理。

（三）辅助检查

1. 血氨检查　慢性肝性脑病特别是门体分流性脑病病人多有血氨增高；急性肝性脑病病人血氨多正常。

2. 脑电图检查　肝性脑病病人脑电图典型改变为节律变慢，2～3 期病人表现为每秒 4～7 次的 δ 波或三相波，昏迷时表现为每秒少于 4 次的高波幅 δ 波。脑电图异常提示有较为明显的脑功能改变，对判断预后有一定价值。

3. 心理智力测验　一般将木块图试验、数字连接试验、数字符号试验联合，用于肝性脑病的诊断和轻微肝性脑病的筛选。其缺点是检查结果易受年龄和教育程度影响。

4. 影像学检查　可进行 CT 或 MRI 检查。急性肝性脑病病人可发现脑水肿，慢性肝性脑病病人可发现不同程度的脑萎缩，更能排除脑血管疾病或颅内肿瘤等疾病。

【主要护理诊断/医护合作性问题】

1. 意识障碍　与血氨增高，干扰脑细胞的能量代谢与神经传导有关。

2. 感知改变　与血氨增高，干扰细胞能量代谢有关。

3. 营养失调：低于机体需要量　与肝功能减退、消化吸收障碍有关。

4. 活动无耐力　与肝功能减退、营养不良有关。

【护理措施】

（一）一般护理

1. 安全护理　病人出现意识障碍时应加强巡逻，设专人看护，如有烦躁应加床档，必要时使用约束带，防止坠床。

2. 饮食护理　营养支持有助于增加机体的合成代谢，抑制分解代谢，保持正氮平衡。大多数肝硬化病人本身存在营养不良，如果长时间限制蛋白质将增加营养不良的程度，出现负氮平衡，而负氮平衡将增加骨骼肌的动员，反而使血氨增高，因此，肝性脑病病人的饮食护理，重点不在于限制蛋白质，而在于保持正氮平衡。

（1）限制蛋白质　肝性脑病急性期意识障碍病人暂时禁食蛋白质，待神志清楚后从每天 20 g 开始逐渐增加，每 3～5 天增加 10 g，直至 10 g/(kg·d)。慢性肝性脑病病人则无须禁食蛋白质。蛋白质以植物蛋白（如豆制品）为佳，一方面植物蛋白富含支链氨基酸，而含芳香族氨基酸较少，另一方面植物蛋白含非吸收纤维，被肠道细菌酵解产酸有利于氨的排除和通便。

（2）补充热量　每天供给高热量饮食，保证以减少蛋白质分解，降低血氨。食物以碳水化合物为主，可口服蜂蜜、葡萄糖、果汁、面条、稀饭等，昏迷病人鼻饲或静脉注射25%葡萄糖溶液供给热量。脂肪可延缓胃的排空，应尽量少食。大量静脉滴注葡萄糖溶液时应警惕低血钾、心力衰竭和脑水肿。

（3）**补充维生素** 多食新鲜蔬菜和水果,补充维生素,但不宜用维生素 B_6,以免多巴在外周神经转化为多巴胺,影响多巴进入脑组织而影响中枢神经系统的正常传导递质。

（4）**限制钠、水摄入** 如果是肝硬化腹腔积液病人宜限制钠、水摄入,每天液体摄入量为 1000 mL 左右,以免液体摄入过多,导致血液稀释、血钠过低而加重昏迷。

（二）心理护理

在病人清醒时向其讲解意识模糊的原因,安慰病人,尊重病人的人格,切忌嘲笑病人的异常行为。向病人家属解释病人行为异常的原因,使其理解病人并能更好地参与疾病的治疗与护理计划。

（三）病情观察

密切观察病人肝性脑病的早期征象,如病人是否有冷漠或欣快感、理解力和近期记忆力是否减退,是否有行为异常和扑翼样震颤;监测并记录血压、脉搏、呼吸、体温和瞳孔的变化;定期复查肝功能、肾功能、电解质。必要时进行智能测验,一旦出现异常,立即报告医师。

（四）昏迷病人护理

1. **保持呼吸道通畅** 病人取仰卧位,头略偏向一侧,以防舌后坠阻塞呼吸道,深昏迷病人气管切开排痰。

2. **皮肤护理** 保持床单位干燥、平整,嘱病人勤换衣、勤洗澡,保持皮肤清洁干燥,定时翻身,按摩受压部位,防止压疮。

3. **口腔护理** 每天晨起、睡前进行口腔护理,保持口腔清洁,防止口腔感染。

4. **眼睛护理** 眼睑闭合不全、角膜外露者,用生理盐水纱布覆盖眼部。

5. **尿潴留护理** 遵医嘱留置导尿管,详细记录尿量、颜色、气味。

6. **肢体护理** 保持肢体功能位置,定期进行肢体被动运动,防止静脉血栓形成及肌肉萎缩。

（五）去除和避免诱因

1. **慎用中枢抑制药物** 催眠、镇静、镇痛、麻醉药物可直接抑制呼吸中枢,诱发肝性脑病,肝硬化或严重肝功能减退时尽量避免使用。当肝性脑病病人出现躁动、抽搐时禁用阿片类、巴比妥类、苯二氮䓬类镇静剂,遵医嘱使用异丙嗪、氯苯那敏(扑尔敏)等抗组胺药物。

2. **防止电解质、酸碱平衡紊乱** 进食过少、利尿过多、大量放腹腔积液后易致低钾性碱中毒,此为 HE 诱发和加重的原因之一。因此,应及时处理呕吐和腹泻,避免快速利尿和大量放腹腔积液,放腹腔积液后及时补充蛋白质,有助于维持循环血量和电解质平衡。注意监测电解质,低钾者补充氯化钾,碱中毒者遵医嘱静脉滴注精氨酸。

3. **预防控制感染** 感染既可加重肝脏吞噬、免疫和解毒负荷,又可使组织分解代谢增加,导致产氨增多。因此,肝性脑病病人应积极防治感染,一旦发生感染,应及时应用对肝损害小的抗生素。

4. **防治便秘** 便秘能使氨、胺类和其他有毒物质与结肠黏膜接触时间延长,促进毒物吸收。因此,肝性脑病病人应酌情适当活动,多食粗纤维食物,按摩腹部,以保持大便通畅。

5. **防治上消化道出血** 上消化道出血时肠道产氨增多,导致血氨增高可诱发本病。因此,一旦出血应及时止血,详见"上消化道出血病人的护理"相关内容。

6. **防治低血糖** 对于禁食或限食者,及时供给营养物质,避免低血糖发生。因为葡萄糖是大脑产生能量的重要来源,低血糖时能量产生减少,脑内去氨活动停滞,氨的毒性增加。

(六)治疗指导

1. 治疗要点 该病目前尚无特殊治疗方法,应采取综合治疗措施。

(1)减少氨的产生和吸收

①限制蛋白质:详见"饮食护理"相关内容。

②清洁肠道:灌肠和导泻能清洁肠道、排除肠道积血和毒素,尤其适合上消化道出血和便秘的病人。可用生理盐水、弱酸性溶液(生理盐水 100~150 mL 加食醋 30 mL)灌肠或口服 25% 硫酸镁导泻,但忌用碱性溶液(如肥皂水)灌肠,因其增加氨的吸收。亦可用 33.3% 的乳果糖溶液保留灌肠。

③口服抗生素:抗生素可抑制肠道产尿素酶的细菌,减少氨的产生。常用的抗生素有新霉素、甲硝唑、利福昔明等。

④口服乳果糖或乳梨醇:乳果糖在肠道被分解为乳酸、乙酸而降低肠道 pH 值,这种酸性的肠道环境既能减少肠道细菌产氨,又能减少肠道氨的吸收,用于各期肝性脑病及轻微性肝性脑病的治疗。乳梨醇与乳果糖疗效相似,但甜度低、口感好、不良反应少。

⑤益生菌制剂:含双歧杆菌、乳酸杆菌的微生态制剂可通过调节肠道菌群结构,抑制产氨、产尿素酶的细菌生长,对减少氨的产生有一定作用。

(2)促进体内氨的代谢 目前常用药物为 L-鸟氨酸-L-门冬氨酸(OA)、鸟氨酸-α-酮戊二酸等,谷氨酸钾、谷氨酸钠、精氨酸等曾在临床广泛应用,但因疗效尚有争议,目前已很少应用。

(3)调节神经递质

①BAGA/BZ 复合受体拮抗剂:氟马西尼可拮抗内源性苯二氮䓬所致的神经抑制,对部分Ⅲ~Ⅳ期病人有催醒作用。

②减少或拮抗假性神经递质:支链氨基酸(BCAA)是一种复合氨基酸,能减少假性神经递质的形成,但疗效有争议。

(4)其他治疗 有人工肝治疗、肝移植术等。

知识链接

人 工 肝 脏

人工肝脏简称人工肝,可借助体外机械、化学或生物性装置,暂时或部分替代肝脏功能,从而协助治疗肝脏功能不全或相关疾病,亦可清除肝性脑病病人血液中的部分毒素,降低胆红素浓度,改善凝血酶原时间,为肝脏移植做准备。目前人工肝的治疗仍以物理性为主,生物人工肝的研究近年来有一定的进展。

2. 用药护理

(1)降血氨药 L-鸟氨酸-L-门冬氨酸(OA)是一种鸟氨酸和门冬氨酸的混合制剂,无明显不良反应,少数病人可出现恶心、呕吐或腹胀等,停药后自动消失。谷氨酸钾和谷氨酸钠应根据病人血钾、血钠浓度和病情选择,病人尿少时慎用谷氨酸钾,明显腹腔积液和水肿时慎用谷氨酸钠；谷氨酸盐为碱性，使用前可先注射 3～5 g 维生素 C。

（2）乳果糖　乳果糖是一种合成的双糖，在小肠内不会被分解，可降低肠道 pH 值从而减少产氨，同时可以减少氨的吸收，促进氨从肠道排出。用药后肠道产气较多，可引起腹胀、腹绞痛、恶心、呕吐及电解质紊乱等。应用时从小剂量开始，每天 30～60 g，分三次口服。

（3）抗生素　长期服用新霉素可出现听力或肾功能损害，故服用新霉素不宜超过一个月，用药期间应做好听力和肾功能的监测。甲硝唑胃肠道反应大，应饭后服用。

（4）支链氨基酸　静脉注射速度不宜过快。

【健康教育】

1. 预防指导　向病人和家属介绍肝脏疾病和肝性脑病的有关知识，指导其认识肝性脑病的各种诱发因素，要求病人自觉避免诱发因素，如限制蛋白质的摄入，不滥用对肝有损害的药物，保持大便通畅，避免各种感染，戒烟酒等。

2. 用药指导　指导病人严格按医嘱规定的剂量、用法服药，了解药物的主要副作用，并定期随访复诊。

3. 家庭指导　指导病人家属识别肝性脑病发生时的早期征象，以便病人发生肝性脑病时能及时被发现，及时得到诊治。指导家属给予病人精神支持和生活照顾，协助病人提高自我保健能力，树立战胜疾病的信心。

（丁洪琼）

第八节　急性胰腺炎病人的护理

案例引导

病人，男，42 岁。发现胆囊结石 6 年，反复右上腹隐痛 3 年。昨晚大量饮酒后 1 h 出现剧烈腹痛，疼痛部位在左中上腹，呈持续性疼痛、阵发性加剧，并伴恶心、呕吐，呕吐食物和胆汁，呕吐后腹痛未减轻。体格检查：T 38.6 ℃，P 90 次/分，R 21 次/分，BP 95/65 mmHg；腹肌紧张，左上腹压痛明显，反跳痛（+）。实验室检查：WBC 14×10^9/L，N 80%，血清淀粉酶 750 U/L，AST 211 U/L，TBIL 30 μmol/L，DBIL 12 μmol/L，血钙 1.75 mmol/L。临床诊断：急性胰腺炎。

急性胰腺炎（acute pancreatitis）是指胰腺组织被胰酶自身消化而引起的急性化学性炎症。临床以急性上腹痛、恶心、呕吐、发热、血和尿胰酶增高等为特点。本病是消化系统常见急症，病情轻重不一。临床上以轻症急性胰腺炎（MAP）多见，病情轻，呈自限性，预后良好；重症急性胰腺炎（SAP）较为少见，病情重，常继发感染、腹膜炎、休克等多种并发症，病死率高。

知识链接

急性胰腺炎病理变化

急性胰腺炎根据病理变化一般分为急性水肿型胰腺炎和急性出血坏死型胰腺炎。前者病理学改变以胰腺肿大、水肿为主,胰腺分叶模糊、质脆,病变累及部分或整个胰腺,胰腺周围有少量脂肪坏死,组织学检查可见间质水肿、充血和炎性细胞浸润,亦可见散在脂肪坏死,无明显胰实质坏死和出血,病情轻,有自限性,预后良好,数天后可完全恢复;后者胰腺组织多呈凝固性坏死,胰腺分叶消失,有较大面积脂肪坏死,且坏死灶周围有炎性细胞浸润包绕,此型临床少见,起病急,病情凶险,预后差。

急性胰腺炎的病因甚多,主要与下列因素有关。

1. 胆道疾病 这是我国急性胰腺炎最常见的病因,胆石症、胆道感染和胆道蛔虫等均可引起,其中胆石症最为常见。目前认为有多种机制可引发急性胰腺炎:①胆石在移行过程中损伤胆总管,壶腹部或胆道炎症时引起暂时性 Oddi 括约肌松弛,使富含肠激酶的十二指肠液反流入胰管,损伤胰管;②胆道疾病导致壶腹部狭窄和(或)Oddi 括约肌痉挛,引起胆道内压力高于胰管内压力,造成胆汁反流入胰管,引起急性胰腺炎;③胆道炎症中细菌毒素、游离胆酸、非结合胆红素等,也可通过胆胰间淋巴管交通支扩散到胰腺,激活胰酶,引起急性胰腺炎。

2. 大量饮酒 大量饮酒为西方国家发病的主要原因。酒精使胃酸分泌增多,而胃酸刺激胰泌素和缩胆囊素的分泌,促使胰液大量分泌;酒精引起 Oddi 括约肌痉挛和十二指肠乳头水肿,导致胰液排除受阻,胰管内压增加;长期嗜酒者胰液内蛋白含量多增高,易沉淀形成蛋白栓,阻塞腺管致胰液排出不畅。

3. 暴饮暴食 高蛋白、高脂肪食物可刺激胰液和胆汁大量分泌,大量食糜进入十二指肠引起十二指肠乳头水肿与 Oddi 括约肌痉挛,由于胰液和胆汁排泄不畅,引发急性胰腺炎。

4. 胰管阻塞 胰管结石或蛔虫、胰管狭窄、肿瘤等均可引起胰管阻塞,当胰液分泌旺盛时胰管内压增高,使胰管小分支和胰腺泡破裂,胰液与消化酶渗入间质,引起急性胰腺炎。

5. 其他因素 如手术与创伤、严重感染、内分泌与代谢障碍、药物等因素都可引起急性胰腺炎。

【护理评估】

一、健康史

了解病人有无胆道疾病(特别是胆石症)、胰管阻塞等病史,询问有无暴饮暴食、酗酒等发病诱因。

二、身体状况

(一)症状

1. 腹痛 此为本病的主要表现和首发症状,常在暴饮暴食或大量饮酒后突然发病。疼痛程度不一,可为钝痛、刀割样痛、绞痛,呈持续性,可有阵发性加剧,一般胃肠解痉药不能缓解,进食可加重。疼痛部位多在中上腹部,亦有偏左或偏右,可向腰背部呈带状放射,如果并发腹膜炎则全腹痛,仰卧位时疼痛加剧,取弯腰屈膝位或前倾位时疼痛可减轻。水肿型腹痛3～5天可缓解,出血坏死型胰腺炎腹痛时间持续较长,极少数年老体弱者可无腹痛或仅有轻微腹痛。

2. 恶心、呕吐、腹胀 多数人起病时即伴恶心、呕吐,有时较为频繁,呕吐物为胃内容物,剧烈呕吐者呕吐物为胆汁或咖啡样液体,吐后疼痛并不减轻。部分病人同时伴有腹胀,急性出血坏死型胰腺炎伴麻痹性肠梗阻时腹胀更为显著。

3. 发热 发热与病情相关,MAP 有轻度发热,一般持续 3～5 天;SAP 发热较高,特别是在胰腺或腹腔有继发感染时可持续高热。

4. 低血压、休克 常见于 SAP,病人表现为烦躁不安、面色苍白、皮肤湿冷、脉搏细弱、血压下降,少数病人可出现猝死。其主要原因是有效血容量不足、缓激肽类物质致周围血管扩张、胰腺坏死释放心肌抑制因子导致心肌收缩不良、消化道出血、并发感染等。

5. 水、电解质及酸碱平衡紊乱 多有轻重不等的脱水,呕吐频繁者可有代谢性碱中毒;重症病人有明显脱水和代谢性酸中毒,部分重症胰腺炎伴有血钙、血钾、血镁降低。

（二）体征

1. 轻症急性胰腺炎 腹部体征较轻,可有腹胀和上腹部压痛,肠鸣音减少,无腹肌紧张和反跳痛,压痛往往与腹痛程度不符。

2. 重症急性胰腺炎 病人多呈急性重症面容,表情痛苦,心率增快、血压下降、呼吸急促。腹肌紧张,全腹明显压痛和反跳痛;伴麻痹性肠梗阻时腹胀明显,肠鸣音减弱或消失;并发脓肿时腹部可扪及明显包块;可出现移动性浊音,腹腔积液多呈血性。少数病人可见脐周蓝色改变(Cullen 征)或腰部见蓝-棕色斑(Grey-Tumer 征)。

（三）并发症

急性胰腺炎局部并发症主要为胰腺囊肿和假性囊肿,全身并发症主要为不同程度的多器官功能衰竭,如急性肾功能衰竭、急性呼吸衰竭、心力衰竭、心律失常、消化道出血等。

（四）心理、社会状况

急性胰腺炎起病急,发展快,剧烈腹痛影响工作和休息,病人容易产生焦虑心理,特别是重症胰腺炎死亡率高,病人及家属常担心预后,常常出现恐惧等情绪反应。

（五）辅助检查

1. 血常规 多有白细胞增多,中性粒细胞增多,核左移。

2. 淀粉酶测定 这是诊断急性胰腺炎最常用的指标。血清淀粉酶在发病 6～12 h 开始升高,48 h 开始下降,可持续 3～5 天,Somogyi 法测量正常范围是 40～180 U,500 U 以上有诊断价值。血淀粉酶的高低不一定反映病情轻重,出血坏死型胰腺炎血淀粉酶可正常或低于正常。尿淀粉酶在发病后 12～14 h 开始上升,下降缓慢,可持续 1～2 周,适应就诊较晚的病例检查。

3. 血清脂肪酶测定 血清脂肪酶常在发病后 24～72 h 开始上升,持续 7～10 天,其敏感性和特异性均略优于淀粉酶。

4. 血钙测定 血清钙降低与脂肪组织坏死分解出的脂肪酸和钙结合成脂肪酸钙有关。

低钙程度与病情严重程度成正比,若血钙低于 1.5 mmol/L,则提示预后不良。

5. C 反应蛋白(CRP) CRP 是组织损伤和炎症的非特异性标志物,在胰腺坏死时可明显升高。

6. 影像学检查 B 超、腹部平片、CT 检查有助于排除其他急腹症。B 超检查是首选的影像学检查,增强 CT 是诊断胰腺坏死的最佳方法。

【主要护理诊断/医护合作性问题】

1. 疼痛:腹痛 与胰腺急性炎症、腹膜炎刺激有关。

2. 体液不足/有体液不足的危险 与呕吐、摄入不足有关。

3. 体温过高 与胰腺坏死、继发感染有关。

4. 恐惧 与剧烈腹痛、生命受到威胁有关。

5. 潜在并发症:急性肾衰竭、急性呼吸衰竭、心力衰竭等。

【护理措施】

(一)一般护理

1. 活动与休息 病人绝对卧床休息,以降低机体代谢率,减轻胰腺负担,增加脏器的血液供应,促进组织修复和体力恢复;协助病人选择弯腰、屈膝侧卧或前倾坐位等舒适卧位,以减轻疼痛;因疼痛辗转不安者卧床期间应防止坠床,并移去周围的危险物品,确保病人安全。

2. 饮食护理 急性期一般禁食、禁饮 1~3 天,防止食物及酸性胃液进入十二指肠,刺激胰腺分泌胰液,加重胰腺炎症。禁食期间采用全胃肠外营养,每天补液 3000 mL 以上,以补充血容量,口渴者含漱或湿润口唇。腹痛、呕吐等症状基本消失后开始进食,可先从少量、无脂、低蛋白流质饮食开始,如水、米汤、果汁,逐步增加食量和蛋白质,直至恢复正常饮食,但忌饮酒和油脂食物,避免暴饮暴食。

(二)心理护理

和病人建立良好的关系,关心体贴病人,及时了解病人的心理状态,向病人讲解胰腺炎的相关知识,对病人给予精神上的鼓励和支持,消除病人的恐惧心理,使其更好地配合检查与治疗。

(三)治疗指导

1. 治疗要点

(1)非手术治疗

①禁食、胃肠减压:是最基本的治疗方法,其目的在于减少胃酸分泌,进而减少胰液的分泌。多数病人需禁食 1~3 天,腹胀明显者需行胃肠减压。

②维持水、电解质及酸碱平衡:积极补充液体和电解质,维持有效血容量,纠正酸碱平衡失调。

③镇痛:腹痛剧烈者可用阿托品、哌替啶止痛,禁用吗啡,因其可使 Oddi 括约肌痉挛,加重病情。

④抗感染:重症胰腺炎早期用抗生素治疗,以防胰腺坏死并发感染。选用对 G⁻杆菌敏感的抗生素,常用药物有氨基糖苷类、喹诺酮类、头孢类等,一般联合用药。

⑤抑制胰液分泌：生长抑素类及其类似物奥曲肽效果较好，可抑制胰液分泌，抑制胆囊和 Oddi 括约肌收缩。H_2受体拮抗剂或质子泵抑制剂可抑制胃酸分泌，间接减少胰液分泌，并能防止胃黏膜病变。

⑥抑制胰酶活性：常用药物有抑肽酶、加贝酯，仅适应于重症胰腺炎早期治疗。

⑦并发症治疗：积极治疗休克、急性肾衰竭、急性呼吸衰竭、心力衰竭、心律失常、消化道出血等并发症。

（2）手术治疗　出血坏死性胰腺炎、胆源性胰腺炎、并发肠穿孔或肠坏死的胰腺炎、并发胰腺脓肿或胰腺假性脓肿的胰腺炎等行手术治疗。

2. 用药护理　哌替啶有一定耐受性和成瘾性，因此不宜连续使用，用药期间注意观察病人腹痛缓解情况，观察有无眩晕、出汗、口干、恶心、呕吐、心动过速、直立性低血压等不良反应。使用抑肽酶病人偶有恶心、呕吐、腹泻等不良反应，极少数人有血肌酐一过性增高和过敏反应，用药过程中注意观察。

（四）病情观察

严密观察病人体温、呼吸、脉搏、血压、神志及尿量情况，注意有无多器官功能衰竭的表现；观察呕吐物的量、颜色、性质，行胃肠减压者，观察并记录引流液的量与性质；观察皮肤色泽与弹性变化，以判断有无失水及其失水程度；准确记录 24 h 液体出入量，以此作为补液标准；动态观察血淀粉酶、尿淀粉酶、电解质、血气分析变化，以便综合评估病情；严密观察腹部体征、腹痛情况，以随时判断病情变化。

【健康教育】

1. 疾病知识指导　告知病人及家属急性胰腺炎的基本知识，教育病人积极治疗胆道疾病。

2. 饮食指导　指导病人及家属注意饮食卫生，养成良好的饮食习惯，忌暴饮暴食、酗酒，避免进食刺激性强、高脂肪、高蛋白和产气多的食物，防止复发。

（丁洪琼）

第九节　上消化道出血病人的护理

案例引导

病人，男，45 岁，肝硬化 2 年。今天中午饮酒后出现恶心、呕血，呕吐鲜血约 1200 mL，呕血后感头晕、乏力、心慌。体格检查：神志清楚，面色苍白，皮肤湿冷；T 38.0 ℃，R 21 次/分，BP 85/60 mmHg，P 110 次/分。胃镜检查示食管胃底静脉曲张破裂出血。临床诊断：肝硬化、上消化道大出血。

上消化道出血（upper gastrointestinal hemorrhage）是指屈氏韧带以上的消化道出血，包括食管、胃、十二指肠、胰、胆道病变引起的出血，以及胃空肠吻合术后空肠病变的出血。上消化道大量出血一般指在数小时内失血量超过 1000 mL 或超过循环血容量的 20%。本病是临床常见急症，老年人或有严重伴随疾病的病人病死率较高，其临床特点为呕血、黑便，并伴急性周围循环衰竭，严重者出现失血性休克。

上消化道出血的病因很多，其中最常见的有消化性溃疡、食管胃底静脉曲张破裂、急性糜烂出血性胃炎和胃癌，食管贲门黏膜撕裂综合征引起的出血亦不少见。此外，其他上消化道疾病(如食管炎、食管癌、食管物理或化学损伤、慢性胃炎、胃癌等)、上消化道邻近器官或组织疾病(如胆管或胆囊结石、胆管癌、胰腺癌、急性胰腺炎并发脓肿破溃)以及一些全身性疾病(如白血病、血友病、尿毒症、应激相关胃黏膜损伤等)也可导致消化道出血。

【护理评估】

一、健康史

询问病人是否有胃、十二指肠、肝、胆、胰腺等慢性疾病，是否有重大创伤、休克、重症心力衰竭、急性感染性疾病，是否存在饮食不当、劳累过度、精神紧张、嗜酒、长期服用损害胃黏膜药物等诱因；了解本次呕血和黑便发生的时间、次数及性状，以便估计出血量和速度，了解既往消化道出血史及治疗情况。

二、身心状况

(一)症状、体征

上消化道出血的临床表现取决于出血病变的性质、部位、出血量与速度，并与病人出血前的全身状况(如有无贫血及心、肾、肝功能情况)有关。

1. 呕血与黑便 这是上消化道出血的特征性表现。上消化道出血均有黑便，但不一定有呕血。出血部位在幽门以上一般有呕血，在幽门以下则一般无呕血，但如果幽门以上部位出血量少、速度慢亦可无呕血，幽门以下部位出血量大、速度快则可因血液反流入胃而引起呕血。呕血与黑便的颜色、性质亦与出血量和速度有关，呕血呈鲜红色或有血块提示出血量大且速度快，血液在胃内停留时间短，未经胃酸充分混合即呕出；如呕血呈棕褐色咖啡渣样，则表明血液在胃内停留时间长，经胃酸作用形成正铁血红素所致。黑便呈柏油样，黏稠而发亮，是血红蛋白中铁与肠内硫化物作用形成硫化铁所致；当出血量大且出血速度快时，血液在肠内推进快，大便可呈暗红甚至鲜红色，需与下消化道出血鉴别。

2. 失血性周围循环衰竭 上消化道大量出血时，常因循环血容量锐减而发生急性周围循环衰竭，一般表现为头昏、心悸、乏力、出汗、口渴、黑蒙、晕厥等，严重者出现休克。

3. 发热 大量出血后，多数病人在 24 h 内出现发热，一般不超过 38.5 ℃，持续 3~5 天降至正常。本病发热机制尚不清楚，可能与急性周围循环衰竭致体温调节中枢功能障碍有关。

4. 氮质血症 上消化道大量出血后，肠道中大量血液蛋白质的消化产物被吸收，引起血中尿素氮浓度暂时增高，称为肠源性氮质血症。血尿素氮多在一次出血后数小时上升，24~48 h 达到高峰，一般不超过 14.3 mmol/L，3~4 天降到正常。亦有部分病人因循环血量降低引起肾前性或肾性氮质血症。

5. 贫血 上消化道出血后均有急性失血性贫血,为正细胞正色素性贫血。贫血的严重程度取决于失血量及之前有无贫血性疾病等因素。出血早期贫血指标变化并不明显,3～4 h后由于组织液渗透入血管内,使血液稀释才出现血常规改变,出血后24～72 h血液稀释到最大限度。

(二)心理、社会状况

病人突然大量出血,易产生紧张、恐惧等心理反应,特别是反复出血者,常对治疗失去信心。

(三)辅助检查

1. 实验室检查

(1)血常规 出血早期红细胞计数、血红蛋白浓度及血细胞比容变化不大,3～4 h后下降。白细胞和血小板出血后应激性增大,但肝硬化脾功能亢进的病人,白细胞计数、血小板计数可不增高或低于正常。出血后24 h内网织红细胞计数增高,4～7 天可达高峰,以后逐渐降至正常,如出血未止网织红细胞计数则持续升高。

(2)其他 大便隐血试验呈强阳性;肝、肾功能检查等有助于估计失血量及活动性出血的动态观察,协助诊断及治疗。

2. 内镜检查 这是目前诊断上消化道出血病因的首选检查方法。出血后24～48 h内行急诊内镜检查,可以直接观察出血部位,明确出血病因,同时能进行止血治疗,且能在内镜直视下取活组织进行活检,明确病理诊断。

3. X线钡剂检查 此检查主要适用于以下人群:不宜或不愿进行内镜检查的病人;虽经胃镜检查但出血原因未明、疑病变部位在十二指肠降段以下小肠段的病人。检查宜在出血停止且病情基本稳定数天后进行。

4. 其他 选择性动脉造影(如腹腔动脉、肠系膜上动脉造影)能帮助确定出血部位。

【主要护理诊断/医护合作性问题】

1. 体液不足 与上消化道大量出血有关。

2. 活动无耐力 与失血性周围循环衰竭有关。

3. 潜在并发症:失血性休克、窒息。

4. 有皮肤黏膜受损的危险 与双气囊三腔管压迫食管胃底黏膜有关。

【护理措施】

(一)一般护理

1. 休息与体位 大出血时病人应绝对卧床休息,取平卧位并将下肢略抬高,以保证脑部供血;休克时取中凹卧位。

2. 维持呼吸道通畅 呕吐时病人头偏向一侧,以防窒息或误吸,必要时用负压吸引器清除口腔与气道内的分泌物、血液或呕吐物,保持呼吸道通畅;给予吸氧。

3. 饮食护理 急性大出血伴恶心、呕吐者应禁食;少量出血无呕吐者,可进温凉、清淡流质饮食,这对消化道溃疡病人尤为重要,因进食可减少胃的收缩运动,并能中和胃酸,促进溃疡愈合。出血停止后改为营养丰富、易消化、无刺激性的半流质饮食、软食,少量多餐,逐步过渡到正常饮食。食管胃底静脉曲张病人即使是少量出血也应禁食,待止血后1~2天才逐渐进高热量、高维生素流质饮食,限制钠和蛋白质摄入,避免进食粗糙、坚硬、刺激性食物,并注意细嚼慢咽,防止损伤曲张静脉而再次出血。

4. 生活护理 限制活动期间,协助病人完成个人日常生活活动。卧床者特别是老年人和重症病人注意预防压疮。

(二)心理护理

护理人员关心体贴病人,向病人说明紧张、恐惧心理不利于止血,解释各项检查、治疗措施的目的和意义,听取并解答病人或家属的提问,以减轻他们的疑虑和心理压力。在抢救过程中动作敏捷迅速,以减轻病人的紧张情绪,并加强巡视,陪伴病人,使其有安全感。在呕血或黑便后,及时清除血迹、污物,以减少对病人的不良刺激。

(三)病情观察

上消化道大量出血可在短时间内出现休克症状,为临床常见的急症,应做好病情的观察。

1. 观察指标 观察病人生命体征、神志、尿量,观察呕吐物和粪便的性质、颜色及量,观察皮肤黏膜色泽及温度,记录24 h液体出入量,监测血常规、血清电解质和血气分析的变化,必要时进行心电监护。

2. 出血量估计 详细询问呕血和(或)黑便的发生时间、次数、量及性状,以便估计出血量和速度。一般来说,大便隐血试验阳性提示每天出血量大于5 mL;出现黑便表明出血量在50 mL以上;胃内积血量达250 mL时可引起呕血;出血量达400 mL,可出现头晕、心悸、乏力等全身症状;超过1000 mL临床即出现急性周围循环衰竭的表现,严重者引起失血性休克。

3. 继续或再次出血判断 下列迹象提示有活动性出血或再次出血:①反复呕血,甚至呕吐物由咖啡色转为鲜红色;②黑便次数增多且粪质稀薄,色泽转为暗红色,伴肠鸣音亢进;③周围循环衰竭表现经补液、输血治疗而未改善,或好转后又恶化,血压波动,中心静脉压不稳定;④红细胞计数、血细胞比容、血红蛋白浓度持续下降,网织红细胞计数持续增高;⑤在补液充足与尿量足够的情况下,血尿素氮持续或再次增高;⑥门静脉高压脾大病人,在出血后脾常暂时缩小,如不见脾恢复肿大亦提示出血未止。

(四)治疗指导

1. 治疗要点

(1)补充血容量 立即检查血型、配血,尽快建立有效的静脉通道,迅速补充血容量。在等待血源过程中,可先输入平衡液、葡萄糖盐水、右旋糖酐或其他血浆代用品。肝病病人输新鲜血液,以防血氨含量高而诱发肝性脑病。

(2)止血

①食管胃底静脉曲张破裂出血:其出血量大、再出血率高、死亡率高,止血方法具有特殊性。

a.血管加压素:为常用药,其作用机制是通过收缩内脏血管,从而降低门静脉的压力,控制食管胃底静脉的出血,常见不良反应有腹痛、高血压、心律失常等,严重时可发生心肌梗死,同时使用硝酸甘油可以减轻血管加压素的不良反应,并可协同降低门静脉压。特利加压素是合成的血管加压素类似物,对全身血流动力学影响较小。

b.生长抑素及其类似物:如14肽天然生长抑素、奥曲肽等,可减少门静脉及其侧支循环的压力,止血效果好且不良反应少,近年来已成为治疗食管胃底静脉曲张出血最常用的药物。

c.三(四)腔二囊管压迫止血:通过加压气囊压迫食管、胃底曲张静脉而止血,如图3-3所示。用此法止血病人痛苦大、并发症多、再出血率高,目前已经不作为首选止血措施,仅在药物不能止血时暂时使用。具体操作和护理详见"消化内科常用诊疗技术及护理"相关内容。

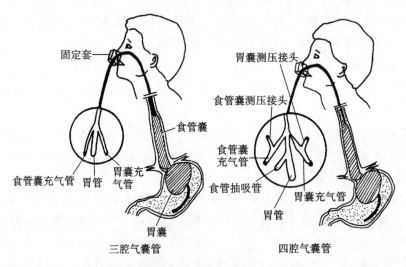

图 3-3 三(四)腔二囊管压迫止血示意图

d.内镜治疗:内镜直视下注射硬化剂或组织黏合剂于曲张静脉内,或用橡皮圈套扎曲张静脉,不仅能有效止血,而且能防止再出血,是目前治疗食管胃底静脉曲张破裂出血的重要止血手段。

e.手术治疗:食管胃底静脉曲张破裂大量出血经内科治疗无效者,考虑外科手术或经颈静脉肝内门体静脉分流术。

②非曲张静脉上消化道出血:指除食管胃底静脉曲张破裂出血之外的其他原因所致的上消化道出血,以消化性溃疡最常见,常用以下方法止血治疗。

a.抑制胃酸分泌:胃内 pH 值大于 6.0 时,血小板聚集、凝血功能诱导的止血机制才能发挥作用,因此,临床抑制胃酸分泌、提高胃内 pH 值具有止血作用。临床常用 H_2 受体拮抗剂或质子泵抑制剂,如西咪替丁、雷尼替丁、法莫替丁、奥美拉唑等。

b.内镜治疗:适应于活动性出血或暴露血管的溃疡,常用方法有激光电凝、高频电凝、微波、上止血夹、热探头等,并可在内镜直视下局部喷 1% 的去甲肾上腺素、凝血酶等药物。

c.手术治疗:经内科治疗仍出血不止,积极行外科手术治疗。

2. 用药护理 血管加压素可以引起腹痛、血压升高、心律失常、心肌缺血甚至心肌梗死,冠心病、高血压病人及孕妇禁用,静脉滴注速度宜缓慢,在用药过程中注意观察病人有无头晕、恶心、面色苍白、胸部不适、腹痛、腹泻等不良反应。药物 H_2 受体拮抗剂或质子泵抑制剂的护理,详见"消化性溃疡病人的护理"相关内容。

【健康教育】

1. 饮食指导 合理饮食是避免诱发上消化道出血的重要环节。指导病人注意饮食卫生,进食营养丰富、易消化的食物,避免过冷、过热、粗糙、刺激性食物,饮食规律,戒烟戒酒。

2. 生活指导 指导病人生活起居规律,充分休息,劳逸结合,情绪乐观。在医师指导下用药和定期随访。

3. 疾病知识指导 告之病人和家属上消化道出血的基本知识,指导他们积极治疗原发病,预防各种诱因,以减少再出血的危险。教会病人和家属识别早期出血征象,如头晕、心悸、呕血、黑便,指导病人一旦出血,立即卧床休息,头偏一侧,保持安静,并及时送医院治疗。

(丁洪琼)

第十节 消化内科常用诊疗技术及护理

一、上消化道内镜检查术护理

上消化道内镜检查包括食管、胃、十二指肠的检查,是临床应用最早、进展最快的内镜检查,是上消化道病变的首选检查方法。上消化道内镜检查可直接观察食管、胃及十二指肠病变的性质、大小、部位及范围,并对可疑病变部位进行病理活检及细胞学检查,以进一步明确诊断。

【适应证】

(1)有明显上消化道症状而不能确定原因者。

(2)急、慢性上消化道出血原因不明者。

(3)疑有上消化道肿瘤而未确定病变性质者。

(4)需要随访观察的病变,如消化性溃疡、慢性萎缩性胃炎、息肉、上消化道手术后等。

(5)需做内镜治疗者,如摘取异物、局部止血、摘除息肉、注射硬化剂、结扎曲张静脉等。

【禁忌证】

(1)严重的心、肺、肝、肾功能不全者。

(2)各种原因所致休克、昏迷等危重状态。

(3)食管、胃、十二指肠的急性炎症,特别是腐蚀性炎症。

(4)疑上消化道穿孔者。

(5)急性传染性肝炎或胃肠道传染性疾病一般暂缓检查。

(6)严重咽喉部疾病、食管胃底静脉曲张、主动脉瘤及严重的颈胸段脊柱畸形者。

(7)神志不清或精神心理因素不能配合检查者。

(8)有出血倾向者。

【术前准备】

1. 解释签字 向病人仔细介绍检查的目的、意义、方法、安全性、配合方式及可能出现的问题,使病人消除紧张、恐惧的心理状态,主动配合检查,并请病人或家属签字同意。

2. 评估检查 询问病史和对病人进行体格检查,以排除胃肠道传染病、青光眼、高血压等检查禁忌证。检测乙、丙型肝炎病毒标志,阳性者应使用专门胃镜检查。

3. 禁食禁饮禁烟 检查前禁食禁饮 8 h、禁烟 12 h。估计有胃排空延缓者,应适当延长禁食时间;有幽门梗阻者,检查前 2~3 天进流质饮食,检查前 1 天晚上洗胃。

4. 用物准备 准备检查用物,如胃镜及附属器件、纱布、消毒巾、牙垫、润滑剂、活组织标本瓶、载玻片及固定液、橡胶手套、弯盆等。

5. 术前镇静 如病人过分紧张,检查前可遵医嘱给予地西泮 5~10 mg 肌内注射或静脉注射,心理负担过重者建议做无痛胃镜。

6. 术前麻醉 了解病人有无麻醉药过敏史,检查前 5~10 min 给病人进行咽喉部麻醉(2%利多卡因咽部喷雾 2~3 次),以减少呕吐反射及疼痛。

【术中配合】

1. 协助摆放体位 协助病人取左侧卧位,头垫低枕,双腿屈曲,松开领口及腰带。病人口边置弯盘,嘱病人咬紧牙垫。

2. 协助胃镜插入 保持病人头部位置不动,协助医师缓慢地将内镜从病人口腔插入,当胃镜插入 15 cm 到达咽喉部时,嘱病人做吞咽动作,但不可将唾液咽下以免呛咳,而应让唾液流入弯盘或用吸管吸出。插管过程中如果病人出现恶心不适,则嘱病人深呼吸,放松全身肌肉,深呼吸不能缓解则可能是麻醉不足,应重新麻醉。

3. 协助处理问题 配合医师处理检查过程中可能遇到的问题:如果镜头误入气管、显示器中看到环形气管壁、病人呛咳明显,此时应立即撤镜,重新进镜;当镜面被黏液、血迹、食物遮挡时,应注水冲洗;如果出现插管困难,应协助查明原因,不可猛力插入;当某处有病变时,协助医师对疑病变部位摄像、取活组织、刷取细胞涂片及抽取胃液检查。

4. 观察插管反应 检查过程中随时观察病人面色、脉搏、呼吸等情况,出现异常时立即报告医师并做出相应处理。

5. 协助退出胃镜 检查完毕退出胃镜时尽量抽气,防止腹胀,并手持纱布将镜身外黏附的黏液、血迹擦净。

【术后护理】

1. 物品消毒 对内镜及有关器械彻底清洁、消毒,避免交叉感染,并妥善保管。

2. 饮食护理 术后因病人咽喉部麻醉作用尚未消退,嘱其不要吞咽唾液。麻醉作用消失后可先饮少量水,如无呛咳可以进饮食。检查当天以进食流质、半流质饮食为宜,行活检者进食温凉饮食。

3. 咽部护理 少数病人检查后有咽痛、咽后壁异物感、声音嘶哑等不适,一般 1~2 天可自行消失,嘱病人勿用力咳嗽,以免损伤咽喉部黏膜,也可用温水含漱或含喉片。

4. 腹胀护理 部分病人检查后出现腹胀,可进行腹部按摩,以促进肠道气体排出。

5. 预防并发症 检查后数天内,应严密观察有无消化道穿孔、出血、感染等并发症,一旦发现及时协助医师对症处理。

二、胶囊内镜检查术护理

胶囊内镜全称为智能胶囊消化道内镜系统,或称为医用无线内镜。病人术前口服智能胶囊(内置摄像与信号传输装置),借助消化道蠕动使之在消化道内运动并拍摄图像,医师利用体外的图像记录仪和影像工作站,了解受检者的整个消化道情况,从而对其病情做出诊断,其对消化系统疾病尤其是小肠疾病的诊断效果肯定。

【适应证】

(1)不明原因的消化道出血。
(2)其他检查提示的小肠影像学异常。
(3)各种炎症性肠病,不含肠梗阻及肠狭窄者。
(4)不明原因的腹痛、腹泻,疑有小肠器质性病变者。
(5)疑有小肠肿瘤者。
(6)不明原因的缺铁性贫血。

【禁忌证】

(1)有消化道畸形、胃肠道梗阻、消化道穿孔、消化道狭窄或瘘管者。
(2)体内植入心脏起搏器或其他电子仪器者。
(3)对高分子材料过敏者。
(4)有严重吞咽困难者。
(5)各种急性肠炎、严重的缺血性疾病及放射性结肠炎病人。

【术前准备】

1. 解释签字 胶囊内镜检查作为当前较先进的检查方法之一,病人对其缺乏了解。应详细向病人解释胶囊内镜的工作原理、操作步骤,消除病人紧张、焦虑情绪,积极配合检查。请病人或家属签署手术知情同意书。

2. 评估体检 询问病人病史和进行体格检查,排除检查禁忌证。

3. 肠道准备 手术前 2 天不做钡餐和钡灌肠检查,以免钡剂残留影响检查结果;手术前 1 天进清淡无渣饮食,术前 8 h 禁食、禁饮,术前晚 8:00 口服泻药。

4. 准备用物 特殊背心、胶囊内镜、图像记录仪、影像工作站、电池、天线单元分布示意图等。

5. 系统准备 将图像记录仪充电,使其电量达到饱和状态;用专用 USB 线连接图像记录仪和影像工作站;开启图像记录仪,开启影像工作站电源。

6. 其他准备 禁烟 24 h,以免咳嗽影响检查。术前测量血压、心率,口服去泡剂(如二甲硅油散等)。

【术中配合】

(1)病人穿戴背心记录仪,按天线单元分布示意图要求,检查和调整天线单元位置。确定胶囊工作正常后,用一小口水(50~100 mL)尽快送服胶囊,不可咀嚼。根据需要,调节胶囊的运行参数,如图像的亮度、闪烁的强度、采样频率等。

(2)吞服胶囊后 2 h 以内不可饮水,2 h 后可饮少量水(100 mL 以下),待实时监控中胶囊进入小肠 2 h 后,病人可进食少量简单食物,如蛋糕、面包等,尽量不饮水,检查全部结束后方可正常进食。

(3)病人在检查期间可进行日常活动,但应避免剧烈运动、屈体、弯腰及有可能造成图像记录仪移动的活动。切勿撞击图像记录仪,避免受外力干扰,不可自行脱除记录背心,不能接触强烈电磁场,每 15~30 min 确认记录仪上指示灯是否闪烁。

(4)若病人吞服胶囊后出现恶心、呕吐、腹痛等不适表现,应及时报告医师,协助处理。

【术后护理】

(1)协助病人关闭记录仪,脱下背心,应避免剧烈晃动,以免数据丢失。

(2)嘱病人观察胶囊内镜排出情况,一般胶囊内镜在胃肠道内 8~72 h 后随粪便排出体外。

(3)若胶囊内镜 72 h 未排出体外或病人出现难以解释的腹痛、呕吐等症状,应及时与医师联系。

(4)胶囊排出后协助回收处理,登录影像工作站并导出记录仪数据,协助医师分析与诊断,并做好记录。

三、结肠镜检查术护理

结肠镜检查主要用于诊断肠道炎症、肿瘤、出血、息肉等病变,并可行息肉切除、异物钳取等治疗。

【适应证】

(1)原因不明的便血、慢性腹泻及下腹疼痛,疑大肠病变者。

(2)钡剂造影检查肠内有可疑病变,须进一步明确病变性质者。

(3)溃疡性结肠炎、克罗恩病等疾病的诊断与随访。

(4)需做止血、结肠息肉摘除等治疗者。

(5)大肠癌及大肠息肉术后复查者。

(6)大肠癌高危人群普查。

(7)转移性腺癌,寻找原发病灶者。

(8)药物或手术治疗后复查与随访者。

【禁忌证】

(1)肛门与直肠严重狭窄、肛周脓肿、肛裂。

(2)严重心肺功能衰竭、高血压、脑血管疾病、精神异常、休克及昏迷病人。

(3)急性重度结肠炎病人,如急性细菌性痢疾、急性重度溃疡性结肠炎及憩室炎。

(4)重度放射性肠炎、腹腔脏器穿孔、癌症晚期伴有腹腔内广泛转移者以及腹腔内广泛粘连及大量腹腔积液者。

（5）急性弥漫性腹膜炎病人。

（6）妊娠妇女。

【术前准备】

1. 解释签字　给病人讲解检查的目的、方法、注意事项,解除其顾虑,以取得合作,并征得病人或家属签字同意。

2. 饮食护理　嘱病人检查前 3 天进无渣或少渣饮食,检查前 1 天进流质饮食,检查当天早晨禁食。

3. 肠道准备　肠道清洁有多种方法。目前多采用检查前 4 h 口服 20％甘露醇 500 mL 与 5％葡萄糖生理盐水 1000 mL 混合液的方法行渗透性导泻,或口服 50％的硫酸镁 50～60 mL,同时在 20 min 内饮水 1000～1500 mL。

4. 物品准备　检查用物,如肠镜及附属器件、纱布、润滑剂、活组织标本瓶、载玻片及固定液、橡胶手套、弯盘等。

5. 术前用药　为消除病人紧张、恐惧心理,解除病人腹痛、腹胀等症状,术前遵医嘱肌内注射地西泮、哌替啶、阿托品或丁溴东莨菪碱等药物。此类药物可降低病人对疼痛的反应性,因而发生肠穿孔等并发症时腹部症状可不明显,应特别注意,有青光眼或明显前列腺肥大者忌用阿托品。

【术中配合】

（1）协助病人取左侧卧位,双膝屈曲,嘱病人尽量在检查中保持身体不摆动。

（2）术者先做直肠指检,了解有无肿瘤、狭窄、痔疮、肛裂等,并扩张肛门。助手将镜前端涂上润滑剂(一般用硅油,不用液体石蜡),嘱病人张口呼吸,松弛肛门括约肌。术者以右手示指按镜头,左手拇指、示指牵引肛周皮肤,将结肠镜缓慢插入肠腔。

（3）在插镜、检查过程中,护理人员密切观察病人反应,如病人出现腹胀不适,可嘱病人做缓慢深呼吸;如出现面色、表情、呼吸、脉搏等异常及时报告医师,停止插镜,并建立静脉通道以备抢救。

（4）根据病人情况和检查需要,护士协助摄像、取活组织行细胞学等检查。

（5）检查结束退镜时,应再次观察病变部位情况,尽量抽气以减轻腹胀。

【术后护理】

（1）检查结束后,做好肛门清洁护理。嘱病人稍事休息,观察 15～30 min 后再离去。

（2）病情轻者术后 3 天内进少渣饮食,病情重者禁食 24～48 h。如行息肉摘除、止血治疗者,应给予抗菌治疗、半流质饮食。

（3）密切观察病人生命体征、腹胀、腹痛、排便情况,观察大便颜色,必要时做大便隐血试验,以了解有无活动性出血。腹胀明显者,可在内镜下排气;腹痛明显或便血者留院观察;如出现剧烈腹痛、腹胀、面色苍白、心率增快、血压下降、大便次数增多呈黑色等表现,提示并发肠出血、肠穿孔,应及时报告医师配合治疗。

（4）做好结肠镜的清洗消毒工作,避免交叉感染,妥善保管。

四、小肠镜检查术护理

双气囊小肠镜(double-balloon enteroscopy,DBE)于 2001 年首先应用于小肠检查,其并发症发生率低,安全可靠。DBE 不仅具有可操控性、图像分辨率高、可活检等优势,还可行内镜直视下治疗,如肠道狭窄扩张术、支架置入术、异物钳除术、息肉切除术及 DBE 联合经内镜逆行胰胆管造影等。DBE 理论上可通过经口和经肛方式的结合完成对小肠无盲区检查。

【适应证】

(1) 传统胃肠镜检查阴性、不明原因消化道出血者。

(2) 克罗恩病病人的病情评估。

(3) 不完全性小肠梗阻者。

(4) 临床表现疑有小肠病变者。

(5) 影像学检查方法提示有小肠病变者。

(6) 小肠疾病的内镜下治疗,如经皮内镜下胃造瘘术及肠道狭窄扩张术、支架置入术及异物钳除术、DBE 联合经内镜逆行胰胆管造影等。

【禁忌证】

(1) 明确或疑为小肠穿孔者。

(2) 有凝血功能障碍者。

(3) 不能进行肠道准备者(如完全性肠道梗阻)。

(4) 心肺功能较差病人(如严重呼吸功能不全)。

(5) 生命体征不稳定者。

(6) 孕妇、低龄儿童。

(7) 精神障碍不能配合的病人。

【术前准备】

1. 解释签字 接受小肠镜检查的病人多病程长且病情较复杂,曾接受过多种检查均未能查出病因,对小肠镜检查能否查出病因持怀疑态度,另因小肠镜检查时间长,较一般胃肠镜检查痛苦,故大多数病人都有担忧及紧张心理。因此给病人讲解检查的目的、方法、必要性及注意事项,解除其顾虑,以取得合作,并征得病人或家属签字同意。

2. 饮食护理 经口检查者禁食 12 h,经肛检查者手术前 3 天开始进食半流质少渣饮食,手术前 1 天进流质饮食,忌食蔬菜、水果,检查前 1 天晚上及当天早餐禁食。

3. 肠道准备 经口检查的病人术前 15～30 min 口服消泡剂。经肛检查者,检查前 1 天晚 8:00 口服 50 g 硫酸镁,然后饮温水 2000 mL 以上,或者口服蓖麻油 30 mL。如果下午检查则在检查当天上午 9:00 服钾钠盐粉 1 包加温开水 3000 mL(必须 1 h 内喝完),早餐及午餐禁食,如果上午检查则在检查当天凌晨 3:00 服钾钠盐粉 1 包加温开水 3000 mL(必须 1 h 内喝完),检查前 1 天晚上及当天早餐禁食。

4. 物品准备 检查用物,如双气囊小肠镜及附属器件、纱布、润滑剂、活组织标本瓶、橡胶手套、弯盘、活检钳、圈套器、注射针等。

5. 术前用药 经口检查者术前 10 min 口服胃镜胶 1 支,取左侧卧位,咬好口腔牙垫后用胶布固定,术前 5 min 肌内注射地西泮 10 mg,采用静脉麻醉者建立静脉通道,给予吸氧及心电监护,监测血压、脉搏、氧饱和度。经肛检查者,体位及用药和静脉麻醉同经口检查,当内镜进入小肠后,给予丁溴东莨菪碱 20 mg 静脉或肌内注射,以抑制肠蠕动。

【术中配合】

1. 病情观察 检查过程中密切观察并正确判断病人的反应及耐受性,若病人出现腹痛、腹胀等情况,嘱其做深呼吸,以缓解症状。对于静脉麻醉者,要严密观察病人血压、脉搏、呼吸及氧饱和度,一旦有异常及时处理,随时保持呼吸道通畅。经口检查者,鼓励病人用鼻子呼吸,不要憋气,若有口水,让其自行流出,不要吞咽,以免呛咳及误吸。

2. 操作配合 推进式小肠镜可单人或双人操作,由于小肠镜(镜身长约 2 m)一人操作很不方便,一般由双人操作。经口检查时,护士应站在医师的左侧,用手轻托镜身,方便医师进镜。在小肠镜进入十二指肠后,医师操纵调节旋钮,由护士持镜协助进镜,此时要严格遵守循腔而入的原则,勿盲插,以免损伤小肠黏膜,引起出血、穿孔等并发症。当内镜向深部推进时,可协助病人变换体位,用手在病人腹部施加压力以减少或防止内镜在胃内打襻,如已打襻,可回拉镜身,使食管、胃及十二指肠形成直线后再向小肠深部推进。当镜身全部进入后,再缓缓退镜,退镜时对小肠黏膜的观察非常重要,此时应严格掌握以下要领:首先退镜要慢,其次要始终把肠腔暴露在视野内,可通过扭转或回拉镜身来进行,以协助医师寻找病变,防止漏诊。经肛检查者护理配合详见"结肠镜检查"相关内容。

3. 协助活检 小肠镜较一般影像学检查的优势在于可直视、能活检,但由于小肠镜镜身长,当内镜全部插入小肠时,容易形成襻,弯曲角度大,活检钳进入后在肠腔内不易张开。此时要轻轻抖动钳身,活检钳可张开。另由于上述原因,医师对于病灶的定位不如胃肠镜检查时那么准,故要求医护配合默契,护士要眼明手快,抓住瞬间机会,及时钳取组织。

【术后护理】

1. 一般护理 检查结束后,嘱病人卧床休息,取俯卧位等舒适体位或变换体位,有利于排气,减轻腹胀。经口检查者、行活检者,可于检查后 2 h 后进食,以温凉流质食物为主。未行活检者,检查结束后即可进食,以软食为主,但不宜过多,避免进食过热、粗糙、胀气的食物,保持大便通畅。部分病人出现咽痛时,要做好解释工作,告知是因为小肠镜检查时间长及检查时病人呕吐导致镜身反复摩擦咽喉部所致,可口服消炎含片缓解症状。

2. 病情观察 对于静脉麻醉者检查结束后继续监测生命体征至病人苏醒,部分病人清醒后有轻微的头晕,嘱其卧床休息。所有病人检查结束后要注意腹部体征观察,注意病人有无腹胀、腹痛等现象,如果有需做好解释工作,对于腹胀者,可变换体位或进行腹部按摩,以缓解症状;对于腹痛者,要严密观察有无压痛、反跳痛、腹肌紧张等体征,若有及时通知医师进行处理,术后 24 h 注意观察病人大便颜色及病人有无呕血等现象。

3. 清洗存储 内镜卸下后,先送气送水 10 s,再由护士将内镜送至清洗室。清洗步骤与一般胃镜相同,但由于小肠镜镜身长,可由 2 名护士共同完成。内镜清洗消毒干燥后,将各旋钮放松于自由位,悬挂于镜房储存备用。

五、内镜食管静脉套扎术护理

内镜食管静脉套扎术(endoscopic variceal ligation，EVL)是在内镜引导下，用食管静脉曲张套扎器把安装于内镜端头的橡皮圈套扎在被吸入的曲张静脉上，形成息肉状，数天可自行脱落。该操作创伤小，并发症少，疗效可靠，对食管静脉曲张破裂引起的大出血可以达到很好的止血效果。

【适应证】

(1) 食管静脉曲张和(或)胃底静脉曲张破裂出血药物止血无效的病人。
(2) 中度或重度食管静脉曲张、有出血史、全身状况差、不能耐受手术的病人。
(3) 经三腔二囊管压迫止血和血管加压素或生长抑素暂时止血后数小时。
(4) 曾接受过分流术、断流术或脾切除术后再出血。
(5) 预防食管静脉曲张破裂出血的择期治疗。

【禁忌证】

(1) 心、脑、肺、肾严重功能不全者。
(2) 出血性休克未纠正或严重出血者。
(3) 全身情况极差，不能配合和耐受治疗者。

【术前准备】

1. 解释签字 EVL 作为近年来开展的新治疗方法，病人对其缺乏了解。应详细向病人讲解套扎术的目的、方法、操作过程以及可能出现的并发症，消除其紧张、焦虑情绪，积极配合治疗。请病人或家属签署手术知情同意书。

2. 评估体检 询问病人病史并进行体格检查，排除禁忌证。

3. 准备用物 电子胃镜、吸引器、套扎器、注射针、各种抢救药物和器械。

4. 禁食禁水 术前禁食、禁水 8 h。

5. 术前检查 完善各项实验室检查，如心电图、肝肾功能、血常规、凝血相关检查及交叉配血检查等，备足够的新鲜血备用。

6. 建立通道 建立通畅的静脉通道，以备输液和输血使用。第一次行 EVL 者可在术前、术中遵医嘱静脉滴注降门静脉压力药物(如生长抑素)。

7. 术前给药 术前半小时遵医嘱给予镇静剂和解痉药物，如地西泮、丁溴东莨菪碱，以减轻病人术中腺体分泌，缓解紧张情绪。

【术中配合】

(1) 协助病人取左侧卧位，下颌放置弯盘，固定口腔牙垫。插入胃镜时指导病人身心放松，做吞咽动作以使胃镜顺利通过咽喉部。

(2) 协助医师将安装好套扎器的胃镜送入病人食管或者胃内，确定套扎部位。

(3) 协助医师完成负压吸引、套扎和退镜过程。

(4) 术中实施心电监护，严密监测病人生命体征，观察有无恶心、呕吐，若有呕吐，呕吐物是否为血性,若有异常及时报告医师。

(5)套扎一般间隔2周后可反复进行,有利于病灶的治疗。

【术后护理】

(1)禁食24 h,若无出血可进食高蛋白、低盐、低脂、清淡、温凉流质饮食2天,再逐步过渡到半流质饮食直至普食。

(2)绝对卧床休息24 h,2~7天内肢体限制活动,2周内避免剧烈活动。

(3)遵医嘱预防性使用抗生素2~3天,并连续服用氢氧化铝凝胶3天。

(4)密切观察病人生命体征和病情变化,观察有无呕血、黑便,判断有无出血、溃疡、穿孔、狭窄等并发症,如有异常及时报告医师,并协助医师及时处理。

六、腹腔穿刺术护理

腹腔穿刺术是对腹腔积液病人进行腹腔穿刺和抽液的操作过程,常用于检查腹腔积液的性质,协助判断腹腔积液的原因,或进行腹腔内给药,或在大量腹腔积液时穿刺放液。

【适应证】

(1)需明确腹腔积液病因,进行鉴别诊断者。

(2)疑有腹腔内出血者,如脾破裂、异位妊娠等。

(3)大量腹腔积液需穿刺放液以减轻呼吸困难者。

(4)需实行腹腔积液浓缩回输术者。

(5)需要向腹腔内注入药物进行治疗者。

【禁忌证】

(1)肝硬化腹腔积液有肝性脑病先兆者。

(2)粘连性结核性腹膜炎、卵巢肿瘤、包虫病病人。

【术前准备】

1. 解释签字 向病人解释穿刺的目的、意义、过程及注意事项,以解除病人的紧张心理,积极配合穿刺,并征得病人或家属签字同意。

2. 物品准备 腹腔穿刺包、无菌手套、口罩、帽子、2%利多卡因、5 mL注射器、20 mL注射器、50 mL注射器、消毒用品、胶布、盛器、量杯、弯盘、500 mL生理盐水、腹腔内注射药品、无菌试管数支(留取常规、生化、细菌、病理标本)、多头腹带、靠背椅等。

3. 术前排尿 术前嘱病人排尿,以防穿刺损伤膀胱。

4. 术前检查 穿刺前测量腹围、血压、脉搏,检查腹部体征,以观察病情变化。

【术中配合】

1. 协助准备体位 协助病人准备穿刺体位,病情许可者取坐位,体弱者取半卧位或左侧卧位。

2. 协助选择穿刺点 协助病人暴露腹部,注意保暖。选择适当的穿刺点:①左下腹脐与髂前上棘连线中、外 1/3 交点,此处不易损伤腹壁动脉;②脐与耻骨联合连线中点上方 1.0 cm、偏左或偏右 1.5 cm 处,此处无重要器官且易愈合;③侧卧位,在脐水平线与腋前线或腋中线的相交处,此处常用于诊断性穿刺;④少量积液或包裹性腹腔积液,须在 B 超引导下定位。

3. 协助穿刺麻醉 常规消毒穿刺部位皮肤,术者戴无菌手套,铺无菌孔巾,用 2% 利多卡因穿刺局部浸润麻醉。

4. 协助穿刺留样 穿刺时,根据不同的穿刺目的选择不同的穿刺针。术者左手固定穿刺部位皮肤,右手持针经麻醉处垂直刺入腹壁,当针尖抵抗感突然消失,则表示针尖已穿过壁腹膜,此时即可抽取腹腔积液,并根据需要留样送检。

5. 协助拔针固定 放液结束后拔出穿刺针,穿刺部位以无菌纱布按压 5~10 min,再以胶布固定。大量放液后,需以多头腹带束紧,以防腹压骤降、内脏血管扩张引起血压下降或休克。

6. 整理、记录、送检 整理用物,并详细记录腹腔积液的量、性质、颜色,及时送检。

7. 观察病情变化 在穿刺过程中,护理人员应在病人床旁协助完成操作,观察腹腔积液性质,记录穿刺放液量。注意穿刺放液速度不宜过快,以防腹内压骤然降低、内脏血管扩张而致血压下降甚至休克;同时注意穿刺放液量不宜过多,一般初次放液不超过 3000 mL,以防诱发肝性脑病和电解质紊乱。密切观察病情变化,注意病人有无头晕、恶心、呕吐、心悸、气促、面色苍白等表现,一旦出现立即停止操作,并协助对症处理。

【术后护理】

(1)术后病人卧床休息 8~12 h,卧位时使穿刺点位于上方,防止腹腔积液外溢。

(2)防止伤口感染,穿刺点如有腹腔积液外溢,可用蝶形胶布或火棉胶布粘贴,并及时更换敷料。

(3)密切监测体温、血压、脉搏、神志变化,防止诱发肝性脑病,观察有无腹部压痛、反跳痛、肌紧张等腹膜感染征象。

(4)测量腹围,观察腹腔积液消长情况。

(5)观察穿刺部位有无渗液、渗血。

七、三腔(四腔)二囊管压迫止血术护理

三腔(四腔)二囊管(Sengstaken-Blakemore tube)压迫止血术是利用胃气囊压迫破裂的胃底曲张静脉和食管气囊压迫破裂的食管下段曲张静脉而达到紧急止血的一项急救技术,用于食管-胃底静脉破裂出血病人的紧急止血。三腔二囊管内的 2 个气囊分别是圆形的胃气囊和椭圆形的食管气囊;3 个腔管中 1 个腔管通胃气囊,充气后压迫胃底;1 个腔管通食管气囊,充气后压迫食管下段;1 个腔管通胃腔,经此腔可行吸引、冲洗和注入止血药物。四腔二囊管较三腔管多 1 条在食管气囊上方开口的腔管,用于吸取食管气囊以上的分泌物,以减少吸入性肺炎的发生。

【适应证】

适用于食管-胃底静脉曲张破裂出血,经药物不能控制出血时暂时使用,以争取时间准

备其他治疗措施。

【禁忌证】

冠心病、高血压及心功能不全者慎用。

【置管前准备】

1. 解释签字   向病人及其家属讲解三(四)腔二囊管压迫治疗止血的目的、方法,以及该操作的优点及缺点,以消除其紧张情绪,并征得病人或家属签字同意。

2. 物品准备   三(四)腔二囊管气囊管、消毒液体石蜡、小弯盘、血压计、治疗巾、胶布、纱布、牵引绳、牵引物(0.5 kg 的沙袋或装水 250 mL 的盐水瓶)、牵引架、滑轮、蜡绳、剪刀、2把止血钳、50 mL 注射器等。

3. 用物检查   仔细检查三(四)腔二囊管有无折裂、是否通畅、气囊有无漏气,确保食管引流管、胃管、食管囊管、胃囊管通畅并分别做好标记,检查两气囊无漏气后,抽尽囊内气体,备用。

4. 护士准备   洗手,戴口罩,戴帽子。

【置管操作】

1. 卧位铺巾   协助病人取平卧位、头偏向一侧,或取半卧位,检查并清洁鼻腔,在病人颌下铺治疗巾。

2. 润滑插管   用液体石蜡润滑三腔管前端及气囊,并嘱病人喝少许液体石蜡。然后将三腔管从鼻腔缓慢插入,管端达咽部时嘱病人做吞咽动作,使其能顺利送入。如出现恶心反应,则暂停插管,嘱病人做深呼吸。

3. 证实固定   当三腔管插至 50～60 cm 深度时,若从胃管腔抽出胃内容物,则证实气囊管已达胃内,可暂作固定,并抽出胃内积血。

4. 注气压迫   先向胃囊注入空气 150～200 mL,维持囊内压 50 mmHg 左右,随即封闭管口。然后向外缓慢牵引三腔管,感到有轻度弹性阻力时,则表示胃气囊已压迫胃底贲门处。如单用胃气囊已经止血,则不必向食管气囊充气,如未能止血,再向食管气囊注入空气约 100 mL,维持囊内压 40 mmHg,并封闭管口,使气囊压迫食管下段曲张的静脉。在管外端连接 0.5 kg 的沙袋或装水 250 mL 的盐水瓶,通过滑轮装置牵引三腔管,并固定于牵引架上,以保证有足够的压力而达到有效压迫的效果。

【置管期护理】

(1) 定时做好鼻腔、口腔的清洁,用液体石蜡润滑鼻腔、口唇,以防三腔管与鼻黏膜粘连。

(2) 定时测量气囊内压力,以防压力不足而不能有效止血,或压力过高而引起组织坏死。气囊充气加压 12～24 h 应放松牵引,然后将食管气囊放气 15～30 min,以免食管、胃底黏膜受压过久而致糜烂、坏死。

(3) 置管期间取侧卧位,在床旁备弯盘、纸巾,及时清除鼻腔、口腔分泌物,并嘱病人勿咽下唾液、痰液。应用四腔管时,可经食管引流管抽出食管内积聚的液体,以防误吸引起吸入性肺炎。三腔管无食管引流管腔,必要时可另插一管进行抽吸。

（4）置管期间应定时抽吸胃内容物,以观察出血是否停止,并记录引流液的性状、颜色及量。经胃管冲洗胃腔,以清除积血,减少氨在肠道的吸收,防止血氨增高诱发肝性脑病。

（5）置管期间,若病人突然出现呼吸困难,可能是胃囊充气不足或破裂导致食管囊上移阻塞喉部,一旦发生应立即放出气体、拔出管道。

【拔管后护理】

（1）三腔（四腔）二囊管压迫止血 2～3 天,待出血停止后,可放松牵引,放出囊内气体,保留管道观察 24 h,如无再出血可考虑拔管。拔管前口服液体石蜡 20～30 mL,抽尽囊内气体,并以缓慢、轻巧的动作拔管。

（2）拔管后禁食 24 h,然后进食流质、半流质饮食,逐渐恢复正常饮食。

（3）拔管后 24 h,如再出血仍可用三腔（四腔）二囊管压迫止血。

八、肝穿刺活组织检查术护理

肝穿刺活组织检查术简称肝活检,是指通过肝脏穿刺采取肝组织标本进行组织学或细胞学检查的一种检查技术,其目的是明确肝病诊断、了解肝病演变过程、观察治疗效果以及判断肝病预后。

【适应证】

（1）原因不明的肝大、肝功能异常者。

（2）原因不明的黄疸及门静脉高压者。

（3）肝病需要明确诊断、了解治疗效果以及判断预后者。

【禁忌证】

（1）全身情况衰竭者。

（2）重度黄疸、肝功能严重障碍、大量腹腔积液者。

（3）肝包虫病、肝血管瘤、肝周围化脓性感染者。

（4）严重贫血、有出血倾向者。

【术前准备】

1. 解释签字　向病人解释穿刺的目的、意义和方法,以消除病人的顾虑和紧张情绪,并征得病人或家属签字同意。

2. 术前训练　术前指导病人训练深呼吸和屏息呼吸方法（深吸气→深呼气→屏气片刻）,以利于术中配合。

3. 术前检查　根据医嘱测定肝功能、凝血时间、凝血酶原时间及血小板计数,若异常应遵医嘱肌注维生素 K_1 10 mg,连用 3 天后复查,待各项检查指标达到允许标准后方可穿刺;化验血型,以备大出血时输血;行胸部 X 线检查,观察有无肺气肿、胸膜肥厚;穿刺前测量血压、脉搏。

4. 术前给药　情绪紧张者可于术前 1 h 口服地西泮 10 mg。

5. 物品准备 无菌肝穿包(内备穿刺针、穿刺锥、钢针芯活塞、注射器、橡皮管、洞巾、纱布、弯盘、血管钳等)、常规消毒物品、无菌手套、局部麻醉药、胶布、腹带、沙袋、标本瓶、载玻片及推玻片等。

【术中配合】

1. 协助摆放体位 协助病人取仰卧位,身体右侧靠近床沿,并将病人右手置于枕后,嘱病人保持固定的体位。

2. 协助确定穿刺点 协助病人暴露穿刺部位,确定穿刺点,一般取右侧腋中线第8~9肋间、肝实音处穿刺。如疑诊肝癌、肝脓肿则在B超引导下定位进行穿刺。

3. 协助消毒麻醉 协助术者在穿刺部位进行皮肤消毒、戴无菌手套、铺无菌孔巾、局部麻醉。

4. 选择检查穿刺针 根据穿刺目的选择12号或16号穿刺针,用10~20 mL注射器吸入无菌生理盐水3~5 mL,将穿刺针与注射器连接,检查穿刺针是否通畅、连接是否紧密。

5. 协助穿刺进针 术者先用穿刺锥在穿刺点皮肤上刺孔,再由此孔将穿刺针沿肋上缘与胸壁垂直方向刺入0.5~1 cm,然后将注射器内生理盐水推出0.5~1 mL,以冲洗穿刺针内可能存留的皮肤与皮下组织,防止针头堵塞。

6. 协助抽吸拔针 术者将注射器抽成负压,嘱病人深吸气并于深呼气末屏气。在病人屏气时,术者将穿刺针迅速刺入肝内,并立即抽吸标本、拔出穿刺针,其穿刺深度不超过6 cm。

7. 协助按压固定 穿刺部位以无菌纱布按压5~10 min,再以胶布固定、多头腹带束紧,并用小沙袋加压。

8. 协助标本送检 将抽吸的肝组织标本制成玻片,或注入95%酒精或10%甲醛固定液中送检。

9. 术中观察病情 术者操作时,护理人员应在病人床旁,协助完成操作,并密切观察生命体征变化,如有异常及时处理。

【术后护理】

(1)术后嘱病人绝对卧床休息24 h,满足病人的生活要求,保证充足的睡眠。

(2)密切监测病人血压、脉搏、面色的变化。如有脉搏细速、血压下降、烦躁不安、面色苍白、出冷汗等内出血征象,应立即通知医师紧急处理。

(3)观察穿刺部位,注意有无伤口渗血、红肿、疼痛。若穿刺部位疼痛明显,应仔细检查原因,如果是一般组织创伤性疼痛,可遵医嘱给予止痛剂,若发现气胸、胸膜休克或胆汁性腹膜炎时,应及时处理。

(丁洪琼)

本章小结

胃炎分为急性胃炎和慢性胃炎。急性胃炎主要病因为药物(非甾体抗炎药)、应激因素和酒精刺激,常见表现为上腹痛、饱胀、嗳气、恶心、呕吐和食欲减退等,急诊胃镜检查是确诊的重要依据,治疗、护理的主要原则是去除诱因、保护胃黏膜。慢性胃炎的主要病因是 Hp 感染,无特异性症状,胃镜及胃黏膜活组织检查是最可靠的诊断方法,Hp 检测是病因诊断的依据。

消化性溃疡主要是指胃和十二指肠的慢性溃疡,主要病因是 Hp 感染,特征表现为慢性、周期性、节律性上腹疼痛,常见并发症有出血、穿孔、幽门梗阻、癌变,胃镜检查是确诊的依据,根治 Hp 主要采用三联疗法,护理重点是饮食指导、用药护理和并发症的防治。

肠结核主要经口感染,好发于回盲部,主要表现为腹痛、腹泻、便秘、右下腹肿块,主要并发症为肠梗阻,X 线胃肠钡餐造影对其诊断有重要价值,结肠镜检查可以确诊,治疗关键是抗结核化学药物治疗。护理重点是饮食护理、用药护理。结核性腹膜炎主要的感染途径是直接蔓延,临床表现以发热和盗汗最为常见,亦有腹痛、腹胀、腹泻、便秘、腹腔积液、腹部包块及腹壁揉面感等,主要并发症是肠梗阻,腹腔镜检查有确诊价值。

溃疡性结肠炎是一种病因不明的直肠和结肠慢性非特异性炎症性疾病,主要临床表现是腹泻、腹痛、腹胀等,黏液脓血便是本病活动的重要表现,并发症有中毒性巨结肠、直肠结肠癌变、大出血等,结肠镜检查是本病最重要的诊断检查,治疗首选柳氮磺吡啶(SASP),重型活动期及急性暴发型病人首选糖皮质激素治疗,饮食护理是重点。

肝硬化是肝脏的慢性进行性弥漫性硬化,我国引发肝硬化最常见的病因是病毒性肝炎。临床主要表现为肝功能损害和门静脉高压,晚期可出现消化道出血、肝性脑病、感染等严重并发症,目前尚无特效治疗,主要是对症治疗,改善肝功能和处理并发症,护理重点是腹腔积液护理和饮食护理。

原发性肝癌是指发生于肝细胞或肝内胆管细胞的癌症,主要临床表现为肝区疼痛,肝脏肿大是重要体征,主要并发症有肝性脑病、上消化道出血、肝癌结节破裂出血等,AFP 是普查、早期诊断的重要检查方法,影像学检查和肝穿刺活组织检查有助于诊断,目前根治肝癌的主要方法是早期行手术切除,非手术治疗的首选方法是肝动脉栓塞化疗,护理重点是疼痛护理、饮食护理、肝动脉栓塞化疗护理。

肝性脑病是严重肝病引起的中枢神经系统功能失调的综合征,主要表现为意识障碍、行为失常和昏迷,肝炎后肝硬化是最常见病因,氨中毒是其最重要的发病机制,根据其主要表现、扑翼样震颤、神经系统体征、脑电图改变,将肝性脑病分为 5 期,目前本病尚无特效治疗,治疗的重点是去除诱因、降氨及对症治疗,护理重点是饮食护理、诱因去除、用药护理。

急性胰腺炎是胰腺组织被自身胰酶消化而引起的急性化学性炎症,在我国胆道疾病是最常见病因,腹痛是主要和首发症状,淀粉酶测定是重要辅助检查,血钙降低提示预后不良,禁食及胃肠减压是最基本治疗,同时进行抑酸、抗感染、止痛和纠正维持水、电解质及酸碱平衡等治疗,护理重点是饮食护理和腹痛护理。

上消化道出血是指屈氏韧带以上的消化道出血,上消化道大出血是指数小时内失血量超过 1000 mL 或超过循环血量的 20%,常见病因有消化性溃疡、急性糜烂出血性胃炎、食管胃底静脉曲张破裂和胃癌,主要表现为呕血和(或)黑便,严重者出现周围循环衰竭甚至休克,主要治疗措施是补充血容量、止血治疗,护理重点是积极配合抢救,加强病情监察,防止病情加重。

情景模拟训练

案例一

王先生,47岁。5年前开始出现上腹部隐痛,通常在饭前或饭后4~5 h发生,偶尔夜间疼痛,进食后疼痛缓解,并伴嗳气、反酸等症状;疼痛呈间歇性,多在饮食不当、劳累时发生,尤以冬春季为甚,每次疼痛持续10天左右,自服胃药(不详)可缓解。昨日饮酒后症状加重入院。查体:T 37.0 ℃,P 80次/分,R 20次/分,BP 120/75 mmHg,中上腹、剑突下压痛,腹腔积液征(—)。辅助检查:胃镜检查示十二指肠球前壁溃疡。

情景模拟训练内容:

(1)病人腹部疼痛,请你帮助缓解疼痛。

(2)病人表示缺乏饮食护理方面的知识,请你进行饮食指导。

案例二

李某,男,48岁。6年前诊断为肝硬化。10天前午餐饱食鸡、鱼后感上腹饱胀不适、恶心,下午出现沉默寡言、神志恍惚;第2天开始出现语无伦次、躁动不安,大小便不能自理,在当地医院诊断为"精神分裂症",治疗7天后病情无明显好转;2天前病情加重。体格检查:生命体征正常,慢性病容,神志不清,皮肤巩膜黄染,面、颈部见多个蜘蛛痣,牙龈出血,颈静脉无怒张,瞳孔等大等圆,对光反射迟钝,腹软,肝右肋弓下未触及,脾脏平脐,移动性浊音阳性,双下肢轻度凹陷性水肿,双膝反射亢进,巴宾斯基征阳性,扑翼样震颤阳性。初步诊断为肝硬化、肝性脑病。

情景模拟训练内容:

(1)家属不知该如何为病人准备食物,请你对其进行饮食指导。

(2)家属咨询病人为什么会病情加重?请你给予解释并进行预防指导。

案例三

赵先生,26岁,昨晚会餐饮酒,午夜出现左上腹隐痛,2 h后疼痛加剧,呈刀割样持续性疼痛,并向左腰背部放射,伴恶心、呕吐,呕吐物为胃内容物及黄绿色苦水,无虫体及咖啡样物,吐后疼痛仍不缓解。曾在社区医院注射阿托品、安痛定各1支,症状未缓解。体格检查:急性痛苦面容,辗转不安,大汗淋漓,皮肤巩膜无黄染;心肺检查正常;腹部平软,肝脾未及,左上腹轻度压痛,无肌紧张及反跳痛,移动性浊音阴性,肠鸣音无亢进及减弱。辅助检查:血淀粉酶512U(苏氏法)。临床诊断:急性胰腺炎。

情景模拟训练内容:

(1)病人腹痛难忍,请你进行疼痛护理。

(2)病人家属咨询饮食方面的知识,请你进行饮食指导。

案例四

王先生,46岁,公司员工,2天前饮白酒后呕吐血1次,量约为30 mL,并解柏油样大便1次,量约为50 g;2 h前再次呕鲜血约800 mL,急诊来院。体格检查:T 36.8 ℃,P 120次/分,R 20次/分,BP 70/50 mmHg;神清,合作;营养状况较差;面色苍白;颈部有数个蜘蛛痣;心肺(—);腹平软,无压痛及反跳痛,肝区叩痛(—),腹部移动性浊音(—),肠鸣音活跃。临床诊断:上消化道出血原因待查,失血性休克。

情景模拟训练内容：

（1）其家人送病人入病房，你是接诊护士，请你接诊病人。

（2）其家人询问饮食方面的知识，请进行饮食指导。

案例五

李先生，男，53岁，有肝硬化病史10年。1个月前出现食欲不佳、全身无力、肝区隐痛等表现。体格检查：慢性病容，体质消瘦，未见蜘蛛痣和肝掌；肝脏肿大，触诊质地硬，边缘钝而不整齐，表面不光滑，有大小不等的结节，触痛明显。怀疑并发"原发性肝癌"。

情景模拟训练内容：

（1）其经过进一步检查确诊为"肝癌"后，李先生情绪很差，不愿意治疗，请你为其进行心理指导。

（2）李先生肝区疼痛，请为其进行止痛护理。

第四章
泌尿内科病人的护理

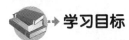

学习目标

1. 掌握泌尿内科常见疾病的临床表现、护理措施。
2. 熟悉泌尿内科常见疾病的治疗要点、重要辅助检查。
3. 了解泌尿内科常见疾病的病因与发病机制。
4. 能对泌尿内科病人进行整体护理。
5. 能对泌尿内科常用诊疗技术进行配合护理。
6. 能对泌尿内科病人及社区群体进行健康教育。

第一节　急性肾小球肾炎病人的护理

案例引导

患儿，男，8岁。上呼吸道感染2周，晨起眼睑水肿、乏力、尿少2天。体检：T 37.5 ℃，P 90次/分，R 22次/分，BP 140/90mmHg，眼睑水肿。实验室检查：尿蛋白（＋＋），尿白细胞2个/HP，尿红细胞20个/HP，血肌酐128 μmol/L，BUN 6.8 mmol/L。临床诊断：急性肾小球肾炎。

急性肾小球肾炎（acute glomerulonephritis，AGN），简称急性肾炎，是以急性肾炎综合征为主要表现的一组肾小球疾病。其特征为急性起病，以血尿、蛋白尿、水肿和高血压为主要表现，并可伴一过性肾脏损害。本病好发于儿童，男性多于女性，大多预后良好。

急性肾炎多见于链球菌感染后，亦可见于其他细菌、病毒和寄生虫感染后，本节主要介绍链球菌感染后急性肾炎。

链球菌感染后急性肾炎常因β-溶血性链球菌"致肾炎菌株"感染所致，常见于上呼吸道感染（如扁桃体炎）、皮肤感染（如脓疱疮）等链球菌感染后，感染导致机体产生免疫反应而引起双侧肾脏弥漫性炎症。感染的严重程度与急性肾炎的发生和病变轻重并不完全一致。其发病机制现多认为是链球菌的胞壁成分或某些分泌蛋白作为抗原,刺激机体产生抗体,形成循环免疫复合物沉积于肾小球或通过种植于肾小球的原位免疫复合物发生免疫反应而致病。同时肾小球内的免疫复合物激活补体,导致肾小球内皮及系膜细胞增生,并可吸引中性粒细胞及单核细胞浸润,导致肾脏病变。

【护理评估】

一、健康史

询问病人性别、年龄,发病前1～3周有无上呼吸道或皮肤感染史,有无其他细菌、病毒和寄生虫感染病史。

二、身心状况

（一）症状、体征

通常于前驱感染后1～3周(平均10天左右)起病,起病较急,病情轻重不一,轻者无明显的临床症状(仅有尿常规及血清补体异常),典型者呈急性肾炎综合征表现,重症者可发生急性肾衰竭。典型表现如下。

1. 水肿　80%以上病人有水肿,常为起病的初发表现。典型表现为晨起眼睑及颜面水肿,重者可伴双下肢凹陷性水肿,少数严重者可出现全身性水肿、胸腔积液和腹腔积液。水肿主要是因肾小球滤过率下降,加之肾小管重吸收功能异常,导致水、钠潴留所致。

2. 高血压　约有80%病人出现高血压,多为一过性的轻、中度高血压;少数病人可出现严重高血压,甚至并发高血压脑病。高血压的发生主要与水、钠潴留有关,积极利尿后血压可逐渐恢复正常。

3. 尿异常

（1）尿量减少　多见于起病初期,常于1～2周后尿量逐渐增多,但无尿少见。

（2）血尿　血尿常为首发症状和病人就诊原因。几乎全部病人均有肾小球源性血尿,约30%病人可出现肉眼血尿,肉眼血尿多于1～2周后转为镜下血尿,镜下血尿持续时间常为3～6个月或更久。

（3）尿蛋白　大多数病人可有轻、中度蛋白尿,每天尿蛋白不超过3.5 g。少数病人为大量蛋白尿,达到肾病综合征水平。

4. 肾功能异常　病人起病早期可因肾小球滤过率下降,水、钠潴留而致尿量减少,少数病人甚至少尿。部分病人可出现一过性氮质血症。肾功能随尿量增加可逐渐恢复正常,极少数病人可出现急性肾损伤。

（二）并发症

1. 急性心力衰竭　以老年病人多见。常发生于起病后1～2周内,主要与水、钠严重潴留和高血压有关。

2. 高血压脑病　以儿童多见,多见于病程早期。

3. 急性肾损伤　极少见,为急性肾炎死亡的主要原因。

（三）心理、社会状况

本病病人多为儿童，对疾病的后果常不能理解，因而不重视疾病，不遵医嘱注意休息，家属则往往较着急，过分约束病人。年龄较大的儿童因休学、长期休息而产生焦虑、悲观情绪。当病人出现水肿加重、血尿明显时，会出现焦虑、恐惧心理。

（四）辅助检查

1. 尿液检查 均有镜下血尿，尿中红细胞为多形性红细胞。尿蛋白多为＋～＋＋，少数病人（<20％）可有大量蛋白尿。尿沉渣中可有白细胞管型、上皮细胞管型、红细胞管型、颗粒管型等，尿沉渣中出现红细胞管型具有诊断意义。

2. 免疫学检查 血清补体 C_3 及总补体水平在发病初期下降，6～8周内恢复正常，对本病诊断意义大。血清抗链球菌溶血素"O"抗体（ASO）测定增高，提示近期内有链球菌感染。ASO 滴度高低与链球菌感染严重性相关。早期应用青霉素后，滴度可不高。

3. 肾功能检查 可有轻度的肾小球滤过率降低，血尿素氮和血肌酐可一过性增高。

4. B型超声波检查 双肾体积正常或增大。

【主要护理诊断/医护合作性问题】

1. 体液过多 与肾小球滤过率下降导致水、钠潴留有关。

2. 活动无耐力 与水、钠潴留，高血压有关。

3. 有皮肤完整性受损的危险 与皮肤水肿有关。

4. 潜在并发症：急性心力衰竭、高血压脑病、急性肾损伤。

【护理措施】

（一）一般护理

1. 休息与活动 休息有助于增加肾脏血流量，减轻血尿或蛋白尿。急性期病人应绝对卧床休息 2～3 周，症状明显者需卧床休息 4～6 周，待肉眼血尿消失、水肿消退及血压恢复正常后，可逐渐增加活动量；尿红细胞减少、血沉恢复正常才可上学，但仍需避免体育活动；病情稳定后可从事一些轻体力活动，但 1～2 年内应避免剧烈活动和劳累；Addis 计数正常后可恢复正常生活。

2. 饮食护理 当病人出现水肿、高血压时给予低盐饮食（<3 g/d），当病情好转、血压下降、水肿消退、尿蛋白减少后，即可由低盐饮食逐步转为正常饮食。肾功能正常时，给予正常量的蛋白质（1 g/(kg·d)）；出现氮质血症时则限制蛋白质的摄入，一般蛋白质摄入量为 0.6～0.8 g/(kg·d)，以优质动物蛋白为主，以防止血中尿素氮等含氮代谢产物增加。同时注意补充足够热量及维生素。出现明显少尿时限制液体摄入量。

（二）心理护理

病人多为儿童及青少年，长期卧床及限制活动可使其产生焦虑、烦躁、抑郁等心理，护士应多解释让其充分理解急性期卧床休息和恢复期限制活动的重要性。在病人卧床休息期间，护士应多关心、巡视病人，随时注意病人的情绪变化及需要，帮助病人保持良好的心态，积极配合治疗护理。

（三）病情观察

密切观察生命体征，一般每日测血压 2 次，持续 2 周；观察尿液的颜色、性质和量，准确记录 24 h 出入液量；密切观察水肿的部位、范围、程度及其消长情况，定期测量腹围，注意体重变化，每日至少测体重 1 次；动态监测尿常规、肾功能、电解质检查情况；观察病人有无心力衰竭、高血压脑病等并发症表现。

（四）对症护理

主要为水肿护理。除前面所述观察水肿情况、限制水钠摄入、记录出入液量等护理之外，还包括以下措施：①下肢水肿病人抬高肢体，胸腔积液病人取半卧位，阴囊水肿病人用托带托起阴囊；②保持皮肤清洁、干燥，经常更换体位，避免皮肤长时间受压，勿用力摩擦或搓洗水肿皮肤，以防损伤；③尽量避免肌内和皮下注射，因水肿常致药物滞留而吸收不良，如行注射后则需按压较长时间，以免药液自针孔处向外溢出；④皮肤有破损或渗出时，局部用无菌棉垫或纱布覆盖，防止继发感染；⑤遵医嘱给予利尿剂，并观察尿量、体重以判断药物疗效，动态监测电解质以防发生电解质紊乱。

（五）治疗指导

1. 治疗要点 本病为自限性疾病，无特异疗法，主要是休息和对症治疗。

（1）一般治疗 包括卧床休息和饮食治疗，如前所述。

（2）对症治疗 ①利尿剂：常用噻嗪类利尿剂（如氢氯噻嗪），必要时给予袢利尿剂（如呋塞米），少尿时慎用保钾利尿剂。②降压药：利尿后高血压控制仍不满意者可加用降压药物，常用钙通道阻滞剂，如硝苯地平、非洛地平等，少尿时慎用血管紧张素转换酶抑制剂（如卡托普利、依那普利），以免诱发高血钾。

（3）控制感染 有上呼吸道或皮肤感染者，应选用无肾毒性的抗生素治疗，如青霉素、头孢菌素，一般不主张长期预防性使用抗生素。对于反复发作的慢性扁桃体炎，待病情稳定后可行扁桃体摘除术，手术前后 2 周应使用青霉素。

（4）透析治疗 少数发生急性肾损伤病人有透析指征时，应给予短时间透析治疗，以度过危险期。

2. 用药护理 应用利尿剂时，注意观察尿量、体重变化，动态监测电解质，防止电解质紊乱。使用降压药时严密监测血压变化，根据血压调整剂量，服用降压药后改变体位的动作要缓慢，防止发生直立性低血压。

【健康教育】

1. 预防指导 加强营养，积极锻炼身体，增加机体抵抗力；防止受凉和过劳，积极预防感染特别是链球菌感染；及时治疗上呼吸道感染、咽炎、扁桃体炎、皮肤感染；注意个人卫生，防止皮肤化脓性感染；及时清除体内的慢性感染灶；在幼儿园、小学等儿童集中的场所，更应积极采取措施预防链球菌感染。

2. 休息指导 告知病人及其家属休息的重要性，指导病人急性期应卧床休息，恢复期适当休息，逐步增加活动量，注意避免劳累。

3. 复查指导 急性肾炎病人临床症状消失后，仍可有镜下血尿及微量尿蛋白，完全康复需要 1~2 年，因此，应嘱病人出院后定期随访，出现不适随时就诊。

（蔡艳艳）

第二节 慢性肾小球肾炎病人的护理

案例引导

　　病人，男，32岁，发现眼睑、颜面及下肢水肿、血尿和蛋白尿2年，1周来劳累后水肿加重，伴尿量减少，每日700 mL左右。体格检查：T 37.3 ℃，P 82次/分，R 22次/分，BP 160/100 mmHg，面色苍白，眼睑、颜面水肿，双下肢轻度凹陷性水肿，心肺腹部检查未发现异常。辅助检查：尿蛋白（＋＋），尿红细胞5个/HP，血红蛋白80 g/L，血BUN 19 mmol/L，血肌酐250 μmol/L。临床诊断：慢性肾小球肾炎。

　　慢性肾小球肾炎（chronic glomerulonephritis，CGN），简称慢性肾炎，是指由多种原因引起的以蛋白尿、血尿、高血压、水肿为基本表现的一组肾小球疾病。其临床特点为病程长，病情迁延，病变进展缓慢，最终将发展成为慢性肾衰竭。本病可发生于任何年龄，以青、中年男性多见。

　　绝大多数慢性肾炎病人病因不明，起病即为慢性肾炎，仅有少数慢性肾炎由急性肾炎发展所致（直接迁延或临床痊愈若干年后再现）。尽管慢性肾炎的病因、发病机制和病理类型不尽相同，但起始因素多为免疫介导炎症，但随着疾病的进展，非免疫非炎症因素的参与也起着重要作用，如肾小球内的高灌注、高滤过、高压力状态等可进一步促进肾小球硬化，同时在疾病过程中出现的高血压、蛋白尿、高脂血症等也进一步加重肾脏损害，导致病情迁延，病程慢性化。

知识链接

慢性肾炎病理类型

　　慢性肾炎有多种病理类型，常见类型有系膜增生性肾小球肾炎、系膜毛细血管性肾小球肾炎、膜性肾病及局灶节段性肾小球硬化等。疾病进展致后期上述所有病理类型均可转换成硬化性肾小球肾炎，相应肾单位出现肾小球硬化、肾小管萎缩、肾间质纤维化。疾病晚期肾皮质变薄，肾脏体积缩小。

【护理评估】

一、健康史

　　询问病人发病前有无上呼吸道感染和皮肤感染等病史；有无过度劳累、感染、妊娠、脱水或使用肾毒性药物等诱因；有无急性肾炎病史，发病时间及治疗用药情况等。

二、身心状况

（一）症状、体征

多数起病缓慢、隐匿。早期可有乏力、疲倦、腰痛、食欲减退等不典型表现。蛋白尿、血尿、水肿、高血压为其基本临床表现。

1. 蛋白尿 本病必有的表现，多为轻、中度蛋白尿，尿蛋白定量常在 $1 \sim 3$ g/d。

2. 血尿 多为镜下血尿，也可为肉眼血尿。

3. 水肿 多为轻、中度水肿，晨起多为眼睑、颜面水肿，下午双下肢水肿明显，一般无体腔积液。水肿与水、钠潴留，低蛋白血症有关。

4. 高血压 部分病人为首发或突出表现，一般为轻、中度升高，以舒张压升高为主，严重者可致高血压危象、高血压脑病。高血压如控制不好，则肾功能恶化较快，预后较差。血压的升高与水、钠潴留，血中肾素和血管紧张素的增加有关。

5. 肾功能损害 肾功能多呈慢性进行性损害，最后发展为慢性肾衰竭而出现相应的临床表现。肾功能损害的进展速度主要与病理类型有关，但感染、劳累、妊娠、高蛋白饮食、应用肾毒性药物等诱因可使肾功能急剧恶化，如能及时去除这些诱因和采取适当治疗，肾功能仍可得到一定程度的恢复，但也可能由此而进入不可逆慢性肾衰竭。

6. 其他 慢性肾衰竭病人常出现贫血。长期高血压病人可引起心、脑血管并发症。

（二）心理、社会状况

慢性肾炎病程长，长期服药，治疗效果欠佳，晚期病人丧失工作和劳动能力，因而给家庭带来沉重的生活及经济负担，病人及家属常感到焦虑、悲观。后期病情进展恶化，出现慢性肾衰竭等严重并发症时，病人常出现绝望、恐惧心理。

（三）辅助检查

1. 尿液检查 尿蛋白（＋～＋＋＋），尿蛋白定量 $1 \sim 3$ g/d；尿沉渣镜检可出现多形性红细胞（＋～＋＋）、红细胞管型、颗粒管型等。

2. 血液检查 并发肾功能损害时可有内生肌酐清除率下降、血肌酐及尿素氮升高；晚期病人出现红细胞计数和血红蛋白下降；部分病人有血脂升高、低蛋白血症。

3. B超检查 早期可正常，晚期可出现双肾体积缩小。

4. 肾活组织检查 可以确定慢性肾炎的病理类型。

【主要护理诊断/医护合作性问题】

1. 体液过多 与低蛋白血症、肾小球滤过率下降致水钠潴留有关。

2. 营养失调：低于机体需要量 与蛋白丢失过多、限制蛋白质摄入等有关。

3. 有感染的危险 与皮肤水肿、营养失调、机体抵抗力降低有关。

4. 焦虑 与病情迁延、反复发作和预后不良有关。

5. 潜在并发症：慢性肾衰竭。

【护理措施】

（一）一般护理

1. 休息 急性发作病人或有明显水肿、严重高血压、大量血尿和蛋白尿、肾功能不全的病人应绝对卧床休息;轻度水肿、高血压,血尿和蛋白尿不明显,且无肾功能不全,可适当活动,以不感到劳累为宜。

2. 饮食护理　肾功能减退病人给予优质低蛋白质、低磷、低盐、高热量饮食。蛋白质摄入量为 $0.6 \sim 0.8$ g/(kg·d),其中 50% 以上为优质蛋白(含必需氨基酸较多的动物蛋白如鸡蛋、牛奶、瘦肉等),以减轻肾小球毛细血管高灌注、高压力、高滤过状态,延缓肾小球硬化和肾功能减退;低蛋白饮食时适当增加碳水化合物的摄入,以供给足够热量满足机体需要,避免热量不足发生负氮平衡;有明显水肿、高血压、少尿的病人限钠(盐 <3 g/d)限水(前一天尿量 $+500$ mL)摄入;控制磷的摄入(含磷高的食物如鸡蛋黄、动物脑、燕麦、瓜子),补充多种维生素。

(二)心理护理

多数病人病程较长,肾功能逐渐恶化,预后差,因此心理护理尤为重要。注意观察病人的心理活动,及时发现病人不良情绪,主动与病人沟通,增加信任感;鼓励病人说出其内心感受,与家属共同做好病人的疏导工作;告知病人不良心理可减少肾血流量,加速肾功能损害;指导病人放松身心,避免长期精神紧张、焦虑、抑郁等不良情绪;向病人解释各项检查与治疗的必要性、方法和注意事项,介绍所用药物的不良反应及其防治方法,介绍最新的治疗进展和成功病例,使病人对治疗充满信心,积极配合治疗。

(三)病情观察

密切观察生命体征,尤其应注意观察血压变化;观察其水肿的部位、范围、特点及消长情况,观察有无胸腔积液、腹腔积液等全身水肿征象;定期测量体重,严密观察尿量变化,准确记录 24 h 出入液量;动态观察尿液、血液检查结果,以此判断肾功能情况;观察有无心功能损害、高血压脑病等并发症表现。

(四)对症护理

1. 水肿护理　参见"急性肾炎病人的护理"相关内容。

2. 防止感染　由于低蛋白血症和机体抵抗力降低,加之部分病人应用激素、免疫抑制剂治疗,病人极易发生感染,而一旦感染又容易诱发、加重肾功能损害,故应采取积极措施预防。病室内应定期通风与消毒,保持空气新鲜;注意防寒保暖,防止病人受凉;减少探访人数和次数,不去公共场所和人多聚集的地方,避免交叉感染;加强个人卫生,进食后用漱口液漱口或进行口腔护理,勤洗澡、勤换衣,保持皮肤清洁;各项治疗和护理操作应严格遵循无菌原则,避免医源性感染;密切观察生命体征,尤其是体温的变化,注意有无感染征象,如出现感染表现及时报告医师,遵医嘱给予抗生素,连续使用 $1 \sim 2$ 周。

(五)治疗指导

1. 治疗要点　本病的治疗目标是防止和延缓肾功能进行性损害、改善临床症状及防止严重并发症的发生。一般不宜使用激素及细胞毒药物,多采用综合治疗措施。

(1)饮食治疗　限制食物中蛋白及磷的摄入,但应添加必需氨基酸或 α-KA 治疗。详见前述"饮食护理"。

(2)积极控制高血压和减少尿蛋白　①限制钠、水摄入。②应用利尿剂:有明显水、钠潴留的容量依赖型高血压首选噻嗪类利尿剂(如氢氯噻嗪),噻嗪类无效应改用袢利尿剂(如呋塞米)。③降压药:肾素依赖型高血压首选血管紧张素转换酶抑制剂(如卡托普利、贝那普利或福辛普利)和血管紧张素受体Ⅱ受体阻滞剂(如氯沙坦、缬沙坦),二者除具有降低血压作用外,还能减少尿蛋白和延缓肾功能恶化,其他降压药有β受体阻滞剂(美托洛尔)、钙通道阻滞剂(氨氯地平)和血管扩张剂等。

(3)糖皮质激素和细胞毒药物　一般不主张过早应用,但病人肾功能正常或仅轻度受损且无禁忌者可试用。

(4)避免加重肾脏损害的因素　避免感染、劳累、妊娠、肾毒性药物等可能损害肾脏、加重肾功能恶化的因素。

2. 用药护理　①利尿剂:注意观察尿量,监测电解质特别是血钾变化,观察有无血电解质紊乱(低钾血症等)表现。②降压药:注意观察血压变化,降压不宜过快或过低,以免影响肾灌注;肾功能不全病人应用 ACEI、ARB 时注意监测电解质,防止高血钾,少数病人应用 ACEI 有持续性干咳应向病人进行解释。③糖皮质激素:注意观察有无感染、上消化道出血、骨质疏松等不良反应,不可自行加量、减量甚至停药。

【健康教育】

1. 预防肾损害指导　指导病人情绪乐观,劳逸结合,活动量应合适,避免劳累,以免增加肾脏负担;注意保暖,防止受凉、受湿,预防呼吸道感染;避免使用肾毒性药物,如氨基糖苷类抗生素、抗真菌药等;育龄妇女应避孕。

2. 饮食指导　向病人解释饮食治疗的重要性,指导病人选择优质低蛋白、低磷、高热量食物,出现水肿限制钠、水摄入。

3. 用药指导　向病人解释药物治疗的目的、不良反应和注意事项,指导病人遵医嘱服药,不可随意增加或停药,教会病人观察疗效和不良反应。避免应用对肾脏有损害的药物如氨基糖苷类(庆大霉素、链霉素、卡那霉素、妥布霉素、新霉素、阿米卡星)、磺胺类、两性霉素B、头孢菌素Ⅱ等抗生素、含马兜铃酸的中药等。

4. 就诊指导　慢性肾炎病情迁延,应告知病人定期复查的必要性,指导病人到医院检测血常规、尿常规及肝肾功能,教会病人自我监测血压、水肿、尿量变化,出现水肿明显、尿液改变、血压增高等及时就诊。

(蔡艳艳)

第三节　肾病综合征病人的护理

案例引导

病人,男,8岁,学生。颜面水肿1周余。1周前无明显诱因出现眼睑、面部水肿,并逐渐延及双下肢,并出现腹胀、纳差,无肉眼血尿。既往无特殊病史。身体评估:T 36.6 ℃,P 90 次/分,R 20 次/分,BP 120/70 mmHg;颜面高度水肿;两肺未闻及干湿啰音,心率90次/分,律齐;腹膨隆,移动性浊音(＋);双下肢重度水肿。辅助检查:尿蛋白(＋＋＋),尿WBC 0~1 个/HP;24 h 尿蛋白定量 6.3 g;甘油三酯(TG)2.6 mmol/L,胆固醇(CH)

10.6 mmol/L；总蛋白（T）43 g/L，白蛋白（A）20 g/L，球蛋白（G）23 g/L。临床诊断：肾病综合征。

肾病综合征（nephrotic syndrome，NS）是因各种肾小球疾病所致的以大量蛋白尿（尿蛋白＞3.5 g/d）、低蛋白血症（血浆白蛋白＜30 g/L）、水肿、高脂血症为基本特征的一组临床综合征。其中大量蛋白尿、低蛋白血症为诊断肾病综合征的必需条件。

肾病综合征可分为原发性与继发性两大类。原发性肾病综合征是指原发于肾脏本身的疾病，主要有急性肾炎、急进性肾炎、慢性肾炎等，其发病机制为免疫介导性炎症所致的肾损害。继发性肾病综合征继发于全身或其他系统性疾病，如糖尿病肾病、系统性红斑狼疮肾炎、过敏性紫癜肾炎、肾淀粉样变性、骨髓瘤性肾病、淋巴瘤或实体肿瘤性肾病。本节仅讨论原发性肾病综合征。

【护理评估】

一、健康史

了解发病前有无上呼吸道感染、受凉、过度劳累等发病诱因，询问病人既往有无肾病史和过敏史、家族史或其他重要疾病史，有无服用激素及细胞毒性药物。

二、身心状况

（一）症状、体征

常因上呼吸道感染、受凉及劳累起病，发病急缓不一，一般起病较急，也可缓慢或隐匿发病。

1. 高度水肿　水肿是最常见症状，为凹陷性水肿，清晨或久卧以眼睑、头枕部或骶部显著，起床活动后以下肢较为显著，严重者水肿可合并胸腔、腹腔积液。水肿的发生主要与大量蛋白尿导致低蛋白血症、血浆胶体渗透压明显下降，水分从血管进入组织间隙有关。此外，胃肠道水肿可引起食欲减退、恶心、呕吐、腹胀等消化道功能紊乱症状。

2. 大量蛋白尿　24 h 尿蛋白定量＞3.5 g。其发生机制为肾小球滤过膜的屏障受损，肾小球滤过膜对血浆蛋白（多以白蛋白为主）的通透性增加，大量血浆蛋白漏出超过肾小管的重吸收量时，则形成大量蛋白尿，是肾病综合征最根本的病理生理改变，对机体的影响最大。

3. 低蛋白血症　血浆白蛋白＜30 g/L，主要是因为大量白蛋白从尿中丢失所致。此外，肝脏代偿性合成白蛋白不足、胃黏膜水肿致蛋白质摄入与吸收减少等因素也是引起低蛋白血症的原因。同时，血浆中某些免疫球蛋白（如 IgG）、补体成分、抗凝因子、纤溶因子、金属结合蛋白、内分泌素结合蛋白等其他蛋白成分也可减少，尤其是当肾小球病理损伤严重，出现大量蛋白尿、非选择性蛋白尿时更为显著。

4. 高脂血症　肾病综合征常伴有高脂血症，其中以高胆固醇血症最为常见，甘油三酯、低密度脂蛋白（LDL）、极低密度脂蛋白（VLDL）等含量也常增高。主要与低白蛋白血症刺激肝脏代偿合成脂蛋白增加和脂蛋白分解减少有关。

（二）并发症

1. 感染 感染是肾病综合征的最常见并发症,也是该病复发、疗效不佳及死亡的主要原因之一。感染与低蛋白血症导致的营养不良、免疫功能紊乱、使用大量糖皮质激素及免疫抑制剂治疗有关。常见的感染部位为呼吸道、泌尿道及皮肤等。

2. 血栓、栓塞 肾病综合征容易发生血栓和栓塞,以肾静脉血栓最为常见,此外,肺血管血栓与栓塞、下肢静脉、下腔静脉、冠状血管、脑血管血栓也不少见。血栓和栓塞发生的原因为:①血液浓缩(有效血容量减少)、高脂血症造成血液黏稠度增加;②某些蛋白质从尿中丢失及肝代偿性合成蛋白增加,引起机体凝血、抗凝和纤溶系统失衡;③应用利尿剂进一步加重血液高凝状态。

3. 急性肾损伤 病人因水肿导致有效循环血容量减少、肾血流量下降,诱发肾前性氮质血症,经扩容、利尿后多可得到恢复。少数病例可出现急性肾损伤,表现为少尿甚至无尿,经扩容、利尿治疗无效,其机制不明。

4. 其他 长期高脂血症易引起动脉粥样硬化、冠心病等心血管并发症;长期大量蛋白尿可引起严重营养不良、儿童生长发育迟缓。

（三）心理、社会状况

本病病程长,易反复发作,病人可出现悲观、焦虑等不良情绪。水肿和药物引起病人体格、外貌改变(如满月面容)及脱发使病人产生自卑、孤独等情绪。

（四）辅助检查

1. 血液检查 血清白蛋白含量低于 30 g/L,血浆总蛋白含量降低,白蛋白/球蛋白比值下降或倒置。血脂增高,以胆固醇增高为主,甘油三酯、低密度和极低密度脂蛋白也可增高。

2. 尿液检查 尿蛋白定量＞3.5 g/d,尿蛋白定性一般为＋＋＋或＋＋＋＋,尿沉渣可有红细胞和颗粒管型等。

3. 肾功能检查 血尿素氮(BUN)及血清肌酐(Scr)正常或升高,内生肌酐清除率(Ccr)正常或下降。

4. 肾活组织病理检查 可确定肾小球病变类型,对指导治疗、判定预后具有重要意义。

5. B超检查 双肾正常或缩小。

【主要护理诊断/医护合作性问题】

1. 体液过多 与血浆白蛋白降低致血浆胶体渗透压下降等因素有关。

2. 营养失调:低于机体需要量 与大量蛋白尿、蛋白质摄入不足有关。

3. 有感染的危险 与机体抵抗力下降、激素及免疫抑制剂的应用有关。

4. 有皮肤完整性受损的危险 与水肿、营养不良等有关。

5. 焦虑 与疾病反复发作、预后不良有关。

6. 潜在并发症:感染、急性肾损伤。

【护理措施】

（一）一般护理

1. 休息与活动 凡有严重水肿、低蛋白血症者需卧床休息,以减轻肾脏负担,增加肾血流量,增加尿量,消除水肿;待水肿消退、一般情况好转后,可起床活动。卧床期间宜保持适当的床上及床边活动,以防止下肢血栓形成。

2. 饮食护理 ①热量:保证足够的热量摄入,每日每千克体重不少于126~146 kJ(30~35 kcal)。②蛋白质:肾功能正常者给予正常量的优质蛋白(0.8~1 g/(kg·d)),肾功能减退者给予优质低蛋白,参见"慢性肾衰竭病人的护理"相关内容。③脂肪:为减轻高脂血症,少食富含饱和脂肪酸(如动物油脂)的食物,而食用富含多聚不饱和脂肪酸(如植物油、鱼油)的食物,多食富含可溶性纤维(如燕麦、豆类)的食物。④钠水:给予低盐(<3 g/d)饮食,水的摄入根据病情而定,高度水肿而尿量减少者严格控制入量(<1000 mL/d),准确记录出入量。⑤维生素:多食富含维生素与微量元素的新鲜蔬菜水果。

(二)心理护理

向病人介绍肾病综合征的相关知识,使其了解治疗与护理的目的、方法,积极配合治疗。主动关心和体贴病人,了解病人的心理反应,有针对性地给予病人支持和鼓励。向病人解释药物引起的容貌改变在停药后可以恢复正常,以消除病人顾虑。

(三)病情观察

准确记录24小时出入液量,观察水肿部位、范围、程度、特点及消长情况,注意体重的变化;动态观察尿液、血液、电解质、肾功能等检查;密切观察生命体征,尤其是体温、血压的变化,一旦血压下降、尿量减少时,应警惕有效循环血容量减少或急性肾损伤;观察有无并发症的症状,如一侧肢体肿胀明显时应考虑该侧肢体静脉血栓形成,如出现发热、咳嗽、咳痰等征象则提示呼吸道感染,应及时报告医师进行处理。

(四)对症护理

1. 水肿护理 参见"急性肾炎病人的护理"相关内容。

2. 防止感染 参见"慢性肾炎病人的护理"相关内容。

(五)治疗指导

1. 治疗要点

(1)一般治疗 休息与饮食治疗,见前所述。

(2)对症治疗

①利尿消肿:常用药物为噻嗪类利尿剂(氢氯噻嗪)、保钾利尿剂(氨苯蝶啶、螺内酯)、袢利尿剂(呋塞米)、渗透性利尿剂(低分子右旋糖酐)。对严重低蛋白血症、高度水肿而尿量<400 mL/d的肾病综合征病人,在必需利尿的情况下可考虑静脉输注血浆或白蛋白,以提高血浆胶体渗透压。

②减少尿蛋白:ACEI(如贝那普利)或 ARB(如氯沙坦),除能有效控制高血压外,还可通过降低肾小球内压和直接影响肾小球基底膜对大分子的通透性而减少尿蛋白。

(3)抑制免疫与炎症反应

①糖皮质激素:原发性肾病综合征首选的治疗药物,通过抑制炎症反应、抑制免疫反应、抑制醛固酮和抗利尿激素分泌、影响肾小球基底膜通透性等综合作用而发挥其利尿、消除尿蛋白作用。其使用原则为起始足量、缓慢减药、长期维持。常用药物为泼尼松,水肿严重、有肝功能损害或泼尼松疗效不佳时可用甲泼尼龙。

②细胞毒药物:用于激素依赖型或激素抵抗型病人,常与激素合用治疗。常用药物有环

磷酰胺、盐酸氮芥等。

③环孢素:作为二线药物用于激素及细胞毒药物治疗无效的难治性肾病综合征病人。

④吗替麦考酚酯(MMF):近年报道该药对部分难治性肾病综合征病例有效,已受到临床重视。

(4) 中医药治疗 单纯中医、中药治疗 NS 疗效出现得较缓慢,一般主张与激素及细胞毒药物联合应用。口服雷公藤总苷有降蛋白作用,可配合激素治疗。

(5) 并发症防治

①感染:一旦发现感染,及时选用对致病菌敏感、强效且无肾毒性的抗生素积极治疗。

②血栓及栓塞:当血液出现高凝状态即给予抗凝治疗,常用肝素钠、低分子肝素或华法林,同时辅以抗血小板药如双嘧达莫或阿司匹林。若出现血栓、栓塞应尽早给予尿激酶或链激酶行全身或局部溶栓治疗,同时配合抗凝治疗。

③急性肾损伤:行利尿、血液透析治疗。

2. 用药护理 遵医嘱给予利尿剂、糖皮质激素或细胞毒药物,观察用药疗效及不良反应。

(1) 利尿剂 利尿治疗不宜过快过猛,以免造成血容量不足,加重血液高凝倾向,诱发血栓、栓塞等并发症。

(2) 糖皮质激素 向病人及家属介绍药物的治疗作用、用药方法、注意事项和毒副作用等,指导病人全天量顿服或维持用药期间两天量隔天一次顿服,以减轻激素的副作用,嘱咐病人勿自行减量或停药,以免引起反跳等不良后果。长期应用激素可出现感染、药物性糖尿病、高血压、骨质疏松、自发性骨折、消化道出血、库欣综合征等不良反应,因此,用药期间需监测体温、白细胞计数、血压、血糖、血钙变化,并观察大便颜色,以便及时发现异常情况并处理。

(3) 其他药物 环磷酰胺不良反应有骨髓抑制、中毒性肝损害、出血性膀胱炎、胃肠道反应、脱发、性腺抑制(尤其男性)等,用药期间应定期监测血常规、肝肾功能,多饮水。在服用环孢素 A 期间应注意监测血药浓度,观察有无肝肾毒性、高血压、高尿酸血症、多毛及牙龈增生等不良反应。雷公藤总苷有性腺抑制、肝功能损害及外周血白细胞减少等不良反应,用药时要监测肝功能、肾功能及血常规。行抗凝及溶栓治疗时均应监测出血时间、凝血时间,避免药物过量导致出血。

【健康教育】

1. 饮食指导 向病人解释饮食治疗的重要性,指导病人摄入含有优质蛋白、高热量、高纤维素、低脂、低盐的食物,并根据病情决定蛋白质摄入量,出现水肿时限制液体摄入。

2. 用药指导 嘱咐病人出院后坚持按时、按量服药,尤其使用激素时勿自行减量或停药,以免引起疾病反跳等不良后果;指导病人自我监测药物疗效和不良反应,定期复查肝肾功能。

3. 就诊指导 指导病人定期到医院复查,教会病人自我监测血压、水肿、尿量变化,如出现感染、水肿加重或其他异常情况应及时就诊。

(蔡艳艳)

第四节 肾盂肾炎病人的护理

病人,女,28 岁。尿急、尿频、尿痛伴腰痛 1 天入院。病人 1 天前无明显原因突发寒战、发热,体温最高达 39 ℃,并出现尿急、尿频、尿痛、腰痛、纳差等表现,无明显恶心、呕吐。既往无特殊病史。体格检查:T 38.9 ℃,P 90 次/分,R 20 次/分,BP 120/75 mmHg;急性病容,咽部无充血,扁桃体不大;心肺听诊未发现异常;腹软,无压痛,肝脾肋下未触及,双肾区叩击痛,两侧脊肋角压痛明显,双下肢无水肿。实验室检查:①尿常规:蛋白(一),大量白细胞(30～50 个/HP)和白细胞管型,红细胞(＋)。②血常规:WBC 12×10^9/L,N 80％,L 19％。临床诊断:急性肾盂肾炎。

肾盂肾炎(pyelonephritis)主要是由细菌引起的肾盂、肾盏和肾实质的感染性炎症,是常见而重要的尿路感染类型,临床分为急性肾盂肾炎和慢性肾盂肾炎两大类。本病好发于女性,男、女之比约为 1：10,尤以已婚育龄妇女、老年妇女、女婴发病率高。

尿路感染定义

尿路感染(urinary tract infection,UTI)简称尿感,是各种病原微生物在尿路中生长、繁殖而引起的尿路感染性疾病。其根据感染发生部位可分为上尿路感染和下尿路感染,前者是指肾盂肾炎,后者指膀胱炎和尿道炎。下尿路感染可独立存在,而上尿路感染可伴有下尿路感染,临床上二者不易鉴别,故常统称为尿路感染。

肾盂肾炎主要为细菌感染,以革兰阴性杆菌为主,其中大肠埃希菌最为多见(占全部尿路感染的 80％～90％),其次为副大肠杆菌、变形杆菌、产气荚膜梭菌、粪链球菌、铜绿假单胞菌和葡萄球菌,偶见真菌、原虫、衣原体以及病毒感染。

肾盂肾炎的感染途径如下:①上行感染:肾盂肾炎最常见的感染途径。病原菌经由尿道上行经膀胱、输尿管达肾脏引起肾盂、肾盏和肾实质的感染性炎症。正常情况下前尿道和尿道口周围有链球菌、乳酸菌、葡萄球菌和类白喉杆菌等少量细菌定居,但一般不致病。机体抵抗力下降、尿道黏膜损伤(如性生活、医源性操作)、尿路梗阻、生殖器感染等可导致上行感染发生。②血行感染:少见,指体内感染灶(如疖、痈、骨髓炎、败血症)的病原菌经过血液循环到达肾脏而引起感染。③直接感染:外伤或肾周围器官、组织发生感染(如阑尾脓肿、腹腔或盆腔脓肿)时,偶有病原菌直接侵入到肾脏导致感染。④淋巴道感染:盆腔和下腹部器官感染时,病原菌可经该处淋巴管与肾周围淋巴管交通支进入肾脏引起感染,但罕见。

肾盂肾炎的易感因素如下:①尿路梗阻:如结石、前列腺增生、肿瘤等均可引起尿路梗阻而导致尿流不畅,细菌不易被冲洗清除,有利于细菌在局部停留、生长、繁殖引起感染。②膀胱输尿管反流:膀胱三角及输尿管下端肌肉张力减低、膀胱过度充盈、炎症等均是引起膀胱输尿管返流的主要原因。③机体免疫力低下:如长期使用免疫抑制剂、患糖尿病、长期卧床,患严重的慢性病、艾滋病等。④神经源性膀胱:如患脊髓损伤、糖尿病等疾病的病人,因长时间尿液潴留和(或)应用导尿管引流尿液而导致感染。⑤女性:女性尿道较短直而宽,尿道口与肛门、阴道较近,易被细菌污染;妊娠期输尿管蠕动减弱、妊娠后期子宫增大可致尿液引流不畅。⑥医源性因素:导尿或留置导尿管、行膀胱镜和输尿管镜检查、行逆行性尿路造影等可致尿路黏膜损伤或将细菌直接带入。⑦肾结构异常:如肾发育不良、肾盂及输尿管畸形、移植肾、多囊肾等。

【护理评估】

一、健康史

询问病人的卫生习惯,是否憋尿,有无严重的慢性疾病和传染病,是否长期服用免疫抑制剂,有无前列腺增生、泌尿系结石和肿瘤等尿路梗阻因素,有无尿路器械检查和治疗病史,有无导尿或(和)长期留置导尿管,有无受凉、劳累、妊娠等诱因。

二、身心状况

(一)症状、体征

1. 急性肾盂肾炎

(1)全身表现 多数病人起病急骤,常有畏寒、高热,常伴头痛、乏力、全身酸痛、恶心、呕吐、食欲减退等症状。体温多在 38 ℃以上,多为弛张热,也可为稽留热或间歇热。

(2)泌尿系统表现 常有尿频、尿急、尿痛、排尿困难等膀胱刺激征表现,并伴下腹部疼痛和腰痛,肋脊角或输尿管点有压痛,肾区有叩击痛。腰痛程度不一,多为钝痛或酸痛。部分病人下尿路症状不典型或缺如。

2. 慢性肾盂肾炎 大多数由急性肾盂肾炎治疗不彻底发展而来,临床表现复杂,全身及泌尿系统局部表现均可不典型。一半以上病人先有急性肾盂肾炎病史,后出现低热、排尿不适、间歇性尿频、腰部酸痛,病情持续发展可出现肾小管功能受损表现,如夜尿增多、低比重尿等,最终可致慢性肾衰竭。急性发作时病人症状明显,类似急性肾盂肾炎。

(二)并发症

伴有糖尿病和(或)存在复杂因素的肾盂肾炎未及时治疗或治疗不当可出现下列并发症。

1. 肾乳头坏死 主要表现为寒战、高热、剧烈腰痛或腹痛、血尿等。

2. 肾周围脓肿 除原有症状加剧外,还出现明显的单侧腰痛,且在向健侧弯腰时疼痛加剧。超声波、X 线腹部平片、CT 等检查有助于诊断。

(三)心理、社会状况

急性期症状明显,可影响生活、工作及休息,容易出现烦躁、焦虑心理。慢性期疾病反复发作,迁延不愈,病人易产生抑郁、悲观的消极情绪。

（四）辅助检查

1. 尿液检查

（1）尿常规检查 尿液外观浑浊。尿沉渣镜检可见大量白细胞和脓细胞，其中白细胞≥5个/HP，对尿路感染诊断意义较大，出现白细胞管型则为肾盂肾炎的有力证据；红细胞增多，尿沉渣镜检红细胞数多为3～10个/HP；尿蛋白多为阴性或微量。

（2）尿细菌学检查 用新鲜清洁中段尿做细菌定量培养，菌落计数≥10^5/mL，称为真性菌尿，是确诊肾盂肾炎的主要依据。如果临床无症状，则要求行2次清洁中段尿细菌培养，细菌数均≥10^5/mL，且为同一菌种。菌落计数10^4～10^5/mL，为可疑阳性，需复查或结合临床判断；菌落计数小于10^4/mL，可能为污染。膀胱穿刺尿定性培养有细菌生长提示真性菌尿。

2. 血液检查

（1）血常规 急性肾盂肾炎时血白细胞计数升高，中性粒细胞比例增高，核左移。血沉可增快。

（2）肾功能 慢性肾盂肾炎肾功能受损时可出现肾小球滤过率下降、血肌酐升高等。

3. 影像学检查 对于反复发作或经久不愈的肾盂肾炎，可行B超、X线腹部平片、静脉肾盂造影（IVP），寻找有无尿路结石、梗阻、泌尿系先天性畸形等易感因素。在尿路感染急性期不宜做静脉肾盂造影，但可做B超检查。

【主要护理诊断/医护合作性问题】

1. 体温过高 与病原微生物感染有关。

2. 排尿异常 与泌尿系统感染有关。

3. 疼痛 与泌尿系统感染有关。

4. 焦虑 与疾病反复发作、久治不愈有关。

5. 潜在并发症：慢性肾衰竭。

【护理措施】

（一）一般护理

1. 环境与休息 嘱急性发作期病人卧床休息，为病人提供安静、舒适的休息环境，各项护理操作尽可能在一定时间内集中进行，以免过多地打扰病人，加重病人不适。慢性肾盂肾炎病人应适当休息，避免劳累，不宜从事重体力劳动。

2. 饮食护理 发热者给予清淡易消化、高热量、高蛋白、富含维生素的饮食。鼓励病人多饮水，每日饮水量保持在2500 mL以上，督促病人每2小时排尿1次，其目的是冲洗膀胱、尿道，促进细菌和炎性分泌物排出。

3. 口腔护理 高热者进行口腔护理，以保持口腔清洁和舒适，防止口腔感染。

（二）心理护理

急性期病人常有烦躁、紧张心理，应向病人解释本病特点、治疗与预后，以消除病人的心理顾虑，使其安心治疗。慢性肾盂肾炎病程长、疗效差，易产生焦虑、悲观心理，护理人员应向病人耐心解释，告知病人正规用药的重要性，鼓励病人寻找诱因，进行积极的治疗。

（三）病情观察

密切观察生命体征尤其是体温的变化，注意观察热型、发热持续时间；观察尿量、尿液颜色、尿液性状、排尿次数、排尿疼痛部位与持续时间；观察腰痛的部位、程度、性质，观察有无其他伴随症状；动态观察实验室及其他检查的变化；观察肾周脓肿、肾乳头坏死等并发症表现，一旦出现立即通知医师。

（四）对症护理

1. 发热　高热病人给予物理降温，可采用冰敷、酒精擦浴、冰水灌肠等，必要时遵医嘱给予降温药物，并观察和记录降温的效果。

2. 肾区疼痛　肾区疼痛明显的病人，嘱其卧床休息，采用屈曲位，尽量避免弯腰、站立或坐位，以减少对肾包膜的牵拉，减轻疼痛；指导病人对疼痛部位进行按摩、热敷；让病人从事自己感兴趣或轻松愉快的活动，以分散病人注意力。

3. 尿路刺激征　多饮水是减轻尿路刺激征最重要的措施之一，在无禁忌证的情况下，嘱病人每日饮水在 2500 mL 以上；可用 1∶5000 高锰酸钾溶液坐浴，或遵医嘱服用解痉药物等方法缓解排尿不适，减轻尿路刺激症状；遵医嘱口服碳酸氢钠片 1 g，每日 3 次，以碱化尿液、缓解症状、抑制细菌生长、避免形成血凝块，对应用磺胺类抗生素者还可以增强药物的抗菌活性并避免尿路结晶形成；分散病人注意力，如让病人听音乐、看报纸杂志、与人谈话等，避免病人产生紧张情绪，可以明显缓解排尿次数。

（五）治疗指导

1. 治疗要点

（1）急性肾盂肾炎　治疗关键是抗感染。在留取尿细菌检查标本后立即给予抗生素治疗，首选对革兰阴性杆菌有效的药物，如治疗 72 h 无效则根据药敏试验选择药物。①轻症病人：常用药物有喹诺酮类（如氧氟沙星或左氧氟沙星）、半合成青霉素类（如阿莫西林）、头孢菌素类（如头孢呋辛）、磺胺类及氨基糖苷类，门诊口服给药即可，疗程 10～14 天。如治疗 14 天后尿菌仍为阳性，应参考药敏试验继续行抗生素治疗 4～6 周。②重症病人：常用氨苄西林、头孢噻肟钠、头孢哌酮、头孢曲松钠等静脉给药，经治疗好转、热退后继续用药 3 天再改为口服抗生素，完成 2 周疗程。

（2）慢性肾盂肾炎　慢性肾盂肾炎治疗的关键是积极寻找并去除易感因素，急性发作时治疗同急性肾盂肾炎，但常需联合、间歇交替用药，且疗程更长，总疗程可达 2～4 个月。

2. 用药护理　向病人介绍所用的抗生素的名称、作用、用法、疗程，说明坚持完成疗程的重要性，指导病人遵医嘱使用抗生素，注意观察药物疗效及不良反应。青霉素类及头孢类药用药前应询问有无过敏史、做过敏试验，用药后观察有无皮疹；氨基糖苷类药物有耳毒性及肾毒性，肾功能损害者忌用，可出现耳鸣、听力减退、耳聋等表现，应注意观察和询问；喹诺酮类药物应注意有无消化道反应等；磺胺类药物可引起消化道反应且易形成尿路结晶，宜饭后服用，并多饮水。

（六）正确采集尿细菌培养标本

尿细菌培养标本采集不规范，将可能污染标本，影响检查结果，因此正确采集标本具有重要意义。正确采集尿细菌培养标本包括以下几方面：①向病人解释检查的意义和方法，采集前嘱病人勿饮水过多，以防尿液稀释；②用抗菌药物之前或停用抗菌药物 5 天之后留取尿标本;③最好用清晨第一次(尿液应停留膀胱6～8 h以上)的清洁、新鲜尿液;④留取标本前先充分清洁外阴、包皮、尿道口,注意不宜使用消毒剂;⑤留取尿标本时,严格无菌操作留取中段尿液于无菌容器内;⑥留取标本后1 h内送检并做细菌培养,以防杂菌生长,或冷藏保存。

【健康教育】

1. 卫生指导 教育病人注意个人卫生,勤洗澡、勤换衣,尤其注意会阴部和肛周卫生,每天清洁会阴部,特别是月经期应随时清洗,妊娠期、产褥期禁止盆浴,女婴应勤换尿布,大便后及时清洗,以免粪便污染尿路。

2. 生活指导 多饮水、勤排尿(每2～3 h排尿1次)、少憋尿,此为简便而有效的预防措施;不穿紧身裤;与性生活有关的尿路感染,可在性生活后排尿,并口服一次常用量抗生素;生活规律,避免劳累、感染;积极进行体育锻炼,提高机体抵抗力;急性肾盂肾炎病人在病愈后1年内应避免妊娠。

3. 用药指导 向病人解释正规、彻底治疗的重要性与必要性,嘱病人遵医嘱坚持治疗并定期复查,勿擅自换药、减量或过早停药,以防止病情复发或转为慢性。

4. 复查指导 急性期彻底治疗是防止炎症迁延成为慢性的关键,故治疗期间和停药后的复查很重要。嘱病人在停止抗菌药物后2周和6周分别复查尿常规和细菌培养,如均为阴性方为临床痊愈。

(蔡艳艳)

第五节 慢性肾衰竭病人的护理

案例引导

张先生,30岁,教师。张先生3年前出现间断眼睑水肿,查尿蛋白(＋＋),在当地医院诊断为"肾炎",用青霉素及黄芪治疗1周,自此未再作相关检查和治疗。1周前感冒后出现乏力、恶心、呕吐伴头晕、纳差、心悸、气促、皮肤瘙痒等表现而就诊。查体:T 38.5 ℃,P 98次/分,R 28次/分,BP 170/110 mmHg,面色苍白,眼睑水肿,口腔黏膜溃疡,咽部充血,皮肤干燥并有尿素霜,双肺呼吸音粗,两肺底闻及湿啰音,心界向左下扩大,心率98次/分,双下肢凹陷性水肿。辅助检查:①尿常规:尿蛋白(＋＋),显微镜下 RBC 4～6个/HP,颗粒管型2～3个/HP;②血常规:WBC $13×10^9$/L,N 82％,Hb 70 g/L,PLT $108×10^9$/L;③肾功能:Ccr 8 mL/min,BUN 28 mmol/L,Scr 750 μmol/L;④电解质:血清 Cl^- 102 mmol/L,Ca^{2+} 1.7 mmol/L,Na^+ 136 mmol/L,K^+ 6.2 mmol/L;⑤B超:双肾体积缩小。临床诊断:慢性肾衰竭(尿毒症期)。

慢性肾衰竭(chronic renal failure,CRF)简称慢性肾衰,是指各种慢性肾脏疾病发展到后期,肾实质广泛性损害,肾功能进行性减退,最终出现以代谢产物潴留、水和电解质紊乱、酸碱平衡失调为主要表现的临床综合征。

慢性肾衰的病因主要有糖尿病肾病、高血压性肾小动脉硬化、原发性与继发性肾小球肾炎、肾小管间质病变(慢性肾盂肾炎、慢性尿酸性肾病、梗阻性肾病、药物性肾病等)、肾血管病变、遗传性肾病(如多囊肾、遗传性肾炎)等。在发达国家,糖尿病肾病、高血压性肾小动脉硬化已成为慢性肾衰的主要病因;在我国,原发性肾小球肾炎仍为慢性肾衰的主要病因,其次为糖尿病肾病、高血压性肾小动脉硬化。

慢性肾衰竭进展缓慢,但在某些诱因下可短期内急剧加重。引起慢性肾衰竭渐进性发展的危险因素有高血糖、高血压、蛋白尿(包括微量白蛋白尿)、低蛋白血症、吸烟。引起慢性肾衰竭急性加重的危险因素有累及肾脏的疾病复发或加重、有效循环血量不足(低血压、脱水、大出血、休克)、肾脏局部血供急剧减少、严重高血压未控制、肾毒性药物、泌尿道梗阻、严重感染等。

慢性肾衰进展机制如下:①肾小球高滤过:随着肾单位的破坏,残余肾单位排泄代谢废物的负荷不断增加,肾小球出现高灌注和高滤过状态。高滤过可促进系膜细胞增殖和基质增加,导致微动脉瘤形成、内皮细胞损伤和血小板集聚增强、炎性细胞浸润、系膜细胞凋亡等,导致肾小球硬化不断发展、残余肾单位进一步丧失。②肾小管高代谢:残余肾单位的肾小管耗能增加,氧自由基增多,细胞脂质过氧化,导致肾小管萎缩、间质纤维化和肾单位进行性损害。③其他因素:近年研究表明,某些生长因子或炎症因子在肾间质纤维化、局灶性节段性肾小球硬化症中起重要作用;某些细胞因子、生长因子参与肾小球和肾小管间质的损伤过程,并使细胞外基质增多。

【护理评估】

一、健康史

询问有无引起慢性肾衰的慢性肾脏疾病史;询问有无加重肾功能损害的诱发因素,如感染、劳累、高蛋白饮食、使用肾毒性药物等。

二、身心状况

(一)临床表现

在慢性肾衰竭代偿期和失代偿早期,病人可以无任何症状,或仅有乏力、腰酸、夜尿增多等轻度不适,少数病人可有食欲减退、代谢性酸中毒及轻度贫血。在慢性肾衰竭中期以后,上述症状更加明显。在晚期尿毒症时,可出现急性心力衰竭、严重高钾血症、消化道出血、中枢神经系统功能障碍等,甚至有生命危险。

1. 胃肠道表现 尿毒症最早出现和最常见的症状,主要表现有食欲减退、恶心、呕吐、口腔有尿味。消化道出血也较常见,多由于胃黏膜糜烂或消化性溃疡所致。消化道症状的产生与本病体内毒素潴留和产生的毒性代谢产物刺激胃肠黏膜及水、电解质和酸碱平衡紊乱有关。

2. 心血管系统表现 ①高血压:大部分病人存在不同程度的高血压,与水、钠潴留,肾素活性增强有关,高血压是慢性肾衰竭最常见的并发症,可引起动脉硬化、左心肥厚、心力衰竭。②心力衰竭:心力衰竭是慢性肾衰病人最常见的死因之一,主要与水钠潴留、高血压、尿毒症性心肌病有关。③尿毒症性心包炎:尿毒症性心包炎分尿毒症性和透析相关性,前者已少见,后者与一般心包炎表现相似。④动脉粥样硬化:冠状动脉、脑动脉、全身周围动脉可发生动脉粥样硬化和血管钙化,冠心病是病人死亡的主要原因之一。

3. 呼吸系统表现 体液过多或酸中毒时病人均可出现气短、气促,严重酸中毒可致呼吸深长;代谢产物潴留可引起支气管炎、肺炎、胸膜炎,体液过多、心功能不全可引起肺水肿或胸腔积液。

4. 血液系统表现 贫血是必有的表现,为正细胞正色素性贫血,贫血程度与肾衰竭的严重程度成平行关系,其主要原因是肾脏产生红细胞生成素(EPO)减少,也与铁摄入不足、失血、红细胞寿命缩短等有关。晚期病人有出血倾向,与血小板破坏增多、血小板功能减弱、凝血因子减少有关,轻度出血倾向者可出现皮下或黏膜出血点、淤斑,重者则可发生胃肠道出血、脑出血等。

5. 神经肌肉系统表现 神经系统异常包括中枢和周围神经病变。中枢神经系统病变早期常有疲乏、失眠、注意力不集中等精神症状,后期可出现性格改变、抑郁、记忆力下降、谵妄、昏迷等表现。周围神经病变亦很常见,其最常见表现为肢端袜套样分布的感觉丧失,也可有肢体麻木、烧灼感或疼痛感、深反射迟钝或消失,并有神经肌肉兴奋性增加的表现,如肌肉震颤、痉挛,不安腿综合征,严重者肌肉无力、肌肉萎缩等。

6. 骨骼病变表现 慢性肾衰竭时出现的骨矿化和代谢异常,称肾性骨营养不良(简称肾性骨病),包括纤维囊性骨炎、骨生成不良、骨软化症及骨质疏松症,病人出现行走不便、骨痛、自发性骨折等症状者不足 10%,而骨活体组织检查异常者约为 90%,主要靠骨活体组织检查诊断。肾性骨病与活性维生素 D_3 缺乏、继发性甲状旁腺功能亢进、营养不良等有关。

7. 皮肤表现 皮肤干燥、脱屑、无光泽,尿素随汗液经皮肤排出形成尿素霜,刺激皮肤引起皮肤瘙痒,皮肤瘙痒也与继发性甲状旁腺功能亢进引起钙沉着于皮肤有关。部分病人皮肤较黑而萎黄,轻度水肿,呈"尿毒症"面容。

8. 内分泌功能紊乱表现 慢性肾衰时可有多种内分泌功能紊乱,如$1,25-(OH)_2$维生素D_3缺乏、促红细胞生成素不足,甲状腺、性腺功能减退,而空腹时血胰岛素、肾素、泌乳素等水平升高。

9. 水、电解质及酸碱平衡紊乱表现

(1)代谢性酸中毒 尿毒症病人多有不同程度的代谢性酸中毒,与肾小球滤过功能减退、酸性代谢产物潴留、肾小管生成氨和排泌氢离子功能减退等因素相关。严重酸中毒时,病人有疲乏、恶心、呕吐、感觉迟钝、酸中毒性大呼吸甚至嗜睡、昏迷表现。

(2)钠代谢紊乱 肾功能衰竭病人对钠的调节功能差,易出现钠代谢紊乱,表现为低钠血症或高钠血症。低钠血症与肾小管回收钠的功能减退及长期低盐饮食、呕吐、腹泻、利尿剂作用有关,或由于水过多引起稀释性低钠血症,低钠血症病人表现为疲乏无力、表情淡漠、厌食,重者有恶心、呕吐、血压下降、抽搐。若钠摄入过多,肾脏不能排出过多的钠,则易致高钠血症,可加重水肿、高血压及心功能不全。

(3)水代谢紊乱 因肾脏浓缩、稀释功能减退,病人易出现水代谢紊乱,表现为水肿或脱水。若进水量少,加之厌食、呕吐、腹泻等,则易引起脱水;若肾排水能力差加上饮水或补液过多则引起水潴留,导致水肿、高血压甚至心力衰竭。

(4)钾代谢紊乱 主要表现为低血钾或高血钾。当 GFR 降至 $20\sim25$ mL/min 或更低时,肾脏排钾能力逐渐下降,此时易出现高钾血症,尤其在钾摄入过多、酸中毒、感染、创伤、输血、消化道出血等情况下更易发生。低钾血症少见,主要与钾摄入不足、胃肠道丢失过多、应用排钾利尿剂等有关。

(5)钙磷代谢紊乱 主要表现为低钙血症和高磷血症。当肾功能损害时,尿排磷减少,因而血磷升高,出现高磷血症。低钙血症主要与钙摄入不足、活性维生素 D 缺乏、高磷血症、代谢性酸中毒等多种因素有关。

10. 蛋白质、糖类、脂类、维生素代谢紊乱 蛋白质分解增多或(和)合成减少,及负氮平衡、糖耐量降低、低血糖、高甘油三酯血症、高胆固醇血症。

(二)临床分期

我国根据肾功能的损害程度,将慢性肾衰竭分为以下四期。

1. 肾功能代偿期 肌酐清除率(Ccr)为 50~80 mL/min,血肌酐(Scr)为 133~177 μmol/L,临床上仅有原发疾病表现,无其他症状。

2. 肾功能失代偿期 肌酐清除率(Ccr)为 20~50 mL/min,血肌酐(Scr)为 186~422 μmol/L,临床上有夜尿多、乏力、食欲减退和不同程度贫血等表现。

3. 肾功能衰竭期(尿毒症前期) 肌酐清除率(Ccr)为 10~20 mL/min,血肌酐(Scr)为 451~707 μmol/L,临床有少尿、酸中毒及电解质紊乱的症状。

4. 尿毒症期 肌酐清除率(Ccr)<10 mL/min,血肌酐(Scr)≥707 μmol/L,临床有明显尿毒症症状。

(三)心理、社会状况

慢性肾衰病程长、预后差,病人易出现情绪低落、抑郁、悲观、绝望等心理反应;同时,病人需反复透析、住院,昂贵的治疗费用,给病人和家属带来巨大的经济压力,病人容易产生自责、愧疚心理。

(四)辅助检查

1. 血液检查

(1)血常规 红细胞计数下降,血红蛋白降低,一般低于 80 g/L,终末期可降至 30~40 g/L,可伴有血小板降低及白细胞增高。

(2)肾功能 肾小球滤过率降低,血尿素氮(BUN)、血肌酐(Scr)增高。

(3)血液生化检测 CO_2CP 降低,可有钙、磷、钠、钾等电解质异常。

2. 尿液检查 尿常规可有蛋白尿,尿沉渣检查可见红细胞、白细胞、颗粒管型、蜡样管型等,蜡样管型对诊断有意义。夜尿增多,尿比重降低,多在 1.018 以下,尿毒症时尿比重固定在 1.010~1.012 之间。尿比重是判断肾功能最简单的方法。

3. 其他检查 泌尿系统 B 超、X 线平片、CT 示双肾体积缩小,并可帮助寻找病因。

【主要护理诊断/医护合作性问题】

1. 体液过多 与尿量减少,水、钠潴留,低蛋白血症等有关。

2. 营养失调:低于机体需要量 与摄入量减少、吸收障碍、透析、贫血等有关。

3. 活动无耐力 与贫血、营养不良、心血管病变有关。

4. 有感染的危险 与抵抗力下降、透析、营养不良等有关。

5. 有皮肤完整性受损的危险 与水肿、营养不良有关。

【护理措施】

（一）一般护理

1. 休息与活动 充分休息有助于增加肾脏血流量，减轻症状和不适。休息与活动量应依据病人的病情和身体状况决定，在病情容许的情况下，鼓励病人尽可能活动，并进行力所能及的日常活动，活动量以不出现劳累和不适为度，如出现不适应立即停止活动；病情较重或心力衰竭者应绝对卧床休息，为其提供安静的休息环境，协助完成各项日常生活活动；贫血严重者应卧床休息，嘱其坐起、下床时应动作缓慢，以防发生头晕、跌倒。指导或帮助长期卧床病人进行肢体主动或被动运动，以防肌肉萎缩和下肢静脉血栓形成。

2. 饮食护理 合理饮食既能保证机体营养物质的供给，又能减少体内含氮代谢产物的潴留及体内蛋白质的分解，有助于减缓病情进展，改善病人预后，提高生活质量。慢性肾衰病人的饮食原则为摄入含有优质低蛋白、低磷、高钙、充足热量、高维生素的食物。

（1）低蛋白 低蛋白饮食有助于减轻肾小球的滤过负担，延缓肾小球硬化和肾功能减退。蛋白摄入量一般为 $0.6 \sim 0.8$ g/(kg·d)，透析病人可增加蛋白质摄入（参见"血液透析"与"腹膜透析"相关内容）。要求优质蛋白（鱼、蛋、奶、肉类）在 60% 以上，尽量少食花生、豆类、豆制品等含非必需氨基酸多的植物蛋白，设法去除米、面中所含的植物蛋白，最好以纯淀粉类食品（如麦淀粉、玉米淀粉）代替米、面等谷物食品作为主食。必要时遵医嘱补充适量的必需氨基酸或（和）α-酮酸（α-KA），以防止低蛋白饮食带来的营养不良。

（2）高钙低磷 每日磷摄入量一般应小于 800 mg，因蛋白质的摄入常伴磷的摄入，故低蛋白饮食即可达到低磷饮食的要求，同时注意避免摄入含磷高的食物，如全麦面包、动物内脏、干豆类、奶粉、乳酪、巧克力等。鼓励病人多食含钙丰富的食物，以补充钙的摄入。

（3）充足热量 每日必须供给病人充足的热量，防止体内蛋白质分解和蛋白质消耗。一般每天每千克体重供给热量 $125 \sim 146$ kJ（$30 \sim 35$ kcal/kg），70% 的热量由碳水化合物供给，可选用土豆、白薯、山药、芋头、藕粉、菱角粉、粉丝、南瓜等蛋白质含量低而含热能高的食物。

（4）高维生素 多食新鲜蔬菜水果，以补充多种维生素，多吃富含铁和叶酸的食物，以补充造血原料，防治贫血。

（5）水的摄入 无水肿和尿少、无高血压和心力衰竭且尿量超过（1000 mL/d）的病人，不必限制水的摄入；有水肿、高血压的病人宜控制液体摄入量，每日入量为前一日的尿量＋500 mL。

（6）钠、钾摄入 钠、钾摄入量据病人情况决定。明显水肿、高血压的病人，钠摄入量一般为每天 $2 \sim 3$ g（氯化钠 $5 \sim 7$ g），严重病人每天摄入 $1 \sim 2$ g（氯化钠 $2.5 \sim 5$ g）；尿少、高钾血症病人应限制白菜、萝卜、香蕉、橘子、葡萄等含钾高的食物的摄入，反之，低钾血症病人应多食含钾丰富食物。

（二）心理护理

与病人建立良好关系，以了解病人的心理状况和情绪反应，并针对具体情况进行解释和劝慰，以消除不良情绪反应；向病人介绍本病治疗的最新进展和成功病例，以激发病人的求生欲望，帮助他们树立战胜疾病的信心；加强与家属的联系，向家属介绍疾病的相关知识，使其能理解病人的痛苦和心境，从而给予病人更多的支持与照顾。

（三）病情观察

监测生命体征尤应注意血压和呼吸变化；观察并准确记录 24 h 出入液量，注意监测体重变化，观察病人水肿的部位、范围、程度等；密切观察有无液体量过多的表现，如短期内体重迅速增加、血压升高、心率加快、肺底湿啰音、四肢水肿、颈静脉怒张等；观察病人有无感染征象，如体温升高、寒战、咳嗽、咳痰、尿路刺激征等；监测血清电解质、肾功能变化；监测有无电解质紊乱表现，如出现脉搏不规律、肌无力、心电图改变时，则提示高钾血症，应及时报告医师处理。

（四）对症护理

1. 水肿护理　参见"急性肾炎病人的护理"相关内容。

2. 预防感染　参见"慢性肾炎病人的护理"相关内容。另外，血液透析病人乙型和丙型肝炎的发病率明显高于正常人，因此应接种乙肝疫苗，并尽量减少血液制品的输入。

3. 皮肤瘙痒护理　慢性肾衰病人由于尿素霜的刺激，常有皮肤干燥和瘙痒，因此，应指导病人保持皮肤清洁，用温和的肥皂或沐浴液清洗皮肤，然后涂润肤剂，以保持皮肤湿润；嘱病人修剪指甲，勿用力搔抓皮肤，以免皮肤损伤引起感染；必要时遵医嘱给予抗组胺药物和止痒剂（如炉甘石洗剂）；皮肤如有破损可涂碘伏等。

（五）治疗指导

1. 治疗要点

（1）积极治疗原发病和纠正加重肾功能衰竭的可逆性因素　在积极治疗引起慢性肾衰原发病的同时，努力寻找并纠正加重肾功能衰竭的可逆性因素，如感染、尿路梗阻、肾毒性药物、高蛋白饮食、心力衰竭，水、电解质和酸碱平衡失调，是防止肾功能进一步恶化、促进肾功能不同程度恢复的关键。

（2）饮食治疗　见前"饮食护理"相关内容。

（3）纠正水、电解质和酸碱平衡失调　①脱水和低钠血症：适量补充水、钠，不宜过量，以免引起高钠血症和水中毒。②高钾血症：忌进含钾高的药物和食物，禁输库存血，纠正酸中毒，给予袢利尿剂（如呋塞米）。血钾＞6.5 mmol/L 时采用以下措施紧急处理：10％葡萄糖酸钙溶液 20 mL 静脉缓慢注射；5％碳酸氢钠溶液 100 mL 静脉滴注；50％葡萄糖液 50 mL 加 10U 胰岛素缓慢静脉滴注；血液或腹膜透析治疗（此为最有效方法）。③高磷血症和低钙血症：有高磷血症的病人应口服磷结合剂（碳酸钙），必要时口服氢氧化铝凝胶；有低钙血症的病人应口服葡萄糖酸钙、骨化三醇，低钙抽搐时缓慢静脉注射 10％葡萄糖酸钙溶液。④代谢性酸中毒：一般口服碳酸氢钠，重者静脉补碱，补碱不能纠正时行透析治疗。

（4）对症处理　高血压病人限制钠盐摄入，并给予利尿药物、降压药物（血管紧张素转换酶抑制剂、血管紧张素Ⅱ受体阻滞剂、钙离子拮抗剂、袢利尿剂、β受体阻滞剂、血管扩张剂等）治疗。贫血病人应皮下注射重组人红细胞生成素（rHuEPO），并同时补充铁剂，必要时小剂量多次输血。感染者使用肾毒性小的抗生素，呕吐者用胃复安。

（5）血液净化疗法　主要方法有血液透析和腹膜透析，能部分替代肾脏功能，从而减轻症状，延缓并发症的发生，提高生命质量。

（6）肾移植　肾移植是目前治疗肾衰竭最有效的方法，成功的肾移植能使肾功能（包括内分泌和代谢功能）得以完全恢复。

2. 用药护理 遵医嘱使用药物,注意观察药物疗效及不良反应,防治肾功能恶化。静脉输注必需氨基酸液时注意输注速度,勿在输入的氨基酸内加入其他药物,以免引起不良反应,若输注过程中有恶心、呕吐则遵医嘱给予少量止吐剂,并减慢输液速度。输注碳酸氢钠溶液时速度不宜太快,并注意观察有无低钙和低钾;铁剂(硫酸亚铁、琥珀酸亚铁等)宜饭后服用,以免引起胃肠不适。促红细胞生成素可皮下或静脉注射,以皮下注射更为理想,既能达到较好疗效,又能节约用量的 1/4～1/3,用药时应观察有无头痛、高血压、癫痫发作等不良反应,并定期检查红细胞和血红蛋白。口服骨化三醇需监测血钙、血磷,防止内脏、皮下、关节、血管钙化和肾功能恶化。

【健康教育】

1. 延缓病程指导 指导病人积极治疗原发病,注意防寒保暖,避免受凉、感染;劳逸结合,避免劳累和重体力活动;严格遵循饮食原则,补充足够热量,不摄入高蛋白食物;勿使用肾毒性药物,女性病人应尽可能避免妊娠;注意个人卫生,勤洗澡,勤换衣,保持皮肤、口腔、会阴部清洁,勿搔抓皮肤。

2. 治疗指导 指导病人坚持遵医嘱治疗,不要自行用药,教会病人观察药物不良反应;有计划地使用血管,尽可能保护前臂、肘部静脉,以备血液透析时应用;已行血液透析治疗的病人,嘱其定期在医院透析,并保护动-静脉瘘管;已行腹膜透析的病人嘱其保护腹膜透析管道。

3. 复查指导 指导病人及家属监测尿量、血压、体重变化,嘱咐病人定期医院随访,复查尿液、肾功能、电解质,提醒病人和家属一旦出现异常情况立即到医院就诊。

(蔡艳艳)

第六节 泌尿内科常用诊疗技术及护理

一、血液透析护理

血液透析(hemodialysis,HD)简称血透,是目前最常用、最重要的血液净化方法之一。其利用半透膜原理,将病人的血液与透析液同时引进透析器,两者在透析膜两侧呈逆向流动,借助膜两侧的溶质梯度、渗透压梯度及水压梯度,通过弥散、对流、吸附、超滤、渗透等作用,清除体内毒素和潴留的过多水分,同时补充人体需要的物质,纠正电解质和酸碱平衡紊乱,部分替代肾脏功能。

【透析装置】

血液透析装置包括透析机、透析器、透析液、供水系统、透析管道等,如图 4-1 所示。

1. 透析机 透析机的主要功能是按一定比例稀释浓缩的透析液以达生理要求,按设定温度和流量供应透析液,用血泵维持血流量,用肝素泵调节肝素量,通过负压调节控制脱水量,通过监护系统监测透析液的温度、浓度、流量和压力,监测血流量、血管通路内的压力,检

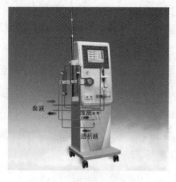

图 4-1　血液透析装置

测透析膜有无破损、静脉管路内有无气泡等。

2. 透析器　透析器是血液与透析液进行物质交换的场所。透析膜为透析器的关键部分,膜的两侧小分子溶质和水分子可自由通过,而大分子物质(多肽、蛋白质)、血细胞、细菌等则不能通过。血液透析时,血液中的尿素氮、肌酐、K^+、H^+、磷酸盐等可通过透析膜弥散到透析液中,而透析液中的碳酸氢盐、醋酸盐等病人所需的物质等则通过透析膜弥散到血液中使机体得以补充。目前最常用的透析器为空心纤维型,空心纤维为人工合成的半透膜,血液在空心纤维管内流过,空心纤维管外充满着与血液流动方向相反的透析液,这样血液和透析液在透析膜的两侧不断进行物质交换,从而达到透析的目的。

3. 透析液　透析液含 Na^+、Cl^-、Ca^+、Mg^+、K^+、碱基、葡萄糖。透析液中各种电解质与血液中的正常浓度相近,酸碱度、渗透压与细胞外液相似。透析液根据碱基的不同可分为醋酸盐透析液和碳酸氢盐透析液两种,前者因可引起醋酸盐不耐受现象和许多相关并发症,已趋淘汰,后者更符合生理要求,能迅速纠正酸中毒,不良反应少,且能较好维持心血管功能的稳定性,目前已取代醋酸盐透析液在临床广泛应用。根据病人病情需要可对透析液成分稍做增减。为方便透析液的储存和商品化,透析液通常浓缩至原来的 35 倍,使用时将浓缩透析液与透析用水按 1:34 的比例混合,通常由透析液供给装置自动配比。

4. 透析用水　目前最好的透析用水是反渗水,无离子、无有机物、无菌,用于稀释浓缩透析液。

【适应证】

1. 急性肾功能衰竭(ARF)　主张早期频繁透析,以迅速清除体内过多的水和钾,纠正酸中毒,并为原发病的治疗创造条件。下述指征可供参考:①少尿或无尿超过 48 h,伴有高血压、肺水肿;②血钾≥6.0 mmol/L 及心电图提示高钾者;③二氧化碳结合力≤13 mmol/L;④血尿素氮≥21.4 mmol/L;⑤血肌酐≥442 μmol。

2. 慢性肾功能衰竭　慢性肾功能衰竭发展到尿毒症期时需长期行透析治疗,目前主张内生肌酐清除率(Ccr)降至 10 mL/min 左右即可行常规血透治疗。下述指标可供参考:①血尿素氮≥28.6 mmol/L;②血肌酐≥707.2 μmol;③有高钾血症;④有代谢性酸中毒;⑤有尿毒症症状;⑥有水潴留,如水肿、高血压、容量负荷性心力衰竭等;⑦并发贫血、心包炎、明显神经系统症状等。

3. 急性药物或毒物中毒　凡分子量小、水溶性高、不与组织蛋白结合或结合率低、能通过透析膜的毒物或药物所致的中毒,如巴比妥类、眠尔通、地西泮、氯丙嗪、水合氯醛、甲醇、乙醇、地高辛、氨基糖苷类抗生素、万古霉素、汞、铝、铁、有机磷、鱼胆等,可通过透析快速清除,应争取在 8~16 h 内进行。

4. 其他　严重的水、电解质及酸碱平衡紊乱,采用一般治疗难以纠正者,难治性充血性心力衰竭病人以及急性肺水肿病人急救时可用。

【禁忌证】

一般无绝对禁忌证,相对禁忌证有低血压、休克、心肌梗死、心力衰竭、心律失常、严重出血或感染、恶性肿瘤晚期等。

【血管通路】

血管通路是将血液从病人体内引出,进入管道和透析器,再回到病人体内的通路,又称血液通路,它是进行血液透析的必要条件。血管通路分为临时性和永久性两类,前者主要用于紧急透析和慢性维持性透析而内瘘未形成时,后者主要用于长期维持性透析。临时性通路采用动静脉直接穿刺或中心静脉穿刺留置导管,永久性通路主要是动-静脉内瘘。动-静脉外瘘既可作为临时性又可作为永久性通路。

1. 动-静脉外瘘 此为血液透析发展初期的主要通路。一般是切开前臂的桡动脉和头静脉并分别插硅胶管,在皮肤外将两者连接成"U"形,固定于皮肤,形成动-静脉体外分流。其优点是手术简单,术后能立即使用,不需穿刺,血流大而稳定。主要缺点是外瘘导管易滑脱、出血,长期留置易发生感染和导致血栓形成。

2. 自体动-静脉内瘘 此为维持性血透病人最常用的血管通路。用外科手术将表浅毗邻的动静脉(常用桡动脉与头静脉、肘静脉与肱动脉)做直接吻合,使静脉血管血流量增加、管壁动脉化,形成皮下动-静脉内瘘,待内瘘成熟至少需要1个月,其成熟表现为吻合口血管明显震动或搏动、血管明显增粗、血管壁明显增厚、血管显露于皮肤表面。内瘘最好在术后2~3个月开始使用。内瘘的优点是无外瘘导管脱落的危险,病人活动不受限制,感染和血栓发生率大为减少,如保护得当可长期使用;缺点是手术后不能立即使用,而且每次透析时需穿刺血管及必须使用血泵,因经常穿刺血管,故易发生皮下血肿、血管栓塞,也可并发感染、动脉瘤和假动脉瘤,可导致瘘管远端肢体缺血和心脏负担加重,晚期可发生瘘管功能不全和闭塞。病人行内瘘手术后,其术肢应抬高至30°以上,避免衣着或敷料压迫,避免负重,以促进静脉回流,防止肢体肿胀;72 h内密切观察内瘘血管是否通畅、手术部位有无出血或血肿、吻合口远端循环情况及全身情况;3天后开始功能锻炼,每天握拳或者握橡皮握力圈3~4次,每次10~15 min。内瘘成熟后不在术肢测血压、戴手表、输液、输血、抽血、穿刺等,避免碰撞,防止其受伤,保持清洁,防止感染。

3. 移植血管内瘘 当病人血管条件较差或者多次造瘘失败时可做移植血管内瘘。移植材料为自体大隐静脉、同种异体血管(如尸体大隐静脉)、异种血管(如小牛颈静脉)和人造血管。人造血管的口径大小、长度可随需要选择,是一种较为理想的血管材料,已被越来越多的病人使用,目前多采用膨体聚四氟乙烯人造血管,其具有容易获取、内瘘成熟时间短、生物相容性好、反复穿刺不塌陷、感染率低等特点,但价格昂贵,使用寿命短于自体动-静脉内瘘。

4. 中心静脉留置导管 血液透析常用的中心静脉留置导管有两个腔,静脉腔开始于导管前段,用于回血至病人体内,动脉腔开口由数个侧孔构成,用于将血液引至透析器。中心静脉留置导管具有操作相对简单、置管后立即可用、血流量提供充分等优点,但留置后病人活动受限、容易发生感染、不能长时间使用。目前常见的导管植入点为颈内动脉、股静脉、锁骨下静脉,其中颈内静脉置管最为常用,其具有易穿刺、并发症少、活动不受限且可保留较长时间等优点。中心静脉留置导管后病人应注意保持局部皮肤清洁、干燥,避免淋湿导管出口处皮肤,避免剧烈活动、牵拉等导致导管脱出,注意观察有无发热、置管部位有无红、肿、热、痛。此血管通路不可用于输液、输血、抽血等。

5. 直接动、静脉穿刺 直接穿刺动、静脉建立血管通路,只用于血容量极度超负荷、严重心力衰竭、肺水肿等严重情况无法行中心静脉留置导管时,通常只能临时使用。穿刺部位常选择桡动脉、足背动脉、股动脉、股静脉、肘静脉等,此法操作简单方便、部位表浅、成功率高,但易损伤血管,可导致局部血肿形成等,目前少用。

【抗凝剂应用】

血液透析时血液在体外管道内循环,需加抗凝剂防止血液凝固,最常用抗凝剂为肝素,肝素的用量因人而异。

1. 常规肝素化 适用于无出血倾向、无心包炎、无明显脂质代谢异常和骨代谢异常的病人。首次剂量为 $0.2 \sim 0.5$ mg/kg 体重,透析前 10 min 使用,以后每小时追加 $10 \sim 20$ mg,透析结束前 30 min 停用肝素。

2. 小剂量肝素化 适用于有轻、中度出血倾向或有心包炎、出血史的病人。首次剂量为 $0.1 \sim 0.2$ mg/kg 体重,以后每小时追加 0.2 mg/kg 体重直至透析结束。

3. 局部肝素化 适用于有明显出血、高危出血倾向的病人。仅在透析器动脉端持续注入肝素,而在透析器静脉端用鱼精蛋白中和肝素。肝素与鱼精蛋白的用量之比为 $1:1$。

4. 无肝素透析 适用于高危出血的病人,透析前排净含肝素的预充液,再用无菌生理盐水预充透析器,在透析过程中不使用肝素。

5. 低分子量肝素 由标准肝素降解后分离提取,其能增强抗凝作用,又能减少出血。透析开始时给予 $60 \sim 80$ U/kg 体重,透析过程中无须追加。

6. 局部枸橼酸抗凝 适用于有高危出血倾向而不能使用肝素者。将枸橼酸从透析管路动脉端输注,使其结合体外循环中的钙离子,再在静脉端输注钙剂补充回心血中的钙离子。

【血液透析护理】

（一）透析前护理

1. 环境准备 保证透析室清洁、消毒、无尘,以防止感染;温度、湿度应适宜,以保证病人舒适。

2. 术者准备 洗手、戴口罩、戴帽子、戴手套。

3. 物品准备

（1）透析物品准备 血液透析装置、透析器、血透穿刺针、常规消毒物品、50 mL 注射器、无菌巾、无菌纱布、无菌手套、胶布、血压计等。专人准备并检查血液透析装置,按要求进行消毒处理。

（2）透析药品准备 透析用药(生理盐水、肝素、5％碳酸氢钠溶液)、急救用药(除一般急救药品外,还需备降压药),其他用药(10％葡萄糖酸钙溶液、高渗葡萄糖注射液、地塞米松)、透析液(先配制成浓缩 35 倍的透析液,经机器稀释后自动流入透析器)。

4. 病人准备

（1）向病人解释血液透析的目的、方法和透析过程中可能出现的情况,以消除病人的紧张心理,使透析顺利进行,并征得病人或家属签字同意。

(2)评估病人一般情况及血管内瘘情况,测量并记录体温、血压、脉搏、呼吸、体重,判断有无水肿、出血倾向;采血进行生化检查。

(3)协助病人排便排尿,并取舒适体位。

(4)打开电源开关,开机;紧密连接各种透析管道,血液透析器预充(用肝素生理盐水冲洗);遵医嘱调试透析条件(降水量、透析时间、除水速度),各项指标(透析温度、流量、监护指示)稳定后方可开始透析;据病人情况选择穿刺点,消毒穿刺点,铺无菌巾、洞巾,行血管穿刺;连接血管通路与透析管道;开泵,调节流量,按下透析机,开始透析。

(二)透析中护理

1. 严密监测 透析过程中严密观察病人的血压、脉搏、呼吸、体温,观察血流量、血路压力,观察透析液流量、温度、浓度、压力、颜色,准确记录透析时间、脱水量、肝素用量等,及时处理监护系统报警和机器故障,并注意检查穿刺部位有无渗血、血肿。用肝素做抗凝剂透析者,需监测活化凝血时间(ACT)或部分凝血活酶时间(APTT),以调整肝素用量;采用局部枸橼酸抗凝的病人除监测 ACT、APTT 外,还需监测静脉端血液和体内的钙离子浓度。

2. 饮食护理 血液透析病人的营养状况直接影响其生活质量,因此应指导病人合理调配饮食。①热量:热量摄入为147 kJ/(kg·d),即 35 kcal/(kg·d),其中碳水化合物占60%~65%,脂肪占35%~40%,碳水化合物以多糖为主。②蛋白质:透析中有蛋白质丢失,因此,在饮食中应适当增加蛋白质的摄入,一般摄入量为 1.2 g/(kg·d),高分解状况者可增加至1.3 g/(kg·d),其中50%以上为优质蛋白。③液体:透析期间体重增加不超过5%或者每天体重增加不超过 1 kg,每天液体摄入量为前一天尿量加 500 mL。④钠、钾、磷:给予低盐饮食,钠盐摄入量一般为 2~3 g/d,无尿、严重水肿与高血压病人应控制在 2 g/d 以下;慎摄入蘑菇、海带、豆类、卷心菜、香蕉、橘子等含钾高的食物;少食全麦面包、坚果类、干果类、乳酪、奶粉、蛋黄、巧克力等含磷高的食物,每日磷的摄入量控制在 800~1000 mg/d。⑤维生素、矿物质:透析时水溶性维生素严重丢失,需补充维生素 C、叶酸、B 族维生素,每日钙的摄入量应达 2000 mg,除了多食含钙丰富的食物外,一般还需补充钙剂(碳酸钙、醋酸钙)和活性维生素 D$_3$。

3. 并发症预防与处理

(1)**低血压** 常见并发症之一。病人有恶心、呕吐、胸闷、面色苍白、出汗、一过性意识丧失等表现,主要与透析开始时部分循环血液进入透析器及其管道或超滤脱水过多、过快致血容量不足有关,亦与病人自主神经功能紊乱、透析中进食、服用降压药、对醋酸盐透析液不耐受等有关。预防措施为严格控制透析间期的体重,避免在透析前服用降压药,透析期间只可少量进食,有低血压倾向者透析时尽量不进食,脱水速度不宜过快,严格控制脱水量,不能耐受醋酸盐透析液的病人改用碳酸氢盐透析液。处理措施为立即减慢血流速度,协助病人平卧、抬高床尾、吸氧;在血管通路输注 50%的葡萄糖溶液 40~60 mL 或氯化钠 40 mL,或输注生理盐水、碳酸氢钠、白蛋白或鲜血;并注意监测血压变化,必要时给予升压药甚至停止透析。

(2)**失衡综合征** 在透析过程中或透析结束后不久出现的以神经精神症状为主要表现的综合征。多发生于严重高尿素血症病人行初次透析治疗时,由于透析造成血液中毒素浓度迅速降低,血液渗透压下降,而脑脊液中的毒素因血脑屏障的作用而下降较慢,因此,脑脊液渗透压高于血液渗透压,水分由血液进入脑脊液而产生脑细胞水肿,表现为头痛、恶心、呕吐、躁动、血压升高、抽搐、昏迷等。预防措施为首次透析时间应短,控制在 4 h 内;脱水速率不宜过快;静脉注射 50％ 葡萄糖溶液 40 mL;采用高钠、碳酸氢盐透析液。一旦出现失衡综合征,轻者减慢血流速度,吸氧,静注高渗葡萄糖、高渗钠,酌情应用镇静剂等;严重者终止透析,滴注甘露醇并抢救。

(3)肌肉痉挛 主要为足部肌肉、腓肠肌痉挛,多见于透析中后期。常见原因有低血压、低血容量、电解质紊乱(低钠、低钙、低钾)、超滤速度过快、低钠透析液的应用等。为防止透析性低血压发生,预防措施为严格控制透析间期体重增加程度,采用高钠透析、碳酸氢盐透析及序贯透析,纠正电解质紊乱,加强肌肉锻炼。一旦出现肌肉痉挛,采取的措施包括降低超滤速度,快速输注生理盐水 100～200 mL,或输注高渗葡萄糖溶液、甘露醇。

(4)透析器反应 又称首次使用综合征,是因为使用新透析器而产生的皮肤瘙痒、荨麻疹、流涕、腹痛、胸痛、背痛、呼吸困难甚至休克等症状,常在透析开始 1 h 内出现,主要是透析器相容性差引起的Ⅰ型或Ⅱ型变态反应。预防措施包括透析前充分冲洗透析器以清除残余的有毒物质,使用生物相容性好的透析器或复用透析器,预防性使用地塞米松。出现透析器反应后一般经吸氧、服用抗组胺药物和止痛药等对症处理即可缓解,无须停止透析,如果确定为Ⅰ型变态反应,需立即停止透析,舍弃透析器和管路中的血液,使用异丙嗪、糖皮质激素、肾上腺素等药物。

(5)致热原反应 为内毒素进入体内所致,多发生于透析开始 1h 左右,表现为寒战、发热等。严格无菌操作,做好透析管道、透析器的清洗与消毒工作是有效的预防措施。一旦发生致热原反应,立即肌内注射异丙嗪 25 mg、静注地塞米松 5 mg,注意保暖。

(6)出血 与肝素应用过多、血小板功能不良、高血压等有关,表现为牙龈出血、鼻出血、消化道出血甚至颅内出血等。应减少肝素用量、静脉注射鱼精蛋白中和肝素,或改用无抗凝剂透析。

(7)其他 其他并发症有心律失常、高血压、栓塞、溶血等。

(三)透析后护理

(1)透析穿刺针拔出后,穿刺部位应压迫止血 10 min 以上,以防出血;穿刺部位消毒后用无菌纱布或创可贴覆盖,以防感染。

(2)透析后测量体重,留取血标本做生化检查,并与透析前比较;24 h 内严密观察病情变化,定时测量体温、血压、脉搏、呼吸,注意有无出血倾向、低血压、心力衰竭等表现。

(3)透析后 4 h 内尽量避免各种注射、穿刺、侵入性检查或手术治疗。

(4)注意血管通路的护理,观察穿刺部位有无出血和血肿,外瘘者注意防止滑脱、出血,并避免在该侧肢体测血压及做静脉穿刺。

(5)与病人约定下次透析时间。

(6)妥善处理病人的血液和污染物、消毒器械物品,并做好其他善后处理。

(丁洪琼)

二、腹膜透析护理

腹膜透析(peritoneal dialysis,PD)简称腹透,是利用腹膜作为透析膜,向腹腔内注入透析液,借助腹膜毛细血管内血液与透析液之间的溶质浓度梯度和渗透梯度,使体内潴留的水、电解质、代谢废物或毒物经超滤和渗透作用进入透析液而排出体外,而透析液中的某些物质经毛细血管进入血液循环,以补充机体需要,如此反复更换透析液,达到清除体内代谢产物或毒物、纠正水、电解质及酸碱失衡的目的。

腹膜透析有间歇性腹膜透析(IPD)、持续性非卧床腹膜透析(CAPD)、持续性循环腹膜透析(CCPD)、潮式腹膜透析(TPD),夜间间歇性腹膜透析(NIPD)等方法。目前以双连袋可弃式"Y"形管道系统(简称双连系统)的持续性非卧床腹膜透析在临床应用最广。

【透析原理】

1. 弥散作用 血液中的毒素随浓度梯度从浓度较高的腹膜毛细血管弥散到浓度较低的透析液中,而腹膜透析液中的葡萄糖、乳酸盐、钙离子则从浓度较高的腹膜透析液向浓度较低的血液弥散。

2. 超滤作用 腹透液具有相对的高渗透性,可引起血液中水的超滤,并同时伴有溶质的转运。

【适应证】

适应证同血液透析,尤其更适合老年人、儿童、低血压病人、凝血功能障碍及明显出血倾向病人、糖尿病病人、原有心血管疾病病人、血管造瘘失败病人及无条件做血液透析的病人。

【禁忌证】

1. 绝对禁忌证 包括腹膜严重缺损者、各种腹部病变导致的腹膜清除率降低者、腹壁广泛感染或严重烧伤无法插管者。

2. 相对禁忌证 包括腹部手术3天内、腹腔内有外科引流管、腹膜内有局限性炎症病灶、广泛肠粘连及肠梗阻、晚期妊娠、腹腔内巨大肿瘤、严重椎间盘疾病、巨大多囊肾、严重全身性心血管疾病、严重肺部病变伴呼吸困难、过度肥胖、严重营养不良、高分解代谢、不合作或有精神病等。

【设备与材料】

1. 腹膜透析管 临床常采用质地柔软、可以弯曲、组织相容性好的硅胶管作为透析管材料,常用透析管类型有Tenkhoff直管、Tenkhoff弯管、鹅颈式腹膜透析管等。Tenkhoff直管应用最为广泛,由腹腔内段、皮下隧道段、腹膜皮肤外段三部分组成。

2. 腹膜透析液 腹膜透析液无菌、无毒、无致热原,主要由渗透剂(常用葡萄糖,以维持腹膜透析液的高渗透压)、缓冲液(常用乳酸盐,以纠正酸中毒)、电解质(浓度与正常血浆相似)三部分组成,可根据病情适当加入抗生素、肝素等药物。

【透析护理】

(一)透析前护理

1. 环境准备 保证环境清洁、消毒、无尘,以防止感染;温度、湿度应适宜,以保证病人舒适。

2. 物品准备 准备"Y"形(或"O"形)接管、袋装透析液、皮肤消毒剂等物品,透析前检查透析液有效期、清晰度,将透析液加温至37℃。如行腹膜透析管安置术需另备相关物品。

3. 病人准备 向病人说明透析目的、过程和防治透析反应的措施,消除病人紧张情绪;测量体重、体温、脉搏、呼吸、血压并记录;排空大小便。

4. 术者准备 洗手,戴口罩,戴帽子。

(二) 透析中护理

1. 连接系统消毒与更换 目前腹膜透析常用"O"形管和"Y"形管(或双袋系统)连接。分离和连接各种管道时需遵循无菌操作原则,进行严格消毒处理;及时更换管道系统,间歇性腹膜透析(IPD)应每天更换 Y 系统,持续性非卧床腹膜透析(CAPD)应每 1~2 周更换 1次,腹膜透析管外连接管可使用 3~6 个月,如需更换时宜先消毒后更换。

2. 观察与记录 观察透析管出口处皮肤有无渗血、漏液、红肿等;准确记录透析液进出时间与进出量,小结 24 h 出入量;定时测量并记录生命体征与病人一般情况;定期送引流液做各种检查。

3. 饮食护理 腹膜透析可致大量蛋白质及营养成分丢失,因此饮食护理尤为重要。要求蛋白质的摄入量为 1.2~1.3 g/(kg·d),以优质蛋白为主(50%以上);热量摄入为 147 kJ/(kg·d),即 35 kcal/(kg·d);水的摄入根据每天出量而定,为前一天尿量+500 mL +前一天腹膜超滤量。

4. 常见并发症护理

(1) 透析液引流不畅或腹膜透析管堵塞 为腹膜透析的常见并发症。常见原因为腹膜透析管移位、受压、扭曲、纤维蛋白堵塞、大网膜粘连等。主要护理措施为:①改变病人的体位;②排空膀胱;③鼓励病人适当活动,必要时服用导泻剂或灌肠,以保持大便通畅;④腹膜透析管内注入肝素、尿激酶、生理盐水、透析液等使堵塞透析管的纤维块溶解;⑤可在 X 线透视下调整透析管的位置;⑥上述方法无效时可再次手术置管。

(2) 腹膜炎 为腹膜透析的主要并发症。主要为革兰阳性球菌感染,大多为透析管道皮肤出口处或皮下隧道感染、腹膜透析操作时接触污染物所致,表现为寒战、发热、腹痛、腹部压痛、反跳痛、透析液浑浊、细菌培养阳性等。其主要护理措施为:①密切观察透出液的颜色、性质、量,观察超滤量,及时留取透出液进行常规检查和细菌、真菌培养,记录 24 h 出入液量;②采用透析液 2000 mL 连续腹腔冲洗 3~4 次;③腹膜透析液内加抗生素,亦可全身应用抗生素;④若行抗感染治疗后仍无法控制,应拔除透析管。

(3) 导管出口处感染和隧道感染 常见原因为腹透管出口处未保持清洁干燥、腹外段腹透管反复或过度牵拉引起局部组织损伤,表现为导管出口周围发红、肿胀、疼痛甚至出现脓性分泌物,沿隧道移行处有压痛。预防措施为:①妥善固定导管,避免牵拉;②保持局部清洁干燥,腹透管植入 6 周内避免淋浴,6 周后淋浴时用人工肛袋保护导管出口及腹外段导管以免淋湿,淋浴后立即更换导管出口处敷料,不能盆浴,以防止导管口进水;③接触导管前清洁双手。一旦发生感染其处理措施为:①局部使用抗生素软膏或者清创,每天换药;②据药敏试验结果使用敏感抗生素,感染严重者静脉给药;③难治性皮下隧道感染、继发腹膜炎、局部或全身用药 2 周后感染仍难以控制者考虑拔管。

(4) 腹痛、腹胀 常见原因为透析液温度不当(过高或过低)、透析管位置不当、渗透压过高、透析液进出速度过快、腹膜炎等。护理时注意调节好透析液的温度,调整腹透管的位置,降低透析液的渗透压以及减慢透析液进出的速度,积极治疗腹膜炎等。

(5) 其他并发症 低血压、高血糖、高渗性昏迷、腹腔出血、透析液外漏、腹膜透析管滑脱、肠粘连等。

（三）透析后护理

（1）透析结束后即可拔除连接管，并以无菌碘伏帽盖住导管开口，伤口周围以无菌敷料包裹，并严密观察伤口有无渗液或出血现象。如果以后不再透析，即可拔除腹透导管，并以外科技术缝合伤口。

（2）测量体重、血压和脉搏，并与透析前比较。

（3）指导病人保持导管出口及腹外段导管清洁干燥，淋浴前将透析管用塑料布包扎好，防止淋湿，淋浴后用软质清洁毛巾将透析管及周围皮肤轻轻拭干，用络合碘消毒透析管及周围皮肤后重新包扎。

知识链接

血 液 滤 过

血液滤过（hemofiltration，HF）也是一种血液净化技术。它模拟正常人肾小球的滤过原理，以对流的方式滤过清除血液中的水分和尿毒症毒素。血液滤过是一种比血液透析更接近正常肾小球滤过生理的肾脏替代疗法，清除血液中的中分子尿毒症毒素的效率优于血液透析，大量超滤水分时较少发生低血压反应。血液滤过的治疗装置包括血液滤过器、置换液、血液滤过机。血液滤过适应证包括：①急、慢性肾功能衰竭伴有高血容量、严重心力衰竭；②顽固性高血压；③透析相关性低血压，血透中发生低血压的原因有很多，但改用血滤后可有明显改善；④心力衰竭与肺水肿；⑤高脂血症；⑥尿毒症合并神经病变；⑦高磷血症；⑧代谢性酸中毒；⑨肝衰竭。

三、肾穿刺活体组织检查术的护理

肾穿刺活体组织检查术是用肾活检针经皮肤直接穿刺抽取肾脏活体组织进行病理学检查的一种方法，又称肾脏穿刺术或经皮肾活检术。此为诊断肾脏疾病的重要辅助检查方法，对确定病理类型、明确诊断、指导治疗及评价预后均有重要意义。

【适应证】

（1）内科各种原发、继发性肾实质疾病，尤其是弥漫性病变者皆可穿刺。

（2）急、慢性肾小管间质性疾病。

（3）急性肾功能衰竭。

（4）肾移植后确定是否发生排斥反应，判断是否疾病复发。

【禁忌证】

（1）孤立肾、小肾。

（2）明显出血倾向。

（3）严重高血压病、心力衰竭、严重肺气肿、严重贫血、重度腹腔积液。

（4）肾肿瘤或肾动脉瘤、多囊肾、马蹄肾、肾脏大囊肿、肾结核、肾脓肿、肾周围脓肿、肾积水等。

（5）精神疾病或不配合检查的病人。

【术前护理】

（一）用物准备

在治疗盘内备肾穿刺包（内有弯盘 1 个、棉球 4 个、穿刺针 1 个、封闭针 1 个、钢尺 1 个、尖头手术刀 1 把、治疗巾 2 块、纱布）、50 mL 和 5 mL 一次性注射器、无菌敷料、皮肤消毒剂、血压计、听诊器、1%普鲁卡因溶液、多头腹带、小沙袋、无菌手套、胶布、装有甲醛固定液的标本瓶等。

（二）病人准备

1. 术前解释 向病人讲明肾脏穿刺术的必要性、安全性及注意事项，做好解释工作，以消除病人的思想顾虑，保证穿刺手术顺利进行，减少术后并发症的发生，并征得病人及家属签字同意。

2. 病史评估 详细询问病人病史，有无出血性疾病、高血压、严重贫血、全身感染、心脏疾病及肾下垂等。

3. 术前检查 术前查出血时间、凝血时间、血小板计数、凝血酶原时间等，以了解有无出血倾向；查血肌酐、血尿素氮、肝功能、HBSAg 等，以了解肝、肾功能；做尿常规检查和细菌培养，以排除上尿路感染；做 B 超检查和肾区平片以了解肾脏大小、位置，并帮助确定穿刺点；查血型并备血 400 mL；测量生命体征，观察病情变化。

4. 行为训练 指导病人练习屏气及平卧排尿（便）方法。屏气动作可以减少肾移动，有利于减少穿刺时组织损伤。

5. 术前用药 术前肌注维生素 K 2～3 天，以预防出血；术前做普鲁卡因皮试；术前 1 h 肌注地西泮。

6. 其他 术前禁食、禁水 4～6 h，排空大、小便。

【术中护理】

1. 摆放体位 协助病人取俯卧位，嘱病人双手伸直置于头前，在其腹部垫以厚枕将肾顶向背侧，使穿刺部位抬高、固定，避免穿刺时滑动移位。

2. 暴露穿刺部位 协助术者暴露穿刺部位。穿刺部位多在 B 超下确定，一般取背部第 12 肋下缘 0.5～1.0 cm、距后正中线 6.0～7.5 cm 处，即肾脏下缘处。

3. 消毒麻醉 协助术者常规消毒皮肤、戴无菌手套、铺无菌孔巾、局部麻醉。

4. 穿刺取材 嘱病人深吸气后屏气，术者用腰椎穿刺针探刺肾脏距皮肤深度，然后在穿刺点用尖刀割破皮肤；再嘱病人深吸气后屏气，术者将穿刺针刺入，参考腰穿针所测深度刺入肾囊达被膜外；见穿刺针与呼吸同步运动后再嘱病人屏气，术者将穿刺针迅速刺入肾脏完成取材。

5. 按压包扎 肾穿刺完毕，将穿刺部位消毒再用无菌纱布覆盖，并立即按压穿刺部位，用多头腹带加压包扎后置沙袋，以平车推入病房。

6. 心理护理 在穿刺过程中，给予病人心理支持，注意观察病人的表情和反应，如有面色苍白、心慌等异常表现应通知医师。

7. 标本送检 将术者穿刺所得肾脏活体组织置于甲醛固定液标本瓶内并及时送验。

【术后护理】

1. 活动与休息 术后俯卧 4 h，如无异常取下沙袋，改取平卧位，绝对卧床时间总共为

24 h。在病人卧床期间帮助做好生活护理,嘱病人避免躯体活动及咳嗽、打喷嚏等剧烈动作,以免伤口出血。若病人病情平稳,无肉眼血尿,可取下多头腹带下床活动。术后 7～10 天内避免重体力活动。

2. 严密观察

(1)严密观察生命体征,每 30 min 测血压、脉搏一次,连续测量 4 次,如无异常改为每小时测量 1 次,血压平稳 4 h 后可停止测量。如病人血压波动大或血压偏低,应及时报告医师处理。

(2)观察尿液颜色和性状变化,连续行尿液一般检查 3 次。如出现肉眼血尿应通知医师,给予补液,以防血块形成堵塞输尿管,并延长卧床时间直至肉眼血尿消失。

(3)观察病人有无腹痛、腰痛、肌紧张、排尿困难等,观察穿刺部位有无出血、血肿。

3. 鼓励饮水　鼓励尿量正常病人多饮水、勤排尿,术后 24 h 内尿量应不少于 1000 mL,以尽快排出肾血管中的血凝块。

4. 遵医嘱给药　遵医嘱给予抗生素和止血药治疗 3 天,以防出血和感染。

(丁洪琼)

本章小结

急性肾小球肾炎是与链球菌感染有关的免疫性疾病,血尿、蛋白尿、水肿和高血压为主要表现,治疗主要以休息和对症治疗为主,护理重点为休息、饮食护理、水肿护理。

慢性肾小球肾炎多数原因不明,少数由急性肾炎发展所致,起始因素多为免疫介导性炎症。血尿、蛋白尿、水肿和高血压为基本表现,后期可出现肾功能损害。控制高血压和减少尿蛋白是延缓病程进展的重要措施,首选 ACEI 和 ARB 治疗。护理重点为预防感染、饮食与用药护理。

肾病综合征为免疫介导性炎症,主要表现为大量蛋白尿(尿蛋白＞3.5 g/d)、低蛋白血症(血浆白蛋白＜30 g/L)、高度水肿、高脂血症,感染是主要并发症。主要治疗为抑制免疫与炎症反应,糖皮质激素为主要药物。护理重点为饮食护理、水肿护理、用药护理。

肾盂肾炎是肾脏的感染性炎症。最常见病原菌为大肠埃希菌,最常见感染途径为上行感染。急性肾盂肾炎典型表现为畏寒、发热、膀胱刺激征,慢性肾盂肾炎表现多不典型。尿液检查和细菌培养有助于诊断。抗感染为主要治疗,首选对革兰阴性杆菌有效的抗生素,彻底治疗是预防炎症迁延的关键。护理重点为膀胱刺激征护理、尿细菌培养标本采集、用药护理。

慢性肾衰竭是各种肾脏疾病持续进展的共同转归,我国原发性肾小球肾炎是主要病因,感染是最常见诱因。临床有全身各个系统表现,并有水、电解质、酸碱平衡失调,其中胃肠道表现最早出现和最常见。饮食与降压治疗能延缓病程进展,血液净化疗法能部分替代肾脏功能。护理重点为饮食护理、用药护理、皮肤瘙痒护理。

情景模拟训练

案例一

陈先生,25 岁,教师。水肿、镜下血尿和蛋白尿 1 年,加重一周。1 年前该病人出现水肿、镜下血尿和蛋白尿,诊断为"肾炎",治疗不详。一周前受凉后水肿加重,并伴有食欲下降,无明显头痛、头晕。身体评估:BP 140/90 mmHg,眼睑、颜面水肿,无贫血貌,双下肢轻度水肿,心肺未见异常。辅助检查:①尿液检查:尿蛋白(＋),尿红细胞 10 个/HP;②血液检查:Hb100 g/L,血 BUN 7.8 mmol,血肌酐 130 μmol/L;③B 超检查:双肾体积正常。临床诊断:慢性肾小球肾炎。

情景模拟训练内容:

(1) 陈先生咨询"如何防止病情加重",请你进行指导。

(2) 陈先生水肿明显,请你进行护理。

案例二

张女士,36 岁。一天前无明显原因出现发热伴寒战、恶心、呕吐等表现,最高体温达39 ℃,随之出现尿急、尿频、尿痛及腰痛,自服"头孢菌素",症状无缓解而入院。既往无特殊病史。查体:T 38.8 ℃,P 100 次/分,BP 110/70 mmHg,HR 100 次/分;急性病容,咽部无充血,扁桃体不大;心肺听诊未发现异常;腹软,无压痛,肝脾肋下未触及,双肾区叩击痛,两侧脊肋角压痛明显,双下肢无水肿。实验室检查:①尿常规:蛋白(－),大量白细胞(30～50 个/HP)和白细胞管型,红细胞(＋)。②血常规:WBC $12×10^9$/L,N 80％,L 19％。临床诊断:急性肾盂肾炎。

情景模拟训练内容:

(1) 家人扶送张女士入病房,你是接诊护士,请你接诊病人。

(2) 张女士诉尿频、尿急、尿痛,痛苦不堪,请你为其护理。

(3) 经过精心治疗与护理,张女士病情稳定,计划出院,请你进行健康教育。

案例三

李先生,39 岁。水肿、蛋白尿 4 年,间断头痛、头晕、全身乏力 1 年余,恶心、呕吐、厌食 1周。该病人在 4 年前不明原因出现水肿、蛋白尿,曾于当地医院就诊,尿液检查结果为尿蛋白(＋＋)、RBC 3～4 个/HP,未系统治疗。一年前出现头痛、头晕、全身乏力,在当地医院诊断为"高血压",口服硝苯地平片降压治疗,血压控制不良。一周前劳累后上述症状加重,并出现恶心、呕吐、厌食等表现。身体评估:T 38 ℃,R 26 次/分,P 100 次/分,BP 180/120 mmHg;贫血貌,眼睑水肿;咽部无充血,双侧扁桃体无肿大;两肺闻及湿啰音,心率 100 次/分;腹软,肝脾肋下未触及。辅助检查:尿蛋白(＋＋),尿显微镜下 RBC 4～6 个/HP;WBC $8.2×10^9$/L,Hb 67 g/L,PLT $112×10^9$/L;血清 Cl^- 106 mmol/L,Ca^{2+} 1.7 mmol/L,Na^+ 138 mmol/L,K^+ 6.8 mmol/L,BUN 34 mmol/L,Scr 1036 μmol/L;B 超示双肾体积缩小。临床诊断:慢性肾衰竭。

情景模拟训练内容:

(1) 该病人入院后,你是责任护士,请采集病人疾病相关的资料。

(2) 病人咨询如何选择食物,请你进行指导。

第五章
血液内科病人的护理

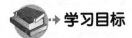 **学习目标**

1. 掌握血液内科常见病的临床表现、护理措施。
2. 熟悉血液内科常见疾病的治疗要点、重要辅助检查。
3. 了解血液内科常见疾病的病因与发病机制。
4. 熟悉血液内科常用的护理操作技术。
5. 能对血液内科常用的诊疗技术进行护理配合。
6. 能对血液内科病人进行整体护理。
7. 具有对血液内科急危重症病人的初步救护能力。
8. 能对血液内科病人与社区群体进行健康教育。

知识链接

血液系统组成与功能

血液系统由血液和造血器官组成。血液由血浆及悬浮在其中的血细胞（红细胞、白细胞、血小板）组成，成熟红细胞具有结合与运输 O_2 和 CO_2 的功能，成熟白细胞主要发挥免疫防御的作用，血小板参与止血、凝血过程，保持血管内皮的完整性。

造血器官由骨髓、肝、脾及淋巴结组成。人体出生后最主要的造血器官是骨髓，骨髓由造血干细胞和骨髓微环境构成。造血干细胞是各种血细胞的起始细胞，具有不断自我更新、多向分化与增殖的能力；骨髓微环境调节造血干细胞的增殖与分化，为造血干细胞提供营养和黏附的场所。

第一节 贫血病人的护理

一、贫血概述

贫血(anemia)是指单位容积外周血液中血红蛋白浓度(Hb)、红细胞计数(RBC)和(或)红细胞比容(HCT)低于正常值的一种常见临床症状,其中以血红蛋白浓度降低作为贫血的诊断及判断严重程度的依据更为可靠。但血容量的变化,特别是血浆容量的变化,如脱水、失血、妊娠中后期等,可影响血红蛋白浓度,在临床判断中应予以注意。一般认为我国平原地区人群贫血的诊断标准为:成年男性血红蛋白浓度低于 120 g/L,成年女性血红蛋白浓度低于 110 g/L,妊娠期女性血红蛋白浓度低于 100 g/L。

【分类】

针对不同的临床特点,贫血有不同的分类方法,各有优缺点。综合了解贫血的分类方法,既有助于了解病因、病情及估计预后,又有助于指导临床治疗、护理及预防。

1. 按红细胞形态分类 根据红细胞形态、平均红细胞体积(MCV)和平均红细胞血红蛋白浓度(MCHC),将贫血分为大细胞性贫血、正常细胞性贫血和小细胞低色素性贫血,如表 5-1 所示。

表 5-1 贫血的细胞形态分类

类 型	MCV/fL	MCHC/(%)	常 见 疾 病
大细胞性贫血	>100	32~35	巨幼细胞贫血
正常细胞性贫血	80~100	32~35	再生障碍性贫血、急性失血性贫血、溶血性贫血
小细胞低色素性贫血	<80	<32	缺铁性贫血、铁粒幼细胞性贫血、珠蛋白生成障碍性贫血

2. 按贫血的病因与发病机制分类 根据贫血的病因与发病机制,贫血分为红细胞生成减少性贫血、红细胞破坏过多性贫血和失血性贫血三类,如表 5-2 所示。

表 5-2 贫血的病因与发病机制分类

类 型	病 因	常 见 疾 病
红细胞生成减少性贫血	造血原料不足或利用障碍	缺铁性贫血、巨幼细胞贫血、铁粒幼细胞性贫血等
	造血干细胞异常	再生障碍性贫血、骨髓异常增生综合征、白血病等
	造血微环境受损	骨髓坏死、骨髓纤维化等
红细胞破坏过多性贫血	红细胞本身异常	葡萄糖-6-磷酸脱氢酶缺乏症、地中海贫血等
	红细胞外部异常	免疫性溶血性贫血、脾功能亢进等

续表

类　　型	病　　因	常　见　疾　病
失血性贫血	出血性凝血性疾病	特发性血小板减少性紫癜、血友病、严重肝病等
	非出血性凝血性疾病	消化道出血、月经过多、外伤、肿瘤等

3. 按血红蛋白浓度分类　根据血红蛋白浓度将贫血分为轻度、中度、重度、极重度,如表 5-3 所示。

表 5-3　贫血的严重程度分类

贫血严重度	轻　　度	中　　度	重　　度	极　重　度
血红蛋白浓度	>90 g/L	60~90 g/L	30~59 g/L	<30 g/L
临床表现	症状轻微	活动后心悸气促	休息时感心悸气促	并发贫血性心脏病

4. 按骨髓增生程度分类　根据骨髓红系增生情况将贫血分为骨髓增生低下性贫血(如再生障碍性贫血)和骨髓增生性贫血(缺铁性贫血、巨幼细胞贫血、溶血性贫血等)。

【护理评估】

一、健康史

询问病人年龄,既往有无偏食、挑食的不良饮食习惯;有无吸收不良病史(胃大部切除术、消化不良);有无急性、慢性失血史(如消化性溃疡、月经过多、钩虫病、痔出血等);有无特殊药物使用史或理化物质接触史等。

二、身心状况

(一)症状、体征

贫血病人由于血红蛋白含量减少,血液携氧能力降低,导致全身各组织器官出现缺氧和功能障碍的一系列临床表现,临床表现与贫血发生的速度、严重程度、血容量下降的程度、病人原有的身体状况及对缺氧的耐受性等因素有关。

1. 一般表现　疲乏无力、困倦是贫血最常见和最早出现的症状,与骨骼肌缺氧有关。皮肤黏膜苍白是贫血最突出的体征,特别是以面色苍白最为常见,常是病人就诊的主要原因,临床一般检查睑结膜、口唇与口腔黏膜、甲床、手掌等部位较为可靠,但应注意环境温度、人种肤色及人为因素(化妆)的影响。

2. 神经系统表现　贫血病人由于脑组织缺血、缺氧,无氧代谢增强,能量合成减少,病人常出现头晕、眼花、耳鸣、失眠、多梦、记忆力减退及注意力不集中等症状,严重者可出现晕厥。

3. 呼吸系统表现　轻度贫血病人呼吸系统症状不明显,中度以上贫血病人可出现呼吸加快及不同程度的呼吸困难。

4. 心血管系统表现　因机体缺氧而使交感神经活性增加,导致心率加快、心搏出量增加、血流加速。因此,中度贫血病人活动后可出现心悸、气促,重度贫血病人轻微活动或休息时可出现呼吸困难。长期严重贫血的病人,心脏超负荷工作且供血不足,可引起贫血性心脏病,其表现为心绞痛、心律失常、心力衰竭。

5. 消化系统表现 病人常出现食欲减低、恶心、胃肠胀气、腹泻、便秘、舌炎和口腔炎等表现,与胃肠黏膜缺氧引起消化液分泌减少和胃肠功能减退有关。

6. 泌尿生殖系统表现 可有多尿、低比重尿、夜尿增多等表现,女性病人月经失调,男性病人性功能障碍,与肾脏、生殖系统缺氧有关。

(二)心理、社会状况

贫血病人由于缺氧引起不适和乏力,使学习、工作及社交活动受影响,病人易产生烦躁、易怒等心理;如病人为再生障碍性贫血,因其治疗难度大、费用高及预后不良,给病人及家属带来了严重的心理负担及经济负担。

(三)辅助检查

1. 血液检查 红细胞计数及血红蛋白检查有助于贫血的诊断和判断贫血程度;血涂片检查可以判断贫血的性质和类型;网织红细胞计数可以反映骨髓的造血功能,同时是判断贫血疗效的早期指标。

2. 骨髓检查 骨髓检查可反映骨髓的增生程度,是贫血病因诊断的重要检查方法。

【主要护理诊断/医护合作性问题】

1. 活动无耐力 与贫血导致机体组织缺氧有关。
2. 营养失调:低于机体需要量 与各种原因导致造血物质摄入不足或丢失过多有关。

【护理措施】

(一)一般护理

1. 休息与活动 适当的休息可以减少机体的耗氧量,应根据贫血的程度、发生的速度及病人原有的健康状况,与病人共同制订合理的休息与活动计划。轻度贫血病人可适当活动,但应避免过度劳累;中度贫血病人,应增加卧床休息时间,鼓励自理生活,活动以不感到疲劳、不加重症状为宜;重度贫血病人,需卧床休息,取舒适的体位(如半卧位),协助完成日常生活,如翻身、沐浴、进食等,病人起床和如厕时改变体位等动作应缓慢,防止晕倒摔伤。

2. 饮食护理 贫血病人因胃肠道消化功能减退,宜选择易消化的高热量、高维生素、高蛋白的易消化食物。各种贫血病人的具体饮食详见相关章节。

3. 吸氧 严重贫血病人应给予氧气吸入,改善组织缺氧症状。

4. 保暖 保持房间温暖,及时添衣盖被,以免因寒冷引起血管收缩,加重缺氧。

(二)心理护理

关心体贴病人,热情主动地介绍各种诊疗护理的目的、意义、方法,使病人能积极配合治疗及护理。

(三)病情观察

严重贫血病人应密切观察心率、脉搏、血压及呼吸变化;并发贫血性心脏病的病人,严密观察输液输血速度,防止输液输血速度过快,将输液输血速度控制在 1 mL/(kg·h)以内,若病人出现心率增快、呼吸困难、咳粉红色泡沫痰应减慢或停止输液,及时报告医师,按急性左心衰竭紧急处理。

（四）治疗指导

1. 治疗要点

（1）病因治疗 积极寻找和去除病因是治疗贫血的关键。

（2）药物治疗 缺铁性贫血应补充铁剂；巨幼细胞贫血应补充叶酸、维生素 B_{12}；溶血性贫血应用糖皮质激素治疗；再生障碍性贫血应用雄激素、抗淋巴细胞球蛋白（ALG）、环孢素治疗；肾性贫血应用重组红细胞生成素（EPO）、重组人粒细胞刺激因子治疗。

（3）对症和支持治疗 输血是纠正贫血的有效治疗方法，根据病人的具体情况输注全血或输红细胞。急性大量失血病人应输全血，贫血合并出血则根据出血机制的不同采取不同的止血措施。

2. 用药护理 在用药过程中，注意观察药物疗效和不良反应，详见后述各种贫血的护理。

二、缺铁性贫血

案例引导

病人，女，22 岁。面色苍白、头晕、乏力 1 年，加重伴心悸半个月。既往体健，无胃病史。月经初潮 14 岁，8 天/26 天，末次月经为 10 天前，近两年月经量多，半年来增多更明显。平时不挑食，病后进食正常，大小便正常，睡眠好，体重无明显变化。护理体检：T 36.2 ℃，P 102 次/分，R 22 次/分，BP 110/70 mmHg，神志清楚，睑结膜苍白，毛发稀疏无光泽，皮肤黏膜无出血点，无浅表淋巴结肿大，心肺无异常，肝脾不大，指甲脆裂呈勺状。实验室检查：血红蛋白 60 g/L，红细胞 3×10^{12}/L，白细胞 4.0×10^9/L，血小板 120×10^9/L，网织红细胞 1.6%，肝、肾功能正常，骨髓铁染色（－），血清铁蛋白 12.8 μg/L。临床诊断：缺铁性贫血。

缺铁性贫血（iron-deficiency anemia，IDA）是体内用来制造血红蛋白的储存铁缺乏，导致血红蛋白合成减少而引起的一种小细胞低色素性贫血。缺铁性贫血为最常见的贫血类型，各组年龄均可发病，以生长发育期儿童和育龄期妇女发病率较高。全球有 6 亿～7 亿人患有缺铁性贫血。发展中国家约 2/3 的儿童和育龄妇女缺铁，其中 1/3 患缺铁性贫血；发达国家约有 20% 的育龄妇女及 40% 的孕妇患缺铁性贫血，儿童发病率高达 50%，成年男性为 10%。

知识链接

铁 代 谢

1. 铁的分布 人体内铁分为功能状态铁（包括血红蛋白铁、肌红蛋白铁、酶和辅因子、转铁蛋白结合的铁）、储存铁（包括铁蛋白和含铁血黄素）。正常成年男性体内铁总量为 50～55 mg/kg，女性为 35～40 mg/kg，其中，血红蛋白铁占 67%，储存铁占 29%，其余的 4% 为组织铁,存在于肌红蛋白、转铁蛋白及细胞内某些酶类中。

2. **铁的来源和吸收**　正常成人每天造血需 20～25 mg 铁,大部分来自体内衰老红细胞破坏释放的铁,还有一部分来源于食物,成人每天从食物中摄入的铁为 1～2 mg。含铁量较为丰富的食物有肉类、动物血、肝、蛋黄、豆类、海带、紫菜、木耳及香菇等,乳类含铁量最低,动物食品铁吸收率高达 20%,植物食品铁吸收率仅为 1%～7%。铁的主要吸收部位在十二指肠及空肠上段,食物中的二价铁易被吸收,三价铁需转化为二价铁后才能被吸收。

3. **铁的转运和利用**　经肠黏膜进入血浆的二价铁被铜蓝蛋白氧化为三价铁后,与血浆中的转铁蛋白结合后运送到组织或通过幼红细胞膜受体胞饮入细胞内,再与转铁蛋白分离还原成二价铁,参与生成血红蛋白。

4. **铁的储存及排泄**　多余的铁主要以铁蛋白和含铁血黄素形式储存在肝、脾和骨髓等器官的单核-巨噬细胞系统中,待体内需铁量增加时即被动用。正常情况下,人体每天排铁不超过 1 mg,与吸收量保持平衡,主要由粪便排泄。育龄妇女还可以通过月经、妊娠、哺乳而丢失。

缺铁性贫血的病因主要包括以下三方面。

1. **需铁量增加而铁摄入不足**　多见于婴幼儿、青少年、妊娠期和哺乳期的妇女。婴幼儿铁需要量较大,如果不及时添加蛋类、肉类等含铁较高的辅食,则易引起缺铁,特别是仅以含铁量较低的牛乳、谷类为主要饮食的人工喂养婴儿。青少年偏食、挑食易导致缺铁。月经过多的女性,妊娠期、哺乳期的妇女铁需要量大,如果不及时补充,容易导致缺铁。

2. **铁吸收不良**　胃大部切除术后,因吸收部位减少,铁的吸收减少;胃酸缺乏、小肠黏膜病变、肠道功能紊乱、服用抗酸药以及 H₂ 受体拮抗剂等,均可影响铁的吸收。

2. **铁吸收不良**　胃大部切除术后,因吸收部位减少,铁的吸收减少;胃酸缺乏、小肠黏膜病变、肠道功能紊乱、服用抗酸药以及 H_2 受体拮抗剂等,均可影响铁的吸收。

3. **铁丢失过多**　见于各种失血,其中慢性失血是成人缺铁性贫血最常见、最重要的病因,常见的慢性失血性疾病包括消化性溃疡、肠道肿瘤、月经过多、痔疮、钩虫病等,亦见于慢性或反复的血管内溶血如阵发性血红蛋白尿、人造心脏瓣膜、疟疾等。

> **知识链接**
>
> ### 缺铁性贫血发病机制
>
> 当体内铁逐渐减少,最终储存铁不能补偿功能状态的铁时,铁蛋白、血清铁和转铁蛋白饱和度会降低,而总铁结合力会升高;继而红细胞内缺铁,大量原卟啉不能与铁结合成血红素,血红蛋白生成减少,发生小细胞低色素性贫血(红细胞表现为胞质少、体积小、含铁血黄素少),严重时,粒细胞、血小板的生成也受影响;当细胞含铁酶及铁依赖酶的活性降低时,病人的精神、行为、免疫功能及幼儿的智力发育会受到影响。

【护理评估】

一、健康史

询问病人有无慢性失血、慢性胃肠道疾病和胃肠道手术病史;有无铁的需要量增加而摄入不足的情况,幼儿及儿童有无偏食、挑食等不良饮食习惯。

二、身心状况

(一)临床表现

1. 贫血一般表现 起病缓慢,常见症状为面色苍白、乏力、头晕、耳鸣、心悸、气促等。

2. 组织缺铁表现 精神行为异常,如兴奋、烦躁、好动、易激惹、注意力不集中、异食癖(喜吃泥土、石子、煤炭等);体力、耐力降低;易感染;皮肤干燥、角化、萎缩、无光泽;毛发干枯,易脱落;指(趾)甲扁平、缺乏光泽、脆薄易裂,甚至出现"反甲",称勺状甲;黏膜损害表现为口角炎、舌炎、舌乳头萎缩、食欲减退;儿童生长发育迟缓、智力低下。

3. 缺铁原发病表现 如消化性溃疡、慢性胃炎、肠道肿瘤、功能性子宫出血等疾病的相应临床表现。

(二)心理、社会状况

长期轻度贫血病人,大多对疾病没有重视,部分病人因记忆力减退,工作效率降低而出现自卑感;随着病情加重出现活动后心悸、气短、食欲不振等表现,病人可有烦躁情绪;如果有严重并发症如心功能不全等则可能出现严重心理负担,甚至产生悲观失望的情绪。

(三)辅助检查

1. 血常规 血涂片可见成熟红细胞体积小,形态大小不一,中心淡染区扩大,呈小细胞低色素性贫血;平均红细胞体积(MCV)<80 fL,平均红细胞血红蛋白量(MCH)<27 pg,平均红细胞血红蛋白浓度(MCHC)$<32\%$;红细胞计数减少,血红蛋白浓度降低,血红蛋白浓度降低比红细胞计数减低更明显;网织红细胞计数正常或轻度增高;白细胞和血小板计数可正常或减低。

2. 骨髓象 骨髓象增生活跃或明显活跃;以红系增生为主,粒细胞和巨核细胞无明显变化;红系中以中、晚幼红细胞为主,细胞体积变小、染色质颗粒致密、胞质少。骨髓涂片用亚铁氰化钾(普鲁士蓝反应)染色后,在骨髓小粒中无深蓝色的含铁血黄素颗粒,在幼红细胞内铁小粒减少或消失,铁粒幼红细胞少于15%。

3. 铁代谢 血清铁降低(<8.95 $\mu mol/L$);血清总铁结合力增高(>64.44 $\mu mol/L$);转铁蛋白饱和度降低($<15\%$);血清铁蛋白测定是准确反映体内储存铁情况的早期、常用指标,小于12 $\mu g/L$是缺铁的重要诊断依据。

4. 血清铁蛋白受体 血清铁蛋白受体(sTFR)是至今反映缺铁性红细胞生成的最佳指标,一般血清铁蛋白受体浓度大于26.5 mmol/L可诊断为缺铁。

【主要护理诊断/医护合作性问题】

1. 活动无耐力 与缺铁性贫血引起的组织缺血、缺氧有关。

2. 营养失调:低于机体需要量 与铁摄入不足、吸收不良、丢失过多有关。

3. 皮肤黏膜受伤 与贫血引起的口腔炎、舌炎有关。

4. 知识缺乏 缺乏缺铁性贫血的防治知识。

【护理措施】

（一）一般护理

1. 休息与活动 提供清洁、舒适的环境，以保证病人充分休息。重度贫血或贫血症状明显者应绝对卧床休息，以减轻机体的耗氧量，减轻心、肺负担，减轻贫血症状；轻、中度贫血者亦应增加休息时间，注意劳逸结合、避免过度活动。

2. 饮食护理 食物是机体内铁的重要来源，挑食、偏食、进食过快、饮食不规律、饮食习惯不良等均可影响铁的吸收。因此，应指导病人养成良好的饮食习惯，定时、定量，细嚼慢咽，不偏食，不挑食，进食高蛋白、高热量、高维生素食物；鼓励病人多吃含铁丰富的食物如动物血、肝、瘦肉、蛋黄、豆类、紫菜、海带、木耳、香菇等，多食富含维生素 C 的蔬菜和水果，尽可能避免同时进食或者饮用牛奶、浓茶、咖啡等减少铁吸收的食物或饮料，以促进食物中铁的吸收；家庭烹饪建议使用铁制器皿，以补充一定量的无机铁；婴幼儿应及时添加蛋类、肝等含铁丰富的食物。

（二）心理护理

告知病人缺铁性贫血完全可以治愈，并且治愈后对身体没有不良影响，以减轻病人的心理压力，积极配合治疗。

（三）病情观察

观察病人皮肤、黏膜颜色及贫血症状有无改善；观察铁剂治疗的疗效及不良反应；定期监测红细胞计数、血红蛋白浓度、网织红细胞计数及血清铁蛋白含量等指标，以判断治疗效果；积极寻找病因，观察有无继续失血的征象；贫血性心脏病病人注意观察有无呼吸困难、心率过快、水肿等心力衰竭表现，一旦出现立即报告医师处理。

（四）治疗指导

1. 治疗要点

（1）病因治疗 缺铁性贫血病人治疗的关键是去除病因，积极治疗原发病，如消化性溃疡、月经过多、钩虫病等；改变不合理的饮食结构和方式，婴幼儿、青少年、孕妇等增加含铁丰富的食物或服用铁强化食物。

（2）补铁治疗 补充铁剂是治疗贫血的主要方法。首选口服铁剂，常用药物有硫酸亚铁、琥珀酸亚铁、富马酸亚铁等；若口服铁剂不能耐受或胃肠道病变影响铁吸收时，可用右旋糖酐铁肌内注射治疗，注意补铁总量，以防铁中毒。

2. 用药护理

（1）口服铁剂 ①常见不良反应为恶心、呕吐及胃部不适，从小剂量开始并在饭后或餐中服用可减轻。②避免与茶、牛奶、咖啡、抗酸药及 H_2 受体拮抗药（西咪替丁、雷尼替丁）同服，以免影响铁的吸收。③鱼、肉类、维生素 C、乳酸、稀盐酸，可以促进铁的吸收。④服用液体铁剂需用吸管，将药物吸至舌根部咽下，再用温开水漱口，以免牙齿及舌质被染黑。⑤铁与肠内硫化物作用可生成黑色硫化铁，因此应告知病人口服铁剂后，粪便可变成黑色，以消除病人顾虑。⑥铁剂治疗最早的有效指标是网织红细胞计数增加，高峰在服药后 5～10 天；2 周后血红蛋白开始上升，一般 2 个月左右恢复正常。⑦铁剂治疗在血红蛋白恢复正常后，至少持续服药 4～6 个月,待铁蛋白正常后停药,以补足体内储存铁。

(2)注射铁剂 注射铁剂可引起过敏反应(表现为面色潮红、头痛、肌肉关节痛和荨麻疹,严重者发生过敏性休克)、注射局部肿痛并形成硬结、皮肤发黑等。注射时应注意:①首次注射须用 0.5 mL 试验剂量深部肌内注射,同时备肾上腺素,并做好急救准备,以防过敏反应发生,如果注射 1h 后无过敏反应则遵医嘱给予常规剂量治疗。②深部肌内注射,并经常更换注射部位,以减轻或避免局部疼痛与硬结形成。③不在皮肤暴露部位注射,抽取药液后更换注射针头,采用"Z"形注射法或留空气注射法注射,以免药液溢出而引起皮肤染色。

【健康教育】

1. 预防指导 在易患人群中开展卫生知识宣传,以提高人们对缺铁性贫血的认识;改进婴儿喂养方法,及时添加蛋黄、青菜、肉类和肝等含铁较多的辅食,避免长期单纯母乳喂养;青少年应不偏食、不挑食,摄入均衡膳食;儿童、孕妇、哺乳期妇女等铁需要量增多者,注意多食含铁丰富的食物;孕妇、哺乳期妇女可预防性补充铁剂,如每日口服硫酸亚铁 0.2g;积极治疗引起缺铁性贫血的相关疾病,特别是慢性胃炎、消化性溃疡、长期腹泻、月经过多、痔疮出血等;在孕妇和婴儿食品中加入少量铁剂,已在瑞典首先实行,目前认为可以推广应用。

2. 用药指导 向病人说明贫血的病因及积极根治原发病的重要意义,督促他们积极治疗原发病,告知病人铁剂治疗的不良反应及其预防方法,指导他们遵医嘱口服或注射铁剂,督促他们定期到医院复查网织红细胞计数、血红蛋白浓度、红细胞计数、血清铁蛋白含量等,以判断治疗效果。

三、巨幼细胞贫血

巨幼细胞贫血(megaloblastic anemia,MA)是指叶酸和(或)维生素 B_{12}(VitB$_{12}$)缺乏或某些药物影响核苷酸代谢导致细胞核脱氧核糖核酸(DNA)合成障碍所致的贫血。我国以营养性巨幼细胞贫血多见,其中又以叶酸缺乏为主,山西、陕西、河南等地区的农村为高发区,而欧美国家则以 VitB$_{12}$缺乏或体内有内因子抗体者多见。

巨幼细胞贫血原因如下。

1. 叶酸缺乏的原因 ①摄入减少:主要原因是食物加工不当,如烹调时间过长或温度过高,破坏了大量叶酸;其次是偏食,食物中缺少富含叶酸的蔬菜、肉蛋类。②需要量增加:婴幼儿、青少年、妊娠和哺乳期妇女叶酸需要量增加而未及时补充;患甲状腺功能亢进症、慢性感染、肿瘤等消耗性疾病的病人叶酸需要量也增加。③吸收障碍:腹泻、肿瘤、手术及某些药物(抗癫痫药物、柳氮磺吡啶)、乙醇等影响叶酸吸收。④利用障碍:抗核苷酸合成药物(甲氨蝶呤、甲氧苄啶、氨苯蝶啶和乙胺嘧啶等)可干扰叶酸利用。⑤叶酸排出增加:如血液透析、酗酒。

2. 维生素 B_{12}缺乏 ①摄入减少:偏食、完全素食者 VitB$_{12}$摄入减少。②吸收障碍:此为 VitB$_{12}$缺乏最常见原因,包括内因子缺乏(如恶性贫血、胃切除、胃黏膜萎缩等)、胃酸和胃蛋白酶缺乏、胰蛋白酶缺乏、肠道疾病、先天性内因子缺乏或者 VitB$_{12}$吸收障碍、药物(对氨基水杨酸、二甲双胍、秋水仙碱等)影响、肠道寄生虫或细菌大量繁殖可消耗 VitB$_{12}$。③利用障碍:先天性钴胺素传递蛋白Ⅱ(TCⅡ)缺乏引起 VitB$_{12}$输送障碍;麻醉药氧化亚氮可将钴胺氧化而抑制甲硫氨酸合成酶。

知识链接

巨幼细胞贫血发病机制

叶酸和 $VitB_{12}$ 都是 DNA 合成过程中的重要辅酶。当叶酸或维生素 B_{12} 缺乏时,细胞核中的 DNA 合成速度减慢,但胞浆内 RNA 合成不受影响、继续发育成熟,这样造成核/浆发育失衡,RNA 与 DNA 比例失调,细胞体积变大而核发育幼稚,出现"老浆幼核"的巨幼细胞。巨幼变的红细胞大部分在骨髓未成熟时就被破坏,又称无效造血。由于红细胞的生成速度变慢,进入血中的成熟红细胞寿命较短,故引起贫血。

【护理评估】

一、健康史

询问病人的饮食习惯,是否偏食、素食,有无婴幼儿喂养不当、食物加工不当,有无服用影响叶酸和 $VitB_{12}$ 吸收与利用的药物,有无甲状腺功能亢进症、慢性感染、肿瘤、慢性腹泻、胃黏膜萎缩等影响叶酸和 $VitB_{12}$ 吸收的疾病。

二、身心状况

(一)临床表现

1. 血液系统表现 起病大多缓慢,常有一般贫血症状,如逐渐发生的头晕、乏力、活动后心悸、气短,皮肤和黏膜苍白等;少数病人可出现轻度黄疸;重者全血细胞减少,反复感染和(或)出血。

2. 消化系统表现 常有恶心、食欲不振、腹胀、腹泻或便秘;部分病人出现舌炎、口角炎、舌炎、舌质绛红(牛肉舌)或舌乳头萎缩而致舌面光滑(镜面舌)。

3. 神经系统表现和精神症状 因脊髓侧束和后束有亚急性联合变性,可出现远端肢体对称性麻木,深感觉障碍(如振动觉和运动觉消失);共济失调或步态不稳;锥体束征阳性、肌张力增加、腱反射亢进。叶酸缺乏者有易怒、妄想等精神症状;$VitB_{12}$ 缺乏者可有抑郁、失眠、记忆力下降、谵妄、幻觉、妄想甚至精神错乱等。

(二)辅助检查

1. 血常规 呈大细胞性贫血,MCV、MCH 均增高,MCHC 正常;血片中红细胞大小不等、中央淡染区消失,有大椭圆形红细胞、点彩红细胞等,中性粒细胞核分叶过多;网织红细胞计数可正常;重者全血细胞减少。

2. 骨髓象 增生活跃或明显活跃,以红系增生为主,骨髓铁染色常增多。各系造血细胞均呈巨幼变:以红系增生显著,胞体大、核大、核染色质疏松细致、胞浆较胞核成熟,呈"核幼浆老";粒系可见巨中晚幼粒细胞、巨杆状核粒细胞,成熟粒细胞分叶过多;巨核细胞体积增大,分叶过多。

3. 生化检查 血清 $VitB_{12}$ <74 pmol/L(100 ng/mL)、血清叶酸<6.8 nmol/L(3 ng/mL)、

红细胞叶酸＜227 nmol/L(100 ng/mL)均有诊断意义。

4. 其他 胃酸降低、内因子抗体与 $VitB_{12}$ 吸收试验阳性有助于恶性贫血的诊断。

（三）心理、社会状况

由于病程较长,病人容易产生焦虑等心理反应;出现神经系统和精神症状如抑郁、自卑等心理反应。

【主要护理诊断/医护合作性问题】

1. 活动无耐力 与贫血引起组织缺血、缺氧有关。

2. 营养失调:低于机体需要量 与叶酸和(或)维生素 B_{12} 摄入不足、吸收不良有关。

3. 感知改变 与 $VitB_{12}$ 缺乏引起神经系统损害有关。

【护理措施】

（一）一般护理

1. 休息与活动 参见"缺铁性贫血"相关内容。

2. 饮食护理 补充富含叶酸和 $VitB_{12}$ 的食物,叶酸缺乏者多摄入绿叶蔬菜、水果、谷类和动物肝、肾,维生素 B_{12} 缺乏者多食动物肝、肾、禽蛋、肉类和海产品等;改善烹调技术,避免过度烹煮或腌制食物,提倡急火快炒、凉拌等烹饪方式,或将蔬菜加工成沙拉后食用;戒酒,避免偏食和长期素食;食欲减退、腹胀者进食温凉、清淡的软食,少量多餐、细嚼慢咽;患口腔炎、舌炎者注意口腔清洁,饭前、饭后用朵贝液或生理盐水漱口,以防止感染并增进食欲。

（二）心理护理

关心体贴病人,和病人建立良好的关系,向病人介绍疾病的相关知识,给予病人生活上的帮助,以消除病人的焦虑、紧张心理,使其能积极配合治疗和护理。

（三）病情观察

观察贫血的表现与程度,观察各项检测指标的动态变化,观察药物的不良反应。

（四）治疗指导

1. 治疗要点

（1）原发病治疗 此为有效治疗或根治的关键。积极治疗原发病(如胃肠道疾病、自身免疫病等),酌情停用与 MA 有关的药物。

（2）补充叶酸和(或)$VitB_{12}$ ①叶酸缺乏者口服叶酸,直至贫血表现完全消失,如同时有 $VitB_{12}$ 缺乏则需同时注射 $VitB_{12}$,否则可加重神经系统损伤。②$VitB_{12}$ 缺乏者肌注或口服 $VitB_{12}$ 直至血常规正常,若有神经系统表现应维持治疗半年到 1 年,恶性贫血需终身维持治疗。

2. 用药护理 肌内注射 $VitB_{12}$ 偶有过敏反应,表现为皮疹、药物疹,应注意观察,一旦出现反应应立即停药,并根据病情给予抗过敏治疗。口服叶酸同时服用维生素 C 可以提高疗效,因维生素 C 有促进叶酸利用的作用。严重贫血者在补充叶酸及维生素 B_{12} 治疗后,血钾可大量进入新生成细胞内,从而导致血清钾突然下降,对老年人、有心血管疾病和不能进食者,尤其应注意有无低血钾表现,多食含钾丰富的食物,必要时遵医嘱补钾。用药过程中注意观察药物疗效,一般用药后 1～2 天食欲好转,2～4 天网织红细胞计数增加,1 周左右达高峰,接着血红蛋白浓度上升,2周内白细胞、血小板计数可恢复正常,4~6周血红蛋白浓度恢复正常,半年到一年神经系统症状得到改善。

【健康教育】

(一) 预防指导

(1) 改变饮食结构和饮食习惯,多食含叶酸和维生素 B_{12} 丰富的食物,正确加工和烹饪食物,纠正长期素食、偏食的习惯。

(2) 指导婴幼儿、妊娠和哺乳期妇女等叶酸和维生素 B_{12} 需要量增加的人群增加叶酸和维生素 B_{12} 的摄入量,并指导正确喂养婴幼儿。

(3) 指导病人积极治疗引起叶酸、维生素 B_{12} 缺乏的原发性疾病,遵医嘱相应增加叶酸和维生素 B_{12} 的摄入量。

(二) 生活指导

(1) 给病人及家属讲述营养性贫血的有关知识,合理安排膳食,遵医嘱坚持治疗。

(2) 恶性贫血病人经治疗至血常规正常后改为每月 $100~\mu g$ 肌内注射,终身维持。

(3) 待贫血症状纠正后,病人可逐步增加活动量,但应保证休息和充足睡眠。

(4) 注意口腔和皮肤的清洁,勤洗澡、更衣,减少感染。

四、再生障碍性贫血

案例引导

病人,男,32 岁。5 年前开始一直在家具厂做油漆工作,近半年来常常出现"感冒",并出现头晕、眼花、乏力、心悸等症状,1 周前出现鼻和牙龈出血,皮肤自发性出现多处青紫色斑块。体格检查:T 36.8 ℃,P 88 次/分,R 21 次/分,BP 120/80 mmHg;贫血貌;全身多处有 1~4 mm 青紫色斑块,压之不褪色,无压痛,浅表淋巴结及肝脾肿大。辅助检查:①血常规:血红蛋白 65 g/L,红细胞 3×10^{12}/L,白细胞 2.8×10^9/L,血小板 30×10^9/L,网织红细胞 0.2%。②骨髓象:骨髓增生低下。临床诊断:再生障碍性贫血。

再生障碍性贫血(aplastic anemia,AA,简称再障)是多种原因导致造血干细胞数量减少和功能障碍的一种贫血,又称骨髓造血功能衰竭症,以骨髓造血功能低下、全血细胞减少为特征,临床表现为进行性贫血、出血和感染。我国再生障碍性贫血的年发病率为 7.4/100 万人口,欧美国家为(4.7~13.7)/100 万人口,日本为(14.7~24)/100 万人口。再障可发生于各年龄段,老年人发病率较高,男、女发病率无明显差别。

再生障碍性贫血病因不明确,可能与下列因素有关。

1. 生物因素 主要为病毒感染,如肝炎病毒、微小病毒 B_{19}、流感病毒、风疹病毒均可引起再障,其中病毒性肝炎与再障的关系较为明确,主要与丙型肝炎有关,其次为乙型肝炎。乙型肝炎相关再障者占再障病人的 3.2%,多在肝炎后两个月内发病,病情严重,病死率高。

2. 化学因素 包括药物和化学物质,化学因素为再生障碍性贫血最常见的致病因素。目前已知的导致再障的高度危险性药物有氯霉素、保泰松、抗肿瘤药、磺胺药、苯巴比妥、阿司匹林等,其中以氯霉素最为多见,并且与用药剂量和疗程无关;化学物质中以苯及其衍生物为主,如油漆、塑料、染料、杀虫剂等。

3. 物理因素 主要是各种射线如 X 线、γ 射线、放射性核素等,如果接触时间较长和剂量过大可阻止 DNA 复制,使细胞发生增殖和分化障碍,亦可损害造血微环境,造成骨髓永久性增生低下。

4. 其他因素 阵发性睡眠性血红蛋白尿、系统性红斑狼疮、慢性肾衰竭、妊娠等亦可引起再障。

知识链接

再生障碍性贫血发病机制

再生障碍性贫血发病机制尚未完全明确,目前认为是在一定遗传易感倾向的前提下,相关致病因子通过下列三种机制而产生作用的结果。近年来认为其主要发病机制是免疫异常,造血微环境与造血干祖细胞量的改变是异常免疫损伤所致的结果。

1. 造血干祖细胞缺陷("种子"学说) 包括造血干祖细胞(HSC)质和量的异常。再障病人骨髓 CD34$^+$ 细胞较正常人明显减少,减少程度与病情相关;其 CD34$^+$ 细胞中具有自我更新及长期培养启动能力的"类原始细胞"明显减少。再障病人的造血干祖细胞集落形成能力显著降低,体外对造血生长因子反应差,免疫抑制治疗后恢复造血不完整。部分再障病人可向阵发性睡眠性血红蛋白尿(PNH)、骨髓增生异常综合征(MDS),甚至白血病转化。

2. 造血微环境异常("土壤"学说) 再障病人骨髓活检发现除了造血细胞减少外,还有骨髓"脂肪化",静脉窦壁水肿、出血,毛细血管坏死;部分再障病人的骨髓基质细胞在体外培养时生长不良,分泌的各类造血调控因子明显不同于正常人;骨髓基质细胞受损的再障病人造血干细胞移植不易成功。

3. 免疫异常("虫子"学说) 再障病人外周血及骨髓淋巴细胞比例增高,T 细胞亚群失衡。T 细胞分泌的造血负调控因子(IFN-γ、TNF)明显增多,髓系细胞凋亡亢进。细胞毒性 T 细胞分泌穿孔素直接杀伤造血干细胞,使髓系造血功能衰竭。多数病人用免疫抑制治疗有效。

【护理评估】

一、健康史

询问病人有无病毒感染的病史,特别是肝炎病毒感染史;入院前是否使用过对骨髓有抑制作用的药物,如氯霉素、抗肿瘤药、磺胺药、保泰松、苯巴比妥、阿司匹林等;详细了解病人的居住区和工作环境,是否长期接触苯、油漆、塑料、染料、杀虫剂或电离辐射等。

二、身心状况

（一）临床表现

与全血细胞减少有关，主要表现为进行性贫血、出血、感染，多无肝、脾、淋巴结肿大。根据病情、血常规、骨髓象及预后，再障可分为重型再障（SAA）和非重型再障（NSAA），二者鉴别如表 5-4 所示。

1. 重型再障（SAA） 起病急，进展快，病情重，预后差。主要表现是出血和感染。感染以呼吸道感染最为常见，其次为消化道、泌尿道、皮肤、黏膜感染，病原菌以革兰阴性杆菌、金黄色葡萄球菌、真菌为主，多数病人有发热，体温在 39 ℃以上，常合并败血症。常见出血部位为皮肤、黏膜、口腔、鼻腔，表现为皮肤出血点或大片淤斑、口腔黏膜血泡、鼻出血、牙龈出血、眼结膜出血，亦可内脏出血，表现为呕血、便血、血尿、阴道出血等，严重者有颅内出血并因此而危及生命。早期贫血症状较轻，但呈进行性加重，常见表现为苍白、乏力、头晕、心悸、气短等。

2. 非重型再障（NSAA） 起病缓，病程长，以贫血为首发和主要表现。贫血呈慢性过程，表现为苍白、乏力、头晕、心悸、气短，输血后症状只能短暂缓解；感染以上呼吸道感染常见，牙龈炎、支气管炎、牙龈炎次之，肺炎、败血症等重症感染少见，病原菌为革兰阴性杆菌和各种球菌，感染程度较轻，也容易控制，持续时间很少超过 1 周；出血程度较轻，出血较易控制，以皮肤黏膜出血为主，内脏出血少见，主要表现为皮肤出血点、牙龈出血、女性月经过多，久治无效者可发生颅内出血。

表 5-4　重型再障和非重型再障鉴别

鉴 别 指 标			重 型 再 障	非 重 型 再 障
起病缓急与进展			起病急，进展快	起病缓，进展慢
预后			预后差，多在 1 年内死亡	预后较好，少数死亡
首发症状			感染、出血	贫血，偶为出血
主要表现	出血	程度	严重，不易控制	较轻，容易控制
		部位	皮肤黏膜出血、内脏出血多见，重者颅内出血	皮肤黏膜出血常见，内脏出血少见
	感染	程度	严重	较轻
		高热	突出且难以控制	少见且易控制
		部位	呼吸道感染最常见，次为消化道、泌尿生殖道、皮肤黏膜	上呼吸道、口腔、牙龈
		病原菌	G⁻杆菌、金黄色葡萄球菌、真菌	G⁻杆菌及各类球菌
		败血症	常见，死因之一	少见
	贫血	程度	严重，症状明显，易发生心力衰竭	轻，少有心力衰竭

（二）辅助检查

1. 血常规 全血细胞减少，但三系减少的程度并不一致，少数病例可呈两系或单系细胞减少；贫血呈正细胞性正色素性；网织红细胞减少；淋巴细胞比例相对增高。

2. 骨髓象 骨髓象是确诊的主要依据。多数部位增生减低,粒系、红系和巨核细胞明显减少且形态大致正常,淋巴细胞、网织红细胞、浆细胞等非造血细胞比例明显增高。骨髓小粒无造血细胞,呈空虚状,可见较多脂肪滴。骨髓活检示造血组织均匀减少,脂肪组织增加。

(三)心理、社会状况

重型再障起病急、病情重、疗效差,病人生命受到威胁,易出现惊慌、恐惧、抑郁甚至悲观绝望等不良心理反应,对治疗失去信心;非重型再障病人因长期使用雄激素治疗引起痤疮、多毛和体型改变,容易产生自卑心理;造血干细胞移植的高额费用易使病人和家属产生巨大的心理压力。

【主要护理诊断/医护合作性问题】

1. 活动无耐力 与红细胞减少引起组织缺氧有关。

2. 有感染的危险 与粒细胞减少有关。

3. 组织完整性受损:出血 与血小板减少致皮肤黏膜出血有关。

4. 自我形象紊乱 与药物不良反应致身体外形改变有关。

5. 恐惧 与病情恶化、预后不良有关。

【护理措施】

(一)一般护理

1. 休息与活动 参见"缺铁性贫血病人的护理"相关内容。

2. 饮食护理 给予高蛋白、高热量、高维生素、易消化的食物,如瘦肉、蛋黄、鱼、乳类、新鲜蔬菜及水果等,必要时遵医嘱静脉补充营养素,以满足机体需要,增加机体抵抗力。

(二)心理护理

关心和尊重病人,建立良好的护患关系,多与病人沟通交流;注意观察病人的情绪反应及行为表现,并及时给予有效的心理疏导;耐心解释疾病有关知识,向病人介绍治疗成功的案例,使病人增加治疗信心;鼓励病人与亲人、病友交谈,争取社会支持系统的帮助,从而减少孤独感,增加康复信心,积极配合治疗和护理。

(三)病情观察

1. 观察感染征象 观察病人有无感染征象,若体温升高、咽痛、咳嗽咳痰,出现尿路刺激征、肛周疼痛等提示有感染存在,应进一步寻找感染灶,配合医师做好血液、尿液、大便、痰液、细菌培养及药敏试验的标本采集。

2. 观察出血征象 观察病人皮肤黏膜有无新增出血点、淤斑,观察有无内脏出血表现,如呕血、黑便、血尿、阴道出血;观察病人有无头痛、意识障碍及瞳孔改变等颅内出血征象,一旦发生应立即报告医师并积极配合抢救。

3. 观察贫血表现 定期监测红细胞、血红蛋白,以判断贫血程度,观察贫血症状如头晕、心悸、活动耐力是否改善。

4. 观察药物疗效与不良反应 定期监测血常规、骨髓象检查结果;观察有无药物不良反应。

（四）对症护理

1. 贫血护理 参见"贫血概述"相关内容。

2. 出血预防和护理

（1）观察出血部位、出血量和出血时间，监测血小板数量、出血时间、凝血时间、凝血因子等化验结果，监测脉搏、心率、血压、意识状况等。

（2）避免使用对骨髓有损伤作用和抑制血小板功能的药物。

（3）血小板$<50×10^9$/L 时减少活动，增加卧床休息时间，防止外伤如跌倒、碰撞，尤其在病人发热、寒战、神志不清和虚弱时更应注意防护；保证充足睡眠，避免情绪激动；血小板$<20×10^9$/L 时应绝对卧床休息，帮助完成日常生活；给予易消化的软食或半流质软食，禁食过硬、粗糙、带刺骨的食物，以防消化道出血；保持大便通畅，避免用力排便，必要时使用开塞露或缓泻剂，避免腹内压增高而引起出血。

（4）口腔、牙龈、皮肤、黏膜出血者，遵医嘱给予糖皮质激素治疗，颅内或内脏出血者遵医嘱输入浓缩血小板液或新鲜血，注意观察疗效和不良反应。

3. 感染预防和护理

（1）保持病室空气新鲜，温度应适宜，定时开窗通风；每周用紫外线或臭氧照射 2～3 次消毒，每次 20～30 min；定期用消毒液擦拭家具、地面；限制探视人数及次数，以减少感染机会；粒细胞绝对值$<0.5×10^9$/L 者行保护性隔离，并向病人及家属解释其必要性，使其自觉遵守隔离制度。

（2）讲究个人卫生，做好口腔、皮肤、会阴、肛周清洁护理。①口腔清洁：由于口腔黏膜与牙龈出血、高热致唾液分泌减少、广谱抗生素的应用等原因，容易引起口腔内细菌滋生、繁殖从而继发感染，因此，有必要进行口腔护理，以保持口腔清洁，每日餐前、餐后、睡前、晨起漱口，根据口腔 pH 值选择漱口液。②皮肤护理：保持皮肤清洁干燥，勤洗澡，勤更衣服和床上用品，勤剪指甲。③会阴清洁：勤换内裤，尽量不用盆浴，每日睡前清洗会阴，女性病人处于月经期时应当增加清洗次数。④肛周清洁：睡前、便后用 1∶5000 高锰酸钾溶液坐浴 15～20 min，保持大便通畅，避免用力排便诱发肛裂而增加局部感染机会。

（3）鼓励病人进食，选用高蛋白、高热量、高维生素的食物，以加强营养，提高机体抵抗力。

（4）医务人员严格执行无菌操作原则，各项治疗与护理操作严格无菌，中心静脉置管严格按照操作流程并做好维护，预防医源性感染。

（5）观察病人有无感染征象，注意体温变化，询问病人有无咽痛、咳嗽、咳痰、胸痛以及肛周疼痛，了解痰液、尿液及大便性质，监测白细胞、尿常规有无异常。若出现感染相关表现，及时通知医师。

（6）一旦发生感染，遵医嘱进行细菌培养和药敏试验，给予广谱抗生素治疗，必要时输入浓缩白细胞悬液。

（7）嘱高热病人卧床休息，以减少机体的消耗；多饮水，每天饮水 2500～3000 mL 以上，必要时遵医嘱静脉补液，以补充丢失的体液；给予物理降温，慎用解热镇痛药，以免影响血小板数量及功能，诱发出血；有出血倾向者禁用酒精拭浴，以免血管扩张加重出血。

（五）治疗指导

1. 治疗要点

（1）对症治疗 ①纠正贫血：Hb<60 g/L 且机体对贫血耐受性较差时，输注红细胞。

②控制出血：一般用酚磺乙胺（止血敏）、氨基己酸等；血小板减少的严重出血者输浓缩血小板，如果效果不佳改输 HLA 配型相配的血小板；子宫出血的女性肌注丙酸睾酮；肝脏疾病致凝血因子缺乏者应予以及时纠正。③控制感染：及时进行经验性广谱抗生素治疗，同时行细菌培养和药敏试验，再根据药敏试验结果更换敏感抗生素；真菌感染者用两性霉素 B 治疗。④护肝治疗：再生障碍性贫血常合并肝功能障碍，酌情选用保肝药物。

（2）针对发病机制治疗　①免疫抑制治疗：常用药物有抗淋巴细胞/胸腺细胞球蛋白（ALG/ATG）、环磷酰胺、环孢素等。②促造血治疗：雄激素有司坦唑醇（康力龙）、十一酸睾酮（安雄）、达那唑、丙酸睾酮等。造血生长因子有重组人粒细胞集落刺激因子（G-CSF）、粒细胞-巨噬细胞集落刺激因子（GM-CSF）、重组人红细胞生成素（EPO）。

（3）造血干细胞移植　主要用于重型再障。

2. 用药护理

（1）免疫抑制剂　①抗淋巴/胸腺细胞球蛋白（ALG/ATG）：ALG、ATG 均为异种蛋白，用药前需做过敏试验，用药过程中用糖皮质激素防治过敏反应，注意观察有无超敏反应（寒战、高热、多形性皮疹、高血压或低血压）、出血加重、继发感染和血清病（猩红热样皮疹、发热、关节痛、肌肉痛）；静脉输入抗胸腺细胞球蛋白速度不宜过快，每日剂量缓慢滴注 12～16 h。②环孢素：不良反应主要有肾损害、胃肠反应、高血压、肝损害等，用药期间定期监测血药浓度、骨髓象、血常规，定期检查肝、肾功能，观察有无牙龈增生及消化道出血。③环磷酰胺：主要不良反应有胃肠道反应、脱发、骨髓抑制、出血性膀胱炎、肝功能损害等，治疗期间应多饮水，定期查血常规和肝功能。④糖皮质激素：主要不良反应为高血压、高血糖、感染、低血钾、消化性溃疡和出血等，治疗期间应观察血压、血糖、血钾，观察有无感染征象，观察有无呕血、黑便。

（2）雄激素　①常见不良反应是男性化作用，如痤疮、毛发增多、女性停经等，用药前应向病人解释以消除顾虑。②长期应用可致肝脏损害，用药期间宜定期检查肝功能，并注意观察病人有无黄疸。③丙酸睾酮为油剂，不易吸收，局部注射可引起硬结，甚至发生无菌性坏死，需用长针头做深部缓慢分层肌内注射，并更换注射部位，如发现硬块及时理疗（用硫酸镁、马铃薯、芦荟等外敷），以促进药物吸收，防止感染。④用药期间定期检测血红蛋白浓度、白细胞总数及网织红细胞计数。通常在药物治疗一个月左右网织红细胞计数上升，随之血红蛋白浓度上升，3 个月后红细胞计数开始上升，而血小板计数上升需要较长时间。⑤雄激素持续治疗 3～6 个月才能见效，若治疗半年无网织红细胞计数或血红蛋白浓度上升方可认为无效，应向病人解释清楚，使之坚持服药。

（3）造血生长因子　①可能会发生过敏反应，用药前需做过敏试验，皮下注射粒细胞集落刺激因子（G-CSF）偶有皮疹、发热、消化道不适等不良反应，一般在停药后消失；注射粒细胞-巨噬细胞集落刺激因子（GM-CSF）可出现发热、骨痛、腹泻等，严重者可出现心包炎、血栓形成。②用药期间应定期检查血常规。

【健康教育】

1. 职业防护指导　避免长期接触苯、油漆、染料等有害物质。因各种需要必须接触杀虫剂或电离辐射的人员，应加强卫生宣教，使他们认识自身工作环境存在的危害，自觉提高职业保护意识，加强个人防护，严格遵守操作规程，定期检查血常规，血细胞数量下降者应休息或调换工作;新近进行的室内装修,入住前注意监测室内甲醛、射线水平。

2. 用药指导 避免滥用氯霉素、磺胺药、保泰松、安乃近、阿司匹林等药物;向病人说明坚持用药的重要性,嘱咐病人坚持按时、按量、按疗程用药;告知病人药物的不良反应及其处理方法;指导病人定期复查血常规,以便观察病情变化和判断疗效。

3. 自我护理指导 指导病人防止损伤、跌倒,养成良好的卫生习惯,保持口腔、皮肤、肛周清洁,注意保暖,尽量少去公共场所,预防出血、感染,出现出血、感染征象应及时就诊。

五、溶血性贫血

溶血性贫血(hemolytic anemia,HA)是指红细胞寿命缩短、红细胞破坏速度超过骨髓造血代偿能力时所发生的一组贫血,临床主要表现为贫血、黄疸、脾脏肿大、网织红细胞计数增高及骨髓中红系造血细胞代偿性增生。我国溶血性贫血占同期贫血的 $10\%\sim15\%$,极少数类型的溶血性贫血具有较强的民族或区域性分布。

知识链接

溶血性贫血的临床分类

溶血性贫血根据红细胞破坏的原因分为遗传性和获得性两大类;根据溶血发生的场所分为血管外溶血和血管内溶血;根据发病机制可分为红细胞内异常与红细胞外环境异常,红细胞内在缺陷与遗传有关,红细胞外环境异常由获得性因素引起,这种分类在临床上比较常用。

溶血性贫血的病因多而复杂,凡导致红细胞内在结构或红细胞外环境异常的各种病因均可使红细胞寿命缩短、破坏增加而致溶血。临床上按发病机制分为红细胞自身异常和红细胞外部因素两类。

1. 红细胞自身异常 ①红细胞膜异常:如遗传性球形红细胞增多症、遗传性椭圆形红细胞增多症、遗传性口形红细胞增多症等。②红细胞酶异常:如葡萄糖-6-磷酸脱氢酶缺乏症、丙酮酸激酶缺乏症等。③珠蛋白异常:如地中海贫血、异常血红蛋白病等。

2. 红细胞外部异常 ①免疫因素:如新生儿溶血性贫血、血型不合输血后溶血、自身免疫性溶血性贫血等。②化学因素:如苯、磺胺药、亚硝酸盐等。③物理机械因素:如大面积烧伤、人造金属心脏瓣膜等。④生物因素:蛇毒、毒蕈、细菌、病毒。

知识链接

溶 血 机 制

正常红细胞呈双凹圆碟形,具有很大的可塑变化性,能通过直径比自己小得多的微循环而不被破坏,这种特性有赖于红细胞膜、红细胞内酶和血红蛋白结构的正常。如果其中任何一方异常均可使红细胞完整性受损而发生溶血。溶血机制主要表现为以下四方面。

1. 红细胞膜异常 正常的红细胞膜是保持红细胞可变性、柔韧性和稳定性的重要条件,因此红细胞膜异常是溶血发生的主要机制。红细胞膜异常主要表现为以下四种情况:①红细胞膜支架异常,使红细胞形态发生改变,如遗传性球形红细胞增多症,由于细胞膜异常致红细胞呈球形,其可塑变形性下降、脆性增加,易被脾脏破坏。②红细胞膜的化学性成分改变,如无 β-脂蛋白血症,因红细胞膜胆固醇含量增加而卵磷脂含量降低,使红细胞呈棘状,其脆性增加而发生溶血。③红细胞膜吸附有凝集抗体、不完全抗体或补体,使红细胞易被单核-巨噬细胞系统吞噬破坏,如自身免疫性溶血性贫血。④红细胞膜对阳离子的通透性发生改变,如丙酮酸激酶缺乏症病人红细胞内 K^+ 漏出和 Na^+ 渗入增加,从而使红细胞的稳定性发生破坏。

2. 红细胞酶异常 红细胞能量的产生需要多种酶参与,如丙酮酸激酶、葡萄糖-6-磷酸脱氢酶等,其中任何一种酶缺陷均可引起红细胞能量代谢异常,从而导致红细胞膜的完整性受损而发生溶血。

3. 血红蛋白异常 血红蛋白分子结构异常(如地中海贫血)使分子间易发生聚集或形成结晶,导致红细胞硬度增加,无法通过直径更小的微循环而被单核-巨噬细胞吞噬。

4. 其他因素 物理、机械、化学毒物、脾脏功能亢进等都可使红细胞受损破坏增加而发生溶血。

【护理评估】

一、健康史

详细询问病人有无家族史、感染史、人造心脏瓣膜使用史、大面积烧伤史、毒蛇咬伤史、输血史、脾功能亢进史等,有无苯、铅等化学物质接触史,是否食用磺胺药、蚕豆等。

二、身心状况

(一)症状、体征

溶血性贫血根据溶血过程的持续时间和溶血的严重程度不同分为急性溶血和慢性溶血。

1. 急性溶血 起病急骤,全身症状重,突然发生寒战、高热,出现严重的腰背及四肢酸痛伴头痛、腹痛、酱油色尿(血红蛋白尿)和黄疸等表现,此为短期内大量溶血,红细胞大量破坏,分解产物对机体产生毒性作用所致;严重者可发生急性肾衰竭、休克,此为溶血产物引起肾小管内缺血、坏死和管腔阻塞所致。

2. 慢性溶血 起病缓慢,症状轻,以贫血、黄疸、脾脏肿大为主要表现。长期高胆红素血症可发生胆结石和肝功能损害。当病人患慢性重度溶血性贫血时,长骨部分的黄髓可变成红髓,骨髓腔扩大,骨皮质变薄,骨骼变形。

(二)心理、社会状况

急性溶血病人因起病急、症状重,病人易产生紧张、焦虑、恐惧心理;慢性溶血病人因长期有高胆红素血症、黄疸可出现焦虑、抑郁心理。

（三）辅助检查

1. 一般实验室检查　可确定是否为溶血。

（1）血常规　红细胞计数和血红蛋白浓度下降,网织红细胞计数明显增加。

（2）尿液检查　急性溶血病人的尿液颜色呈酱油色或浓茶样;尿胆原呈强阳性而尿胆素呈阴性,此为溶血性黄疸的特征性表现,与体内的游离胆红素水平增高有关。

（3）血清胆红素测定　总胆红素增高,游离胆红素增高,结合胆红素/总胆红素<20%。

（4）骨髓象检查　骨髓增生活跃或极度活跃,红系比例增高,以中幼红细胞和晚幼红细胞为主,形态多正常。

2. 特殊病因学检查　可协助进一步确定贫血的病因与类型。

（1）红细胞脆性试验　检测红细胞膜缺陷的常用指标。脆性增高主要见于遗传性球形红细胞增多症;脆性减低主要见于地中海贫血。

（2）酸溶血试验(Ham 试验)　阳性主要见于阵发性睡眠性血红蛋白尿,可作为此病的诊断依据。

（3）抗人球蛋白试验(Coombs 试验)　诊断自身免疫性溶血性贫血(AIHA)的重要方法。

（4）血红蛋白电泳　珠蛋白生成异常的主要监测指标,常用于地中海贫血的诊断与鉴别。HbA_2增高是诊断 β-轻型地中海贫血的重要诊断依据。

（5）高铁血红蛋白还原试验　主要用于红细胞葡萄糖-6-磷酸脱氢酶(G-6-PD)缺乏症的筛查或普查,G-6-PD 缺乏症病人的高铁血红蛋白还原值低于正常值的 75%。

【主要护理诊断/医护合作性问题】

1. 活动无耐力　与红细胞减少引起的组织缺氧有关。

2. 疼痛　与急性溶血及肝、脾肿大有关。

3. 潜在并发症:休克、急性肾衰竭。

4. 知识缺乏　缺乏疾病有关诱因的防护知识。

【护理措施】

（一）一般护理

1. 休息与活动　轻度贫血、慢性溶血性贫血可适当活动,活动量以不出现症状为宜,急性溶血性贫血病人应卧床休息,以减少机体耗氧量。

2. 饮食护理　进食高蛋白、高热量、高维生素食物,避免进食可能引起溶血的食物(如蚕豆)和药物(磺胺类药、呋喃类药、维生素 K 等)。鼓励病人多饮水,勤排尿,促进溶血后所产生的毒性物质排泄。

（二）心理护理

多关心体贴病人,倾听病人诉说,及时了解病人的心理反应,并给予精神上的鼓励和安慰;向病人介绍本病有关知识,消除其紧张、恐惧心理,使病人能积极配合治疗及护理。

（三）病情观察

观察病人生命体征、神志、尿液颜色与量的变化，注意贫血、黄疸有无加重；观察有无并发症的表现，记录 24 h 出入液量，一旦出现少尿甚至无尿，提示病人可能发生急性肾衰竭，应及时报告医师并积极进行抢救；动态观察化验结果，如血红蛋白浓度、网织红细胞计数、血胆红素浓度等；观察糖皮质激素及免疫抑制剂治疗的疗效与不良反应。

（四）治疗指导

1. 治疗要点 去除病因，用糖皮质激素及免疫抑制剂治疗，必要时行脾切除治疗。

（1）病因治疗 G-6-PD 脱氢酶缺乏症病人应避免服用氧化性药物（磺胺类药、伯氨喹、氯霉素、呋喃类药、镇静药），禁食蚕豆，同时避免感染；化学药物或毒物引起的溶血应避免再次接触；严格输血管理，预防血型不合引起的溶血。

（2）糖皮质激素及免疫抑制剂 常用药物有泼尼松、氢化可的松、环磷酰胺等，主要用于免疫性溶血性贫血。

（3）脾切除治疗 适用于红细胞破坏主要发生在脾脏的溶血性贫血。对遗传性球形红细胞增多症效果较好，对需要大剂量激素维持治疗的免疫性溶血性贫血、丙酮酸激酶缺乏症、部分地中海贫血也可采用。

（4）其他治疗 溶血性贫血病人骨髓造血代偿性加速，造血原料需求量增加，需适当补充叶酸、蛋白质、铁剂等，但阵发性睡眠性血红蛋白尿（PNH）病人补铁需慎重，因其可诱发急性溶血。

2. 用药护理 在用药过程中，注意观察疗效和不良反应。糖皮质激素、环磷酰胺、环孢素的护理详见"再生障碍性贫血"章节相关内容。

3. 输血护理 输血是严重贫血的快速治疗方法，可提高血红蛋白，改善组织缺氧，暂时改善严重贫血病人的症状。输血应严格执行输血制度及掌握输血指征；血液取回后及时输入，不宜久置或加温处理，因为血液温度如果超过 37 ℃ 则会导致红细胞变形、破坏而溶血；输血前两人认真核对配血单上的床号、姓名、血型、Rh 因子等；输血中、输血后密切观察病人有无不良反应，如出现发热、腹痛等，立即停止输血，同时报告医师，积极配合抢救。

【健康教育】

1. 疾病知识指导 告知病人及家属疾病的相关知识；尽可能避免感染、妊娠、过劳、输血等诱因；阵发性睡眠性血红蛋白尿病人忌食酸性食物和药物，如维生素 C、阿司匹林等药物；葡萄糖-6-磷酸脱氢酶缺乏症病人不食蚕豆、不服氧化性药物；与遗传有关的溶血性贫血病人婚前、婚后进行遗传学婚育咨询和检查，妊娠后进行产前基因诊断；严格输血管理，预防错误输血。

2. 用药指导 说明坚持用药的重要性，嘱病人坚持按时、按量、按疗程用药，定期复查血常规，以便观察病情变化和判断疗效。

3. 病情监测指导 教会病人判断巩膜黄染、皮肤黏膜苍白、尿液颜色改变，教会病人识别贫血症状如头晕、头痛、心悸、气促等，上述症状或体征出现或加重，应及早就诊。

（刘俊香）

第二节 出血性疾病病人的护理

出血性疾病是由于各种原因导致的正常止血机制发生障碍,引起自发性出血或轻微损伤后出血不止的一组疾病。任何原因造成血管壁通透性增加、血小板质量异常及数量减少和凝血功能障碍,都可引起出血。

一、特发性血小板减少性紫癜

案例引导

病人,女性,16岁,学生,因"反复牙龈渗血3月、月经量增多伴口腔血泡1天"就诊入院。入院查体:意识清楚,P 98次/分,R 20次/分,BP 110/70 mmHg;口腔颊部及舌缘有血泡,牙龈有渗血,全身皮肤有散在淤点、淤斑,双下肢有密集出血点。起病以来精神尚可,睡眠正常,月经量多、有血凝块。门诊血常规检查示:Hb 108 g/L,WBC 8.5×10^9/L,PLT 9×10^9/L。临床诊断:特发性血小板减少性紫癜。

特发性血小板减少性紫癜(idiopathic thrombocytopenic purpura,ITP)是一组免疫介导的血小板过度破坏和血小板生成受抑制所致的出血性疾病,又称自身免疫性血小板减少性紫癜,以广泛皮肤黏膜及内脏出血、血小板减少、骨髓巨核细胞发育成熟障碍、血小板生存时间缩短及血小板特异性自身抗体出现为特征。ITP是最为常见的血小板减少疾病,临床分为急性型和慢性型,前者以儿童多见,后者以40岁以下成年女性多见,男女之比约为1:4。

ITP病因未完全明了,可能与下列因素有关。

1. 感染因素 约80%的急性ITP病人,在发病前2周左右有上呼吸道感染史;慢性ITP病人的病情常因感染而骤然加重。此外,病毒感染后发病的ITP病人,其血中可发现抗病毒抗体或免疫复合物,且抗体滴度及免疫复合物水平与血小板数目的多少及其寿命的长短呈负相关。这些均证明ITP与感染尤其是病毒感染有关,特别是急性ITP。感染不能直接导致ITP发病,免疫因素的参与可能是ITP发病的重要原因。

2. 免疫因素 免疫因素是ITP发病的重要原因,目前认为ITP发病的主要机制是自身抗体致敏的血小板被单核-巨噬细胞系统过度吞噬破坏。有如下佐证:将ITP病人的血浆输给健康受试者可造成后者一过性血小板减少;50%~70%的ITP病人血浆和血小板表面可检测到血小板膜糖蛋白特异性自身抗体;临床上应用糖皮质激素、大剂量丙种球蛋白静注和血浆置换等疗效确切。

3. 肝、脾脏及骨髓因素 肝、脾与骨髓不但是自身抗体产生的主要部位,而且是血小板破坏的主要场所。其中以脾脏最为重要,人体约1/3的血小板储存于脾脏,且脾内相关抗体的水平最高,与抗体结合后的血小板表面性状发生改变,在通过血流较缓慢的脾内血窦时,容易被其内的单核-巨噬细胞系统吞噬而大量破坏。

4. 其他因素 慢性型ITP多见于40岁以下的成年女性,可能与体内雌激素水平较高有关。雌激素不但可增强自身免疫反应,促进相关免疫性疾病的发生与发展,还可抑制血小板生成及促进单核-巨噬细胞系统吞噬和破坏与抗体结合的血小板。此外,有研究表明ITP的发生可能受基因的调控,与遗传因素有关。

【护理评估】

(一)健康史

详细询问病人出血的主要表现形式、发生急缓、主要部位与范围,有无明确诱因;询问病人起病前1～2周有无呼吸道感染史,有无使用对血小板有影响的药物,仔细询问有无家族史。

(二)身心状况

1. 临床表现

1)急性型 急性型病程多为自限性,常在数周内恢复,少数病程超过半年转为慢性。

(1)前驱症状 多数病人起病前1～2周有呼吸道感染史,特别是病毒感染史(如上呼吸道感染、麻疹、水痘等),也可见于疫苗接种后,多在冬春季发病。起病急而重,常有畏寒、发热等前驱症状。

(2)出血症状 ①皮肤黏膜出血:最常见,出血广泛而严重,皮肤出血表现为大小不等的淤点、紫癜、淤斑,甚至血肿和血泡,常先出现在四肢,尤以下肢多见;黏膜出血表现为鼻出血、牙龈出血、口腔黏膜出血,损伤及注射部位可渗血不止或形成大小不等的淤斑。②内脏出血:当血小板低于 $20×10^9/L$ 时,可有内脏出血,表现为呕血、便血、咯血、阴道出血、血尿等。③颅内出血:严重的血小板减少可出现颅内出血,是本病的主要死因,表现为突发剧烈头痛、意识障碍、抽搐,双侧瞳孔不等大、对光反射消失等。

(3)其他表现 出血量过大或范围过广,可出现程度不等的贫血、血压降低甚至失血性休克。

2)慢性型 起病缓慢,一般无前驱症状。出血倾向较轻而局限,常反复发作,表现为皮肤淤点、紫癜、淤斑及外伤后不易止血;牙龈出血、鼻出血亦很常见;严重内脏出血较少见,但女性病人月经过多较常见。每次出血持续数周、数月,甚至迁延数年,很少自然缓解;部分病人可因感染等使病情加重,出现广泛、严重的皮肤黏膜及内脏出血,也可因情绪激动而诱发致命性的颅内出血。反复发作者常有轻度脾大和失血性贫血。

2. 心理、社会状况 急性出血者因担心大出血易出现紧张、恐惧心理;慢性出血易反复发作,病人常出现烦躁、易怒、抑郁、悲观等心理反应。

3. 辅助检查

(1)血常规 血小板减少,急性型常低于 $20×10^9/L$,慢性型常为$(30～80)×10^9/L$;短期内大出血或反复出血者可出现红细胞和血红蛋白降低;白细胞一般正常。

(2)骨髓象 急性型巨核细胞正常或轻度增加,慢性型巨核细胞明显增加;有血小板形成的巨核细胞明显减少(<30%);巨核细胞发育成熟障碍,急性型者尤为明显,表现为巨核细胞体积变小、胞浆内颗粒减少、幼稚巨核细胞增加。

(3)其他 束臂试验阳性,出血时间延长,血块收缩不良,血小板相关抗体(PAIg)和血小板相关补体(PAC_3)增高,血小板生成时间缩短。

【主要护理诊断/医护合作性问题】

1. 组织完整性受损:出血 与血小板减少有关。

2. 恐惧/焦虑 与病情反复发作有关。

3. 潜在并发症：颅内出血。

4. 有感染的危险 与糖皮质激素治疗有关。

【护理措施】

（一）一般护理

1. 休息与活动 仅局限于皮肤黏膜出血的轻症病人可适当活动,但应避免剧烈活动;当血小板$<50\times10^{9}$/L 时,应减少活动,增加卧床休息时间;当血小板$<20\times10^{9}$/L 时,应绝对卧床休息,防止外伤,协助生活护理。

2. 饮食护理 指导病人进食高蛋白、高维生素、高热量、易消化的软食或半流质饮食,多吃蔬菜水果,防止便秘,禁食粗糙、坚硬、辛辣的食物。

（二）心理护理

多与病人和家属交流,及时了解病人的需求和心理状况,耐心解答病人提出的问题,向病人解释出血的原因及如何减轻和避免加重出血的方法,并介绍治疗成功的病例,以增加病人的治疗信心,从而减轻焦虑、恐惧感,积极配合治疗。

（三）病情观察

观察皮肤黏膜的出血情况,如口腔黏膜有血泡,提示血小板显著减少,是严重出血的征兆。严密观察生命体征、神志、大便与尿液的颜色变化,警惕内脏出血及颅内出血征兆。若病人突然出现头痛、视力模糊、喷射性呕吐、双侧瞳孔不等大、对光反射迟钝则提示颅内出血;若出现腹痛、呕血、黑便则提示消化道出血,若出现腰痛、血尿则提示肾脏出血;若出现面色苍白、脉搏细速、血压下降则提示失血性休克;注意动态监测血小板数量及出血时间、凝血时间等。

（四）对症护理

1. 皮肤出血预防与护理 保持床单平整,被褥、衣服应轻软,避免皮肤摩擦及肢体受压;剪短指甲,避免抓伤;避免跌倒、碰撞等;尽量避免肌内注射及各种穿刺等人为损伤,必须注射时,于快速拔针后立即用干棉签压迫止血,压至针眼无渗血为止,同时注意更换注射部位,以免反复损伤引起局部血肿;静脉注射时尽量不扎止血带,不拍打静脉,护理操作应轻柔。

2. 鼻出血预防与护理 禁止用力擤鼻涕、用手挖鼻孔、外力撞击鼻部及人为去除鼻腔内血痂,鼻腔干燥时用液体石蜡湿润鼻腔,以防鼻出血。如果鼻腔小量出血时,可用 0.1%肾上腺素棉球或凝血酶棉球填塞鼻腔并局部冷敷止血;如鼻腔大量出血时,遵医嘱用碘仿纱条做后鼻腔填塞术。

3. 牙龈口腔出血预防与护理 指导病人保持口腔清洁,用软毛牙刷刷牙;禁用牙签剔牙;忌食油煎、带刺或含骨头的食物,避免进食坚果类食品,进食时细嚼慢咽;已结痂的血块不宜擦掉,防止引起再出血。牙龈出血可用 0.1%肾上腺素棉球、明胶海绵片贴敷牙龈或局部压迫止血,并用生理盐水或 1%的过氧化氢清除口腔陈旧血块,以免口臭影响病人食欲。

4. 内脏出血预防与护理 避免用力咳嗽、用力排便、屏气及情绪激动等可能引起内脏出血的因素;消化道出血护理参见"上消化道出血病人的护理"相关内容;女性病人月经过多者,注意观察月经量,遵医嘱给予"三合激素"(苯甲酸雌二醇、黄体酮、丙酸睾酮)治疗。

5. 颅内出血的防与护理 病人血小板$<20\times10^9$/L 时应绝对卧床休息,避免用力咳嗽、用力排便、屏气、情绪激动等使颅内压升高的因素,保持大便通畅。一旦发生颅内出血应立即绝对卧床休息,抬高床头,头偏向一侧,保持呼吸道通畅,吸氧,遵医嘱静脉推注 20%甘露醇,头部用冰袋冷敷,严密观察并记录瞳孔、神志及生命体征的变化。

（五）治疗指导

1. 治疗要点

（1）糖皮质激素 此为首选治疗药物,近期有效率约为 80%。常用药物为泼尼松 1 mg/(kg·d)口服,待血小板升至正常或接近正常,开始减量,1 个月内减至最小维持剂量(5～10 mg/d)维持 3～6 个月,症状严重者可予地塞米松或甲泼尼龙静滴。作用机制是减少自身抗体生成及减轻抗原抗体反应,阻止单核-巨噬细胞对血小板的破坏,改善毛细血管通透性,刺激骨髓造血及血小板向外周血释放。

（2）脾切除术 机制是减少血小板抗体产生及减轻血小板破坏。适应证:①正规糖皮质激素治疗 3～6 个月无效;②糖皮质激素治疗有效,但维持剂量大于 30 mg/d;③有糖皮质激素使用禁忌者。其禁忌证为妊娠期或因其他原因不能耐受手术者。

（3）免疫抑制剂 一般不作为首选治疗,以上方法治疗无效或疗效差,可与糖皮质激素合用,以提高疗效、减少糖皮质激素用量。常用药物有抗 CD20 单克隆抗体(利妥昔单抗)、长春新碱、环磷酰胺、环孢素(主要用于难治性 ITP)、硫唑嘌呤等。

（4）血小板生成药 一般用于糖皮质激素治疗无效或难治性 ITP,主要药物有重组人血小板生成素、TPO 拟肽罗米司亭等。

（5）急重症治疗 当血小板$<20\times10^9$/L、出血严重广泛、疑有或已发生颅内出血、近期将实施分娩或手术等急重症病人,可输注血小板悬液、静脉滴注丙种球蛋白和大剂量的甲泼尼龙。

2. 用药护理 向病人介绍常用药物的作用及不良反应,以便使病人积极主动的配合治疗。

（1）糖皮质激素 ①长期使用可出现身体外形的变化、高血压、糖尿病、消化道出血、继发感染等不良反应。②用药期间注意观察血压、血糖、生命体征、大便颜色及监测骨密度。③告知病人坚持合理用药的重要性,待血小板正常或接近正常后遵医嘱减量,小剂量维持 3～6 个月,不可擅自增减或骤停药物。

（2）免疫抑制剂 免疫抑制剂护理参见"再生障碍性贫血"相关内容。

【健康教育】

1. 预防出血指导 注意休息,适当运动,避免剧烈或易损伤的活动;预防各种外伤,使用刀、剪、锯等工具时应戴保护性手套,不挖鼻腔,不用牙签剔牙;注意保暖,预防感染;避免引起内脏出血和颅内出血的因素,如用力咳嗽、屏气、用力排便、情绪激动等;避免使用可引起血小板减少或抑制其功能的药物,如阿司匹林、吲哚美辛等。

2. 疾病知识指导 向病人及家属介绍本病的有关知识,教会病人及家属进行自我护理,如学会压迫止血的方法及识别出血的征象,一旦出现皮肤淤点、淤斑、鼻出血,黑便时应及时就医。

3. 用药指导　鼓励病人坚持用药,不可自行减量或突然停用糖皮质激素,以免引起反跳现象。用药期间定期复查血常规、血压、血糖等。

二、过敏性紫癜

案例引导

　　患儿,男,8 岁,因"双下肢紫癜 4 天"就诊。患儿 4 天前出现发热、咳嗽、咽痛,在家父母给予"感冒药"口服后,体温下降,但仍有咽痛咳嗽,随后双下肢伸侧面出现对称性皮下出血点,无痛无痒,同时伴有关节和腹部疼痛,食欲减退。护理体检:咽部发红,腹部压痛阳性,四肢伸侧可见密集的皮下淤点、淤斑,膝关节疼痛。辅助检查:RBC 4.6×10^{12}/L,PLT 120×10^9/L,WBC 8×10^9/L,L 42%,N 53%,M 8%;尿常规、尿素氮、血肌酐均无异常;双肾 B 超未见异常。临床诊断:过敏性紫癜。

　　过敏性紫癜(allergic purpura)是一种血管变态反应性疾病,因机体对某种致敏物质产生变态反应,导致毛细血管通透性及脆性增加,血液外渗,表现为皮肤、黏膜及某些器官出血,同时可伴血管神经性水肿、荨麻疹等其他过敏表现。本病多为自限性,以儿童及青少年多见,男性发病略多于女性,春、秋季发病较多。

　　过敏性紫癜的致敏因素甚多,与本病发生密切相关的因素如下。

1. 感染　最常见的病因和复发原因,细菌(溶血性链球菌、金黄色葡萄球菌)、病毒(麻疹病毒、风疹病毒)、寄生虫等感染都可引起,特别是 β-溶血性链球菌引起的上呼吸道感染最多见。

2. 食物　主要是机体对某些食物中的异体蛋白过敏,如鱼、虾、蛋、奶、蟹等。

3. 药物　抗生素(磺胺类药、青霉素、头孢菌素)、解热镇痛药(水杨酸类、保泰松、吲哚美辛)、异烟肼、噻嗪类利尿药等均可引起。

4. 其他　花粉、尘埃、疫苗接种、虫咬及寒冷刺激等。

知识链接

过敏性紫癜发病机制

　　目前认为过敏性紫癜是免疫因素介导的一种全身血管炎症。

　　1. 蛋白质及其他大分子物质　蛋白质及其他大分子作为抗原,刺激人体产生抗体(主要为 IgG),后者与抗原结合成抗原抗体复合物,沉积于血管内膜,激活补体,导致中性粒细胞游走、趋化及一系列炎症介质的释放,引起血管炎症反应。此种炎症反应除多见于皮肤、黏膜小动脉及毛细血管外,尚可累及肠道、肾及关节腔等部位小血管。

　　2. 小分子物质　小分子物质过敏原作为半抗原,与人体内某些蛋白质结合构成抗原,刺激机体产生抗体,此类抗体吸附于血管及其周围的肥大细胞,当上述半抗原再度进入体内时,即与肥大细胞上的抗体产生免疫反应,致肥大细胞释放一系列炎症介质,引起血管炎症反应。

【护理评估】

（一）健康史

注意询问病人的发病年龄、感染史、过敏史、过敏原接触史以及用药史。

（二）身心状况

1. 临床表现 起病前 1~3 周有全身不适、低热、乏力及上呼吸道感染等前驱症状，随后出现皮肤淤点、淤斑等典型表现。临床上根据累及部位及表现不同分为以下五种类型。

（1）单纯型（紫癜型） 此为临床最常见类型，以反复出现的皮肤淤点、紫癜为特征性首发表现。常局限于四肢，尤其是下肢和臀部多见，面部、躯干、掌心少见；其分布呈对称性，分批出现；其大小不等，以淤点多见，呈紫红色，略高出皮肤表面或融合成片状淤斑，可伴有出血性丘疹或小型荨麻疹。随着病情的发展，淤点颜色由紫红色变成紫色、黄褐色、淡黄色，经 7~14 天逐渐消退。

（2）腹型 此为最具潜在危险和最易误诊的临床类型，主要是消化道黏膜及腹膜脏层毛细血管受累所致。此型除皮肤紫癜外，主要表现为腹痛，多位于脐周或下腹部，呈阵发性绞痛，无明显腹肌紧张及反跳痛，可伴恶心、呕吐、呕血、便血、腹泻及黏液便等。部分病人在皮肤出现紫癜前就有明显腹痛、压痛、肠鸣音亢进而被误诊为急腹症。幼儿可因肠壁水肿、蠕动增强等而致肠套叠。

（3）关节型 此型主要为关节部位血管受累所致，除皮肤紫癜外，以关节肿胀、疼痛、压痛及功能障碍为主要表现，多见于肘、腕、膝、踝等大关节，呈游走性、对称性、反复性发作，不遗留关节畸形。

（4）肾型 此型最严重，主要为肾小球毛细血管袢炎症反应所致。多在紫癜发生 1 周后出现血尿、蛋白尿及管型尿，少数病人可出现水肿、高血压及肾衰竭等表现，多数病人在 3~4 周内恢复，少数病人可因反复发作而演变为慢性肾炎或肾病综合征。

（5）混合型 较少见，合并上述两种以上临床表现，成为混合型。

除以上常见类型及其临床表现以外，少数病人还可因病变累及眼部、脑及脑膜血管，而出现视神经萎缩、视网膜出血及水肿、虹膜炎、中枢神经系统症状及体征等。

2. 并发症 本病如果治疗不及时，可并发上消化道出血、慢性肾炎及尿毒症等。

3. 心理、社会状况 过敏性紫癜病人常因大片淤点、淤斑，上消化道出血，出现恐惧、紧张、急躁等心理反应，反复发作、出现慢性肾炎、尿毒症时会出现抑郁、悲观、绝望心理。

4. 辅助检查

（1）血液检查 白细胞计数轻度到中度增高，嗜酸性粒细胞增多；血小板计数正常，出血时间及凝血各项试验正常；半数以上病人毛细血管脆性试验阳性；肾功能受损时血尿素氮升高、内生肌酐清除率下降。

（2）尿液检查 肾型和混合型可有蛋白尿、血尿、管型尿。

【主要护理诊断/医护合作性问题】

1. 有损伤的危险：出血 与血管通透性和脆性增加有关。

2. 疼痛：腹痛、关节痛 与过敏性血管炎有关。

3. 知识缺乏 缺乏本病的预防知识。

4. 潜在并发症：慢性肾炎、肾病综合征、肾衰竭。

【护理措施】

（一）一般护理

1. 卧床休息　无论何种类型的病人，卧床休息能加快症状消失，过早或过多活动可使症状加重或复发。因此，发作期病人应增加卧床休息时间，提供必要的生活帮助，避免过早、过多活动。

2. 饮食护理　避免进食过敏性食物，如鱼、虾、蟹、蛋、奶等；发作期避免进食过热、粗糙、坚硬的饮食，宜进食清淡、少渣、易消化的软食或半流质食物。

（二）心理护理

多与病人和家属交流，对病人表示理解和同情，耐心倾听病人诉说，鼓励病人表达自己的心理感受，以了解病人的需求和心理状况，并及时给予心理疏导和精神鼓励，使病人能积极配合治疗。

（三）病情观察

密切观察病人生命体征；观察淤点、淤斑出现的部位、大小及其进展情况，观察有无血疱形成；对腹痛病人注意疼痛部位、性质、严重程度，有无伴随症状（如腹泻、便血等），同时注意腹部体征的变化，观察腹部有无压痛、反跳痛、肌紧张；对便血病人注意观察便血量及其颜色；对关节疼痛病人注意观察关节肿痛及活动情况；对肾型病人观察尿量及尿色的变化，定期做尿液检查等。

（四）对症护理

腹痛病人协助病人取舒适卧位，如仰卧屈膝位；关节疼痛的病人应注意局部关节制动与保暖；必要时可遵医嘱给予解痉药或消炎止痛药。出血的预防与护理参见"特发性血小板减少性紫癜病人的护理"。

（五）治疗指导

1. 治疗要点

（1）消除致病因素　防治感染，清除扁桃体炎等局部病灶，驱除肠道寄生虫，避免可能致敏的食物及药物等。

（2）一般治疗　①抗组胺药：盐酸异丙嗪、氯苯那敏（扑尔敏）、阿司咪唑（息斯敏）、去氯羟嗪（克敏嗪）及静脉注射钙剂等。②改善血管通透性药物：维生素 C、曲克芦丁、卡巴克络等。

（3）糖皮质激素　糖皮质激素有抑制抗原抗体反应、减轻炎症渗出、改善血管通透性等作用，对腹型及关节型疗效较好，对紫癜型及肾型疗效不明显。一般病人可口服泼尼松；重症病人可用氢化可的松或地塞米松静脉滴注，待症状减轻后改为口服。糖皮质激素疗程一般不超过 30 天，肾型病人可酌情延长。

（4）免疫抑制剂　如上述治疗效果不佳或近期内反复发作者，可酌情使用免疫抑制剂如硫唑嘌呤、环孢素、环磷酰胺等。

（5）对症治疗　腹痛较重者可予阿托品或山莨菪碱（654-2）口服或皮下注射；关节痛者可酌情用止痛药；呕吐严重者可用止吐药；伴发呕血、血便者可用奥美拉唑等治疗。

2. 用药护理 在用药过程中,注意观察药物疗效和不良反应。

(1) 糖皮质激素 糖皮质激素护理参见"特发性血小板减少性紫癜病人的护理"。

(2) 免疫抑制剂 免疫抑制剂护理参见"再生障碍性贫血"。

【健康教育】

1. 疾病知识教育 向病人及家属介绍本病的主要表现及治疗方法,并说明本病为过敏性疾病,解释引发本病的有关因素及避免再次接触的重要性,指导病人遵医嘱服药。

2. 预防指导 避免进食可能引起过敏的食物和药物,是预防过敏性紫癜的主要措施。养成良好的卫生习惯,饭前便后洗手,避免食用不洁食物,预防寄生虫感染。加强锻炼,增强体质,同时避免受凉,预防上呼吸道感染。

3. 自我监测指导 教会病人对出血情况及伴随症状的自我监测,如发现新的大片淤斑、腹痛、便血、关节肿痛、水肿、少尿等,说明病情复发或加重,应及时就医。

三、血友病

血友病(hemophilia)是一组因遗传性凝血活酶生成障碍引起的出血性疾病,以阳性家族史、幼年发病、自发或轻度外伤后出血不止、血肿形成及关节出血为特征。临床分为血友病A(又称为FⅧ缺乏症)、血友病B(又称为遗传性FⅨ缺乏症)及遗传性FⅪ缺乏症(Rosenthal综合征),血友病A最常见。我国血友病登记信息管理系统数据显示,国内血友病A约占85%,血友病B约占12%,遗传性FⅪ缺乏症则极少见。血友病的社会人群发病率为(5~10)/10万。

血友病A和B均为性染色体连锁隐性遗传,遗传基因位于X染色体上,表现为女性遗传、男性发病,其遗传方式如图5-1所示;遗传性FⅪ缺乏症为常染色体显性遗传,表现为父母均可遗传,子女均可发病;约1/3的血友病病人无家族史,其发病原因尚未明了,可能与基因突变有关。

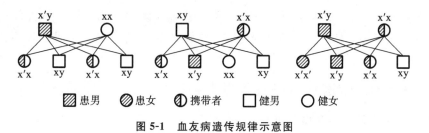

图 5-1 血友病遗传规律示意图

【护理评估】

(一) 健康史

重点评估病人家族史、出血史等,评估病人出血前有无引起损伤的病因和诱因。

(二) 身心状况

1. 临床表现

(1) 出血 出血是血友病病人最主要的临床表现。出血的轻重与血友病类型及相关因子缺乏程度有关。血友病A出血最为严重,血友病B次之,遗传性FⅪ缺乏症最轻。多为自发性或轻度外伤、小手术后(如拔牙、扁桃体切除)出血不止,且具备以下特征:①与生俱来,伴随终身;②以皮下软组织或深部肌肉内出血最为常见,常出现在下肢、前臂和臀部肌肉,多伴局部血肿形成;③关节腔内出血次之,负重关节如膝、踝关节等反复出血甚为突出,最终可致关节肿胀、僵硬、畸形,可伴骨质疏松、关节骨化及相应肌肉萎缩(血友病关节),肌肉及关节腔内出血是血友病病人的特征性表现;④内脏出血较为少见,重症病人可发生呕血、咯血,甚至颅内出血,但皮肤紫癜罕见。颅内出血是病人死亡的主要原因。

(2)血肿压迫表现　血肿压迫周围神经可致局部疼痛、麻木及肌肉萎缩;血肿压迫血管可致相应供血部位缺血性坏死或淤血、水肿;颈部、咽喉部软组织出血及血肿形成可致呼吸困难甚至窒息;血肿压迫输尿管可致排尿障碍。

2. 并发症　反复多次关节腔积血可致受累关节强直、僵硬、变形。

3. 心理、社会状况　本病尚不能根治,病人终身带病,易反复发作,故常有悲观、自卑情绪;反复出血及轻微损伤后持久出血,病人常有紧张、恐惧等心理。

4. 辅助检查

(1)血常规及血小板功能　红细胞、白细胞及血小板计数基本正常;出血时间、凝血酶原时间(PT)、血块回缩试验正常。

(2)筛选试验　凝血时间正常或延长,活化部分凝血活酶时间延长、凝血酶原消耗不良及简易凝血活酶生成试验异常,有助于血友病 A 的诊断及分型。

(3)确诊试验　通过凝血活酶生成试验及纠正试验,可确定三种血友病的诊断与鉴别诊断,如表 5-5 所示。

表 5-5　三种血友病的凝血活酶生成试验结果

血 浆 种 类	血友病 A	血友病 B	遗传性 FXI 缺乏症
病人血浆	延长	延长	延长
病人血浆＋正常吸附血浆	纠正	不能纠正	纠正
病人血浆＋正常血清	不能纠正	纠正	纠正

(4)基因诊断试验　主要用于携带者检测和产前诊断,常用方法有 DNA 印记法、限制性内切酶片段长度多态性等。产前诊断时间在妊娠第 10 周左右做绒毛膜活检检查,妊娠第 16 周左右做羊水穿刺检查。

【主要护理诊断/医护合作性问题】

1. 有受伤的危险　与凝血因子缺乏有关。

2. 有失用综合征的危险　与反复多次发生关节腔出血有关。

3. 焦虑/恐惧　与终身出血倾向、关节畸形、害怕出血不止、危及生命有关。

4. 疼痛　与深部组织血肿或关节腔出血有关。

【护理措施】

(一)一般护理

1. 休息与活动　轻型病人可适当活动和运动(如散步、骑自行车等),但应避免从事易致损伤的工作和活动,避免过度负重或剧烈的接触性运动(如拳击、足球、篮球等)。严重出血时应卧床休息,出血停止后逐步增加活动量。

2. 饮食护理　血友病病人的饮食应避免吃坚硬的食物,少吃带骨、带刺的食物,以免损伤消化道,引起出血。如果有严重消化道出血应暂禁食。

(二)心理护理

关心体贴病人,与病人建立良好关系,允许病人表达自己的感受并表示理解,向病人解释疾病的相关知识,及时提供有关血友病的医疗信息,鼓励病人正确面对患病现实,使之积极配合治疗,从而提高生活信心。

(三)病情观察

监测病人生命体征;观察有无自发性出血或轻微受伤后的出血现象,如皮下淤血、肢体肿胀、皮肤出血、关节腔出血、关节疼痛及活动受限;观察有无深部组织血肿压迫重要脏器表现,有无重要脏器出血(如消化道出血、颅内出血)表现;观察实验室检查结果,如凝血时间、凝血活酶生成试验(TGT)及纠正试验。

(四)对症护理

1. 预防出血 病人不穿硬底鞋或赤脚走路,小心使用刀、剪、锯等工具,必要时戴防护性手套;尽量避免损伤性治疗,如果必须治疗,术前应补充足够的凝血因子;尽量避免或减少各种注射,如果必须注射,拔针后局部应压迫 5 min 以上,直至出血停止;禁止使用静脉留置套管针,以免针眼出血;避免服用阿司匹林等抑制凝血机制的药物。

2. 局部出血处理 咽喉出血和血肿形成的病人,协助取侧卧位或头偏一侧,必要时用吸引器吸出血液或血块,以保持呼吸道通畅,防止血肿压迫呼吸道引起窒息;颅内出血病人立即遵医嘱紧急输注凝血因子,其他护理措施详见"特发性血小板减少性紫癜病人的护理";皮肤表面出血可局部压迫止血;深层组织的血肿及关节腔出血时,应早期采用冰袋冷敷或加压包扎止血。

3. 防止关节失用

(1)处于关节腔出血急性期的病人应卧床休息,用冰袋冷敷或绷带包扎压迫止血;置肢体于功能位置,抬高患肢制动,以防止出血加重;在肿胀未完全消退、肌力未恢复之前避免患肢负重;适当增加卧床休息时间,避免过早行走,以防关节腔再次出血。

(2)为防止关节挛缩、僵硬、畸形和功能丧失,应向病人及家属说明功能锻炼的目的,针对病变关节进行科学护理和康复训练。在关节腔出血控制后,帮助病人进行受累关节的主动或被动活动;指导病人进行股四头肌收缩功能训练,以利局部肌力恢复;进行理疗,以促进受累关节功能康复。

(五)治疗指导

1. 治疗要点

(1)补充凝血因子 目前,血友病的治疗仍以替代疗法为主,即补充缺失的凝血因子,此为防治血友病出血最重要的措施。主要制剂有新鲜或冷冻血浆(含所有的凝血因子)、冷沉淀物(主要含 F$_{VIII}$、vWF 及纤维蛋白原等,但 F$_{VIII}$浓度较血浆高 5～10 倍)、凝血酶原复合物(含 F$_X$、F$_{IX}$、F$_{VII}$、F$_{II}$)、F$_{VIII}$浓缩制剂或基因重组的纯化 F$_{VIII}$等。

(2)药物治疗 去氨加压素是一种人工合成的抗利尿激素类物质,其作用是抗利尿和动员体内储存因子Ⅷ释放,可用于轻症血友病 A 病人;抗纤溶剂(如 6-氨基己酸)能保护已形成的血凝块不被溶解,可用于口腔伤口及拔牙时止血;达那唑对轻、中型者疗效较好,其作用机制不明;糖皮质激素通过改善血管通透性及减少抗 F$_{VIII}$:C 抗体的产生而发挥作用,适用于反复接受 F$_{VIII}$:C 输注治疗而疗效渐差的病人。

（3）局部出血治疗　鼻黏膜出血，可用凝血酶、巴曲酶（立止血）止血海绵等填塞止血；出血较多的伤口或拔牙后出血不止，需采用含凝血因子的粘贴物覆盖伤口；局部深层组织血肿和关节腔出血，早期应采取冷敷或绷带加压止血，抬高患肢并固定、制动。肌肉出血常为自限性，为防感染，不主张进行血肿穿刺。

（4）外科手术治疗　反复关节出血至关节强直、畸形者，可在补充充足 FⅧ 或 FⅨ 的前提下，行关节成形术或人工关节置换术。

2. 用药护理

（1）各种凝血因子　凝血因子取回后，应立即输注，不能放置过久；冷冻血浆或冷沉淀物输注前，应放在 37 ℃水温（水浴箱）中解冻、融化，并以病人能耐受的速度快速输入，输注过程中注意观察有无不良反应。

（2）去氨加压素　去氨加压素快速滴注可出现心率加快、血压升高、颜面潮红、头痛、少尿等不良反应，因此，滴注速度不宜过快，用药过程中应严密观察病人反应，必要时可遵医嘱对症处理。

【健康教育】

1. 疾病知识指导　向病人及家属介绍本病的病因、遗传特点、主要表现及主要治疗方法；说明本病为遗传性疾病，需要终身治疗；为病人提供有关血友病社会团体的信息，鼓励病人及家属参与相关的社团及咨询活动，通过病人之间的信息交流、相互支持来共同应对这一终身性疾病给病人带来的困难及烦恼。

2. 出血预防指导　血友病出血多数与损伤有关，预防损伤是防止出血的重要措施之一。应向病人学校或工作单位说明病人病情并介绍预防出血的知识，合理安排病人学习和工作，活动性出血病人应限制其活动范围和活动强度，一般血友病病人应避免剧烈和易致损伤的活动、运动及工作，以减少出血的危险。避免服用阿司匹林等影响血小板功能的药物。

3. 自我监测指导　教会病人识别出血的征象及止血的急救处理方法，告诉病人外出的时候最好携带写明血友病的病历卡，以便于发生意外时进行紧急救护。

4. 预防指导　血友病为遗传性疾病，重在预防。重视遗传咨询、婚前检查及产前检查是减少血友病发生率的关键。血友病病人及女性基因携带者最好不要婚配，否则应避免生育，以减少血友病的遗传概率；为了减少血友病患儿的诞生，女性携带者可于妊娠第 13～16 周进行羊水穿刺检查，确定其胎儿是否患血友病，从而确定是否终止妊娠。

（刘俊香）

第三节　白血病病人的护理

案例引导

　　病人，男，8 岁。因"反复牙龈出血 1 个月，寒战、高热 1 天，鼻出血 1 h"入院。病人 1 个月前无明显诱因出现牙龈出血、口腔溃疡，未引起重视；昨晚突起寒战、高热，自服退热药后体温下降,1 h前出现鼻出血,遂来医院就诊。护理体检:T 39.3 ℃,P 116 次/分,R 26 次/分,BP 110/80 mmHg;面色苍白,牙龈肿胀,口腔多处溃疡;全身皮肤广泛点状出血;颈部及锁骨上窝可触及 1.4 cm 大小的淋巴结数个,可活动、无压痛;胸骨压痛,肝肋下 4 cm,脾肋下 2 cm。辅助检查:血常规示 Hb 80 g/L,RBC 2.8×10^{12}/L,PLT 46×10^9/L,WBC 105×10^9/L,N 13.2%,L 75%,M 9%,可见大量原始和幼稚粒细胞;骨髓象示骨髓增生极度活跃,原始细胞占 46%。临床诊断:急性白血病。

白血病(leukemia)是一类造血干、祖细胞的恶性克隆性疾病,克隆的白血病细胞因自我更新增强、增殖失控、分化障碍、凋亡受阻而停滞在细胞发育的不同阶段。其特征是骨髓和其他造血组织中白血病细胞大量增生累积,使正常造血受抑制,并浸润其他器官和组织。临床主要表现为进行性贫血、出血、反复感染和组织器官浸润,外周血液中出现幼稚细胞(白血病细胞)。

知识链接

白血病分类

1. **按病程和白血病细胞成熟度分类** 根据白血病自然病程和白血病细胞成熟程度,白血病分为急性白血病(AL)和慢性白血病(CL)。急性白血病细胞分化停滞在早期阶段,骨髓和外周血中多为原始细胞及早期幼稚细胞,起病急,病情发展迅速,自然病程仅为数月。慢性白血病细胞分化停滞在较晚阶段,骨髓和外周血中多为较成熟幼稚细胞及成熟细胞,起病缓慢,病情发展缓慢,自然病程为数年。

2. **根据主要受累细胞系列分类**

(1) 急性白血病 急性白血病分为急性淋巴细胞白血病(ALL)和急性髓系白血病(AML)。①急性淋巴细胞白血病分成三种亚型:L_1型,原始和幼稚淋巴细胞以小细胞(直径≤12 μm)为主;L_2型,原始和幼稚淋巴细胞以大细胞(直径>12 μm)为主;L_3型,原始和幼稚淋巴细胞以大细胞为主,大小较一致,细胞内有明显空泡,胞浆呈碱性,染色深。②急性髓系白血病又分成八种亚型:急性髓细胞白血病微分化型(M_0)、急性粒细胞白血病未分化型(M_1)、急性粒细胞白血病部分分化型(M_2)、急性早幼粒细胞白血病(M_3)、急性粒-单核细胞白血病(M_4)、急性单核细胞白血病(M_5)、急性红白血病(M_6)、急性巨核细胞白血病(M_7)。

(2) 慢性白血病 慢性白血病分为慢性髓系细胞白血病(CML)、慢性淋巴细胞白血病(CLL)及少见类型的白血病,如毛细胞白血病(HCL)、幼淋巴细胞白血病(PLL)等。

3. **根据白细胞计数分类** 白细胞计数>10×10^9/L 为白细胞增多性白血病;白细胞计数>100×10^9/L 为高白细胞性白血病;白细胞计数正常或减少称为白细胞不增多性白血病。

我国白血病发病率为(3~4)/10 万,与亚洲其他国家相近,低于欧美国家。白血病约占癌症总发病率的 5%,儿童及青少年白血病占恶性肿瘤的首位。在恶性肿瘤所致死亡率中,男性白血病居第 6 位,女性白血病居第 7 位,儿童及 35 岁以下成人中白血病则居第 1 位。

我国急性白血病比慢性白血病多见,其中急性髓系白血病最多,其次为急性淋巴细胞白血病(ALL)、慢性髓系白血病,慢性淋巴细胞白血病少见。成人急性白血病中以急性粒细胞白血病(AML)多见,儿童以急性淋巴细胞白血病多见。慢性白血病随年龄增长发病率逐渐增高。

白血病的病因尚不完全清楚,可能与下列因素有关。

(1)生物因素 研究证明成人 T 细胞白血病/淋巴瘤(ATL)可由人类 T 淋巴细胞病毒Ⅰ型(HTLV-Ⅰ)所致,已经从这些病人的细胞培养株中分离出 HTLV-Ⅰ,为一种 C 型逆转录 RNA 病毒,可通过哺乳、性生活及输血而传播。此外,EB 病毒、HIV 病毒与淋巴系统恶性肿瘤的关系也被认识。

(2)物理因素 X 射线、γ 射线、中子射线、电磁场等均会导致白血病,其作用与放射剂量的大小及放射部位有关。一次大剂量或多次小剂量照射均可引起白血病。日本广岛、长崎发生原子弹爆炸后,幸存者白血病的发生率分别是未受辐射人群的 17 和 30 倍。

(3)化学因素 有些化学物质和药物均有致白血病的作用,如苯及其衍生物、氯霉素、保泰松、乙双吗啉、抗肿瘤药物中的烷化剂和拓扑异构酶Ⅱ抑制剂等。

(4)遗传因素 家族性白血病约占白血病的 7‰,单卵双胞胎如果一人发病,则另一人发病率高达 1/5,比双卵双胞胎高 12 倍。某些遗传性疾病如唐氏综合征病人的白血病发病率高达 50/10 万,是正常人的 20 倍。此外,先天性再生障碍性贫血、先天性血管扩张红斑病等白血病的发病率均较高。

(5)其他血液病 某些血液病如骨髓增生异常综合征、淋巴瘤、多发性骨髓瘤等最终可能发展为白血病。

白血病的发病机制较复杂。上述各种因素均可促发遗传基因突变或染色体畸变,使白血病细胞株形成,同时人体免疫功能缺陷,使已形成的肿瘤细胞不断增殖,最终导致白血病的发生。

一、急性白血病

急性白血病(acute leukemia,AL)是造血干、祖细胞的恶性克隆性疾病,起病时骨髓中异常的原始细胞及幼稚细胞(白血病细胞)大量增殖并广泛浸润肝、脾、淋巴结等各种脏器,使正常造血受抑制。临床表现为贫血、出血、感染和白血病细胞增殖浸润。

【护理评估】

(一)健康史

详细询问病人有无反复的病毒感染史;是否用过易诱发白血病的药物,如氯霉素、保泰松、抗肿瘤药等;是否接触过放射性物质或化学毒物,如苯、油漆、染料等;了解病人的职业、工作环境及家族史,是否患有其他血液系统疾病,家族中是否有类似疾病者。

(二)身心状况

1. 症状体征 起病急缓不一。急性者可突然发生高热,类似"感冒",也可为严重出血。缓慢者常表现为面色苍白、疲乏或轻度出血。少数病人因皮肤淤点、淤斑,月经过多或拔牙后出血不止就医后被发现。

1)**贫血** 常为白血病的首发症状,呈进行性加重。半数病人就诊时已是重度贫血。部分病人因病程短,可无贫血。贫血的主要原因是骨髓中白血病细胞极度增生,使正常红细胞生成减少所致。

2) 发热 发热为常见早期症状,可低热,亦可高达 39 ℃ 以上,常伴畏寒。发热多由继发感染引起,同时白血病本身也可以引起发热,即肿瘤性发热。①继发感染:白血病病人最常见的死亡原因之一。主要表现为持续高热,甚至超高热,可伴畏寒、寒战及出汗等。感染可以发生在机体的任何部位,以口腔炎、牙龈炎、咽峡炎最常见,其次为肺部感染、肛周炎、肛旁脓肿,严重时可致败血症或脓毒血症。感染最常见的致病菌为革兰阴性杆菌,如肺炎克雷白杆菌、铜绿假单胞菌、大肠杆菌、产气荚膜梭菌等,近年来革兰阳性球菌感染者有所上升,如金黄色葡萄球菌、表皮葡萄球菌、粪链球菌、肠球菌等,长期应用抗生素者可出现真菌感染,如念珠菌、曲霉菌、隐球菌等。感染的主要原因是由于成熟粒细胞缺乏,其次是人体免疫力下降。②肿瘤性发热:与白血病细胞的高代谢状态及其内源性致热原物质的产生等有关,主要表现为持续低至中度发热,可有高热,常规抗生素治疗无效,化疗药物可使病人体温下降。

3) 出血 几乎所有的急性白血病病人在病程中都有不同程度的出血,近半数以出血为早期表现。出血可发生在全身任何部位,以皮肤黏膜淤点、淤斑,鼻出血,牙龈出血及女性病人月经过多或持续阴道出血较常见,眼底出血可致视力障碍,严重者发生颅内出血可有头痛、呕吐、瞳孔大小不对称甚至发生昏迷而死亡。出血的主要原因是血小板减少、凝血异常、白血病细胞浸润、细菌毒素对血管的损伤。

4) 白血病细胞增殖浸润表现

(1) 肝、脾、淋巴结肿大 急性白血病可有轻、中度肝、脾肿大,表面光滑,巨脾罕见(除非慢粒白血病急性变),主要与白血病细胞浸润及新陈代谢增高有关。浅表淋巴结轻度肿大,无压痛和粘连,以急性淋巴细胞白血病多见。

(2) 骨骼和关节疼痛 此为白血病常见症状,尤其以儿童多见。常有胸骨下段局部压痛,为骨髓腔内白血病细胞过度增生所致,对白血病的诊断有一定的价值。

(3) 眼部浸润表现 急性粒细胞白血病浸润眼眶、骨膜可形成粒细胞肉瘤(绿色瘤),以眼眶部位最常见,可引起眼球突出、复视或者失明。

(4) 中枢神经系统白血病(CNSL) 可发生在白血病任何时期,但常发生在化疗后缓解期,原因是化疗药物不能通过血脑屏障,使隐藏在中枢神经系统的白血病细胞不能被杀灭,此为白血病髓外复发的主要根源。CNSL 以急性淋巴细胞白血病多见,儿童病人尤甚,轻者表现为头痛、头晕,严重者可出现呕吐、视物模糊、颈项强直,甚至出现抽搐、昏迷。

(5) 其他表现 白血病细胞浸润牙龈可使牙龈增生、肿胀;浸润皮肤可出现皮肤蓝灰色斑丘疹(局部皮肤隆起、变硬,呈蓝紫色结节)、皮下结节、多形红斑及结节性红斑等;浸润睾丸,表现为睾丸无痛性肿大,以一侧多见,另一侧虽无肿大,但在活检时往往也发现白血病细胞浸润,多见于急性淋巴细胞白血病化疗缓解期后的幼儿和青年,是仅次于 CNSL 的白血病髓外复发根源。肺、心、消化道、泌尿生殖系统均可以累及。

2. 心理、社会状况 白血病是恶性肿瘤,病人在明确诊断后常有恐惧、悲伤情绪;治疗效果不佳或白血病复发时,病人易出现悲观、绝望、愤怒等心理反应;需限制探视或保护性隔离时,病人容易产生孤独感;化疗药物的不良反应常使病人拒绝或惧怕治疗;昂贵的治疗费用,常使病人心理压力更加沉重。

3．辅助检查

（1）血常规　白细胞计数多数在$(10\sim50)\times10^9/L$，少数病人$<5\times10^9/L$或$>100\times10^9/L$，白细胞过高或过低者预后较差。血涂片检查可见数量不等的原始细胞和幼稚细胞，常有不同程度的正常细胞性贫血，约50％病人血小板$<60\times10^9/L$，晚期血小板往往极度减少。

（2）骨髓象　骨髓穿刺检查是确诊白血病的主要依据和必做检查，对临床分型、指导治疗、判断疗效、估计预后有重要意义。多数病人骨髓象增生明显活跃或极度活跃，以原始细胞和（或）幼稚细胞为主，FAB分型将原始细胞≥骨髓有核细胞的30％作为诊断AL的诊断标准，而WHO分型则将骨髓原始细胞≥骨髓有核细胞的20％作为AL的诊断标准。正常巨核细胞和幼红细胞减少。此外，少数病人的骨髓增生低下。

（3）血液生化检查　血清尿酸浓度增高；尿中尿酸排泄增加甚至出现尿酸结晶，特别是在化疗期间，这主要因为大量白血病细胞破坏导致尿酸生成增加。

（4）其他检查　细胞化学、免疫学、染色体及分子生物学检查，有助于白血病类型的鉴别和用药指导；出现中枢神经系统白血病时，脑脊液压力升高，白细胞计数增加，蛋白质增多，而糖定量减少，涂片中可找到白血病细胞。

【主要护理诊断/医护合作性问题】

1．有感染的危险　与成熟粒细胞减少及化疗有关。
2．有受伤的危险：出血　与血小板减少、白血病细胞浸润有关。
3．活动无耐力　与贫血、发热及化疗反应有关。
4．预感性悲哀　与白血病治疗效果差、死亡率高有关。
5．潜在并发症：中枢神经系统白血病、化疗药物不良反应。

【护理措施】

（一）一般护理

1．休息与活动　休息可降低基础代谢率，减少耗氧量。有严重贫血、感染、明显出血倾向及处于化疗期间的病人应绝对卧床休息，协助其洗漱、进餐、大小便、翻身等，满足其日常生活需要；缓解期病人应根据病情适当活动，但活动强度以活动后不出现心慌、气促和其他不适为宜。

2．饮食护理　合理的饮食、足够的营养，有助于提高病人对化疗的耐受性，提高机体的抵抗力。向病人及家属说明营养摄入的重要性，鼓励病人进食；为病人提供高热量、高蛋白、高维生素、清淡、易消化的食物；以半流质为主，少量多餐；尽量满足病人的饮食习惯及对食物的要求，以增加食欲；避免进食高糖、高脂、产气过多和辛辣的食物；为了减轻胃肠道反应，避免在化疗前后2h进食；当出现恶心、呕吐时应暂缓进食，必要时遵医嘱给予止吐药物；鼓励病人多饮水，每天饮水量在2000 mL以上，以预防尿酸性肾病。

（二）心理护理

关心体贴病人，和他们建立良好的人际关系，以便及时了解病人的心理反应，并进行针对性护理。告知病人长期的情绪低落、抑郁等将会造成内环境的失衡，并导致食欲下降、失眠、免疫功能低下，使其病情加重。鼓励病人表达内心感受，提出所关心的话题，如对病情的认识、对治疗效果及预后的担心,并给予耐心、细致的解释。积极寻求来自病人家属(亲友)的支持和鼓励,指导病人进行自我心理调节,采取放松疗法,使病人能保持积极、稳定的情绪状态,积极配合治疗。

（三）病情观察

密切观察病人生命体征;观察并记录体温变化及热型,如病人有发热应积极寻找有无感染病灶(如口腔炎、咽喉炎、肺部感染、肛周感染);观察病人全身皮肤有无淤点、淤斑以及有无内脏出血、颅内出血征象,如出现神志改变、血压升高、脉搏减慢、瞳孔两侧不等大、肢体瘫痪,则提示颅内出血;观察有无中枢神经系统白血病表现,如头痛、呕吐、颈项强直;监测白细胞计数、尿量及血中尿酸水平等;观察有无化疗药物的毒性反应,监测肝功能、心电图、心率及心律。

（四）对症护理

1. 贫血护理 轻度贫血者可适当活动;重度贫血病人应卧床休息,吸氧,护士应协助其进行生活护理,减少病人体力消耗。详见"贫血概述"相关内容。

2. 发热护理 病人应卧床休息,采取舒适体位,减少机体能量消耗。鼓励病人进食高热量、高维生素的流质、半流质饮食,同时鼓励病人多饮水,每天饮水 2500～3000 mL,必要时遵医嘱静脉补液,以维持水、电解质平衡。高热病人给予物理降温,如冰敷大血管经过部位(如颈部、腋下和腹股沟等),但禁用乙醇擦浴,以防止局部血管扩张而进一步加重出血。必要时可遵医嘱给予药物降温。降温过程中,注意监测病人体温和脉搏变化,及时更换衣物,保持皮肤清洁干燥,防止受凉。

3. 感染预防与护理

（1）保护性隔离 化疗药物不仅杀灭白血病细胞,还会杀伤正常细胞,因此,病人在诱导缓解治疗期间很容易发生各种感染,当成熟粒细胞绝对值≤0.5×10^9/L 时,发生感染的可能性更大,此时最好行保护性隔离,置病人于无菌层流室或消毒隔离病房,保证室内空气新鲜,定时对空气和地面消毒,谢绝一切探视,以避免交叉感染。

（2）讲究个人卫生 ①口腔护理:每日进餐前后、睡前、呕吐或吐痰后均应漱口,每次含漱 30 s,以防口腔感染。一般情况下选择生理盐水、朵贝液、氯己定等交替漱口,如为厌氧菌感染可选择 1‰～3‰过氧化氢溶液,如为真菌感染可选择 1‰～4‰碳酸氢钠溶液、2.5‰的制霉菌素溶液、1:200 的洗必泰溶液等。口腔黏膜有溃疡时增加漱口次数,并于餐后和睡前涂擦碘甘油、锡类散、溃疡贴膜等,涂药后 2～3 h 不进食;口腔溃疡严重者可于餐前用普鲁卡因稀释漱口,以减轻进食时的疼痛,保证进食量。注意每天观察口腔黏膜,如出现口腔黏膜改变时,应及时取分泌物做细菌培养及药敏试验,同时增加漱口和口腔护理次数。②皮肤护理:保持皮肤清洁,定期洗澡更衣,勤剪指甲,避免抓伤皮肤。肌内注射、静脉注射时,局部皮肤应严格消毒。③会阴清洁:勤换内裤,尽量不用盆浴,每天清洗会阴,月经期适当增加清洗次数。④肛周护理:睡前、便后用 1:5000 高锰酸钾溶液坐浴,每次 15～20 min,保持大便通畅,防止肛裂;发现肛周脓肿时应及时通知医师,必要时可切开引流,遵医嘱局部、全身使用抗生素。⑤预防肠道感染:指导病人餐前、便后洗手,注意饮食卫生。

（3）严密观察感染征象 若病人生命体征显示有感染征象,护士应立即协助医师进行血液、咽部、尿液、粪便和伤口分泌物的检查与相关细菌培养。一旦确定感染,立即遵医嘱使用强有力的抗生素治疗,常用第三代头孢类药物,如头孢哌酮(先锋必)、头孢曲松(菌必治)

及头孢他啶(复达欣)等。

4. 出血预防与护理 参见"再生障碍性贫血""特发性血小板减少性紫癜"相关内容。

5. 骨骼、关节疼痛护理 帮助病人取舒适体位,放松肢体,疼痛关节可用枕头托起;疼痛剧烈时,遵医嘱给予止痛药物,尽量消除病人的痛苦和不安。

(五)治疗指导

1. 治疗要点

1)对症支持治疗

(1)**防治感染** 治疗感染是保证急性白血病病人争取有效化疗或进行造血干细胞移植、降低死亡率的关键措施之一。常用广谱抗生素治疗。伴有粒细胞缺乏的严重感染病人,可用粒细胞集落刺激因子(G-CSF)或粒细胞-巨噬细胞集落刺激因子(GM-CSF),以增加白细胞。

(2)**改善贫血** 严重贫血病人可吸氧、输注浓缩红细胞或全血,维持血红蛋白>80 g/L。但有白细胞淤滞症时不宜立即输注红细胞,以免增加血液黏稠度。

(3)**防治出血** 血小板计数$<20\times10^9$/L 时,可输注浓缩血小板悬液,保持血小板计数$>20\times10^9$/L。

(4)**紧急处理高白细胞血症** 高白细胞血症(白细胞计数$>100\times10^9$/L)不仅会增加病人的早期死亡率,还会增加髓外白血病的发病率和复发率。当循环血液中白细胞计数$>200\times10^9$/L 时,病人会发生白细胞淤滞症,表现为呼吸窘迫、低氧血症、言语不清、反应迟钝、颅内出血及阴茎异常勃起等。因此,当白细胞$>100\times10^9$/L 时,就应紧急使用血细胞分离机,以清除过高的白细胞,同时给予化疗药物和水化,并预防高尿酸血症、酸中毒、电解质紊乱等并发症。

2)**化学药物治疗** 化学药物治疗的关键是早期、联合、足量、间歇、个体化,急性白血病常用的化疗药物及其主要不良反应如表 5-6 所示。化学药物治疗过程分为两个阶段,即诱导缓解治疗和缓解后治疗。

(1)**诱导缓解治疗** 诱导缓解治疗是指联合应用化疗药物迅速杀灭白血病细胞,恢复机体正常造血功能,使病人症状和体征消失,血常规和骨髓象基本正常,达到完全缓解(CR)。①ALL:ALL 诱导缓解基本方案是 VP(长春新碱+泼尼松)方案,VP 加蒽环类药物(如柔红霉素,DNR)组成 DVP 方案,DVP 加左旋门冬酰胺酶(L-ASP)即为 DVLP 方案(目前 ALL 常采用的方案)。②AML:AML(非 APL)的常用方案为 DA(柔红霉素+阿糖胞苷)或 IA(去甲氧柔红霉素+阿糖胞苷),急性早幼粒细胞性白血病(APL)多采用全反式维 A 酸(ATRA)+蒽环类药物。

(2)**缓解后治疗** 缓解后治疗的目的是杀灭体内残存的白血病细胞,达到长期无病生存甚至痊愈。①ALL:缓解后治疗一般分强化巩固和维持治疗两个阶段,强化巩固治疗一般有化疗和造血干细胞移植两种形式,目前化疗多间歇重复原诱导缓解方案,定期给予其他强化方案治疗。ALL(除成熟 B-ALL 外)即使经过强烈诱导和强化治疗,仍然需要给予维持治疗,口服 6-巯基嘌呤(6-MP)和甲氨蝶呤(MTX)的同时间隙给予 VP 方案是普遍采用的有效维持方案,如果未行异基因造血干细胞移植,缓解后的巩固维持治疗一般需要 2~3 年,定期检测 MRD(白血病微小残留病灶)并根据亚型决定巩固和维持治疗的强度和时间。②AML:小于 60 岁的 AML 病人根据染色体和分子学异常的危险度分组选用治疗方案,预后不良组首选异基因造血干细胞移植,预后良好组(不含 APL)首选高剂量阿糖胞苷(HD Ara-C)为基础的化疗,复发后再行异基因造血干细胞移植,预后中危组采用异基因造血干细胞移植和高剂量阿糖胞苷(HD Ara-C)为基础的化疗均可。APL 在 ATRA 治疗获缓解后采用化疗与 ATRA 或砷交替维持治疗 2 年。

3)中枢神经系统白血病防治 防治中枢神经系统白血病是减少复发的关键。常用药物为甲氨蝶呤、阿糖胞苷,在病情缓解后鞘内注射,为了减轻药物刺激引起的蛛网膜炎,可同时应用一定量的糖皮质激素。

4)造血干细胞移植 急性白血病病人应在第一次完全缓解时进行,自体、异体移植均可采用,移植成功者可长期生存或治愈。详见"造血干细胞移植病人的护理"。

表 5-6 急性白血病常用的化疗药物及主要不良反应

种类	常用药物	缩写	主要不良反应
抗叶酸代谢	甲氨蝶呤	MTX	口腔及胃肠道黏膜溃疡、肝脏损害、骨髓抑制
抗嘌呤代谢	6-巯基嘌呤	6-MP	骨髓抑制、胃肠反应、肝损害
抗嘧啶代谢	阿糖胞苷	Ara-C	口腔溃疡、消化道反应、肝损害、高尿酸血症
抗嘧啶、嘌呤代谢	羟基脲	HU	消化道反应、骨髓抑制
烷化剂	环磷酰胺	CTX	骨髓抑制、脱发、出血性膀胱炎、恶心、呕吐
	苯丁酸氮芥	CLB	骨髓抑制、胃肠反应
生物碱类	长春新碱	VCR	末梢神经炎、共济失调、脱发、腹痛、便秘
	高三尖杉酯碱	HHT	骨髓抑制、心脏损害、消化道反应、低血压
抗生素类	柔红霉素	DNR	骨髓抑制、心脏损害、消化道反应
	去甲氧柔红霉素	IDA	
酶类	左旋门冬酰胺酶	L-ASP	过敏反应、高尿酸血症、肝脏损害、高血糖
激素类	泼尼松	P	类库欣综合征、高血压、糖尿病
肿瘤细胞诱导分化剂	维甲A酸(全反式)	ATRA	皮肤黏膜干燥、消化道反应、关节痛、肝脏损害

2. 用药护理

1)解释长期治疗目的 向病人介绍白血病的治疗是一个长期漫长的过程,分诱导缓解治疗和缓解后治疗两个阶段,在诱导缓解治疗达到 CR 状态后,体内仍有残留的白血病细胞(称之为微小残留病灶,MRD),同时 CNS、眼眶、睾丸、卵巢等组织由于常规化疗药物不易渗透仍有白血病细胞浸润,因此,在诱导缓解治疗之后应鼓励病人完成第二阶段治疗,以达到杀灭残存白血病细胞、防止复发、提高治疗效果的目的,防止部分病人因为白血病症状、体征消失,误认为疾病痊愈而终止治疗。

2)保护静脉血管 化疗药物刺激性强,且疗程长,需要反复静脉给药,容易引起局部疼痛、静脉炎等;如果漏至血管外则可引起严重组织损伤,因此必须保护静脉,以保证化疗持续进行。首选中心静脉置管,如外周静脉穿刺中心静脉置管、植入式静脉输液港。

(1)合理选择静脉 从四肢远端向近心端选择合适静脉;左右交替使用,避免反复穿刺同一静脉;不选择较细静脉,以防药液外渗;不选择下肢静脉,因下肢容易栓塞;注射刺激性强、剂量过大的药物时,选择弹性好、血管直、宜固定的非关节处大血管。

（2）防止机械性损伤和刺激　穿刺技术应熟练，做到一针见血，避免穿破血管；静脉注射前先用生理盐水（或5％的葡萄糖注射液）预穿刺、推注，确保穿刺针头在血管内而无外渗后，方能固定血管并注入药物；注药过程中不断回抽检查，观察针头是否在血管内；注射完毕使用少量生理盐水冲洗，或抽少量回血保持注射器内有一定的负压后再拔针，以减少药液对血管的刺激，然后压迫针眼数分钟；扎止血带的时间不要太长，不拍打静脉，不挤压皮肤，以免皮下出血；联合化疗数种药物注射时先注射对血管刺激性小的药物。

（3）外渗、外漏预防和护理　给药前和给药过程严密观察输液是否通畅、局部有无肿胀和疼痛。如果静脉给药过程中有外渗、外漏时，紧急处理如下：①停输：立即停止输注。②回抽：不要拔针，尽量回抽外漏入皮下的药液。③评估：评估外渗部位、面积及外渗药量。④解毒：局部立即用生理盐水加地塞米松做多处皮下注射，或遵医嘱使用拮抗药（可用硫代硫酸钠拮抗氮芥、丝裂霉素、放线菌D，用8.4％的碳酸氢钠溶液拮抗阿霉素、长春新碱等）。⑤封闭：利多卡因局部封闭，范围须大于渗漏区域。⑥冷敷：局部用冰袋24 h间断冷敷，切忌热敷，以防组织损伤加重，但输注植物碱类药物（长春新碱、长春碱、依托泊苷）时不能冷敷，宜局部间歇热敷24 h。⑦抬高：药液外渗48 h内，可抬高受累肢体，以促进局部外渗药物的吸收。

（4）静脉炎护理　注射化疗药物时血管出现条索状红斑，触之温度较高、有硬结或压痛，则提示发生静脉炎。发生静脉炎的血管禁止静脉注射，同时避免患处受压，局部可用喜辽妥外敷或红外线理疗仪理疗，并鼓励病人多做肢体运动，以促进血液循环。

3）消化道反应预防及护理　化疗药物常有恶心、呕吐、食欲减退等消化道表现，与药物种类、浓度、剂量有关，有较大的个体差异。可采取以下措施预防和减轻消化道反应。

（1）遵医嘱在化疗前1～2 h给予止吐药（如格拉司琼、托烷司琼），并根据药物半衰期，每6～8 h重复，维持24 h内有效血药浓度，以达到减轻消化道反应的最佳效果。

（2）控制给药速度，不可过快，以减轻胃肠道反应，如阿糖胞苷溶解于500 mL液体内3 h内滴完；如果出现消化道反应可减慢药物的滴注速度。

（3）为病人提供清淡、易消化的食物，避免摄入油腻或刺激性食物，治疗前和治疗后2 h内避免进餐，进食后取坐位或半卧位，以减少呕吐。若病人进食时出现恶心、呕吐，则暂缓或停止进食，若病人呕吐严重、影响进食则需观察有无电解质紊乱，必要时遵医嘱静脉补充营养。

（4）提供安静、舒适、通风良好的休息和就餐环境，避免不良刺激。

4）骨髓抑制预防及护理　骨髓抑制是化疗最严重的不良反应，许多化疗药物均有骨髓抑制。多数化疗药物骨髓抑制作用最强的时间是化疗后第7～14天，恢复时间多为之后的5～10天，但存在个体差异。化疗期间遵医嘱定期检查血常规：初期每周2次，出现骨髓抑制时根据病情增加次数或随时进行，当白细胞计数$<3\times10^9$/L时需暂停化疗，并给予升白细胞药（如鲨肝醇、利血生等），当成熟白细胞计数$<1\times10^9$/L或成熟粒细胞绝对值$\leqslant0.5\times10^9$/L时，对病人进行保护性隔离，有条件时可住层流室，无条件时将病人安置在单人病房。每次疗程结束后需复查骨髓象，以观察化疗效果和有无骨髓抑制及抑制程度，如出现骨髓抑制，需加强贫血、出血、感染的预防。

5）心脏毒性反应预防与护理　柔红霉素、高三尖杉酯碱等药物可引起心肌损害及心脏传导阻滞，用药前后注意监测病人的心率、心律、血压，必要时做心电图检查；注意输液速度不宜过快,小于 40 滴/分为宜;一旦出现心脏毒性反应,应立即报告医师并协助处理。

6)肝功能损害预防及护理 甲氨蝶呤、6-巯基嘌呤、左旋门冬酰胺酶等药物对肝脏有损害,用药期间应注意观察病人有无黄疸,并定期监测肝功能。

7)鞘内注射化疗药物护理 协助病人采取头低抱膝侧卧位,协助医师做好穿刺点的定位和局部的消毒与麻醉;推注药物速度宜缓慢;注射完毕后局部用消毒纱布覆盖、固定,嘱病人去枕平卧 4~6 h,注意观察病人有无头痛、呕吐、发热等化学性脑膜炎症状。

8)预防尿酸性肾病 在化疗期间白血病细胞被大量破坏,血中和尿中尿酸浓度增高,如在肾小管形成结晶可引起尿酸性肾病。因此应鼓励病人每天饮水 2000~3000 mL,使每天尿量达 1500 mL 以上,并遵医嘱服用碳酸氢钠碱化尿液、服用别嘌呤醇抑制尿素的合成,以防尿酸性肾病。

9)脱发护理 在化疗前向病人说明化疗的必要性及化疗可能会导致的脱发现象,使病人有心理准备,同时告诉病人化疗结束后绝大多数病人头发可再生。指导病人使用假发、帽子、头巾等修饰。

10)其他护理 长春新碱能引起末梢神经炎、手足麻木感,用药期间应注意观察,一般停药后症状逐渐消失;环磷酰胺可引起出血性膀胱炎,用药期间应观察有无血尿,并嘱病人每日饮水在 4000 mL 以上,以稀释尿中药物浓度,防止出血性膀胱炎的发生。

【健康教育】

1. 疾病预防指导 指导病人避免长期接触电离辐射和化学毒性物质(如苯及其衍生物),因为职业关系需要接触者应严格遵守劳动保护制度,避免使用氯霉素、保泰松等药物。

2. 日常生活指导 进食高蛋白、高维生素、高热量、清淡、易消化、少渣的食物,避免摄入辛辣刺激性食物,防止口腔黏膜损伤。平时多饮水,多食蔬菜、水果,以保持大便通畅。保证充足的休息和睡眠,适当锻炼,如散步、打太极拳等,以提高机体的免疫力。

3. 预防感染指导 注意保暖,避免受凉感冒,保持居住环境清洁、通风,尽量少去公共场所,注意个人卫生,保持皮肤、口腔、肛周清洁;定期复查血常规变化,观察体温等其他感染征象,经常检查口腔、咽部有无感染,教会病人自测体温。

4. 预防出血指导 避免剧烈活动和创伤;剪短指甲,避免抓伤;沐浴时水温以 37~40 ℃为宜,以防水温过高引起血管扩张及加重皮下出血;勿用牙签剔牙,用软牙刷刷牙;勿用手挖鼻孔;勿服用影响血小板功能的药物。

5. 用药指导 告知病人治疗方案、用药疗程和药物不良反应,向病人说明缓解后坚持巩固治疗的重要性,指导病人遵医嘱按疗程用药,并定期进行复查,以预防或减少不良反应发生,延长病人的缓解期和生存期。

6. 复查就诊指导 定期检查血常规及骨髓象,以观察疗效和骨髓抑制情况,定期复查肝肾功能,出现发热、出血及骨与关节疼痛等表现时应及时就医。

二、慢性髓系白血病

慢性髓系白血病(chronic myelogenous leukemia,CML)又称慢性粒细胞白血病(简称慢粒),是一种发生在多能造血干细胞上的恶性骨髓增生性疾病(获得性造血干细胞恶性克隆性疾病),主要涉及髓系。其特点是病程进展缓慢,脾脏肿大,外周血粒细胞显著增多且不成熟,在受累的细胞系中可以找到 Ph 染色体和(或)BCR-ABL 融合基因。本病任何年龄都可发病,以中年最多见,我国中位发病年龄为 45～50 岁,男性多于女性。AML 分为慢性期、加速期和急变期三期。

【护理评估】

(一)健康史

询问病人有无反复的病毒感染史,是否用过易诱发本病的药物(如氯霉素、保泰松、抗肿瘤药等);是否接触过放射性物质或化学毒物(如苯、油漆、染料等);了解病人的职业、工作环境等。

(二)身心状况

1. 症状体征

(1)慢性期(CP) 慢性期一般持续 1～4 年。起病缓慢,早期无自觉症状,随着病情发展可出现乏力、低热、多汗、消瘦等代谢亢进表现;常因脾脏肿大而自觉左上腹坠胀。脾脏肿大为最突出体征,往往就诊时已达脐部甚至盆腔,脾脏质地坚实、平滑、无压痛(脾梗死者压痛明显);部分病人胸骨下段有压痛,肝脏明显肿大者较少见,浅表淋巴结多无肿大。

(2)加速期(AP) 70%病人在起病后 1～4 年进入加速期,可维持几个月到数年。常有原因不明的发热、虚弱、进行性体重下降、骨骼疼痛,脾脏持续或进行性肿大,逐渐出现贫血和出血,原来治疗有效的药物对病人无效。

(3)急变期(BP/BC) 为 AML 的终末期,其临床表现与急性白血病类似,多数为急粒变,20%～30%为急淋变。急性变预后很差,病人往往在数月内死亡。

2. 心理、社会状况 病人在慢性期病情较轻,能正常生活,亦可以从事轻的工作,此时病人情绪相对比较稳定;当病人病情加速,出现急性变时,面对突然加重的病情变化,病人常常出现抑郁、紧张、恐惧、悲哀等各种心理反应。

3. 辅助检查

(1)血常规 外周血中白细胞计数明显升高是本病的主要特征,早期常超过 $20 \times 10^9/L$,晚期超过 $100 \times 10^9/L$;嗜酸性、嗜碱性粒细胞增多,后者有助于诊断;外周血涂片中性粒细胞显著增多,可见各阶段粒细胞,以中性中幼、晚幼和杆状核粒细胞为主,原始细胞一般为 1%～3%,不超过 10%;晚期血红蛋白和血小板均可明显减少。

(2)骨髓象 骨髓增生明显或极度活跃,以粒细胞为主,其中中性中幼、晚幼和杆状核粒细胞显著增多,原粒细胞不超过 10%;嗜酸性、嗜碱性粒细胞增多;红系细胞相对减少;巨核细胞正常或增多,晚期减少。

(3)染色体检查 95%以上慢性髓系白血病 Ph 染色体阳性,部分病例有 BCR-ABL 融合基因,对诊断有一定价值。

(4)血液生化检查 可有血清及尿中尿酸浓度增高。

【主要护理诊断/医护合作性问题】

1. 疼痛:脾脏胀痛 与脾肿大、脾梗死有关。

2. 潜在并发症:尿酸性肾病。

3. 活动无耐力 与虚弱或贫血有关。

4. 营养失调:低于机体需要量 与机体代谢亢进有关。

【护理措施】

（一）一般护理

1. 休息与体位 慢性期病情稳定后,病人可以工作和学习,适当锻炼,但不宜过度劳累,生活宜有规律,休息和睡眠充足;急变期及加速期病人应多卧床休息,将常用物品放在易于拿取的地方,并加强生活护理,以减少体力消耗;脾肿大明显的病人,建议取左侧卧位,以减轻不适感,同时尽量避免弯腰和碰撞腹部,以防发生脾脏破裂。

2. 饮食护理 由于体内白细胞计数增多,基础代谢率增加,机体所需热量增加,因此,应提供高热量、高蛋白、高维生素、易消化吸收的食物,以保证机体营养供给。

（二）心理护理

参见"急性白血病"相关内容。

（三）病情观察

每天测量脾脏大小、质地并做好记录,检查脾区有无压痛;观察有无脾脏栓塞或脾脏破裂表现,如病人突然出现脾区疼痛、发热、多汗、休克,脾脏进行性肿大、脾区拒按、脾区触痛明显,则提示发生脾脏栓塞或脾脏破裂,应及时报告医师并协助处理。观察尿量,定期进行血常规、血尿酸、尿常规和肾功能检查,一旦出现尿量减少或者无尿应及时报告医师,并配合治疗。

（四）对症护理

参见"急性白血病"相关内容。

（五）治疗指导

1. 治疗要点 CML 治疗着重于慢性期早期,避免疾病转化,力争达到遗传学和分子生物学的缓解,一旦进入加速期或急变期(二者统称进展期)则预后不良。CML 慢性期治疗如下。

（1）分子靶向治疗 第一代酪氨酸激酶抑制剂(TKI)甲磺酸伊马替尼(IM)8 年无事件生存率为 81%,总体生存率为 85%,完全细胞遗传学缓解率为 83%,且随治疗时间延长疗效提高。目前甲磺酸伊马替尼已经成为 CML 的首选治疗药物,慢性期治疗剂量一般为 400 mg/d,终身用药。

（2）α-干扰素 α-干扰素(IFN-α)是分子靶向药物出现之前的首选药物,目前用于不适合 TKI 和异基因造血干细胞移植的病人,与羟基脲或小剂量阿糖胞苷联合应用,可以提高疗效。

（3）其他药物治疗 羟基脲(HU)为细胞周期特异性化疗药,起效快(用药两三天白细胞即下降,但停药后很快上升),耐受性好,单用此药的慢性期病人中位生存期约为 5 年。目前单用仅限于高龄、具有并发症、TKI 和 IFN-α 不能耐受、有高白血病淤滞症行降白细胞处理等病人。其他治疗药物还有 Ara-C、高三尖杉酯碱、砷剂、白消安等。

（4）造血干细胞移植 目前认为异基因造血干细胞移植(allo-HSCT)是慢性髓系白血病唯一可治愈的方法。宜在慢性期待血常规及体征控制后尽早进行。HLA 相合同胞间移植后病人 3～5 年无病存活率可达 80%。

（5）白细胞淤滞症紧急处理　参见"急性白血病"相关内容。须并用羟基脲和别嘌醇。

2. 用药护理　主要是观察药物疗效及不良反应，及时反馈给医师，为调整药物和剂量提供依据。羟基脲和白消安的主要不良反应是骨髓抑制、皮肤色素沉着，用药期间应定期复查血常规，不断调整剂量。α-干扰素常见不良反应为畏寒、发热、疲劳、头痛、厌食、恶心、肌肉及骨骼疼痛等流感样症状，预防用对乙酰氨基酚（扑热息痛）、苯海拉明等可减轻症状，但部分病人需减量，约 25% 的病人因无法耐受而停药，也可有骨髓抑制、体重下降、肝肾功能损害等不良反应，故用药期间应定期查血常规及肝肾功能。甲磺酸伊马替尼如果随意减药、停药，则容易产生 BRC-ABL 激酶区的突变，发生继发性耐药，因此，应嘱咐病人坚持用药，避免随意减药、停药；甲磺酸伊马替尼常见的非血液学不良反应包括水肿、肌痉挛、腹泻、恶心、肌肉骨骼痛、皮疹、腹痛、疲劳、关节痛和头痛等，餐中服药可减少胃肠道反应，补钙可减少肌肉痉挛；甲磺酸伊马替尼血液学不良反应表现为粒细胞缺乏、血小板减少和贫血，因此应定期查血常规，必要时遵医嘱给予造血生长因子，严重者减量或暂时停药。

【健康教育】

1. 疾病知识指导　向病人及家属介绍疾病的有关知识，如病情的演变过程、治疗方案，鼓励病人主动配合治疗。

2. 用药指导　告知病人药物治疗的作用、注意事项、常见不良反应，指导病人遵医嘱服药，并严密观察不良反应。

3. 自我监测指导　定期门诊复查血常规、骨髓象、肝肾功能，指导病人出现发热、贫血加重、腹部剧烈疼痛、脾脏肿大时应立即就医。

三、慢性淋巴细胞白血病

慢性淋巴细胞白血病（chronic lymphoblastic leukemia，CLL）简称慢淋，是一种进展缓慢的 B 淋巴细胞增殖性肿瘤，以外周血、骨髓、脾脏、淋巴结等淋巴组织中出现大量克隆性 B 淋巴细胞为特征。这类细胞形态上类似成熟淋巴细胞，但是一种免疫学不成熟的、功能异常的细胞。慢淋均起源于 B 细胞，病因及发病机制尚未明确。本病在欧美国家较多见，我国较少见，大多数病人发病年龄在 50 岁以上，男性多于女性，男女比例为 2:1。

> **知识链接**
>
> ### CML 临床分期（Binet 分期，国际多用）
>
> A 期：血液和骨髓中淋巴细胞增多，<3 个区域的淋巴结肿大；中数存活期超过 10 年。
>
> B 期：血液和骨髓中淋巴细胞增多，≥3 个区域的淋巴结肿大；中数存活期 7 年。
>
> C 期：除与 B 期相同外，还有贫血或血小板较少；中数存活期 2 年。

【护理评估】

（一）健康史

参见"慢性髓系白血病"相关内容。

（二）身心状况

1. 临床表现 本病起病缓慢,多无自觉症状,很多病人因其他疾病就诊而发现。部分病人早期可有疲乏无力,随后出现发热、食欲减退、消瘦、盗汗等症状,晚期骨髓造血功能受损,导致红细胞、血小板和粒细胞减少,出现贫血、出血、感染（尤其呼吸道感染）等表现。淋巴结肿大常为就诊的首要原因,以颈部、锁骨上窝、腋下、腹股沟淋巴结肿大为主,肿大的淋巴结中等硬度、无压痛、无粘连;50%～70%的病人可有轻至中度脾大,轻度肝大,但胸骨压痛少见。

2. 心理、社会状况 参见"急性白血病"相关内容。

3. 辅助检查

（1）血常规 以淋巴细胞持续增多为主要特征。白细胞计数$>10\times10^9/L$,淋巴细胞比例为50%以上,晚期可达90%,淋巴细胞绝对值$\geqslant5\times10^9/L$（至少持续3个月）,大多数白血病细胞形态与成熟类同;中性粒细胞比值降低;晚期血红蛋白、血小板均减少。

（2）骨髓象 骨髓有核细胞增生明显活跃或极度活跃,淋巴细胞$\geqslant40\%$,以成熟的淋巴细胞为主,红系、粒系、巨核细胞均减少。

（3）免疫学检查 淋巴细胞具有单克隆性,呈现B细胞免疫表型特征,60%病人有γ-球蛋白血症,20%病人抗人球蛋白试验阳性。

（4）其他检查 部分病人有基因突变、染色体异常。

【主要护理诊断/医护合作性问题】

1. 有感染的危险 与晚期粒细胞减少有关。

2. 营养失调:低于机体需要量 与食欲不振、代谢亢进有关。

3. 有损伤的危险 与晚期血小板减少有关。

4. 活动无耐力 与贫血有关。

【护理措施】

（一）一般护理

参见"慢性髓系白血病"相关内容。

（二）心理护理

参见"急性白血病"相关内容。

（三）病情观察

监测白细胞计数,观察体温、脉搏、呼吸的变化。经常询问病人有无咽痛、咳嗽、尿路刺激征及出血等表现。

（四）对症护理

参见"急性白血病"相关内容。

（五）治疗指导

1. 治疗要点 CLL呈慢性惰性病程,早期治疗并不能延长生存期,因此早期（Binet A期）无须治疗,定期随访观察即可。病人出现疾病高度活动表现时,应开始治疗。在疾病进展期(C 期)却无疾病进展表现者有时也可"观察和等待"。CLL 治疗的主要目的是提高完全缓解率,并尽可能消除微小残留病灶。

知识链接

CLL 疾病高度活动表现

CLL 疾病高度活动的表现如下:①体重减少≥10%、极度疲劳、体温 38 ℃以上 2 周;②进行性脾大或脾区疼痛;③淋巴结进行性肿大或直径>10 mm;④外周血淋巴细胞进行性增多,2 个月内增加>50%,或倍增时间<6 个月;⑤出现自身免疫性血细胞减少,糖皮质激素治疗无效;⑥骨髓进行性衰竭,贫血和(或)血小板减少进行性加重。

(1)化学治疗 药物主要包括烷化剂(苯丁酸氮芥、苯达莫司汀、环磷酰胺)、嘌呤类似物(氟达拉滨)、糖皮质激素。常用药物为氟达拉滨和苯丁酸氮芥,前者比后者效果更好。

(2)免疫治疗 常用阿来组单抗、利妥昔单抗等。

(3)并发症治疗 并发溶血性贫血或血小板减少可用糖皮质激素,反复感染者可注射丙种球蛋白。

(4)造血干细胞移植 在缓解期行自体干细胞移植治疗效果优于传统化疗,但随访至 4 年时有 50%病人复发,异基因造血干细胞移植治疗可使部分病人长期存活至治愈。

2. 用药护理 注意观察药物的疗效及不良反应。氟达拉滨的主要不良反应是神经毒性、骨髓抑制及自身免疫现象,苯丁酸氮芥的主要不良反应是骨髓抑制和胃肠道反应,用药期间应定期检查血常规并观察病人有无其他不良反应。

【健康教育】

1. 疾病知识指导 向病人和家属介绍本病相关知识,指导病人养成良好的生活习惯,保证充足的休息和睡眠,进行适当锻炼,但应避免剧烈活动。

2. 用药指导 向病人说明遵医嘱坚持正规治疗的必要性,指导病人遵医嘱用药,并注意观察不良反应。

3. 随访指导 指导病人定期复查血常规,出现发热、出血或有感染的征象应及时就医。

(刘俊香)

第四节 淋巴瘤病人的护理

案例引导

病人,女性,16 岁,学生。1 个月前发现颈部有一肿物,黄豆大小,质中,无触痛,表面不红,未破溃,未曾就诊。近 1 周来,颈部肿物进行性增大至鸽蛋大小,伴疲乏无力、发热。护理体检:T 37.8 ℃,P 92 次/分,R 24 次/分,BP 120/80 mmHg;身高165 cm,

体重 45 kg；左颈部触及 2 cm×4 cm 大小的淋巴结，质中，活动，无触痛，其他部位未触及；肝肋下 2 cm，脾肋下 2 cm，质中，边缘锐利，无触痛。辅助检查：血常规示 WBC 12×10^9/L，Hb 110g/L，PLT 160×10^9/L，白细胞分类示分叶核细胞 54%，淋巴细胞 46%。临床拟诊：非霍奇金淋巴瘤。

淋巴瘤(lymphoma)起源于淋巴结和淋巴组织，其发生大多与免疫应答过程中淋巴细胞增殖分化产生的某种免疫细胞恶变有关，是免疫系统的恶性肿瘤。组织病理学上将淋巴瘤分为霍奇金淋巴瘤（Hodgkin's lymphoma, HL）和非霍奇金淋巴瘤（non-Hodgkin's lymphoma，NHL）两大类，两者在流行病学、病理特点及临床表现方面有明显的不同。临床上以慢性、进行性、无痛性淋巴结肿大和(或)局部肿块为主要特征，常伴发热、肝脾肿大，晚期有消瘦、贫血及恶病质。

在我国淋巴瘤的总发病率中，男性发病率为 1.39/10 万，女性发病率为 0.84/10 万，男性发病率明显高于女性，总发病率明显低于欧美各国和日本，发病年龄以 20～40 岁多见，城市发病率高于农村。我国淋巴瘤病人的死亡率为 1.5/10 万，居恶性肿瘤死亡原因的第 11～13 位。

淋巴瘤的病因尚未完全明了，认为与下列因素有关。

1. 病毒感染 目前淋巴瘤致病因素中病毒学说颇受重视。用荧光免疫法检查 HL 病人血清，发现部分病人有高效价抗 EB 病毒抗体，HL 病人的淋巴结在电镜下可见 EB 病毒颗粒，在 20%HL 病人的 R-S 细胞中也可找到 EB 病毒，由此提示 EB 病毒与 HL 关系极为密切；EB 病毒也可能是移植后淋巴瘤和 AIDS 相关淋巴瘤的病因。

2. 幽门螺杆菌感染 幽门螺杆菌抗原的存在与胃黏膜相关性淋巴样组织结外边缘区淋巴瘤（胃 MALT 淋巴瘤）发病有密切的关系，抗幽门螺杆菌治疗可改善其病情，幽门螺杆菌可能是该类淋巴瘤的病因。

3. 免疫功能低下 免疫功能低下亦与淋巴瘤的发病有关。遗传性或获得性免疫缺陷病人伴发淋巴瘤者较正常人多，如器官移植后、干燥综合征病人长期应用免疫抑制剂后其恶性淋巴瘤发病率高于一般人。

【护理评估】

（一）健康史
评估病人有无艾滋病、干燥综合征等病史，是否长期使用免疫抑制剂，有无病毒感染史。

（二）身心状况

1. 临床表现 HL 多见于青年，儿童少见；NHL 可见于各年龄组，随年龄的增长而增多，男性较多见。由于 HL、NHL 的病变部位、范围及病理类型不同，临床表现也不相同。

（1）淋巴结肿大 HL、NHL 均可见淋巴结肿大，以 HL 多见。多数病人常以无痛性、进行性淋巴结肿大为首发表现，淋巴结肿大可发生在身体任何部位，以颈部或锁骨上最为常见，其次是颔下、腋下、腹股沟，少数病人有深部淋巴结肿大。肿大的浅表淋巴结早期可以活动、不粘连，晚期可相互粘连、融合。肿大的淋巴结质硬、无压痛，深部淋巴结肿大可引起邻近器官压迫症状，如纵隔淋巴结肿大可致咳嗽、胸闷、气促、肺不张及上腔静脉压迫综合征等,腹膜后淋巴结肿大可压迫输尿管引起肾盂积水等。

（2）全身症状　发热,热型多不规则,可持续高热,也可间歇低热,少数呈周期性发热;同时有盗汗、疲乏、消瘦等表现;可有局部或全身皮肤瘙痒,多见于年轻女性,这是 HL 较为特异的表现,可为 HL 的唯一全身症状。

（3）酒精性疼痛　饮酒后淋巴结疼痛是 HL 特有的症状,一般在酒后 20min 出现,多见于纵隔被侵犯的女性病人。

（4）全身各组织器官受累　肝受累可引起肝大和肝区疼痛,少数发生黄疸;脾大不常见;胃肠道受累以 NHL 为多见,侵犯部位多见于小肠,可出现腹痛、腹泻、腹部肿块及出血等;肾受累可出现肾肿大、高血压及尿素氮潴留等;中枢神经系统病变多发生于疾病进展期,主要累及脑膜和脊髓,可出现截瘫、尿潴留等症状;此外骨髓、肺、胸膜、心包、口及鼻咽部等处均可受累并出现相应的症状;结外侵犯及远处扩散以 NHL 常见。

知识链接

淋巴瘤分期

1966 年 Ann Arbor 会议推荐的临床分期法,根据病变范围不同,可将淋巴瘤分为四期。

Ⅰ期:病变仅限于 2 个淋巴结区或淋巴结以外单一器官局部受累。

Ⅱ期:病变累及横膈同侧 2 个或以上淋巴结区,或局限器官受累伴横膈同侧 1 个淋巴结区受累。

Ⅲ期:病变累及横膈上下两侧淋巴结区,可伴有脾受累、结外器官局限受累,或脾与局限性结外器官均受累。

Ⅳ期:病变播散,侵犯多处淋巴结及淋巴结以外的组织和器官。肝和骨髓只要受到累及均属于Ⅳ期。

所有各期又可分为 A、B 两个组:全身无症状者为 A 组,有全身症状为 B 组,全身症状主要有发热(38 ℃以上,连续 3 天,且无感染)、盗汗、体重减轻(6 个月减轻 10％以上)等。

2. 心理、社会状况　淋巴瘤是免疫系统恶性肿瘤,因此,病人常有恐惧、悲观、绝望等心理表现。

3. 辅助检查

（1）血常规　HL 病人的血常规变化较早,常有轻或中度贫血;白细胞计数正常或升高,中性粒细胞增多,约 20％病人的嗜酸性粒细胞增多;血小板早期正常,晚期减少;当骨髓浸润广泛或有脾功能亢进时,可有全血细胞减少。NHL 病人的白细胞多正常,伴淋巴细胞绝对或相对增多。

（2）骨髓象　多为非特异性改变,如浆细胞、组织细胞、嗜酸性粒细胞增多。若能找到 R-S 细胞是 HL 病人有骨髓浸润的依据。部分 NHL 病人的骨髓涂片中可找到淋巴瘤细胞。晚期发生淋巴瘤白血病时,可呈现白血病样血象和骨髓象。

（3）其他检查　淋巴结活检有助于确定诊断和临床分型,胸部 X 线、腹部 B 超或胸(腹)

部 CT 等有助于病变定位和范围的确定。HL 活动期血沉增快、血清乳酸脱氢酶增多,血清乳酸脱氢酶增多提示预后不良,骨骼受累时血清碱性磷酸酶活力或血钙增加。NHL 可并发溶血性贫血,抗人球蛋白试验阳性。

【主要护理诊断/医护合作性问题】

1. **体温过高** 与肿瘤代谢增加、感染有关。
2. **有皮肤完整性受损的危险** 与放疗致局部皮肤损伤有关。
3. **营养失调:低于机体需要量** 与营养摄入减少及消耗增加有关。
4. **恐惧/焦虑** 与担心疾病预后、复发等有关。
5. **潜在并发症**:药物不良反应。

【护理措施】

(一)一般护理

1. **环境与休息** 卧床休息,保持病室清洁、安静,温度、湿度适宜,空气新鲜流通。病人出汗较多时,应帮助其随时擦洗、更衣,保持皮肤清洁、干燥,防止受凉感冒。

2. **饮食护理** 为保证足够的营养摄入,增强机体抵抗力,顺利完成化疗,应给予病人高热量、高蛋白、高维生素、清淡、易消化的食物,嘱病人少食多餐,鼓励病人多饮水,避免进食油腻、生冷、油炸、易产气及辛辣刺激性食物,并尽可能满足病人的饮食习惯和对食物的要求,以增加病人食欲。

(二)心理护理

关心安慰病人,耐心与病人交谈,了解病人对疾病、生活的担心与顾虑,及时给予适当的解释,并尽可能满足病人需要;向病人说明淋巴瘤治疗方法的最新进展,帮助病人树立战胜疾病的信心,鼓励病人积极接受治疗;劝导家属充分理解病人的痛苦和心情,给病人提供舒适、愉悦的环境,使病人保持良好的心理状态,以促进疾病康复。

(三)病情观察

观察肝、脾、淋巴结的肿大程度,注意有无压迫症状;观察有无感染表现,观察体温变化,注意热型、发热时间;观察体重变化;观察有无皮肤瘙痒等。

(四)对症护理

1. **发热** 参见"急性白血病"相关内容。
2. **皮肤瘙痒** 注意个人卫生,保持皮肤清洁,经常擦洗皮肤,更换衣服,剪短指甲,避免搔抓,以免皮肤破溃感染;沐浴时水温不宜过高,不宜使用刺激性洗涤用品。

(五)治疗指导

1. **治疗要点**

1)化学药物治疗(简称化疗) 多采用联合化疗,争取首次治疗获得缓解,以利病人长期存活。

(1)HL 目前 ABVD(阿霉素、博来霉素、长春花碱、甲氮咪胺)方案已经替代 MOPP(氮芥、长春新碱、甲基苄肼、泼尼松)方案,成为 HL 的首选化疗方案。

(2)NHL 常用的联合化疗方案有 CHOP(环磷酰胺、阿霉素、长春新碱、泼尼松)方案、

R-CHOP(利妥昔单抗、环磷酰胺、阿霉素、长春新碱、泼尼松)方案、EPOCH(依托泊苷、阿霉素、长春新碱、泼尼松、环磷酰胺)方案、ESHAP(依托泊苷、甲泼尼松、顺铂、阿糖胞苷)方案等。

2)放射治疗(简称放疗)　放疗适用于Ⅰ、Ⅱ期病例,HL疗效较好,NHL对放疗敏感但易复发。

3)其他治疗　干扰素、单克隆抗体、造血干细胞移植、手术治疗等。

2. 护理措施

(1)用药护理　化疗护理参见"急性白血病"相关内容。

(2)放疗护理　观察放疗局部皮肤有无发红、表皮脱屑、瘙痒、灼热感以及渗液、水疱形成等表现;避免局部皮肤受到强热或冷的刺激,尽量不用热水袋、冰袋,沐浴水温以37~40℃为宜;外出时避免阳光直接照射;不使用刺激性的化学物质,如肥皂、乙醇、胶布、碘酊、油膏等;穿宽大、质软的丝绸或丝绸内衣;毛巾柔软,擦洗照射部位皮肤时动作轻柔,放疗后保持照射部位皮肤的清洁、干燥,防止皮肤破损;当局部皮肤出现发红、瘙痒时,尽早涂油膏以保护皮肤;如果皮肤为干性反应,出现局部皮肤灼痛,可用0.2%的薄荷淀粉或氢化可的松软膏外敷;如有局部皮肤刺痒、渗液、水疱等湿性皮肤反应,可用2%的甲紫、冰片蛋清、氢化可的松软膏外涂,也可用硼酸软膏外敷后加压包扎1~2天,待渗液吸收后暴露局部;如果局部皮肤出现溃疡、坏死,应行全身抗感染治疗,局部行外科治疗或植皮。

【健康教育】

1. 用药指导　告知病人药物治疗的原则、常用药物及注意事项,鼓励病人遵医嘱坚持治疗,克服治疗中的不良反应,并坚持定期复查。

2. 活动指导　指导病人在缓解期或全部疗程结束后,保证充分休息、睡眠,适当参与室外锻炼,如散步、打太极拳、下象棋、做体操、慢跑等,以提高机体免疫力。

3. 饮食指导　指导病人进食营养丰富、易消化的食物,避免摄入辛辣、刺激及生冷、油炸的食物;如有口腔溃疡或咽喉疼痛,则指导病人进食流质,如牛奶、蛋羹等;如有唾液分泌减少引起口舌干燥,可饮用柠檬汁、乌梅汁等。

4. 随访指导　指导病人若有身体不适如疲乏无力、发热、盗汗、消瘦、咳嗽、气促、腹痛、腹泻、皮肤瘙痒、口腔溃疡或发现肿块等时,应及早就诊。

(刘俊香)

第五节　血液内科常用诊疗技术及护理

一、造血干细胞移植术护理

造血干细胞移植(hematopoietic stem cells transplantation, HSCT)是指对病人进行全身照射、化疗和免疫抑制预处理后,将正常供体或自体的造血细胞(hematopoietic cell, HC)经血管输注给病人,使之重建正常造血和免疫功能的治疗方法。HC包括造血干细胞

(hematopoietic stem cell,HSC)和祖细胞(progenitor)。HSC 具有增殖、分化为各系成熟血细胞的功能和自我更新能力,可维持终身持续造血。

【分类】

1. 根据 HSC 供体来源 根据 HSC 供体来源,HSCT 可分为异体 HSCT 和自体 HSCT。异体 HSCT 根据基因是否相同,又分为异基因移植(allo-HSCT)和同基因移植,后者指遗传基因完全相同的同卵孪生者间的移植,供受者间不存在移植物被排斥和移植物抗宿主病(GVHD)等免疫学问题,此种移植概率仅约占 1%。

2. 根据 HSC 采集部位 按 HSC 采集部位的不同,HSCT 分为骨髓移植(BMT)、外周血干细胞移植(PBSCT)和脐血移植(CBT)。其中 PBSCT 采集 HSC 较为简便,供者无须住院且痛苦少,受者 HSC 植入率高,重建造血快,住院时间短,为目前临床上最常用的方法之一,有取代骨髓移植的趋势。

3. 根据供受者间血缘关系 根据供受者之间有无血缘关系可分为血缘移植(RDT)和无血缘移植(UDT)。

4. 根据人白细胞抗原相配程度 根据人白细胞抗原(HLA)配型相配程度,可分为 HLA 相合、部分相合和单倍型相合移植。

【适应证】

(一)恶性疾病

1. 造血系统恶性肿瘤 HSCT 尤其是 allo-HSCT 是治疗血液系统恶性肿瘤的有效手段,一般而言,ALL、AML、CLL、CML、MDS(骨髓增生异常综合征)等疾病多采用异体移植,淋巴瘤、骨髓瘤多采用自体移植,也可以采用异体移植。

2. 实体肿瘤 对放疗、化疗敏感的实体肿瘤如乳腺癌、神经母细胞瘤、小细胞肺癌等,也可做自体造血干细胞移植。

(二)非恶性疾病

1. 重型再生障碍性贫血 年龄不超过 40 岁的重型或极重型再障有 HLA 相合同胞者,宜首选 HSCT。年龄越小,移植前输血越少,移植后疗效越好,无病生存率越高。

2. 其他 如阵发性睡眠性血红蛋白尿、重型联合免疫缺陷病、骨髓纤维化、重型海洋性贫血等,理论上认为所有先天性造血系统疾病及酶缺乏所致的代谢性疾病均可用 HSCT 进行治疗。

【移植前护理】

(一)供者选择

1. 自体造血干细胞移植 供者为受者自己,应能承受大剂量化疗、放疗,能动员采集到未被肿瘤细胞污染的足量的造血干细胞。

2. 异基因造血干细胞移植 必须选择与受者人白细胞抗原(HLA)相合的供者,首选 HLA 相合的同胞,次选 HLA 相合的无血缘供者,若有多个 HLA 相合者,则选择年轻、健康、男性、红细胞血型相合和巨细胞病毒阴性者。高危白血病病人如无 HLA 相配的供者,必要时可选择 HLA 部分相合或单倍型相合的同胞供者。为保障无血缘供者的安全,避免严重不良反应,根据同胞供者的严重不良事件和教训,病人不应接受年龄偏大、有心脑血管疾病史、有风湿病史、脾大或血常规异常者作为供体,同时应避免大剂量、长时间的 G-CSF 动员。

(二)供者准备

供者在移植前需短期留院观察或住院,做全面体格检查,包括血常规、肝肾功能、心电图、B 型超声、胸片、血型、血糖、电解质、骨髓穿刺、巨细胞病毒、EB 病毒、艾滋病病毒、乙型肝炎病毒、丙型肝炎病毒、梅毒血清试验等检查,供、受者抽血做组织配型、混合淋巴细胞培养、细胞遗传及基因检查等。若需采集外周血造血干细胞,为进一步扩增外周血中造血干细胞的数量,常需于造血干细胞采集前 5～7 天,开始给予供体皮下注射造血生长因子。一般在骨髓采集前 14 天,供者需要抽取一定量的血液并保存,以便在骨髓采集手术中回输,从而避免手术中发生失血性休克。

(三)无菌层流病房准备

无菌层流病房的设施与应用是有效预防造血干细胞移植术后病人继发感染的重要保障之一。在使用前室内一切用物及空间均需进行严格清洁、消毒及灭菌处理,并在室内不同空间采样行空气细菌学监测,完全合格后方可使用。

(四)病人准备

1. 心理护理 由于对造血干细胞移植的不了解及对疗效的担心,加之移植期间需较长时间单独住在无菌仓内,因此,病人常有紧张、恐惧、孤独和失望等心理反应。护理时,应评估病人及家属对造血干细胞移植重要性的认识,对造血干细胞的移植方法、过程的了解程度,是否有充分的思想准备,其经济状况如何等;向病人及家属详细解释造血干细胞移植的必要性和可行性、要求、程序,及可能出现的并发症及预防并发症的措施,鼓励病人树立信心并积极配合治疗;详细介绍无菌层流室的基本环境和规章制度,并说明造血干细胞采集对供者或受者均不会造成身体危害,从而降低或消除病人的疑虑、恐惧心理,使其处于最佳生理、心理状态接受治疗。

2. 全面体检和检查 移植前对受者进行全面体检,进行骨髓象、血常规、重要脏器(如心、肺、肝、肾)功能、免疫功能、内分泌功能、ABO 血型配型、组织配型等检查,进行痰液、尿液、大便、皮肤、耳、鼻、咽拭子的细菌和真菌培养检查;请口腔科、眼科、耳鼻喉科、肛肠专科会诊检查,彻底清除或治疗已有的或潜在的感染病灶如龋齿、痔疮、疖肿等。

3. 严格消毒隔离和预防感染

1)入住层流室前护理

(1)入层流室前 3 天开始服用肠道不易吸收的抗生素,如新霉素每次 0.5 g,每日 3 次,并进食灭菌的食物;每天用庆大霉素或卡那霉素眼药水滴眼;用 0.2% 氯己定溶液擦拭外耳道、鼻前庭,每日 2 次,并可使用抗生素滴耳、鼻;使用复方硼酸液或 0.2% 氯己定溶液漱口;便后用 0.5% 氯己定溶液坐浴并涂擦抗生素软膏。

(2)入层流室前 1 天剪指(趾)甲、剃毛发(头发、腋毛、阴毛),彻底洗涤,尤其是肚脐、腋下、会阴等皮肤皱褶处。

(3)入层流室当天清洁灌肠,淋浴后再用 0.05% 氯己定溶液药浴 30～40 min,再清洁眼、外耳道、口腔、脐部,后更换无菌衣裤、鞋袜入层流室。

(4)计划带入层流室的所有物品包括衣服、餐具、药品、书报、便器均需消毒处理,以预防外源性感染。

2)入住无菌室后护理 病人入住层流室后,特别是经过移植预处理后,全血细胞明显减少,免疫功能低下,极易发生感染。因此,有效的消毒隔离措施至关重要。

(1)入室工作人员要求 严格控制入室人员,呼吸道感染者严禁入内;进入无菌层流室人员应加强个人卫生,勤洗澡,勤剪指甲;入室前用氯己定溶液漱口,清洁外耳道、鼻腔、淋浴、更衣,肥皂洗手、清水冲净后再用 0.05% 氯己定溶液泡手 5 min,按无菌操作要求穿无菌手术衣、裤,戴无菌帽子、口罩,更换无菌拖鞋进入风淋室,经风淋 1~2 min 后进入无菌层流室;接触病人前,再次消毒双手,戴无菌手套,加套无菌隔离衣与袜套;1 次入室人数一般不超过 2 人,尽量减少不必要的进出;一切治疗及护理操作应严格无菌,配制药液在超净台进行,物品传递严格按无菌技术进行,合理安排各项操作。

(2)无菌层流室环境要求 无菌层流室要求洁净度为 100 级(空气细菌数 <3 个/m³),空气呈单一方向平行流动,以保证病室空气清洁和新鲜。室内桌面、墙壁、地面、天花板、所有物品表面每天均用消毒液(0.25% 次氯酸钠溶液、1% 过氧乙酸溶液)擦拭 2 次,室内用臭氧消毒,每天 3 次,每次 30 min;病人床上用品(如被套、大单、枕套等)、生活用品(如衣裤、帽子、毛巾等)隔日高压消毒或采用其他方式消毒;递入无菌室的所有物品均需根据物品的形状、性能采取不同的方式消毒;无菌包均用双层包布,需要时打开外层,按无菌方法递入室内;口罩、帽子、隔离衣用后即更换,消毒液、泡手液需每天更换 1 次;每周进行 1 次物体表面细菌监测、空气采样培养,如含尘浓度明显增高时,应及时查找原因和检修。

(3)病人无菌要求 病人所吃的各种食品均需用微波炉或高压蒸汽消毒后才能食用,水果经 0.5% 氯己定溶液浸泡消毒 15 min 后削皮食用;入室后继续服用肠道不吸收抗生素,药物经紫外线消毒后服用;每天口腔护理 3~4 次,进食前后用 0.05% 氯己定溶液、3% 碳酸氢钠溶液、3% 硼酸溶液交替漱口;用 0.05% 氯己定溶液或 0.05% 碘伏擦拭鼻前庭和外耳道;用 0.5% 庆大霉素或卡那霉素、0.1% 利福平、阿昔洛韦眼药水交替滴眼,每天 2~3 次;睡前、便后用 1% 氯己定溶液或 1:5000 的高锰酸钾溶液坐浴以保持肛周清洁;女性病人每天冲洗会阴,月经期间增加外阴冲洗次数,保持外阴清洁;用煮沸后的开水配制 0.05% 氯己定溶液沐浴或全身擦拭,每天 2 次。

4. 移植前预处理 入住层流室后,受者需常规接受 1 个疗程超剂量的化疗和(或)放疗,称为预处理。预处理目的如下:①杀灭肿瘤细胞或白血病细胞,减少移植后疾病的复发;②减少受者的造血干细胞,为移植的造血干细胞准备空间;③抑制或摧毁受者体内的免疫细胞,使之失去排斥外来细胞的能力,容许供者的造血干细胞植入而重建造血功能。预处理主要采用全身照射、输注细胞毒药物和免疫抑制剂的方法。受者接受大剂量放疗和(或)化疗时,常有恶心、呕吐、发热、腹泻、面色潮红、腮腺肿胀等反应,应密切观察,并鼓励病人每天补液 4000 mL,以稀释尿中药物和尿酸浓度,防止出现出血性膀胱炎和尿酸性肾病。

5. 准备输注通路 移植前 1 天行颈外静脉或锁骨下静脉置管术,这是造血干细胞移植期间各项输注性治疗得以顺利进行的重要前提与保障。

【移植中护理】

（一）造血干细胞采集护理

1. 骨髓造血干细胞采集 在手术室内严格无菌操作下对供者进行骨髓采集。一般行硬膜外麻醉,自髂前或髂后上棘 1 个或多个部位抽取骨髓,采集量以受者体重为依据,一般有核细胞(MNC)数采集目标值为 $(4\sim6)\times10^8$/kg(受者体重),采集的骨髓血经无菌不锈钢网或尼龙网过滤后装入血袋,并加肝素抗凝。当采集骨髓至 400 mL 时,开始回输 14 天前采集、保存的供者自体血液,以防休克,采集骨髓过程中需要不断监测血压、呼吸、心率,采集骨髓过程不宜过快,每采集 500 mL 骨髓的时间不应少于 30 min。

2. 外周血造血干细胞采集 外周血造血干细胞含量较少,仅有骨髓的 1%,因此在造血干细胞采集之前需经造血刺激因子(粒细胞集落刺激因子、粒细胞-巨噬细胞集落刺激因子)动员 4～5 天,以进一步扩增外周血中造血干细胞数量,当白细胞计数 $>5\times10^9$/L 时,应用血细胞分离机采集外周血造血干细胞,一般需连续采集 2～3 天,每次采集前 2 h 肌内注射 G-CSF 5 µg/kg。一般自体外周血造血干细胞移植的采集量为 MNC 数达 2×10^8/kg(受者体重),异基因造血干细胞移植的采集量为 MNC 数达 5×10^8/kg(受者体重),将抽取的外周血置于 4 ℃环境保存 3 天或用－196 ℃低温液氮保存 3～24 个月。

3. 脐带血造血干细胞采集 待健康产妇的胎儿娩出后,迅速结扎胎儿脐带,在无菌条件下,以采血针穿刺脐静脉收集残留于脐带和胎盘内的血液,每份脐血量为 60～100 mL。采集的脐带血需经冷冻处理后保存在－196 ℃液氮中,要求 MNC 数达 2×10^8/kg(受者体重)。

（二）造血干细胞输注护理

1. 异体骨髓输注 供者如果和受者 ABO 血型相合,骨髓采集后即可输入,如果 ABO 血型不合要待处理后方可输入。输注前遵医嘱给予地塞米松 5 mg、异丙嗪 25 mg,以减少输注反应,给予呋塞米(速尿)20 mg,以利尿、预防肺水肿。用无滤网的输液器经中心静脉导管输入,开始输注时速度要慢,观察 15～20 min 后如无反应,再将滴数调整为 100 滴/分左右,一般要求 300 mL 骨髓在 30 min 内输完。因为骨髓中的脂肪颗粒可引起栓塞,所以输注前应将骨髓袋倒置 30 min,使骨髓中脂肪浮于上层,并在输注结束时弃去最后 5～10 mL 骨髓,以防发生脂肪栓塞。在骨髓输注的同时,经另外一条通路输入适量鱼精蛋白,以中和骨髓中的肝素,亦可在骨髓输注完毕再输注拮抗所用肝素总量的鱼精蛋白,但速度不能太快,以免出现低血压、心动过速及呼吸困难。在骨髓输注过程中观察病人生命体征,观察有无输血反应和栓塞现象。

2. 自体骨髓回输 自体骨髓在预处理前采集,采集后加入保护液放入 4 ℃冰箱内液态保存,一般在 72 h 内待预处理后回输,回输前在室温下放置 0.5～1 h,其他方法同异体骨髓输注。

3. 自体外周血干细胞回输 为减少因冷冻剂或细胞破坏所致的过敏反应,在进行自体外周血干细胞回输前 15～20 min 遵医嘱给予病人抗过敏药,冰冻保存的造血干细胞需在床旁用 38.5～40 ℃恒温水迅速复温融化,然后立即用无滤网输液器从静脉导管输入,同时用另一条静脉通路输注鱼精蛋白以中和肝素。回输过程中,为防止外周血干细胞中混有红细胞而引起血红蛋白尿,需同时遵医嘱给予 5%的碳酸氢钠溶液、生理盐水、速尿和甘露醇,以维持足够的尿量。在病人能够耐受的情况下,一袋外周血干细胞应在 15 min 内回输完毕;回输 2 袋外周血干细胞之间需用生理盐水冲管,以清洗输血管道。

4. 异体外周血干细胞输注　异体外周血干细胞移植和异体骨髓移植一样,供者外周血干细胞采集后即可输注,输注前将 50～100 mL 外周血干细胞加生理盐水稀释到 200 mL,其余同自体外周血干细胞回输。

5. 脐带血造血干细胞输注　深低温保存的脐血干细胞置 40 ℃ 水中迅速解冻后输注,4 ℃ 保存的脐血在 48～72 h 内输注。由于其输注量较少,一般采用手推或微量泵推注,推注过程中注意防止漏液现象,并注意观察心率变化,随时调整推注速度。

【移植后护理】

(一)一般护理

1. 饮食护理　鼓励病人进食,以高蛋白、高维生素、无渣、清淡、易消化的食物为宜,以增加营养,增强机体免疫力。食物必须经微波炉消毒后才可食用,水果洗净后用 1:5000 高锰酸钾溶液浸泡 30 min,用无菌刀削皮后食用。

2. 安全护理　注意病人安全,必要时加床档。协助病人生活护理及进行适当活动,防止损伤及出血。

3. 维持水、电解质平衡　保证热量、各种维生素、微量元素、复方氨基酸等营养成分的供给,一切药物、液体均经静脉置管通道进入,输液时注意调节滴速,合理安排各组液体。输乳化脂肪时,滴速控制在 40～50 滴/分,禁止和其他药物混输,滴入 500 mL 时间不应少于 3 h。当输入抗生素、人血丙种球蛋白和碱性药物时,要分开单独输注。

4. 静脉置管护理　对经过超大剂量化疗和致死性全身照射的病人来说,静脉置管是保证治疗和维持营养的有效途径。严格执行无菌操作和导管使用原则;每次使用前注意检查局部伤口情况和导管长度,检查导管有无脱落、堵塞或感染;置管局部应每天消毒换药;向病人说明维持静脉置管的重要性,指导病人切忌用手触摸伤口表面,以防感染;用肝素或生理盐水封管;一般在迁出无菌室前 3～5 天拔管。

(二)心理护理

由于无菌层流室与外界基本隔绝,娱乐工具少,加之对移植并发症的担忧和影响,病人易出现孤独、恐惧等不良心理。护理人员在满足病人生理需要的同时,应多与病人交流沟通,耐心倾听病人的诉说,随时了解病人心理活动,鼓励病人说出自己的想法和感受,关心、安慰、体贴病人,及时传递家属信息,及时进行疏导和鼓励,使病人产生安全感,消除其焦虑、恐惧等不良心理,保持豁达、乐观的心情,坚定移植成功的信心,有利于病人早日康复。同时,鼓励病人利用电脑、手机等工具,与家人、朋友沟通交流,以消除在层流室的孤独、无助感,并从家人、朋友的安慰鼓励中获取力量。

(三)观察病情

1. 观察并发症表现　观察有无感染、肝静脉闭塞病、间质性肺炎、移植物抗宿主病等移植并发症,如出现相应表现,立即报告医师,遵医嘱进行治疗与护理。

2. 观察血常规和骨髓象　移植后每天或隔天进行血常规检查,定期进行骨髓穿刺检查,一般在第 2 周血常规开始上升,第 4～6 周血常规迅速恢复,骨髓象转为正常。

3. 观察造血干细胞植活证据 病人血常规恢复正常是植活的间接证据,移植物抗宿主病的出现也是临床植活证据,另外,可根据供受者间性别、红细胞血型和 HLA 的不同,分别通过细胞学和分子遗传学方法、红细胞及白细胞抗原转化的实验方法取得植活的实验室证据,植活的证据是这些标记在移植前为受者型,移植后变为供者型。

（四）并发症预防及护理

1. 感染 全血细胞减少、粒细胞缺乏、留置导管、黏膜屏障受损及免疫功能低下等因素均可导致感染发生。移植早期(移植后数周的骨髓植入前期)是感染的危险期,感染率为 $60\%\sim80\%$,以细菌感染尤其是革兰阴性杆菌引起的败血症多见,真菌感染亦可发生;移植中期(移植后第 $2\sim3$ 个月的骨髓植入早期)发生的感染主要为病毒感染,以单纯疱疹病毒 I 型和 II 型感染常见,尤以巨细胞病毒引起的间质性肺炎最为严重;恢复后期(移植 3 个月之后)的感染与移植物抗宿主病有关,以肺部病毒感染多见,亦可有细菌、真菌和寄生虫感染等。感染的预防措施包括住无菌层流室、进行保护性隔离、进食无菌食物、给胃肠道除菌、定期输注免疫球蛋白(用至移植后 100 天)及消毒隔离医护人员等措施,详见前述。严密观察感染征象,每天询问病人主诉,监测体温变化及精神状态,观察有无局部感染灶的存在,如观察咽部、痰液、大小便、肛周、皮肤及穿刺处的情况,必要时做血液、尿液、粪便以及分泌物的细菌学培养和药敏试验,以利于有效抗生素的选择。

2. 移植物抗宿主病(GVHD) 移植物抗宿主病是病人进行异基因造血干细胞移植后最严重的并发症,由供者 T 细胞攻击受者同种异型抗原所致。临床分为急性、慢性两类。急性 GVHD(aGVHD)发生于移植后 100 天内,100 天后出现的称之为慢性 GVHD(cGVHD)。典型的 aGVHD 发生在移植后 $2\sim4$ 周,表现为皮肤红斑和斑丘疹、持续性厌食和(或)腹泻、肝功能异常(如胆红素、ALT、AST、ALP 和 GGT 升高)。移植后生存期超过 6 个月的病人,$20\%\sim50\%$ 合并 cGVHD。cGVHD 的临床表现类似于自身免疫性疾病的表现,如系统性硬化病、皮肌炎、面部皮疹、干燥综合征、关节炎、闭塞性细支气管炎、胆管变性和胆汁淤积。aGVHD 治疗效果不理想,因此预防显得尤为重要,环孢素和甲氨蝶呤是预防 aGVHD 的主要药物,遵医嘱于移植前 1 天开始静滴环孢素 1 个月,以后改为口服直至 6 个月,环孢素有肝、肾毒性,部分病人可出现高血压、高血糖、胃肠道反应、多毛及牙龈增生等,因此,应定期检查肝、肾功能并监测血压和尿量。cGVHL 主要采用大剂量糖皮质激素和小剂量免疫抑制剂治疗,大剂量糖皮质激素易诱发消化道出血和感染,故应观察病人粪便颜色及体温有无升高。如果遵医嘱给予抗胸腺免疫球蛋白或抗淋巴细胞球蛋白治疗,应注意观察病人有无过敏反应。

3. 肝静脉闭塞病(VOD) 发病率约为 10%,发病高峰时间为移植后 16 天,一般都在 1 个月内发病。其主要是由肝血管和窦状隙内皮发生的细胞毒损伤并在局部呈现高凝状态所致,其临床特征为不明原因的体重增加、黄疸、右上腹痛、肝大及腹腔积液,确诊需进行肝活检。VOD 治疗以支持治疗为主,轻、中型 VOD 可自行缓解且无后遗症;$25\%\sim30\%$ 的 VOD 为重型,预后不佳,多因进行性急性肝功能衰竭、肝肾综合征和多器官衰竭而死亡。

4. 间质性肺炎 间质性肺炎是异基因造血干细胞移植的严重并发症,死亡率高达 80%,呼吸衰竭是主要的直接死亡原因。其主要与感染(尤其是巨细胞病毒感染)、全身照射及 GVHD 等有关。一般发生在移植后 $5\sim15$ 周,起病急,进展快,表现为突发的呼吸困难、发绀、低氧血症、发热和血流动力学改变。X 线胸片呈弥漫性间质性改变,必须迅速高流量正压给氧,并做好相关护理。

5. 出血 预处理后的病人血小板减少及移植后血小板恢复较慢是出血的主要原因。因此,应每天监测血小板计数,观察是否有皮肤黏膜出血、内脏出血及颅内出血等表现,一旦发生出血,除采用一般止血措施外,还可输注浓缩血小板止血。

6. 输血后肝炎 在我国,因输血发生丙型肝炎的概率为 13%～19.7%。应加强血液及血液制品管理,对输血及应用血液制品后的病人,应定期检测肝功能及肝炎病毒标记物,以减少肝脏损害。

【出院指导】

1. 饮食指导 指导进食高蛋白、高维生素、清淡、易消化的食物;注意饮食卫生,不食隔餐、隔夜食物;多食新鲜蔬菜、水果,多饮水,注意维持膳食平衡,保证足够营养。

2. 活动指导 保证充足的休息、睡眠,每天睡眠时间保证 8 h 以上,进行适当的活动和锻炼,如散步、做体操、打太极拳及听音乐等,保持乐观和良好的情绪状态。

3. 用药指导 介绍遵医嘱用药的重要性,指导服用环孢素、抗病毒药等药物,用药期间定期监测环孢素浓度,遵医嘱随时调整药物剂量,指导病人观察药物不良反应。

4. 预防感染指导 病人出院后最好单住一室,室内应每天通风,并用消毒液擦拭,避免去人多的公共场所;注意保暖,防止感冒;注意口腔和皮肤护理,勤洗澡,勤更衣,保持大便通畅,每次便后用 1∶5 000 高锰酸钾溶液坐浴。

5. 自我监测指导 指导遵医嘱定期到医院复查血常规和进行骨髓检查,复查肝肾功能、电解质,注意监测有无疲乏、皮肤黏膜出血、感染、发热、腹泻等症状,一旦出现应及时就医。

二、骨髓穿刺术护理

骨髓穿刺术(bone marrow puncture)是血液内科常用的诊疗技术,主要用于细胞学、寄生虫、细菌学检查,以协助诊断血液病、传染病和某些寄生虫病;亦可了解骨髓造血情况,为化疗和免疫抑制剂应用提供参考;还可经骨髓给药或经骨髓采集造血干细胞。

【适应证】

1. 诊断造血系统疾病 骨髓象检查对各种类型白血病、再生障碍性贫血、巨幼细胞贫血、多发性骨髓瘤等具有诊断价值,也常通过复查骨髓象来评价疗效或判断预后。

2. 协助诊断某些疾病 如各种恶性肿瘤的骨髓转移、淋巴瘤的骨髓浸润、骨髓增生异常综合征、骨髓增生性疾病、缺铁性贫血、溶血性贫血、脾功能亢进症和原发性血小板减少性紫癜等。

3. 提高某些疾病的诊断率 利用骨髓液检验疟原虫、黑热病原虫、红斑狼疮细胞及进行细菌培养、染色体培养及干细胞培养等,提高伤寒、疟疾等疾病的诊断率。

4. 协助某些疾病的治疗 通过骨髓检查了解骨髓造血情况,以作为抗癌药物及免疫抑制剂治疗的参考;通过骨髓穿刺进行骨髓腔输液、输血、注射药物,以协助某些疾病的治疗。

【禁忌证】

(1) 有出血倾向者,慎做骨髓穿刺。

（2）患血友病等出血性疾病的病人、穿刺局部有感染者等禁止行骨髓穿刺。

【术前准备】

1. 解释签字 向病人说明穿刺目的和穿刺过程,告知病人和家属骨髓穿刺是一种微创性检查,采集的骨髓量很少,不会影响身体健康;嘱咐病人术中保持体位不变,以消除顾虑,取得合作,并请病人或家属签字同意。

2. 术前检查和皮试 病人行骨髓穿刺前检查血小板计数、出血时间及凝血时间等。用普鲁卡因做局部麻醉者,需做普鲁卡因皮试。

3. 用物准备 治疗盘、骨髓穿刺包(内有骨髓穿刺针、2 mL 和 20 mL 注射器、7 号针头、孔巾、纱布等)、棉签、2%利多卡因、无菌手套、玻片、培养基、酒精灯、火柴及胶布等。

【术中配合】

1. 协助选择部位 协助选择穿刺部位,骨髓穿刺的常见穿刺点有髂前上棘穿刺点、髂后上棘穿刺点、胸骨穿刺点及腰椎棘突穿刺点等。

2. 协助摆放体位 根据穿刺部位协助病人采用适宜的体位,选胸骨、髂前上棘作为穿刺点者取仰卧位,前者需用枕头垫于背后,以使胸部稍突出;选髂后上棘作为穿刺点者取侧卧位或俯卧位;选棘突作为穿刺点者则取坐位,尽量弯腰,头俯曲于胸前使棘突暴露。

3. 协助消毒麻醉 协助消毒穿刺部位皮肤,术者戴无菌手套,铺无菌孔巾,用 2%利多卡因做局部皮肤、皮下及骨膜麻醉。

4. 协助穿刺抽髓 术者将骨髓穿刺针固定器固定于距针尖 1.5 cm 处(胸骨穿刺者固定于距针尖 1 cm 处),左手拇指和食指固定穿刺部位,右手持针向骨面垂直刺入,当针尖接触骨质后则将穿刺针左右旋转,缓缓钻刺骨质,当阻力突然消失,穿刺针固定在骨内不再晃动时,表明针尖已进入骨髓腔,此时拔出针芯,接上干燥的 10 mL 或 20 mL 注射器,用适当力量抽吸骨髓液 0.1~0.2 mL 滴于载玻片上,然后立即制成均匀薄片。如需做细菌培养,可再抽取骨髓液 1~2 mL,并将注射器针座及培养基开启处通过酒精灯火焰灭菌。

5. 拔针按压固定 重新插入针芯,用无菌纱布置于针孔处,拔出穿刺针,按压 1~2 min后,用胶布固定纱布。

【术后护理】

1. 卧床休息 一般嘱咐病人平卧休息 4 h,如无不适,即可正常活动。

2. 预防出血 拔针后按压穿刺部位以防出血,血小板减少者至少按压 3~5 min,并注意观察穿刺部位有无出血。

3. 标本送检 整理用物,将制成的骨髓片和骨髓培养标本及时送检。

4. 保护穿刺部位 保持穿刺部位局部干燥,若纱布被血液或汗液浸湿,需及时更换;穿刺后 3 天内禁止沐浴以免污染创口;观察穿刺部位,如果穿刺部位出现触痛和发红,则可能是感染的征象,应及时处理。

【注意事项】

1. 无菌操作 严格执行无菌操作,以免发生骨髓炎。

2. 防止溶血 注射器和穿刺针必须干燥,以免发生溶血。

3. 立即涂片 吸出的骨髓液应立即涂片,以免发生凝固。

4. 取液适量 骨髓液取量不应过多(除做细菌培养外),否则会使骨髓液稀释而影响结果的判断。

5. 注意观察 穿刺时应注意观察病人面色、脉搏、血压,如发现病人出现精神紧张、大汗淋漓、脉搏快等休克症状时,应立即报告医师,并停止穿刺,积极协助医师处理。

三、外周穿刺中心静脉导管术(PICC)护理

外周穿刺中心静脉导管术(peripherally inserted central catheter,PICC)是指经外周静脉穿刺置入中心静脉导管的治疗技术。PICC 导管直接到达上腔静脉,可以避免药物与周围静脉直接接触,同时加上大静脉血流速度快,可以迅速稀释药物,因此,PICC 能防止药物对血管的直接刺激,减轻病人的疼痛,有效保护周围静脉,减少静脉炎的发生。另外,PICC 留置时间长,能减少频繁穿刺给病人带来的痛苦,解决了外周血管条件差的病人的输液难题。目前 PICC 已经广泛用于输注各种药物、营养支持治疗、血液样本采集、输血治疗等。

【适应证】

(1)需长期或反复输入刺激性较大的药物如化疗药物。

(2)需长期或反复输入高渗或高黏稠度的液体如脂肪乳、氨基酸等。

(3)需要使用压力或加压泵快速输液治疗。

(4)需长期反复输血或应用血液制品或采血。

(5)外周静脉通路缺乏。

【禁忌证】

(1)有严重出血倾向。

(2)预穿刺管部位有感染或外伤。

(3)预穿刺部位有外伤史、血管外科手术史、乳腺癌手术史、静脉血栓形成史、动静脉瘘。

(4)肘部血管条件差,无法确定穿刺部位。

(5)已有锁骨下或颈内静脉插管。

(6)上腔静脉压迫综合征。

(7)无法配合的病人。

【置管前准备】

1. 核查解释 查对医嘱,向病人说明操作目的、操作方法、注意事项及配合要点,以消除顾虑,取得合作,并请病人或家属签署知情同意书。

2. 病人准备 病人在置管前检查血小板计数、出血时间及凝血时间等。

3. 用物准备 治疗盘内备碘伏、75%乙醇、无菌透明敷贴、无菌生理盐水、肝素盐水、无菌手套2副、胶布、棉签、弯盘、无菌剪刀、PICC 穿刺包(内有无菌衣1件、治疗巾3块、洞巾1块、止血钳或镊子2把、棉球6个、剪刀1把、纱布6张,以及 PICC 专用导管、插管鞘、固定

翼、无菌皮尺、止血带、PICC 穿刺套件、皮尺、止血带)等,其他根据需要可备 1 mL 注射器 1 支、20 mL 注射器 2 支、弹力绷带、利多卡因 1 支等。

4. 术者准备 洗手,戴帽子,戴口罩。

【置管操作】

1. 评估血管 评估血管及局部皮肤情况,查看穿刺部位血管壁弹性及静脉充盈度,避开瘢痕、硬结等部位。

2. 选择静脉 在预期穿刺部位以上扎止血带,选择最佳穿刺血管,穿刺血管一般选择贵要静脉(首选)、正中静脉、头静脉,松开止血带。一般穿刺点在所选穿刺静脉肘下 2 横指处,确定穿刺点后做好标记。

3. 测量插管长度 测量预插导管长度,嘱病人平卧,上肢外展与躯体呈 90°,从预穿刺点开始测量,沿静脉走向量到右胸锁关节,再向下返折到第 3 肋间,所测量的距离即为导管预插长度。

4. 测量臂围 用软尺在肘横纹上 10 cm 处缠绕 1 周,测得值即为上臂中段臂围,测量后记录,并且以后每次均须以同一位置作为臂围测量点。

5. 建无菌区 打开无菌包,戴无菌手套,将无菌治疗巾垫在病人手臂下,建立无菌区。

6. 消毒铺巾 先用 75% 乙醇清洁脱脂 3 次,再用碘伏消毒 3 次,以穿刺点为中心,螺旋式消毒,以顺时针和逆时针方向交替进行,消毒直径为 20 cm,自然待干。穿无菌手术衣,更换无粉手套,铺无菌治疗巾及洞巾,扩大无菌区。

7. 打开 PICC 穿刺套件 助手协助打开 PICC 穿刺套件,将 PICC 导管、正压接头或肝素帽等用品放入无菌区内,取两副注射器分别抽取无菌生理盐水 20 mL,取 1 mL 注射器抽取利多卡因 0.5 mL 备用。

8. 盐水预冲 用生理盐水冲洗导管、连接器、正压接头,松动穿刺针鞘。

9. 静脉穿刺 扎止血带,再次用碘伏消毒后行静脉穿刺,穿刺者一手固定皮肤,另一手以 15°~30°进针行静脉穿刺,一旦有回血则将穿刺针与静脉平行,推入导入针,确保导入鞘管的尖端也处于血管内,再送套管。

10. 导管置入 从导管套内取出穿刺针,将导管逐渐送入静脉,用力均匀缓慢,当送至腋静脉时嘱病人向静脉穿刺侧偏头并将下颌尽量贴近肩部;当导管置入预计长度时,就可撤出导管鞘;撤出导引导丝,修正导管长度,安装连接器。

11. 冲管封管 用生理盐水注射器抽吸回血后,再用无菌生理盐水脉冲式冲管,肝素盐水(肝素液浓度 50~100 U/mL)正压封管;安装肝素帽或正压接头。

12. 固定导管 清理干净穿刺点周围血迹,将体外导管放置呈"S"状弯曲;用透明贴膜固定白色的固定翼,无菌胶布固定连接器和肝素帽。

13. 标记整理 在透明贴膜外标明穿刺日期、时间、臂围及操作者姓名,整理用物,协助病人行 X 线拍片确定导管尖端位置。

14. 洗手记录 待操作完毕,洗手,记录穿刺导管名称、批号、型号、长度,记录臂围、所穿刺静脉、穿刺过程描述、穿刺日期及穿刺者姓名、胸片结果。

【置管后维护】

1. 定期更换导管接头 至少 7 天更换 1 次导管接头,减少血源性感染的机会;若肝素帽或无针接头有血液残留、完整性受损或被取下,均应及时更换。

2. 正确冲管

(1)冲管液与量 常规采用生理盐水冲管,成人 20 mL,儿童 6 mL。

(2)冲管注射器 冲管和封管用 10 mL 及以上注射器或一次性专用冲洗装置。

(3)冲管时机 治疗期间输入化疗药物、氨基酸、脂肪乳等高渗、强刺激性药物或输血前后,均应及时冲管。治疗间隙期每 7 天需到医院冲管 1 次。

(4)冲管方法 采用脉冲式方法,即冲—停—冲—停,有节奏地推动注射器活塞,使盐水产生湍流以冲净管壁。如果遇到阻力或抽吸无回血,应进一步确定导管的畅通性,不应强行冲洗导管。

3. 正确封管 封管液为生理盐水或 0~10 U/mL 肝素盐水,封管液量应 2 倍于导管＋辅助延长管的容积,并以正压式方法封管。注药、冲管、封管严格遵循 S—A—S—H 顺序:生理盐水(S)、药物注射(A)、生理盐水(S)、肝素盐水(H)。

4. 敷料更换 穿刺后 24 h 更换无菌透明敷料,以后至少每 7 天更换 1 次无菌透明敷料,如果穿刺部位渗液、渗血,敷料出现潮湿、松动、脱落、污染等,均应及时更换。

5. 并发症观察与护理

(1)穿刺部位渗血 多发生在穿刺后 24 h 内。常因肘关节伸屈活动、上肢支撑用力而导致穿刺点渗血。因此,置管后病人可行前臂内旋和外旋活动,但应避免上肢用力和(或)进行关节的伸屈活动。

(2)导管堵塞 为非正常拔管的主要原因之一。主要表现为输液速度变慢、冲管时阻力大。一旦出现上述征象,首先应分析堵塞的可能原因,遵医嘱及时处理并做好相关记录,不宜强行推注生理盐水。导管堵塞的原因主要包括:封管方法不正确、冲管不及时或不彻底、穿刺侧肢体活动过度或冲管压力过大损伤血管内膜、导管打折或扭曲、药物结晶等。

(3)静脉炎 静脉炎也是非正常拔管的主要原因之一,包括机械损伤性静脉炎和感染性静脉炎。前者与穿刺插管时的损伤有关,后者与各种原因致穿刺点感染向上蔓延有关。静脉炎发生后,应将患肢抬高、制动,避免受压,必要时停止在患肢静脉输液,如果经过 2~3 天常规处理静脉炎仍然不缓解或者加重,尤其是发生感染性静脉炎者,应立即拔管。

(4)静脉血栓形成 在静脉炎的病理基础上容易形成静脉血栓,如果病人出现插管一侧臂、肩、颈肿胀与疼痛,则需高度警惕,此时应立即报告医师,指导病人抬高患肢并制动,不宜热敷、按摩、压迫,观察并记录肿胀与疼痛情况、皮肤温度与颜色、肢体活动情况,一旦彩超确诊后立即遵医嘱行溶栓治疗,后拔出导管,以防血栓脱落导致栓塞。

(5)导管脱出 与自我护理知识缺乏、穿脱衣服拉出、输液管太短以致体位改变时牵拉脱出、导管固定不良、更换贴膜敷料时操作失误带出等因素有关。一旦导管不慎脱出,严禁将脱出体外部分再行插入,如果脱出部分超过 5 cm 则该导管只能短期使用,应在 2 周内拔管。

6. 自我护管指导 适度抬高置管侧肢体,穿刺部位保持干燥,尤其淋浴时更应注意,避免盆浴;避免置管侧肢体提取重物和过度外展、屈伸、旋转运动,以防加重对血管内壁的机械性刺激;卧床、输液时避免压迫置管侧肢体,以防血流速度变缓。如果置管侧肢体出现肿胀、疼痛等不适,应立即告知医务人员或到医院纠正;如果出现导管折断,应立即按住血管内导管残端,立即到就近医院急诊处理。

知识链接 ....•

静脉输液港技术

　　静脉输液港又称植入式给药装置,是一种通过完全埋入皮下的导管和药盒,可以长期向静脉、动脉输注药物的通路系统。该系统由穿刺座＋静脉导管两部分组成,如图5-2所示,利用小手术将导管经皮下穿刺置于人体大静脉中,如锁骨下静脉、上腔静脉,部分导管埋藏在皮下组织,将另一端的穿刺座留置在胸壁皮下组织中并缝合固定,手术后皮肤外观只看到一个小的缝合伤口,愈合拆线后病人体表可触摸到一突出圆球。治疗时在该圆球处定位下针,将针经皮穿刺垂直进入到穿刺座的储液槽,既可方便地进行注射,又可长时间连续输液和采血,适用于高浓度的化疗药物、完全胃肠外营养物质等的输注。由于导管末端在大静脉中,因此能够迅速稀释药物浓度,避免对血管壁的刺激和损伤,与一般静脉输液相比能减少血管硬化的机会,也减少了病人因为找不到血管而反复扎针之苦。输液港植入后病人的日常生活不受限制,接受药物治疗时方便又轻松,大大提高了生活质量,这种为需要长期及重复输液病人设置的输液港,可在人体内存留使用38年甚至更长的时间。

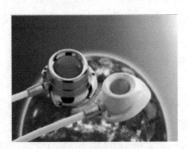

图 5-2　静脉输液港

（刘俊香）

本章小结

　　贫血是指单位容积周围血液中血红蛋白浓度(Hb)、红细胞计数(RBC)和红细胞比容(HCT)低于正常范围最低值的一种临床症状。血红蛋白为贫血的主要诊断指标,男性低于 120 g/L、女性低于 110 g/L、孕妇低于 100 g/L 即可诊断为贫血,贫血分为轻度 (Hb>90 g/L)、中度(Hb 60~90 g/L)、重度(Hb 30~59 g/L)、极重度(Hb<30 g/L)。贫血主要表现为皮肤黏膜苍白、疲乏无力、头晕眼花、心悸、气促、呼吸困难、食欲下降等全身各器官和组织缺氧表现,病因治疗是关键。

　　缺铁性贫血是最常见的贫血,发病原因为铁丢失过多、铁需要量增加而摄入不足、铁吸收不良,其中最主要为慢性失血。主要表现为贫血共有症状、组织缺铁表现(皮肤干燥、无光泽,毛发干枯易脱落、口角炎、舌炎、儿童过度兴奋、易激惹、注意力不集中、发育迟缓、异食癖、反甲等)、缺铁原发病表现。血常规检查为小细胞低色素性贫血。主要治疗为病因治疗和铁剂治疗。护理的重点为饮食护理、用药护理、健康教育。

巨幼细胞贫血是指叶酸和(或)维生素 B_{12} 缺乏或某些药物影响核苷酸代谢而致贫血。食物供给不足是叶酸缺乏的主要原因,摄入不足和吸收障碍是维生素 B_{12} 缺乏最主要原因,内因子缺乏是恶性贫血的主要原因。血常规检查为大细胞性贫血。主要治疗为病因治疗和补充叶酸、维生素 B_{12},护理重点为饮食护理、用药护理。

再生障碍性贫血(再障)是一种获得性骨髓造血功能衰竭症,与生物、化学(药物和化学物质)、物理等因素有关,其中以氯霉素导致的再障最为多见。重型再障以出血和感染为主要表现,非重型再障以贫血为主要表现,骨髓检查能确诊。重型再障的治疗主要是使用免疫抑制剂进行治疗,慢性再障主要是用雄激素促进骨髓造血。护理重点为预防感染、预防出血、用药护理、健康教育。

特发性血小板减少性紫癜是因血小板受到免疫性破坏而引起血小板减少。主要病因为免疫因素、感染因素、脾脏因素等。急性型表现为广泛而严重的皮肤黏膜出血,并可出现内脏出血甚至颅内出血。慢性型出血倾向轻,常局限于皮肤黏膜,易反复发作,严重内脏出血较少见。血液检查示血小板数量减少,骨髓检查示巨核细胞发育及成熟障碍。首选糖皮质激素治疗。护理重点为饮食护理、病情观察、对症护理、用药护理及健康教育。

过敏性紫癜是一种常见的血管变态反应性疾病。病因为感染、食物、药物、花粉等,其主要表现为皮肤淤点、淤斑,腹痛、便血、关节痛、血尿及皮疹等。血小板计数正常。主要治疗为抗过敏治疗,护理重点为饮食护理、病情观察、用药护理及健康教育。

血友病是一组遗传性凝血因子缺乏引起的疾病,以血友病 A 最常见。发病原因主要为隐性遗传。其临床共同表现为终身性自发出血或轻微损伤后出血不止。凝血活酶生成试验及纠正试验可确诊及分类。补充缺失的凝血因子是最重要的治疗方法。护理重点为病情观察、预防出血、局部出血护理、防止关节失用、用药护理。

白血病是血液系统的恶性肿瘤。病因与生物、物理、化学等因素有关。急性白血病表现为贫血、发热、出血、白血病细胞浸润,外周血以原始和幼稚细胞增多为主,骨髓检查可确诊。慢性髓系白血病以脾脏明显肿大为最突出表现,外周血中以接近成熟的中性粒细胞为主,骨髓检查可确诊。慢性淋巴细胞白血病以淋巴结肿大为突出表现,外周血以小淋巴细胞为主,骨髓检查可以确诊。急性白血病以化学药物治疗为主,慢性髓系白血病的首选治疗药物为甲磺酸伊马替尼,慢性淋巴细胞白血病常用苯丁酸氮芥、氟达拉滨进行治疗。护理重点为饮食护理、病情观察、对症护理(发热护理、预防感染、预防出血)、用药护理。

淋巴瘤是免疫系统的恶性肿瘤,病因可能与病毒感染、幽门螺杆菌感染、机体免疫缺陷有关。临床主要特征为进行性、无痛性淋巴结肿大,常伴有发热、肝脾肿大,晚期有消瘦、贫血、相应器官受压迫或浸润受损症状及恶病质。骨髓穿刺检查可找到 R-S 细胞,淋巴结活检可确诊。主要治疗为化学药物治疗。护理重点为对症护理、放疗护理、心理护理。

情景模拟训练

案例一

刘先生,38岁,汽车驾驶员。2年前反复出现慢性周期性上腹痛,自服止痛药后症状减轻。1年前出现头晕、记忆力减退、乏力等表现,1周前上述症状加重,并伴活动后心悸、气促入院。体格检查:皮肤黏膜苍白,发毛稀疏无光泽,指端苍白,指甲脆裂呈匙状。血常规:Hb 60 g/L,RBC $3.0×10^{12}$/L,WBC $6.6×10^9$/L,PLT $130×10^9$/L,Ret 0.06%,大便隐血试验(+++)。临床诊断:缺铁性贫血。

情景模拟训练内容:

(1)家人送刘先生入病房,你是接诊护士,请你接诊病人。

(2)刘先生医嘱为口服硫酸亚铁,请你进行用药指导?

(3)经过精心治疗与护理,刘先生病情稳定,计划出院,出院前刘先生询问怎样预防该病发生,请你进行健康教育。

案例二

胡先生,20岁,油漆工人。因"高热、皮肤黏膜出血1天"入院。体格检查:急性面容,T 39.3 ℃,P 120次/分,R 28次/分,BP 120/70 mmHg,全身皮肤黏膜有广泛点片状出血;浅表淋巴结不大,肝、脾未触及。血常规:Hb 72 g/L,RBC $3.0×10^{12}$/L,WBC $2.8×10^9$/L,PLT $22×10^9$/L。临床诊断:重型再生障碍性贫血。

情景模拟训练内容:

(1)病人入院2 h,你巡视病房,发现病人出现头痛、呕吐、视物模糊、烦躁不安,请你判断病人发生了什么?并模拟抢救配合。

(2)经过精心治疗与护理,胡先生病情稳定,计划出院,出院前胡先生询问怎样预防出血,请你进行健康教育。

案例三

杨女士,28岁。无明显诱因出现高热、咽痛、乏力1个月,在当地医院诊断为"上呼吸道感染",服用"青霉素"和"磺胺药"等药物后,上述症状缓解,但病情反复发作,刷牙时经常出现牙龈出血,全身皮肤反复出现散在淤斑。体格检查:神志清楚,面色苍白;T 40.2 ℃,P 130次/分,R 28次/分,BP 110/70 mmHg;双侧颈部淋巴结肿大;胸骨压痛;肝肋下2 cm,脾肋下3 cm。血常规:Hb 68 g/L,RBC $2.4×10^{12}$/L,WBC $32.0×10^9$/L,PLT $73×10^9$/L,N 14.6%,L 77.3%,M 11.0%,可见幼稚淋巴细胞。临床诊断:急性淋巴细胞白血病。

情景模拟训练内容:

(1)病人体温为40.2 ℃,请你为病人进行降温护理。

(2)病人遵医嘱进行化疗,静脉注射长春新碱时发生了药物外渗,请你进行护理。

(3)杨女士经过治疗后病情好转,询问如何预防感染,请你进行指导。

第六章
内分泌科病人的护理

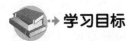 **学习目标**

1. 掌握内分泌科常见疾病的临床表现、护理措施。
2. 熟悉内分泌科常见疾病的治疗要点、重要辅助检查。
3. 了解内分泌科常见疾病的病因与发病机制。
4. 能对内分泌科病人进行整体护理。
5. 能对内分泌科常用护理操作技术进行配合护理。
6. 具有初步抢救内分泌科急危重症病人的能力。
7. 能对内分泌科病人与社区群体进行健康教育。

知识链接

甲状腺解剖和生理

　　甲状腺是人体最大的内分泌腺,位于颈部甲状软骨的下方,气管前方,呈蝶状,主要功能是分泌甲状腺激素(TH),调节机体的生长发育和基础代谢。TH 包括甲状腺素(又名四碘甲腺原氨酸,T_4)和三碘甲腺原氨酸(T_3)两种。TH 的生理功能主要包括:①促进机体生长发育,对长骨、脑的生长发育至关重要,婴儿期若缺乏甲状腺激素则患呆小症(克汀病);②增强能量代谢,使绝大多数组织的基础耗氧量加大,产热量增加;③调节物质代谢,生理水平的 TH 对糖、脂肪、蛋白质的合成和分解代谢均有调节作用,而 TH 分泌过量时则其促进分解代谢的作用更明显;④提高中枢神经系统的兴奋性;⑤还有加强和调控其他激素的作用,如加快心率、增强心肌收缩力和增加心输出量等。

第一节 甲状腺疾病病人的护理

一、单纯性甲状腺肿

单纯性甲状腺肿(simple goiter)也称为非毒性甲状腺肿,是指非炎症和非肿瘤原因导致的,不伴有临床甲状腺功能异常的甲状腺肿。单纯性甲状腺肿病人约占人群的5%,女性发病率是男性的3～5倍。如果一个地区儿童的单纯性甲状腺肿的患病率超过10%,则称为地方性甲状腺肿。任何年龄均可患病,但以青少年患病率高,地方性甲状腺肿多在人群10～30岁时发病。

地方性甲状腺肿最常见的原因是碘缺乏,多见于山区和远离海洋的地区。碘是甲状腺合成甲状腺激素(TH)的重要原料之一,碘缺乏地区的水源和食物中含碘量不足,不能满足机体对碘的需求,导致TH合成不足,反馈引起垂体分泌过量的促甲状腺激素(TSH),刺激甲状腺增生肥大。甲状腺在长期TSH的刺激下出现增生或萎缩的区域出血、纤维化和钙化,也可出现自主性功能增高和毒性结节性甲状腺肿。甲状腺肿的患病率和甲状腺体积随着碘缺乏程度的加重而增加,补充碘剂后,甲状腺肿的患病率显著下降。轻度碘缺乏地区的人群在机体碘需要量增加的情况下可出现甲状腺肿,如处于青春期、妊娠期和哺乳期人群。

散发性甲状腺肿的原因复杂,主要包括:①高碘:长期摄入含碘高的食物、饮水、药物,使碘摄入量过多,竞争过氧化物酶上的活性基团,影响酪氨酸碘化,抑制TH的合成和释放,导致甲状腺肿(高碘性甲状腺肿)。②致甲状腺肿物质(如卷心菜、萝卜、菠菜、核桃等)或药物(如硫脲类药物、硫氰酸盐、保泰松、碳酸锂等),可阻碍TH合成而引起甲状腺肿大。③若儿童有先天性甲状腺激素合成障碍,如甲状腺内的碘转运障碍、过氧化物酶活性缺乏、碘化酪氨酸耦联障碍、甲状腺球蛋白水解障碍、脱碘酶缺乏、异常甲状腺球蛋白形成等均可导致TH合成减少,TSH反馈性分泌增加,导致甲状腺肿。

【护理评估】

一、健康史

询问病人发生甲状腺肿大的时间、年龄,该地区有无碘缺乏,是否长期服用致甲状腺肿物质或药物,是否长期摄入高碘食物、药物,有无免疫性疾病、手术经历;家族中有无类似病史。

二、身心状况

(一)症状

临床上一般无明显症状,重度肿大的甲状腺可引起压迫症状,压迫气管可引起刺激性干咳、呼吸困难,压迫食管可引起吞咽困难,压迫喉返神经可引起声音嘶哑,胸骨后甲状腺肿可压迫上腔静脉,出现面部青紫、肿胀、颈部与胸部浅静脉扩张。

（二）体征

甲状腺常呈现轻度、中度弥漫性肿大，表面平滑、质地较软，无压痛、无震颤和血管杂音；随着病情缓慢进展，甲状腺进一步肿大常形成多发性结节。

（三）心理、社会状况

病人可因甲状腺肿大影响外观而产生自卑心理，因压迫症状或怀疑肿瘤而产生焦虑、恐惧心理。

（四）辅助检查

1. 甲状腺功能检查 血清 TT_4，TT_3 正常，TT_4/TT_3 的比值常增高。血清 TSH 水平一般正常。

2. 甲状腺摄^{131}I 率及 T_3 抑制试验 摄^{131}I 率增高但高峰不前移，可被 T_3 抑制。当甲状腺结节有自主功能时，可不被 T_3 抑制。

3. 甲状腺彩超 能显示甲状腺的大小、形态、内部结构、结节及血流情况，是确定甲状腺肿的最主要检查方法。

【主要护理诊断/医护合作性问题】

1. 自我形象紊乱 与甲状腺肿大致颈部增粗有关。
2. 知识缺乏 缺乏正确用药、饮食的知识。
3. 潜在并发症：呼吸困难、声音嘶哑、吞咽困难等。

【护理措施】

（一）一般护理

1. 环境与休息 保持室内环境清洁、干净，温度、湿度适宜，空气流通。指导病人劳逸结合，适当休息。

2. 饮食护理 指导碘缺乏病人多食含碘丰富的食物，如海带、紫菜等海产品，食用加碘食盐；避免摄入大量阻碍 TH 合成的食物，如卷心菜、花生、菠菜、萝卜等。

（二）心理护理

关心体贴病人，主动与病人交谈，交谈时言语温和，态度亲切。向病人讲解单纯性甲状腺肿的病因和防治知识，与病人讨论甲状腺肿大的原因，使病人了解经补碘等治疗后肿大的甲状腺可逐渐缩小或消失，消除病人自卑心理。指导病人学会利用服饰进行外表修饰，改善自我形象。积极与病人家属沟通，使家属给予病人心理支持，树立信心。

（三）病情观察

观察病人甲状腺肿大的程度、质地、有无结节及压痛，观察病人颈部增粗的进展情况，如发现结节在短期内迅速增大，应警惕恶变；若病人出现声音嘶哑、吞咽困难及呼吸困难等压迫症状时，应立即通知医师做相应处理。

（四）治疗指导

1. 治疗要点

（1）针对病因治疗 生理性甲状腺肿无须治疗；缺碘者补充碘剂，多食含碘丰富的食物,在地方性甲状腺肿流行地区可采用碘盐防治;成年人尤其是结节性甲状腺肿病人,应避免用大剂量碘治疗,以免诱发碘甲亢;因摄入致甲状腺肿物质所致者,在停用后甲状腺肿一般可自行消失。

(2)用甲状腺制剂治疗　无明显诱因的单纯性甲状腺肿病人,可采用甲状腺制剂治疗,以补充内源性 TH 不足,抑制 TSH 分泌。一般采用左甲状腺素(L-T$_4$)或干甲状腺片治疗。

(3)手术治疗　甲状腺肿明显、有压迫症状或疑有癌变者可手术治疗。

2. 用药护理

(1)甲状腺制剂　遵医嘱按时、按量、长期服药,以免停药后复发;L-T$_4$从小剂量开始给药,以免诱发和加重冠心病,在用药过程中必须监测血清 TSH 水平;注意观察治疗效果和不良反应,如病人出现心动过速、呼吸急促、食欲亢进、怕热多汗、腹泻等甲状腺功能亢进症表现时,应及时通知医师并进行相应处理。

(2)碘剂　遵医嘱用药,补碘剂量应适当,防止出现碘过量倾向。WHO 等国际防治碘缺乏病权威组织提出碘摄入量应使尿碘中位数(MUI)控制在 100～199 μg/L,此为碘摄入量的适宜和安全范围。如果碘超足量(MUI＞(200～300)μg/L)和碘过量(MUI＞300 μg/L)时可以导致自身免疫性甲状腺疾病和碘致甲状腺功能亢进症。

【健康教育】

1. 饮食指导　指导病人多进食含碘丰富的食物,如海带、紫菜等海产类食品,食用加碘食盐,预防缺碘所致的地方性甲状腺肿。避免摄入大量阻碍 TH 合成的食物,如卷心菜、花生、菠菜、萝卜等。

2. 用药指导　指导病人遵医嘱服药,不随意加减剂量或更换药物;告之病人长期服用甲状腺制剂的重要性,嘱咐病人坚持服药,以免停药后复发;教会病人观察药物疗效及不良反应;指导病人避免服用硫氰酸盐、保泰松、碳酸锂等阻碍 TH 合成的药物。

3. 预防指导　在地方性甲状腺肿地区,有针对性地开展宣传教育工作;指导居民摄入加碘食盐,此为预防缺碘性地方性甲状腺肿最有效的措施;对于防治碘缺乏的重点人群如处于青春期、妊娠期、哺乳期的女性,在保证正常饮食中的碘摄入量之外,按照 2007 年 WHO 推荐的孕妇、哺乳期妇女碘摄入量新标准,每天需额外补碘 150 μg。

(王晶晶)

二、甲状腺功能亢进症

案例引导

病人,女,32 岁,乏力、怕热、多汗、多食、易饥、易怒、失眠 1 年,劳累后心悸、气短 2 个月。病人 1 年前与家人生气后,感乏力、易饥,食量由原来的 250 g/d 增至 500 g/d,同时出现怕热多汗、易怒、失眠,曾到当地卫生所就诊,诊断为"神经衰弱",服药后(具体不详)症状无明显缓解。2 个月前出现劳累后心悸、气短明显,夜间有时憋醒。病后大便每天两次,为成形便,体重减轻 8 kg。查体:T 37 ℃,P 110 次/分,R 26 次/分,BP 110/60 mmHg;发育正常,消瘦,自动体位,皮肤潮湿,眼球突出,闭合障碍,口唇无发绀；甲状腺Ⅱ度肿大，质软，无结节，两上极可触及震颤，可闻及血管杂音；无颈静脉怒张，双肺正常；心界稍向左扩大，心率为 150 次/分，律不齐，心尖部可闻及 2/6 级收缩期杂音；腹软，无压痛，肝脾肋下未及，无移动性浊音，肠鸣音正常，双下肢不肿，双膝、跟腱反射亢进，双侧巴宾斯基征（一）。门诊查甲状腺功能示：FT_3 13.85 pmol/L，FT_4 52.35 pmol/L，TSH 0.02 mU/L。初步诊断：甲状腺功能亢进症，甲亢性心脏病。

甲状腺毒症(thyrotoxicosis)是指血液中甲状腺激素过多，引起以神经、循环、消化等系统兴奋性增高和代谢亢进为主要表现的一组临床综合征，甲状腺毒症的常见病因如表 6-1 所示。根据甲状腺的功能状态，甲状腺毒症分为甲状腺功能亢进型和非甲状腺功能亢进型。甲状腺功能亢进症(hyperthyroidism)简称甲亢，是指甲状腺腺体本身产生甲状腺激素过多而引起的甲状腺毒症，各种病因中以弥漫性毒性甲状腺肿（Graves 病）最为多见。本节重点介绍 Graves 病。

表 6-1　甲状腺毒症的常见原因

（一）甲状腺功能亢进病因	（二）非甲状腺功能亢进病因
1. 弥漫性毒性甲状腺肿（Graves 病）	1. 亚急性甲状腺炎
2. 多结节性毒性甲状腺肿	2. 无症状性甲状腺炎
3. 甲状腺自主高功能腺瘤	3. 桥本甲状腺炎
4. 碘致甲状腺功能亢进症（ITH）	4. 产后甲状腺炎（PPT）
5. 桥本甲状腺炎	5. 外源性甲状腺激素替代
6. 新生儿甲状腺功能亢进症	6. 异位甲状腺激素产生（卵巢甲状腺肿）
7. 垂体 TSH 腺瘤	

Graves 病（Graves disease，GD）又称弥漫性毒性甲状腺肿或 Basedow 病、Parry 病。本病是甲亢最常见的病因，占全部甲亢的 80% 以上。西方报告本病的患病率为 1.1%～1.6%，我国学者报告的是 1.2%，女性显著高发（男：女＝1：（4～6）），各年龄组均可发病，以 20～50 岁多见。临床主要表现为甲状腺毒症、弥漫性甲状腺肿大、眼征、胫前黏液性水肿。老年和小儿病人症状多不典型。

本病病因和发病机制尚未完全阐明。目前公认本病具有显著的遗传倾向，受环境因素如精神创伤、细菌感染、性激素和锂剂的应用等影响而诱发自身免疫反应。

知识链接

Graves 病（GD）与自身免疫反应

GD 属于器官特异性自身免疫病，与自身免疫性甲状腺炎（AIT）同属于自身免疫性甲状腺病（AITD）。

GD 的主要特征是血清中存在针对甲状腺细胞 TSH 受体的特异性自身抗体，称为 TSH 受体抗体（TRAb），90%～100% 未经治疗的 GD 病人 TRAb 阳性。TRAb 分为 TSH 受体刺激性抗体（TSAb）和 TSH 受体刺激阻断性抗体（TSBAb）。TSAb 与 TSH 受体结合，激活腺苷酸环化酶信号系统，导致甲状腺细胞增生和甲状腺激素合成、分泌增加,因此,TSAb 是 GD 的致病性抗体,母体的 TSAb 也可通过胎盘导致胎儿或新生儿发生甲亢。因为 TSBAb 与 TSH 受体(THSR)结合,占据了 TSH 的位置,使 TSH 无法与 TSHR 结合,所以产生抑制效应,导致甲状腺细胞萎缩、甲状腺激素减少,TSBAb 是 AIT 导致甲减的原因之一。50%~90% 的 GD 病人也存在针对甲状腺的其他自身抗体,如甲状腺过氧化物酶抗体(TPOAb)、甲状腺球蛋白抗体(TgAb)。

Graves 眼病(GO)也称浸润性突眼,目前较认可的是"共同抗原"学说,即 GD 和 GO 存在共同抗原 TSH 受体。

【护理评估】

一、健康史

询问病人有无细菌感染病史,是否处于应激状态,如有精神刺激、感染、创伤等,有无家族史,是否患免疫性疾病。

二、身心状况

(一) 典型临床表现

本病起病缓慢,少数病人在发生感染或受到精神创伤等后急性起病。

1. 甲状腺毒症表现

(1) 高代谢综合征　甲状腺激素分泌增多导致交感神经兴奋性增高和新陈代谢加速,病人常有疲乏无力、低热(危象时可有高热)、怕热多汗、多食易饥、体重显著下降等。TH 可使病人蛋白质分解加速导致负氮平衡,尿肌酸排出增多,TH 可加速糖的氧化利用和肝糖原分解,导致糖耐量减低或糖尿病加重,血总胆固醇降低。

(2) 精神神经系统表现　TH 分泌增多,中枢神经系统兴奋性增高,病人常出现神经过敏、易激动、紧张焦虑、焦躁易怒、失眠不安、注意力不集中、记忆力减退,有时有幻觉甚至出现精神分裂症表现,偶尔表现为淡漠、寡言。可有手、眼睑和舌震颤,腱反射亢进。

(3) 心血管系统　由于 TH 分泌增多和交感神经兴奋性增强,病人表现为胸闷、心悸、气短、心动过速、第一心音亢进、脉压增大、出现周围血管征。在休息、睡眠时心率仍然增快,为本病特征之一。严重者合并甲状腺毒症心脏病,出现心率加快、心律失常(以心房颤动等房性心律失常多见,偶见房室传导阻滞)、心脏扩大和心力衰竭等表现。

(4) 消化系统表现　病人食欲亢进、消瘦;TH 分泌过多导致胃肠蠕动加快、消化吸收不良而出现排便次数增多、稀便。重者可有肝大、肝功能异常,偶发黄疸。

(5) 肌肉骨骼系统表现　周期性瘫痪(TPP),多见于 20~40 岁青壮年男性,常在剧烈运动、高碳水化合物饮食、注射胰岛素等情况下诱发,病变主要累及下肢,伴有低钾血症,甲亢控制后 TPP 可自愈。部分病人发生甲亢性肌病、肌无力及肌萎缩,肌无力多累及近心端的肩胛和骨盆带肌群。极少数病人可伴发重症肌无力。甲亢可导致骨骼脱钙而发生骨质疏松。

(6) 生殖系统表现　女性常有月经减少或闭经;男性有勃起功能障碍,偶有乳房发育。

(7) 造血系统表现　外周血白细胞计数偏低,白细胞分类中淋巴细胞比例增加,单核细胞比例增加,血小板寿命较短,可伴发血小板减少性紫癜。

2. 甲状腺肿 大多数病人有程度不同的甲状腺肿大,常为弥漫性、对称性肿大,质地中等,无压痛;甲状腺上下极可触及震颤,闻及血管杂音,此为本病重要特征;肿大程度与病情无明显关系。少数病例甲状腺可以不肿大。

3. 眼征 突眼为 Graves 病重要而特异的体征之一,分为单纯性突眼和浸润性突眼。

(1) 单纯性突眼 与甲状腺毒症所致的交感神经兴奋性增高以及 TH 的 β 肾上腺素能作用致眼外肌、提上睑肌张力增高有关。其表现包括:①轻度突眼,突眼度在 18 mm 以内;②上眼睑挛缩,眼裂增宽;③Von Graefe 征,双眼向下看时,由于上眼睑不能随眼球下落,显现白色巩膜;④Joffroy 征,眼球向上看时,前额皮肤不能皱起;⑤Stellwag 征,瞬目减少,炯炯发亮;⑥Mobius 征,双眼看近物时,眼球辐辏不良。

(2) 浸润性突眼 目前认为与眶后组织的自身免疫炎症有关,可单独存在或与甲亢并存。病人自诉眼内异物感、肿痛、畏光、流泪、复视、斜视,检查见眼球高度突出,超过眼球突眼度参考值上限 3 mm 以上(中国人群突眼度:女性为 16 mm,男性为 18.6 mm),双侧可不对称(相差>3 mm),眼睑肿胀,结膜充血水肿,眼球活动受限,严重者眼球固定,眼睑闭合不全,角膜外露易感染形成角膜溃疡、全眼炎,甚至失明。

(二) 特殊临床表现

1. 甲状腺危象(thyroid crisis) 也称甲亢危象,是甲状腺毒症急性加重的一个综合征。其多发生在甲亢较重而未给予治疗或治疗不充分的病人,发病机制可能与交感神经兴奋、垂体-肾上腺皮质轴应激反应减弱,大量 T_3、T_4 释放入血有关。

(1) 主要诱因 ①应激状态,如感染、精神刺激、创伤、手术;②严重躯体疾病,如充血性心力衰竭、低血糖、败血症、脑卒中、急腹症等;③与治疗有关,如放射性碘治疗、口服甲状腺制剂过量、甲亢手术准备不充分或术中过度挤压甲状腺。

(2) 临床表现 高热或过高热(体温 39 ℃以上)、大汗淋漓、心动过速(140 次/分以上)、烦躁不安、谵妄、畏食、恶心、呕吐、腹泻,严重者有心衰、肺水肿、休克和昏迷。处理不及时或不当,常很快死亡。

2. 胫前黏液性水肿 见于少数 GD 病人,与浸润性突眼同属自身免疫性病变,在 GD 中约占 5%。多发生在胫骨前下 1/3 部位,也见于足背、踝关节、肩部、手背或手术瘢痕处,偶见于面部。皮损多为对称性,早期皮肤增厚、变粗,有广泛大小不等的棕红色或红褐色或暗紫色突起不平的斑块或结节,边界清楚,大小不等,皮损周围的表皮发亮,可有感觉过敏或减退,或伴痒感。后期皮肤增厚如橘皮或树皮样。

3. 淡漠型甲亢 多见于老年病人。起病隐袭,高代谢综合征、眼征、甲状腺肿均不明显。主要表现为神志淡漠或神经质、乏力、嗜睡、反应迟钝、震颤、头晕、昏厥、明显消瘦;有时仅有腹泻、畏食等消化系统症状;或仅表现为心血管症状(如原因不明的心房颤动);可合并心绞痛、心肌梗死,易误诊为冠心病。本型病人可因长期未诊治而易发生危象。

(三) 心理、社会状况

病人情绪激动、急躁易怒等,对他人的言语和周围事物敏感多疑,常常因不良刺激而喜怒无常,易与家人或同事发生争执,导致人际关系紧张。同时因担心预后、害怕手术而表现出焦虑、恐惧心理,部分病人因颈部增粗、眼球突出而产生自卑等心理。

（四）辅助检查

1. 血清甲状腺激素测定

（1）血清总甲状腺素（TT_4）测定　稳定性好，重复性好，是诊断甲亢的主要指标之一。甲亢病人 TT_4 一般高于正常值。血清中 99.96％以上的 T_4 以与蛋白结合的形式存在，其中 80％～90％与甲状腺激素结合球蛋白（TBG）结合，TT_4 测定的是这部分结合于蛋白的激素，故 TT_4 测量结果受到 TBG 量以及蛋白与激素结合力的变化影响。

（2）血清总三碘甲状腺原氨酸（TT_3）测定　血清中 99.6％以上的 T_3 以蛋白结合的形式存在，故 TT_3 同样受 TBG 的影响。TT_3 的浓度变化与 TT_4 的改变一致，但在 Graves 病初期与复发早期，TT_3 常较 TT_4 上升快，故 TT_3 可视其为早期诊断、治疗中疗效观察及停药后复发观察的敏感指标，T_3 型甲状腺毒症时仅有 TT_3 增高。

（3）血清游离甲状腺素（FT_4）、游离三碘甲状腺原氨酸（FT_3）测定　FT_4、FT_3 是血清中具有生物活性的甲状腺激素，不受 TBG 变化的影响，直接反应甲状腺功能状况，较 TT_4、TT_3 更具敏感性和特异性，是临床诊断甲亢的首选指标。

2. TSH 测定　血清 TSH 浓度的变化是反映甲状腺功能最敏感的指标，尤其对亚临床型甲亢和亚临床型甲减的诊断有重要意义。甲亢时 TSH 降低。

3. 促甲状腺激素释放激素（TRH）兴奋试验　正常人静脉注射 TRH 后血清 TSH 水平增高。甲亢时血清 T_3、T_4 增高，反馈抑制 TSH，故 TSH 不受 TRH 兴奋。因此，静脉注射 TRH 后 TSH 不增高（无反应）则支持甲亢的诊断，反之则排除甲亢。

4. ^{131}I 摄取率　本法是诊断甲亢的传统方法，不能反映病情严重程度与治疗中的病情变化，目前已被敏感 TSH（sTSH）测定技术所取代。甲亢时 ^{131}I 摄取率表现为总摄取量增高，高峰前移。本方法主要用于甲状腺毒症病因的鉴别：甲状腺功能亢进类型的甲状腺毒症 ^{131}I 摄取率增高；非甲状腺功能亢进类型的甲状腺毒症 ^{131}I 摄取率减低。

5. TSH 受体抗体（TRAb）测定　此为鉴别甲亢病因、诊断 Graves 病的重要指标之一。新诊断的 Graves 病病人 TRAb 阳性检出率达 75％～96％。

6. TSH 受体刺激抗体（TSAb）测定　此为诊断 Graves 病的重要指标之一。未经治疗的 Graves 病病人 TSAb 阳性检出率可达 85％～100％。

7. 基础代谢率（BMR）　本病约 95％的病人 BMR 增高。常用的 BMR 简易计算公式：BMR（％）＝脉压＋脉率－111。测定应在禁食 12 h、睡眠 8 h 以上、静卧空腹状态下进行。

8. 影像学检查　超声、放射性核素扫描、CT、MRI 等有助于甲状腺、异位甲状腺肿和球后病变性质的诊断，可酌情选用。

【主要护理诊断/医护合作性问题】

1. 营养失调：低于机体需要量　与代谢率增高导致代谢需求大于摄入量有关。

2. 活动无耐力　与蛋白质分解增加、肌无力等有关。

3. 自我形象紊乱　与突眼、甲状腺肿大等身体外观改变有关。

4. 焦虑　与担心疗效、外观改变有关。

5. 有组织完整性受伤的危险　与浸润型突眼有关。

【护理措施】

（一）一般护理

1. 环境与休息　保持病室安静,避免各种刺激,减少人员探视,以保证充足的休息和睡眠。病情较轻者可适当工作、学习,但活动量不宜过大,避免劳累,以不感疲劳为宜;病情较重、心力衰竭或合并严重感染者应严格卧床休息。

2. 饮食护理　由于机体处于高代谢状况,能量消耗大,应给予高热量、高蛋白、高维生素及矿物质含量丰富的饮食。主食应足量,可以增加奶类、蛋类、瘦肉类等优质蛋白的摄入,以纠正负氮平衡、满足机体需要;多摄取新鲜蔬菜和水果;每天饮水 2000～3000 mL,以补充出汗、腹泻、呼吸加快等丢失的水分,但并发心血管疾病时应避免大量饮水,以防诱发水肿和心衰;避免摄入刺激性食物及饮料,如浓茶、咖啡等,以免引起病人精神兴奋;避免进食含碘丰富的食物,如海产品、加碘食盐;忌食生冷食物,减少食物中粗纤维的摄入,以减少排便次数。

（二）心理护理

（1）向病人解释情绪、行为改变的原因,提高病人对疾病的认知水平,使病人及其亲属认识到情绪、性格改变是暂时的,可因治疗而得到改善,以减轻病人因疾病而产生的压力。

（2）理解和同情病人,以平和、耐心的态度对待病人,建立互信关系,鼓励病人表达内心感受,与病人共同探讨控制情绪和减轻压力的方法,指导和帮助病人处理突发事件。

（3）减少不良刺激,合理安排生活。保持居室安静和轻松的气氛,限制探视时间,提醒家属避免提供兴奋、刺激的消息,以防止病人的急躁、易怒等精神症状加重。为病人采取的治疗与护理应集中进行,以免过多打扰病人。帮助病人合理安排作息时间,白天适当活动,夜间保证充足睡眠。

（三）病情观察

定时测量病人的生命体征,尤其是心率和脉压,特别注意测量清晨心率和血压;观察病人神志、精神状态、基础代谢率、体重、食欲变化;观察甲状腺肿大及突眼的程度;观察腹泻的量、颜色及次数,准确记录出入量;动态观察各种激素的检查结果,以判断疗效和疾病变化;观察不典型甲亢的表现,及时发现特殊类型甲亢。

（四）治疗指导

1. 治疗要点

1）抗甲状腺药物治疗（ATD）　可通过抑制体内的过氧化物酶系,抑制碘离子转化为新生态碘或活化碘,从而抑制 TH 合成。常用硫脲类和咪唑类药物,前者包括甲硫氧嘧啶（MTU）、丙硫氧嘧啶（PTU）等,后者包括甲巯咪唑（MMI）及卡比马唑（CMZ）等,我国普遍使用MMI和PTU,两药相较,倾向优先选择 MMI,这是因为 PTU 的肝脏毒性大于 MMI。PTU 具有在外周组织抑制 T_4 转化为 T_3 的独特作用,MMI 可致胎儿皮肤发育不良和 MMI 胚胎病,故妊娠 T1 期（1～3 个月）甲亢、甲状腺危象首选 PTU 进行治疗。

2）放射性[131]I 治疗　利用甲状腺的高度摄碘能力和放射性碘对甲状腺组织的破坏作用,使 TH 生成减少。主要并发症为甲状腺功能减退,其他并发症有放射性甲状腺炎,可诱发甲状腺危象。

3) 手术治疗 甲状腺次全切除术,治愈率可达 70% 以上,但可引起多种并发症。适应证、禁忌证、并发症等参见《外科护理》相关章节。

4) 其他药物治疗

(1) 碘剂 减少碘摄入量是甲亢的基础治疗之一,因为过量碘摄入会加重和延长病程,增加复发的可能,所以甲亢病人应当食用无碘食盐,忌用含碘药物和含碘造影剂。复方碘溶液仅用于术前准备和治疗甲状腺危象。

(2) β 受体阻滞剂 阻断 TH 对心脏的兴奋作用,阻断外周组织 T_4 向 T_3 转化,在抗甲状腺药物开始治疗的 1～2 个月内联合使用 β 受体阻滞剂,可改善甲亢初治期的症状,近期疗效好。

5) 甲状腺危象防治

(1) 避免和去除诱因 积极预防和去除诱因是预防甲状腺危象的关键。

(2) 抗甲状腺药物 抑制 TH 合成,首选 PTU,首次剂量为 600 mg 口服或胃管注入,以后每次 250 mg,每 4 h 口服 1 次,待症状缓解后减为一般治疗剂量。

(3) 碘剂 抑制 TH 释放,服 PTU 1 h 后,服用复方碘口服液 5 滴(0.25 mL 或 250 mg),每 8 h 一次,或碘化钠 0.5～1.0 g 加入 10% 葡萄糖盐水溶液静滴 24 h,以后视病情减量。一般使用 3～7 天。

(4) β 受体拮抗剂 普萘洛尔 60～80 mg/d,分 4 次口服,阻断甲状腺激素对心脏的刺激作用,抑制外周组织 T_4 转化为 T_3。

(5) 糖皮质激素 为防止肾上腺皮质功能低下,可用氢化可的松 300 mg 首次静脉滴注,以后每次 100 mg,每 8 h 一次。

(6) 对症支持治疗 降温、吸氧,维持水、电解质及酸碱平衡、防治并发症等。

(7) 其他治疗 上述常规治疗效果不满意时,可选用腹膜透析、血液透析或血浆置换等措施,迅速降低血浆甲状腺激素浓度。

2. 用药护理

1) 抗甲状腺药物护理

(1) 遵医嘱正确用药 需用抗甲状腺药物进行长期、规律治疗,其治疗分为初治期、减量期、维持期三个阶段,疗程中除非有较严重反应,一般不宜中断。①初治期:PTU 的初治剂量为 300～450 mg/d,分 3 次口服,MMI 的初治剂量为每次 10～20 mg,每天 1 次口服,一般为 6～8 周,每 4 周复查血清甲状腺激素水平。②减量期:待症状缓解或血清甲状腺激素达到正常后开始减量,MMI 每次减量 5～10 mg,PIU 每次减量 50～100 mg,每 2～4 周减量 1 次,TSH 正常后减至最小维持剂量,每 4 周复查血清甲状腺激素水平。③维持期:MMI 5～10 mg/d,PPU 50～100 mg/d,维持治疗 12～18 个月,每 2 个月复查甲状腺激素。护士应向病人解释长期、规律服药的重要性,嘱病人遵医嘱按剂量、按疗程服药,不可自行增、减药物,不可过早停服药物。如果病情变化应及时就医,调整剂量。

(2) 观察药物疗效 一般 T_4 的半衰期为 1 周,加之甲状腺内储存的甲状腺激素释放约需要 2 周的时间,ATD 开始发挥作用多在 4 周以上,应告知病人。指导病人每天测量脉搏,定期测量体重,脉搏减慢、体重增加是治疗有效的标志。

(3) 观察药物不良反应 ATD 不良反应主要为粒细胞减少,监测病人有无发热、咽痛尤为重要,多在用药数天内发生。如白细胞低于 $3×10^9/L$ 或中性粒细胞绝对值低于 1.5×

$10^9/L$,则应停药,并给予利血生、鲨肝醇等促进白细胞增生的药物。此外,药疹较常见,轻者服用抗组胺药或更换另一种 ATD;如有严重皮疹者应立即停药,选择^{131}I或者手术治疗。PTU 可引起药物性肝炎,甚至引起暴发性肝坏死,MMI 的肝脏毒性作用主要是胆汁淤积,损伤甲状腺细胞罕见。ATD 治疗前后需要监测肝脏功能。

2)其他用药护理 普萘洛尔用药过程中须注意观察心率,以防出现心动过缓,有哮喘史的病人禁用。甲状腺片用药应从小剂量开始,尤其对冠心病病人应控制好剂量,防止剂量过大引起心绞痛,用药后注意观察病人的心率有无明显增快。

3)放射^{131}I治疗护理 治疗前和治疗后 1 个月内避免服用含碘的药物和食物,以使甲状腺组织吸收更多的^{131}I而发挥其放射作用。空腹服用^{131}I,服用^{131}I后 2 h 方可进食,以免影响药物吸收,服药后多饮水,每天饮水 2000～3000 mL,以加速血中^{131}I的排泄。服药 1 个月内,可因甲状腺被破坏暂时释放甲状腺激素,出现甲亢症状加重甚至诱发甲状腺危象,此时应注意避免用手挤压甲状腺,避免精神刺激,预防感染,并严密观察病情,如果出现高热、心动过速、大汗、烦躁不安等应考虑为甲状腺危象的可能,应及时抢救处理。出院后定期复查甲状腺功能,每 4 周一次,尽早发现甲减,及时给予甲状腺激素替代治疗,这种替代是终身性服药。

(五)对症护理

1. 浸润性突眼护理

(1)保护眼睛 休息或睡眠时抬高头部以减轻眼球后组织水肿;外出戴深色眼镜,减少光线、灰尘和异物的侵害;经常用眼药水湿润眼睛,避免过度干燥;睡前涂抗生素眼膏,眼睑不能闭合者用无菌纱布或眼罩覆盖;眼睛勿向上凝视,以免加剧眼球突出和诱发斜视;有刺痛、流泪、异物感时勿用手直接搓揉眼睛,以免损伤眼睛,可用 0.5％甲基纤维素溶液或 0.5％氢化可的松溶液滴眼。

(2)遵医嘱用药 限制钠盐摄入、适量使用利尿剂可减轻球后水肿,改善眼部症状。

(3)眼肌锻炼 每天做眼球运动锻炼眼肌,改善眼肌功能。

(4)定期检查 指导病人定期眼科检查,以防角膜溃疡造成失明。

2. 甲状腺危象护理

(1)避免诱因 预防感染、创伤、精神刺激、劳累等诱发因素,做好充分的手术准备,^{131}I治疗期间避免用手挤压甲状腺,其中防治感染和充分的术前准备是防治危象发生的关键。

(2)严密观察病情 观察神志、体温、血压、呼吸、脉搏变化,若病人原有症状加重、体温升高、心率加快达到 140 次/分以上,出现焦虑不安、大汗淋漓、厌食、恶心、呕吐、腹泻及严重乏力等须警惕甲亢危象,应立即报告医师并协助抢救。

(3)急救配合 ①绝对卧床休息,避免各种刺激,呼吸困难者取半卧位。②迅速建立静脉通路,给予氧气吸入。③及时准确遵医嘱使用丙硫氧嘧啶、复方碘溶液、β肾上腺素能受体阻滞剂、氢化可的松等药物,用药过程中严格掌握剂量,并注意观察疗效、有无中毒或过敏反应;遵医嘱口服或静脉补充液体。④密切观察并记录生命体征、神志、尿量变化,记录出入液量。⑤对症护理:高热可用药物或物理降温,必要时使用异丙嗪进行人工冬眠,禁用阿司匹林;躁动不安者使用床档保护病人安全;腹泻者注意肛周护理,预防肛周感染;昏迷者注意口腔及皮肤护理,定时翻身,预防压疮及肺部感染。

3. 胫前黏液性水肿护理 保持皮肤清洁,重者局部涂激素类软膏或局部皮下注射糖皮质激素。

【健康教育】

1. 生活指导 向病人及家属介绍疾病的基本知识和保护眼睛的方法,避免精神刺激、过度劳累及各种应激事件的发生。指导病人保持衣领宽松,以免压迫到肿大的甲状腺,严禁用手挤压甲状腺,以免加重病情。指导病人合理地安排工作和休息,保持身心愉快。鼓励家属与病人建立良好家庭关系,以减轻病人精神压力。

2. 指导用药 向病人解释长期用药的重要性,指导病人按时按量服药。在服用抗甲状腺药物的开始 3 个月,每周复查血常规 1 次,每隔 1～2 个月进行 1 次甲状腺功能测定,每天清晨卧床时自测脉搏,定期测量体重,以观察药物疗效。孕妇禁用放射性[131]I 治疗,慎用普萘洛尔,分娩后继续服药者不宜哺乳。

（王晶晶）

三、甲状腺功能减退症

甲状腺功能减退症(hypothyroidism)简称甲减,是由各种原因导致的低甲状腺激素血症或甲状腺激素抵抗而引起的全身性低代谢综合征。其病理特征为黏多糖在组织和皮肤堆积,表现为黏液性水肿。

本病根据病变部位不同分为原发性甲减(由甲状腺腺体本身病变引起,约占全部甲减的95％以上)、中枢性甲减和甲状腺激素抵抗综合征。根据病变的原因不同分为药物性甲减、[131]I 治疗后甲减、手术后甲减、特发性甲减、垂体或下丘脑肿瘤手术后甲减等。根据甲状腺功能减低的程度分临床甲减和亚临床甲减。根据起病年龄分呆小病、幼年型甲减、成年型甲减 3 型。

本病以中年女性多见,男女之比为 1∶(5～10)。本节主要介绍成年型甲减。

成年型甲减的主要病因如下:①自身免疫损伤:最常见的病因是自身免疫性甲状腺炎,包括桥本甲状腺炎、萎缩性甲状腺炎、产后甲状腺炎等;②甲状腺破坏:甲状腺手术、放射性[131]I 治疗;③碘过量:碘过量可引起具有潜在性甲状腺疾病者发生甲减,也可诱发和加重自身免疫性甲状腺炎,含碘药物胺碘酮也可诱发甲减;④抗甲状腺药物:如锂盐、硫脲类、咪唑类等。

【护理评估】

一、健康史

询问病人有无甲状腺炎病史,有无接受过抗甲状腺药物治疗、放射性[131]I 治疗、甲状腺次全切除手术,有无用碘过量史,有无受凉、淋雨、劳累等诱因。

二、身心状况

（一）症状、体征

多数病人起病隐匿,病程较长,不少病人缺乏特异症状和体征。症状主要表现以代谢率减低和交感神经兴奋性下降为主。

1. 一般表现 畏寒,乏力,少汗,体重增加,嗜睡,记忆力减退,智力低下,精神萎靡,表情呆滞,反应迟钝,面色苍白,颜面水肿,唇厚舌大,脉率缓慢,体温偏低,听力障碍,声音嘶哑。

2. 肌肉与关节表现 肌肉软弱乏力,可有暂时性肌强直、痉挛、疼痛,偶见重症肌无力,咀嚼肌、胸锁乳突肌、股四头肌和手部肌肉可有进行性肌萎缩。跟腱反射时间延长。部分病人可有关节病变,偶有关节腔积液。

3. 心血管系统表现 心肌黏液性水肿导致心肌收缩力减弱、心动过缓、心排血量下降。由于心肌间质水肿、非特异性心肌纤维肿胀、左心室扩张和心包积液而导致心脏增大。病程长的病人因血胆固醇增高,易并发冠心病。

4. 消化系统表现 病人有畏食、腹胀、便秘等表现,严重者出现麻痹性肠梗阻或黏液水肿性巨结肠。

5. 内分泌系统表现 表现为性欲减退。女性常有月经过多或闭经,部分病人有溢乳。男性病人可出现勃起功能障碍。长期严重的病例可导致垂体增生、蝶鞍增大。

6. 血液系统表现 可因甲状腺激素缺乏致血红蛋白合成障碍、肠道铁与叶酸吸收障碍等而引起贫血。恶性贫血是与自身免疫性甲状腺炎伴发的器官特异性自身免疫病。

7. 皮肤表现 皮肤干燥发凉、增厚、粗糙、脱屑,颜面、眼睑和手部皮肤水肿,毛发稀疏干燥,眉毛外 1/3 脱落,手脚皮肤呈姜黄色。

8. 黏液性水肿昏迷 多见于老年人或为长期未获治疗者,常在冬季寒冷时发病,可因寒冷、感染、严重的全身性疾病、甲状腺激素替代治疗中断、手术、使用麻醉剂和镇静剂等因素诱发,临床表现为嗜睡、低体温($<35\ ℃$)、呼吸减慢、心动过缓、血压下降、四肢肌肉松弛、反射减弱或消失,甚至昏迷、休克、肾功能不全而危及生命。

（二）心理、社会状况

由于嗜睡、情感淡漠,病人往往有退却行为,社会交往能力减弱,容易出现悲观失望情绪。

（三）辅助检查

1. 一般检查 血常规检查有轻、中度正细胞正色素性贫血;血生化检查常有胆固醇、甘油三酯、低密度脂蛋白增高。

2. 甲状腺功能检查 TT_4、FT_4降低是诊断甲减的必备指标;TSH升高为原发性甲减最敏感和最早期的指标;T_3不作为诊断原发性甲减的必备指标。原发性甲减血清 TSH 增高、TT_4与FT_4均降低。TT_3、FT_3早期正常,晚期降低。亚临床甲减仅有血清 TSH 升高,血清 TT_4 与 FT_4 正常。甲状腺摄^{131}I 率降低。

3. 甲状腺自身抗体 血清甲状腺过氧化物酶抗体(TPOAb)和抗甲状腺球蛋白抗体(TgAb)是确定原发性甲减病因的重要指标,也是诊断自身免疫性甲状腺炎的主要指标,阳性提示甲减是由于自身免疫性甲状腺炎所致。

4. TRH 刺激试验 主要用于原发性甲减、垂体性甲减和下丘脑甲减的鉴别。静注 TRH 后,血清 TSH 不升高提示为垂体性甲减,延迟升高者为下丘脑性甲减,血清 TSH 在升高的基础上进一步升高则提示原发性甲减。

【主要护理诊断/医护合作性问题】

1. 便秘 与代谢率降低及体力活动减少致肠蠕动减慢有关。

2. 体温过低 与机体新陈代谢率降低有关。

3. 活动无耐力 与甲状腺激素合成、分泌不足有关。

4. 有皮肤完整性受损的危险 与黏多糖在皮下堆积致黏液性水肿有关。

5. 社交障碍 与精神情绪改变造成反应迟钝、冷漠有关。

6. 营养失调:高于机体需要量 与代谢率降低致摄入量大于需求量有关。

7. 潜在并发症:黏液性水肿昏迷。

【护理措施】

（一）一般护理

1. 环境与休息 调节室温在 22~23 ℃之间,加强保暖,避免受凉。病情较轻者,指导其进行适当运动,以无不适症状为宜;病情较重者应卧床休息,并注意翻身或活动肢体,以免血液循环不良而造成压疮。

2. 饮食护理 给予高蛋白、高维生素、低钠、低脂的食物,嘱病人细嚼慢咽,少量多餐。多食粗纤维食物,如蔬菜、水果,促进胃肠蠕动,防止便秘。桥本甲状腺炎所致甲减者应避免摄取含碘食物和药物,以免诱发严重黏液性水肿。

（二）心理护理

评估病人有无焦虑、抑郁等心理反应,评估病人参与社交活动的能力、病人家属对疾病的理解及接受程度。关心体贴病人,以真挚、热情的态度主动与病人交谈,向病人解释疾病的相关知识,告诉病人替代疗法能达到较好的治疗效果,使病人能积极配合治疗;鼓励病人倾诉自己的思想,说出自己的感受,并及时给予疏导,使其保持积极乐观的态度;鼓励家属及朋友与病人沟通,理解病人的行为,为病人提供心理支持,使病人感到温暖和关怀,从而增强信心;鼓励病人多参与社交活动,并多与患有相同疾病且病情已经改善的病友交流,克服社交障碍。

（三）病情观察

定时测量体温、脉搏、呼吸、血压,观察全身黏液性水肿情况,每天记录病人体重。观察神志、精神、动作、语言状态等;观察大便次数、性质、量的改变,观察病人有无腹胀、腹痛等麻痹性肠梗阻的表现;观察病人有无寒战、皮肤苍白等体温过低表现;观察病人有无体温过低、心动过缓、血压降低、嗜睡等黏液性水肿昏迷表现。

（四）治疗指导

1. 治疗要点

（1）替代治疗 所有类型甲减,均需用TH替代治疗,永久性甲减需采用终身替代治疗。首选左甲状腺激素（L-T$_4$）口服,从小剂量开始,逐渐增加至维持剂量,以达到用最小剂量纠正甲减而又无明显不良反应、使 TH 和 TSH 恒定在正常范围的目的。治疗剂量取决于病情、病因、年龄、体重、个体差异,起始剂量和达到完全替代剂量所需要的时间取决于病人年龄、体重、心脏状态。

（2）对症治疗 贫血者补充铁剂、维生素 B$_{12}$、叶酸等。胃酸少者补充稀盐酸,并与 TH 合用效果好。

（3）亚临床甲减处理 亚临床甲减引起的血脂异常可促进动脉粥样硬化的发生和发展,部分亚临床甲减可发展为临床型甲减,因此,近年亚临床甲减逐渐受到重视。目前认为当病人有高胆固醇血症、血清 TSH＞10 mU/L 时需要给予 L-T₄ 治疗。

2. 用药护理 病人服用甲状腺制剂应从小剂量开始,逐渐增加,不可随意停药或改变剂量,以防组织需氧量突然增加,加重心脏负担,诱发心力衰竭或心肌梗死;用药前后分别测脉搏、体重和水肿情况,以便观察药物疗效;病人服药后如出现多食、消瘦、脉搏＞100 次/分、发热、大汗、情绪激动等情况,提示用药过量,应及时通知医师,进行剂量调整;缺血性心脏病病人服药起始剂量要小,剂量调整要慢,以防诱发和加重心脏病;同时服用利尿剂者,需记录 24 h 液体出入量;替代治疗最佳的效果是血 TSH 恒定在正常范围内,初期治疗每 4～6 周测定激素指标,目标达成后每 6～12 个月复查一次激素指标。

（五）对症护理

1. 黏液性水肿昏迷护理

（1）避免诱因 避免寒冷、感染、手术、麻醉剂与镇静剂的使用。

（2）观察病情 严密观察病人神志、生命体征变化;观察病人皮肤弹性与水肿情况,观察皮肤有无发红、发绀、起水疱或破裂等,记录 24 h 出入液量,记录病人体重变化。若病人出现低体温（＜35 ℃）、呼吸缓慢、心动过缓、血压降低、嗜睡等表现,应考虑黏液性水肿昏迷的可能,立即通知医师。

（3）抢救配合 迅速建立静脉通道,遵医嘱进行抢救治疗:①补液,补液量不宜过多;②补充甲状腺激素,首选 T₃ 静脉注射,待症状改善、病人清醒后改为口服;③静滴氢化可的松;④控制感染,治疗原发病。保持呼吸道通畅,吸氧,必要时配合气管切开或气管插管。随时监测生命体征和动脉血气分析变化,记录 24 h 出入液量。注意保暖,但应避免局部热敷,以免发生烫伤和加重循环不良状况。

2. 便秘护理 观察排便次数、性质、量;多食粗纤维食物,如蔬菜、水果、全麦食品,以促进胃肠蠕动;在病情容许的情况下嘱病人每天摄入足够的水分,以保持大便通畅;每天定时排便,养成规律的排便习惯,并为卧床病人提供良好的排便环境;适当按摩腹部或用手指进行肛门按摩,以促进胃肠蠕动和引起便意;每天进行适当运动,如散步、慢跑;必要时给予缓泻剂。

【健康教育】

1. 预防指导 告知病人发病原因及注意事项,如地方性缺碘者可采用碘化盐,药物引起者应调整剂量和停药;注意个人卫生,冬季注意保暖,避免出入公共场所,以预防感染和创伤;慎用催眠、镇静、止痛、麻醉药物。

2. 治疗指导 对需采用终身替代治疗者,解释终身坚持服药的重要性和必要性,不可随意停药或变更剂量,否则可能导致心血管疾病;指导病人自我监测甲状腺激素服用过量的症状,如多食消瘦、脉搏＞100 次/分、心律失常、发热、大汗、体重减轻等,如果出现这些症状应及时就医。

3. 病情监测指导 向病人讲解黏液性水肿昏迷发生的原因及表现,教会病人学会自我观察。若出现低血压、心动过缓、体温降低（＜35 ℃）等表现,应立即就医治疗。

（王晶晶）

第二节 腺垂体功能减退症病人的护理

案例引导

病人，男，55岁。头晕、乏力、纳差1年，加重1个月。1年前病人无明显诱因出现头晕、乏力、食欲减退，几天后自行缓解，未予诊治。上述症状间断发作。近1月来病人头昏、乏力明显加重，记忆力下降，遂来院就诊，门诊磁共振检查发现垂体部有0.8 cm×1.1 cm的异常肿块，为进一步诊治，收入院治疗。1年半前因颈部增粗于外院行甲状腺大部切除术。查体：T 35.7 ℃，P 58次/分，BP 95/60 mmHg。神清，语速慢，反应迟钝，贫血外观，全身皮肤无黄染及出血点，无色素沉着，阴毛、腋毛稀疏，浅表淋巴结不大，心率58次/分，律齐，心音低。临床诊断：垂体瘤，腺垂体功能减退症。

腺垂体功能减退症（hypopituitarism）又称西蒙-席汉综合征（Simmonds-Sheehan Syndrome），是各种原因引起腺垂体激素分泌减少或缺乏，导致其调节的多种腺体功能减退的临床综合征。可以是单种激素缺乏如生长激素（GH）或多种激素如促性腺激素（Gn）、促甲状腺激素（TSH）、促肾上腺皮质激素（ACTH）同时缺乏，表现为甲状腺、肾上腺、性腺等靶腺功能减退和（或）鞍区占位性病变。本病临床症状变化较大，可长期延误诊断，补充所缺乏的激素后症状可迅速缓解。

本病分两大类，由垂体本身病变引起者称原发性腺垂体功能减退症，由下丘脑以上神经病变或门脉系统障碍引起者称继发性腺垂体功能减退症。常见的病因包括以下几方面。

1. 垂体瘤 此为成人最常见的原因，分为功能性垂体瘤（PRL瘤、GH瘤、ACTH瘤）和无功能性垂体瘤（无生物效应，但可产生激素前体）。腺瘤肿大压迫正常垂体组织，使其功能减退，或功能亢进与腺垂体功能减退症合并存在。

2. 下丘脑病变 如肿瘤、炎症、浸润性病变（白血病、淋巴瘤）、肉芽肿等，可直接破坏下丘脑神经内分泌细胞，使激素分泌减少。

3. 垂体缺血性坏死 围生期大出血、休克、血栓形成或糖尿病血管病变使垂体缺血性坏死而导致其功能低下，临床上称为希恩（Sheehan）综合征。

4. 蝶鞍区手术、放疗或创伤 垂体瘤切除及术后放疗可损伤垂体，颅骨骨折可损毁垂体柄和垂体门静脉血液供应，鼻咽癌放疗也可损伤下丘脑和垂体，以上均可引起腺垂体功能减退。

5. 感染和炎症 巨细胞病毒、艾滋病、结核分枝杆菌、真菌感染引起的脑炎、脑膜炎、流行性出血热、梅毒或疟疾等，可损伤下丘脑和垂体。

6. 其他 先天遗传、长期使用糖皮质激素、垂体卒中以及空泡蝶鞍、颞动脉炎、海绵窦段颈内动脉瘤等也可引起本病。

【护理评估】

一、健康史

询问女病人妊娠、分娩过程中有无大出血,垂体、下丘脑附近有无肿瘤病史,有无颅脑手术、创伤、放疗病史,有无感染性脑膜炎、转移性肿瘤等病史。

二、身心状况

(一) 症状、体征

一般而言,约50%以上的垂体组织破坏后才出现症状,约75%以上的垂体组织破坏时症状明显,95%以上的垂体组织破坏时症状较为严重。最早表现为Gn、GH和PRL缺乏,TSH缺乏次之,然后可伴有ACTH缺乏。希恩综合征病人多表现为全垂体功能减退,但无占位性病变表现。垂体功能减退主要表现为各靶腺(性腺、甲状腺、肾上腺)功能减退。

(1) 性腺(卵巢、睾丸)功能减退 常最早出现。女性有产后大出血、休克、昏迷病史,表现为产后无乳、月经不再来潮、阴道炎、性欲减退、性交痛等,检查可见阴道分泌物减少,外阴、子宫和阴道萎缩,毛发脱落(尤以阴毛、腋毛脱落明显);成年男子性欲减退、阳痿、无男性气质,检查可见睾丸松软缩小、胡须稀少、肌力减弱、皮脂分泌减少、骨质疏松。

(2) 甲状腺功能减退 其表现与原发性甲状腺功能减退症相似,参见"甲状腺功能减退症"相关内容,但通常无甲状腺肿。

(3) 肾上腺皮质功能减退 病人常有明显疲乏无力、软弱、畏食、恶心、呕吐、体重减轻,血压偏低。因黑素细胞刺激素减少可有皮肤色素减退、面色苍白、乳晕色素浅淡,有别于慢性肾上腺功能减退症。对胰岛素敏感者可有血糖降低,生长激素缺乏时可加重低血糖发作。

(4) 生长激素不足 成人一般无特殊症状,儿童可引起生长障碍,出现侏儒症。

(二) 垂体内或其附近肿瘤压迫症候群

最常见为头痛及视神经交叉受损引起的偏盲甚至失明,有时有颅内高压症群,蝶鞍区拍片可见占位性病变。

(三) 垂体功能减退性危象(简称垂体危象)

在全垂体功能减退基础上,各种应激如感染、败血症、腹泻、呕吐、失水、饥饿、寒冷、急性心肌梗死、脑血管意外、手术、外伤、麻醉及使用镇静药、安眠药、降糖药等均可诱发垂体危象。其临床表现如下:①高热型(T>40 ℃);②低温型(T<30 ℃);③低血糖型;④低血压、循环虚脱型;⑤水中毒型;⑥混合型。各种类型可伴有相应症状,主要表现为消化系统、循环系统和神经精神方面的症状,如高热或低热、循环衰竭、休克、恶心、呕吐、神志不清、谵妄、抽搐、昏迷等。

(四) 心理、社会状况

因腺垂体功能减退,病人出现闭经、性欲减退、生长发育障碍、记忆力减退、精神萎靡、体力不支等表现,使其家庭生活与社交活动受到明显影响,心理负担沉重,病人常出现悲观、忧郁、焦虑等心理反应。

（五）辅助检查

1. 靶腺功能测定

（1）肾上腺皮质功能测定 24 h 尿 17-羟皮质类固醇、血皮质醇、尿游离皮质醇测定均低于正常。

（2）性腺功能测定 女性雌二醇水平降低，没有排卵和基础体温改变，阴道涂片未见激素作用的周期性变化；男性血睾酮水平降低，精液检查异常。

（3）甲状腺功能测定 TT_4 或 FT_4 均降低，TT_3 或 FT_3 可正常或降低。

2. 腺垂体激素测定 FSH、LH、TSH、ACTH、PRL 及 GH 血浆水平低于正常。

3. 垂体储备功能测定 可做 GnRH、TRH、PRL、GHRH 兴奋试验，药物兴奋后相应垂体激素水平无明显升高提示腺垂体功能减退，延迟上升者示下丘脑病变。

4. 影像学检查 腺垂体-下丘脑的病变可行 CT、MRI 检查来了解病变部位、大小、性质及其对邻近组织的侵犯程度。非颅脑病变也可通过胸部 X 线、胸腹部 CT 和 MRI 来检查。

【主要护理诊断/医护合作性问题】

1. 性功能障碍 与促性腺激素分泌不足有关。

2. 自我形象紊乱 与身体外观改变有关。

3. 活动无耐力 与肾上腺皮质功能、甲状腺功能低下有关。

4. 体温过低 与垂体功能减退引起甲状腺功能低下有关。

5. 潜在并发症：垂体危象。

【护理措施】

（一）一般护理

1. 活动与休息 症状明显者应卧床休息；病情容许时可适当运动，以利于机体的康复，但避免过度劳累和剧烈运动；改变姿势、体位时动作应缓慢，以防发生直立性低血压而引起晕厥；病人进行较为复杂的日常活动如洗澡时，根据病情给予协助，防止跌倒损伤。

2. 饮食护理 给予高热量、高蛋白、高维生素、易消化的食物，嘱病人少量多餐；血压较低者应适当补充钠盐；便秘者增加纤维素和豆制品的摄入，必要时用缓泻剂。

（二）心理护理

关心体贴病人，向病人解释疾病有关知识，告知病人补充所缺乏的激素后症状可迅速缓解，使病人能积极配合治疗。鼓励病人诉说其烦恼的原因；帮助病人及家属树立战胜疾病的信心，消除不良心理状态。

（三）病情观察

密切观察病人生命体征、意识状态变化，观察有无低血糖、低血压、低体温等情况，警惕垂体危象的发生。

（四）治疗指导

1. 治疗要点

（1）病因治疗 肿瘤病人可行手术、放疗和化疗等治疗；出血、休克而引起的缺血性垂体坏死,关键在于预防,应加强产妇围生期的监护,及时纠正产科病理状态。

（2）靶腺激素替代治疗 需长期甚至终身替代治疗。①糖皮质激素:为提高机体应急能力,预防肾上腺危象发生,应先于甲状腺激素的治疗,多选氢化可的松。②甲状腺激素:常用左甲状腺素、甲状腺干片。③性激素:育龄女性病情较轻者,采用人工月经周期治疗,以维持第二性征和性功能;男性可用丙酸睾酮进行治疗,以改善性功能和性生活。

（3）垂体危象抢救 先给予病人50%葡萄糖溶液静脉注射以抢救低血糖;继之补充10%葡萄糖盐水,每500～1000 mL中加入氢化可的松50～100 mg静脉滴注,以解除垂体危象;循环衰竭者按休克原则治疗;有感染败血症者积极行抗感染治疗;有水中毒者应主要加强利尿,可给予泼尼松或氢化可的松;低温与甲状腺功能减退有关,可给予小剂量甲状腺激素,并采取相应保温措施;高温者应予以降温;禁用或慎用麻醉剂、镇静药、催眠药或降糖药等。

2. 用药护理

（1）糖皮质激素 剂量应个体化,模仿生理分泌节律服药,每天清晨8时服用全天剂量的2/3,下午2时服用全天剂量的1/3。在感染、手术、外伤时应酌情增加剂量。嘱病人按时按量服药,勿随意增减剂量;观察有无欣快、失眠、高血压、库欣综合征等不良反应。

（2）甲状腺激素 严格遵医嘱给药,宜从小剂量开始,逐渐增加,特别是老年人、冠心病、骨密度低的病人,以免代谢率突然增加而加重肾上腺皮质负担诱发肾上腺危象,用药期间注意观察心率、心律和体重的变化,如出现心慌、心率增快、体重减轻等甲状腺激素过量的表现时应及时报告。

（五）对症护理

1. 性功能障碍护理 对病人表示尊重和理解,与病人建立良好的护患关系,选择恰当的时机,提供隐蔽舒适的环境,鼓励病人描述目前的性功能、性活动与性生活情况。向病人解释疾病及药物对性功能的影响;指导病人寻找可能的信息咨询服务,如专业医师、心理咨询、性咨询门诊等。鼓励病人与配偶相互交流,一起参加性健康教育及阅读有关性健康教育的专业资料。女性病人如有性交痛,可推荐使用润滑剂。

2. 自我形象紊乱护理

（1）提供心理支持 积极与病人交流,准确评估病人对其身体变化的感觉认知,鼓励病人表达自己的感受。尊重理解病人,交谈时态度诚恳、语言温和、耐心倾听。向病人讲解疾病的相关知识,向病人说明身体外形的改变是疾病发生、发展过程的表现,告知病人腺垂体功能减退病变经补充所缺乏激素治疗后,症状可迅速缓解,使病人及家属树立自信心,消除紧张情绪。必要时安排心理医师给予心理疏导。

（2）协助改善形象 指导病人通过修饰而改善自身形象,增加心理舒适和美感。

（3）建立良好的家庭关系 家庭成员可给予病人最大的心理支持。医务人员应向病人家属解释疾病的相关知识,促进家属与病人的联系与交流,使病人能更多地得到家属的理解和关心,鼓励家属参与病人的护理,以减轻病人内心的抑郁感。

3. 维持正常体温 严密观察病人体温变化,根据病人情况进行降温或保温。低温者注意保暖,可用热水袋或电热毯保暖,注意防止烫伤;高热者积极进行降温处理,如温水擦浴、冰敷或遵医嘱用药。

4．垂体危象护理

（1）避免诱因　避免垂体危象的应激因素如感染、饥饿、寒冷、手术、外伤等，不使用镇静剂、麻醉剂等药物。

（2）观察病情　严密观察生命体征、神志、瞳孔变化，观察有无高热、低温、恶心、呕吐、抽搐等危象表现，以利于早期发现。

（3）抢救配合　迅速建立静脉通道，维持输液通畅，遵医嘱给予50％葡萄糖溶液、氢化可的松或地塞米松进行抗休克、抗感染等治疗；保持呼吸道通畅、给氧；保暖或降温，维持正常体温；做好口腔护理、皮肤护理，防止感染。

【健康教育】

1．生活指导　进食高热量、高蛋白、高维生素的食物；适当休息、劳逸结合，避免劳累；保持心情愉快，避免精神刺激和情绪激动；注意保暖，讲究个人卫生，少去公共场所，预防皮肤和呼吸道感染。

2．用药指导　向病人讲解激素替代治疗的作用、意义及长期用药的必要性。教会病人认识所服药物的名称、剂量及不良反应。如服用糖皮质激素过量，易引起欣快感、失眠；服用甲状腺激素应注意病人心率、心律、体温、体重变化等。避免使用镇静剂、催眠药。

3．垂体危象预防指导　指导病人避免垂体危象的诱发因素，如感染、饥饿、寒冷、手术、外伤等，教会病人识别垂体危象的表现，一旦出现危象应立即到医院就诊。

4．复查指导　嘱咐病人外出时随身携带识别卡，以便发生意外时能及时救治，指导病人定期复查，病情加重或变化时及时就诊。

（王晶晶）

第三节　肾上腺皮质疾病病人的护理

一、库欣综合征

案例引导

病人，女，23岁，多毛、肥胖6个月，痤疮、声音变粗2月余。病人6月前无明显诱因出现肥胖、体毛增多现象，体毛增多以面部、颈后、背部、四肢等部位明显，未予诊治。2月前皮肤出现痤疮，讲话声音明显变粗，遂来院就诊。病人自发病以来无头晕、头痛、视物模糊，既往体健，否认服药史。查体：T 37 ℃，P120 次/分，BP150/110 mmHg；肥胖体型；多血质面容，面部、颈后、背部、臀部、四肢及前胸体毛增多，头发、眉毛粗黑浓重，面部、后背、前胸见散在痤疮，皮肤稍干燥；全身未见明显紫纹；甲状腺无肿大；心、肺（一）；腹稍隆，腹软，肝、脾未及；四肢肌力、肌张力正常；外阴部有明显色素沉着，大阴唇肥厚。

辅助检查:尿游离皮质醇 382 nmol/24 h,尿 17-羟皮质类固醇 85 μmol/24 h。临床诊断:库欣综合征。

库欣综合征(Cushing syndrome)是各种原因造成的肾上腺皮质分泌过量糖皮质激素(主要是皮质醇)所致病症的总称,其中以垂体促肾上腺皮质激素(ACTH)分泌亢进所引起的临床类型最多见,称为库欣病(Cushing 病,Cushing disease)。主要临床表现为满月脸、多血质、向心性肥胖、皮肤紫纹、痤疮、糖尿病倾向、高血压和骨质疏松等。本病多见于女性,男女之比为 1∶(3~8)。以 20~40 岁多见。

Cushing 综合征病因分类如下。

1. 依赖 ACTH 的 Cushing 综合征 ①Cushing 病:指垂体 ACTH 分泌过多,伴肾上腺皮质增生。垂体多有微腺瘤,少数可为大腺瘤,极少数病人未发现肿瘤。②异位 ACTH 综合征:垂体以外肿瘤分泌大量 ACTH,伴肾上腺皮质增生。最常见的是小细胞肺癌,其次是胸腺癌。

2. 不依赖 ACTH 的 Cushing 综合征 ①肾上腺皮质腺瘤。②肾上腺皮质癌。③不依赖 ACTH 的双侧肾上腺小结节性增生。④不依赖 ACTH 的双侧肾上腺大结节性增生。

【护理评估】

一、健康史

询问是否服用肾上腺皮质激素,有无垂体瘤、肾上腺皮质肿瘤等引起库欣综合征的病因,了解身体形态改变的时间、进展情况,以及水肿、高血压和皮肤感染程度。

二、身心状况

(一)临床表现

本病的临床表现主要是由皮质醇分泌过多引起的代谢紊乱和多器官功能障碍,以及机体对感染的抵抗力降低。

1. 代谢障碍表现

(1)脂肪代谢障碍 皮质醇促进脂肪动员和合成,引起脂肪代谢紊乱及脂肪重新分布,典型表现为"向心性肥胖",即面圆而呈暗灰色,胸、腹、颈、背部脂肪沉积增多,而四肢相对瘦小,呈特征性满月脸、水牛背、悬垂腹。

(2)蛋白质代谢障碍 大量皮质醇促进蛋白质分解,抑制蛋白质合成,从而使蛋白质过度消耗,机体处于负氮平衡状态。其表现如下:①皮肤薄,毛细血管脆性增加,轻微损伤即可引起瘀斑;②由于肥胖、皮肤薄、皮肤弹力纤维断裂等原因,病人下腹两侧、大腿外侧等处可出现典型的皮肤紫纹;久病可出现肌肉萎缩无力。

(3)电解质代谢紊乱 大量皮质醇有潴钠、排钾作用,病人可有水肿及低血钾症状,低血钾使病人乏力加重,并引起肾浓缩功能障碍。大量皮质醇可减少肠道和肾小管对钙的吸收,抑制骨基质蛋白质的形成,抑制维生素 D 的作用,增加尿钙排泄。因此,病程长者出现骨质疏松,可有骨痛、脊柱压缩畸形、病理性骨折,儿童生长发育受抑制。

(4) 糖代谢障碍　大量皮质醇能促进肝糖原异生,减少外周组织对葡萄糖的利用,并拮抗胰岛素的降糖作用,使病人糖耐量减低,部分病人出现类固醇性糖尿病。

2. 感染　长期皮质醇增多可使免疫功能减弱,病人容易发生各种感染,以肺部感染多见。化脓性细菌感染不易局限,可发展为蜂窝组织炎、菌血症、败血症。由于皮质醇增多使发热等机体防御反应被抑制,因此病人发生感染后,往往炎症反应不显著、发热不明显,易导致漏诊而造成严重后果。

3. 心血管表现　高血压常见,与肾素-血管紧张素系统被激活、对血管活性物质加压反应增强、血管舒张系统受抑制及皮质醇可作用于盐皮质激素受体等因素有关。部分病人可伴动脉硬化和肾小动脉硬化,此可能是高血压的后果,又可加重高血压。长期有高血压的病人可并发左心室肥大、心力衰竭和脑卒中。病人脂肪代谢紊乱、凝血功能异常,易发生动静脉血栓,使心血管并发症发生率增加。

4. 性功能障碍　由于肾上腺产生过多雄激素以及皮质醇对垂体促性腺激素的抑制作用,女性病人大多出现月经紊乱(月经减少、停经、不规则)、不孕、痤疮、多毛、男性化等表现;男性可出现性欲减退、阴茎缩小、睾丸变软、男性性征改变等性功能低下表现。

5. 神经、精神障碍　皮质醇兴奋大脑皮层,可引起中枢神经系统功能紊乱,病人常有不同程度的精神、情绪变化,如情绪不稳定、欣快、注意力不集中、烦躁、失眠、妄想、狂躁甚至出现精神病。

6. 皮肤色素沉着　异位 ACTH 综合征及较重的库欣病病人皮肤色素明显加深。

（二）心理、社会状况

由于容貌、体形、性征的改变,以及性功能障碍、肢体活动无力等,病人可有郁郁寡欢、焦虑不安、孤独离群等表现,不愿与他人交往;激素的作用可导致病人有情绪不稳、烦躁不安、失眠、注意力不集中等表现;由于症状多、病程长、需长期治疗,病人常感烦躁、焦虑。

（三）辅助检查

1. 血浆皮质醇测定　血浆皮质醇水平增高,昼夜节律消失(早晨高于正常,晚上不明显低于早晨)。

2. 24 h 尿 17-酮类固醇、17-羟皮质类固醇测定　水平均升高。能反映血中游离皮质醇水平,且很少受其他色素干扰,有良好诊断价值。

3. 小量地塞米松抑制试验　尿 17-羟皮质类固醇不能被抑制到对照值的 50% 以下。

4. 大量地塞米松抑制试验　尿 17-羟皮质类固醇能被抑制到对照值的 50% 以下者病变大多为垂体性,不能被抑制者可能为原发性肾上腺皮质肿瘤或异位 ACTH 综合征。

5. ACTH 兴奋试验　垂体性 Cushing 病和异位 ACTH 综合征注射 ACTH 后有反应,原发性肾上腺皮质肿瘤多无反应。

6. 影像学检查　包括垂体及肾上腺超声检查、CT、MRI,可用于病因鉴别及肿瘤定位。

【主要护理诊断/医护合作性问题】

1. 自我形象紊乱　与 Cushing 综合征引起身体外形改变有关。

2. 体液过多　与糖皮质激素分泌增多引起钠、水潴留有关。

3. 活动无耐力　与蛋白质代谢障碍引起肌肉萎缩无力有关。

4. 有皮肤完整性受损的危险　与皮肤干燥、菲薄、水肿有关。

5. 有感染的危险 与机体免疫功能减弱、抵抗力下降有关。

6. 潜在并发症：心力衰竭、脑卒中、类固醇性糖尿病。

【护理措施】

（一）一般护理

1. 环境要求 保持环境清洁舒适、空气流通，以减少交叉感染机会；室内不放置带棱角的尖锐物品以防病人撞伤；地面采用防滑措施以防病人摔倒。

2. 休息与活动 鼓励病人做力所能及的活动，以防止肌肉萎缩，久病者，骨质疏松、关节与腰背疼痛者应适当限制运动，做好安全防护，防止摔伤、骨折；病情严重者卧床休息，以减少体力消耗，避免水肿加重。

3. 饮食护理 给予病人高钾、高钙、高蛋白、高维生素、低钠、低热量、低脂肪、低碳水化合物的食物，避免摄入刺激性食物，适当限制饮水量，鼓励病人多食蛋白质丰富的食物如奶制品、鱼等，多吃含钾丰富的食物如柑橘、枇杷、香蕉、南瓜，摄取富含钙和维生素 D 的食物，出现糖耐量减低或有糖尿病症状时按糖尿病饮食进行护理。

（二）心理护理

关心体贴病人，耐心倾听病人倾诉，向病人解释疾病的相关知识，说明经过治疗可以使外貌得到改善和恢复；鼓励病人与他人沟通，消除自卑心理；教育家属及周围人理解和尊重病人，不对病人有歧视观念，给予病人更多的关心，以免伤害病人自尊；有明显精神症状的病人应避免一切不良刺激，以避免引起情绪波动；有抑郁或暴力倾向的病人宜加强防护，防止意外事故的发生。

（三）病情观察

观察病人体温、血压、心率、心律变化；监测水肿情况，每天测量体重，记录 24 h 出入液量；监测血钾浓度和心电图变化，观察有无恶心、呕吐、腹胀、乏力、心律失常等低钾血症表现，一旦出现低钾立即与医师联系；观察有无咽痛、发热等感染表现，必要时检查血常规；观察病人进食量和有无糖尿病表现；观察有无心力衰竭、脑血管意外等并发症表现。

（四）对症护理

1. 自我形象紊乱 参见"腺垂体功能减退症病人的护理"相关内容。

2. 水肿护理 参见"急性肾炎病人的护理"相关内容。

3. 预防感染 保持病室环境清洁，避免病人暴露在污染的环境中，减少感染机会；严格执行无菌操作，避免交叉感染，尽量减少做侵入性治疗；向病人和家属讲解预防感染的知识，讲究个人卫生，做好皮肤和口腔护理，注意保暖，减少或避免到公共场所；定期监测生命体征，因感染后体温升高可不明显，感觉不适是其主要表现，因此应倾听病人生理状况方面的主诉；病人如有伤口，应注意观察伤口的颜色、气味和渗出液的性状。

4. 防止受伤 由于骨质疏松病人易发生骨折和跌倒，因此应指导病人防止受伤。为病人提供安全舒适的环境，移除不必要的物体，保证充分的照明，浴室采取防滑措施，避免剧烈运动，变换体位时动作宜轻柔，防止跌倒和碰撞，观察关节痛和腰背痛等情况，必要时请骨科医师评估是否需要助行器辅助行动。

（五）治疗指导

1. 治疗要点

（1）Cushing 病　经蝶窦切除垂体微腺瘤是本病的首选疗法；如经蝶窦手术未能发现并摘除垂体微腺瘤或某种原因不能做垂体手术而病情严重者，宜做一侧肾上腺全切，另一侧肾上腺大部分或全切除术，术后行放疗并使用激素替代治疗，病情轻者或儿童可做垂体放疗；垂体大腺瘤者做开颅手术治疗，术后辅以放疗以防复发。

（2）肾上腺肿瘤　肾上腺腺瘤行手术切除可获根治；肾上腺腺癌治疗效果多不理想，应尽早行手术治疗，未能根治或已有转移者用肾上腺皮质激素合成阻滞药物治疗，以减少肾上腺皮质激素的产生量。

（3）不依赖 ACTH 的小结节性或大结节性双侧肾上腺增生　做双侧肾上腺切除术，术后做激素替代治疗。

（4）异位 ACTH 综合征　治疗原发性肿瘤，视具体病情做手术、放疗和化疗。如不能根治则需使用肾上腺皮质激素合成阻滞药，如米托坦、美替拉酮、氨鲁米特、酮康唑等。

2. 用药护理　米托坦可使肾上腺皮质萎缩、出血、坏死，主要用于治疗肾上腺癌。美替拉酮、氨鲁米特、酮康唑的作用是阻碍皮质醇的合成。此类药物常有食欲减退、恶心、呕吐、头痛、乏力、嗜睡、眩晕、皮疹等不良反应，饭后服用或与饭同服可减轻胃肠道反应；酮康唑有肝毒性（转氨酶升高、少数有严重肝损害），用药期间需观察肝功能；氨鲁米特偶有白细胞减少、血小板减少，用药期间应检查血常规，妊娠或哺乳期妇女及儿童禁用；米托坦用药期间为避免发生肾上腺皮质功能不足，需适当补充糖皮质激素。

【健康教育】

1. 用药指导　行双侧肾上腺切除术后，病人需终身依赖外源性肾上腺激素行替代治疗。应教会病人和家属药物治疗的有关知识（名称、剂量、服药方法、不良反应等），并佩戴医疗警示卡，当病人处于手术、牙科治疗、感冒、发烧、怀孕、精神刺激和家庭问题等应激状态时，应增加激素剂量，当病人出现持续呕吐或严重腹泻、24～36 h 内不能服药时应及时就诊，可用静脉注射代替口服。

2. 运动指导　病情容许时指导病人从事力所能及的活动，以增强病人的自信心和自尊感，但应避免疲劳，防止加重肌肉无力；严重虚弱和乏力的病人需限制活动；骨质疏松病人应防止跌倒。

3. 饮食指导　指导病人进食高蛋白、高维生素、高钙、高钾、低钠、低热量、低脂的食物，避免摄入刺激性食物，适当限制饮水量。

二、原发性慢性肾上腺皮质功能减退症

慢性肾上腺皮质功能减退症（chronic adrenocortical hypofunction）分为原发性与继发性。原发性又称 Addison 病，其为双侧肾上腺绝大部分被破坏而引起肾上腺皮质激素分泌不足所致，继发性由下丘脑-垂体病变所致。本节仅叙述 Addison 病。

Addison 病常见病因包括以下几方面。

1. 感染　肾上腺结核是本病的最常见病因，常先有或同时伴有其他部位如肺、肾、肠等部位的结核病灶，肾上腺被上皮样肉芽肿及干酪样坏死病变所替代，继而出现纤维化病变，

肾上腺钙化常见;肾上腺真菌感染、艾滋病后期、严重败血症、球菌感染导致的严重脑膜炎均可引起肾上腺皮质功能减退;坏死性肾上腺炎由巨细胞病毒感染引起。

2. 自身免疫性肾上腺炎 为本病又一常见病因。自身免疫反应导致双侧肾上腺皮质被破坏。血中可检出抗肾上腺的自身抗体,并常伴有其他器官特异性自身免疫性疾病,如甲状腺功能减退、卵巢功能早衰、恶性贫血等。

3. 其他病因 较少见。恶性肿瘤转移、淋巴瘤、白血病浸润、淀粉样变性、双侧肾上腺切除、放射治疗的破坏、肾上腺酶系抑制药或细胞毒药物的长期应用、血管栓塞等均可导致Addison病。

【护理评估】

一、健康史

了解病人有无肺结核或其他部位结核病灶,是否服用过类固醇、抗凝剂和细胞毒性药物等,是否进行过头部或腹部放射治疗、颅内手术治疗,是否有真菌感染或艾滋病病毒感染,是否有恶性肿瘤、白血病、自身免疫性疾病等。

二、身心状况

(一)症状、体征

Addison病的临床表现和严重程度与激素的缺乏程度有关。

1. 皮质醇缺乏表现

(1)色素沉着 最具特征性的表现为全身皮肤色素加深,暴露处、摩擦处、乳晕、瘢痕等处尤为明显,黏膜色素沉着见于齿龈、舌部、颊黏膜等处,为垂体ACTH、黑素细胞刺激素(MSH)分泌增多所致。

(2)消化系统表现 食欲减退、嗜咸食、胃酸过少、消化不良,有恶心、呕吐、腹泻等表现提示病情加重。

(3)心血管系统表现 病人常有血压降低,有头晕、眼花、直立性低血压、昏厥等表现,并有心脏缩小、心音低钝。

(4)水、电解质平衡紊乱表现 肾脏排泄水负荷的能力减弱,大量饮水后可出现稀释性低钠血症;糖皮质激素缺乏及血容量不足时,释放的抗利尿激素增多,也是造成低钠血症的原因。

(5)神经-精神系统表现 乏力、淡漠、疲劳,重者嗜睡、意识模糊,可出现精神失常。

(6)代谢障碍表现 糖异生作用减弱,肝糖原消耗增多,可发生空腹低血糖症状;储存脂肪消耗,脂肪的动员和利用均减弱。

(7)生殖系统 女性阴毛、腋毛减少或脱落、稀疏,月经失调或闭经,男性性功能减退。

(8)其他表现 病人抵抗力低下易于发生感染;应激能力减弱,出现应激时可发生肾上腺危象;由结核引起者常有低热、盗汗、体质虚弱、消瘦等结核中毒症状。

2. 醛固酮缺乏表现 表现为潴钠、排钾功能减退,尿钠排出量增加,血钠、血氯浓度下降,血钾升高。在摄盐充分时症状不甚明显,在摄盐不足时可出现严重钠负平衡。缺钠可使血容量降低、肾血流量减少甚至导致氮质血症,病人有全身乏力、虚弱消瘦、直立性低血压、昏厥、休克等表现。此外,肾排钾和排氢离子减少可引起高钾血症和轻度代谢性酸中毒。

3. 肾上腺危象 肾上腺危象为本病急骤加重的表现。常发生于感染、创伤、手术、分娩、过劳、大量出汗、呕吐、腹泻、失水或突然中断治疗等应激情况下,表现为恶心、呕吐、腹痛、腹泻、严重脱水、血压降低、心率加快、脉搏细弱、精神失常、高热、低血糖症、低钠血症、血钾可高可低。如不及时抢救,可进一步发展至休克、昏迷甚至死亡。

(二)心理、社会状况

因嗜睡、情感淡漠、抑郁、精神错乱等,病人容易出现孤独、社交障碍;因病程长、症状多、需长期治疗,病人常感烦躁、焦虑甚至丧失信心,因皮肤黏膜色素沉着而产生自卑心理。

(三)辅助检查

1. 血生化检查 可有低血钠、高血钾、空腹血糖降低;少数病人可有轻度或中度的高血钙。

2. 血常规检查 常有正细胞正色素性贫血,少数病人合并有恶性贫血;中性粒细胞减少,淋巴细胞相对增多,嗜酸粒细胞明显增多。

3. 皮质功能检查

(1)基础血、尿皮质醇,尿 17-羟皮质类固醇测定 常低于正常值。

(2)ACTH 兴奋试验 通过注射 ACTH,观察尿 17-羟皮质类固醇和(或)皮质醇变化,可探查肾上腺的储备功能,用于鉴别原发性与继发性肾上腺皮质功能减退症。

(3)血浆基础 ACTH 测定 明显增高,超过 55 pmol/L;而继发性肾上腺皮质功能减退者 ACTH 浓度降低。

4. 其他检查 X 线摄片、CT 或 MRI 等检查,主要用于进一步明确病因。结核病所致者示肾上腺增大及钙化阴影;感染、出血、转移性病变所致者示肾上腺增大;自身免疫性疾病所致者肾上腺不增大,X 线胸片检查示心脏缩小呈垂直位,心电图示血钾水平升高。

【主要护理诊断/医护合作性问题】

1. 体液不足 与醛固酮分泌减少致钠、水排出增多,呕吐、腹泻等有关。

2. 营养失调:低于机体需要量 与糖皮质激素缺乏导致畏食、消化功能不良有关。

3. 活动无耐力 与醛固酮不足引起蛋白质代谢紊乱、肌肉无力有关。

4. 自我形象紊乱 与皮肤黏膜色素沉着有关。

5. 潜在并发症:肾上腺危象。

【护理措施】

(一)一般护理

1. 环境与休息 保持室内环境安全舒适,空气新鲜流通。减少探视,协助病人完成日常生活活动,以保证病人充分休息,减少体力消耗。指导病人下床活动、变化体位时动作缓慢,防止发生直立性低血压。嘱咐病人活动时最好有人协助,避免因虚弱或低血压而出现意外伤害。

2. 饮食护理 指导病人选择高蛋白、高碳水化合物、高维生素、高钠、低钾的食物。注意避免进食含钾高的食物,以免加重高钾血症,诱发心律失常;保证摄取足够的食盐,每天

8～10 g,以补充流失的钠,大量出汗、腹泻时应酌情增加食盐摄入量;鼓励病人多饮水,每天饮水量在 3000 mL 以上;多吃水果,大量维生素 C 可使色素沉着减退。

（二）心理护理

理解和尊重病人,主动与病人沟通,向病人耐心解释疾病的有关知识,解释治疗方法及可能获得的效果,以增强病人的治疗信心;鼓励病人亲属给予更多的关心和支持,鼓励病人与他人交往,以减轻病人的孤独感和自卑感,增加自信心;尽力满足病人的日常生活需要,以减少躯体痛苦、提供心理上的慰藉;对精神障碍病人应避免刺激性言行,特别加强保护,防止意外事件发生。

（三）病情观察

观察病人意识及生命体征;观察恶心、呕吐、腹泻情况,记录出入液量,观察皮肤黏膜色泽、弹性,观察有无脱水表现;观察病人的精神状态,注意有无嗜睡、精神异常;监测电解质及心电图变化,必要时行心电监护,注意有无高血钾、高血钙、低血钠、低血糖表现;观察病人有无高热、呕吐、腹泻、血压降低、心率快、精神失常、昏迷等肾上腺危象表现,一旦发生,立即通知医师进行抢救。

（四）治疗指导

1. 治疗要点

（1）基础治疗 终身使用肾上腺皮质激素替代治疗。

①糖皮质激素 根据病人身高、体重、性别、年龄和体力劳动强度等,确定一个合适的基础量。宜模仿生理性激素的昼夜分泌规律服药。在有发热等并发症时适当加量。常用药物为氢化可的松或可的松。

②钠盐及盐皮质激素 食盐摄入量充足,8～10 g/d,腹泻、大汗时酌情增加。大部分病人服用氢化可的松和充分摄盐即可获满意疗效,如仍感头晕、乏力、血压偏低需加服盐皮质激素,如口服 9α-氟氢可的松、肌内注射去氧皮质酮,根据疗效调整剂量。

（2）病因治疗 有活动性结核者则需积极给予抗结核治疗;因自身免疫性疾病引起者,应检查是否有其他腺体功能减退,如有则需做相应治疗。

（3）肾上腺危象治疗 ①补充液体:在初治的第 1、2 天内应迅速补充生理盐水,每天 2000～3000 mL,同时补充葡萄糖液体以避免发生低血糖。②糖皮质激素:立即静注氢化可的松或琥珀酸氢化可的松 100 mg,病情好转逐渐减量。③其他:积极治疗感染及其他诱因。

2. 用药护理

（1）糖皮质激素 告知病人规律用药的重要性,遵医嘱服药,不能随意停药或更改用药剂量,否则可能出现反跳现象而加重病情;指导病人模仿激素的昼夜分泌节律给药,在清晨（上午 8 时前）睡醒时服全日量的 2/3（如氢化可的松 20 mg）,下午 4 时前服余下的 1/3（如氢化可的松 10 mg）;根据病情调整剂量,病人处于感染、手术、创伤等应激状态时应适当增加替代量;监测血压、血糖、血钾变化,观察有无感染、消化性溃疡、骨质疏松、低血钾、高血糖等不良反应。

（2）盐皮质激素 注意监测血钾、血压情况,以防过量引起头痛、水肿、高血压、低血钾,用药期间可给予低钠、高钾的食物。

（五）对症护理

1. 维持体液平衡 记录出入液量，严密监测皮肤黏膜弹性、黏膜干燥程度、尿量，及时发现体液不足，嘱病人多饮水，遵医嘱补液。

2. 肾上腺危象护理

（1）预防诱因 积极控制感染，避免创伤、精神刺激和过度劳累，遵医嘱用药，避免突然中断治疗，遇到应激情况时酌情增加糖皮质激素剂量，手术和分娩时做好充分准备，出现恶心、呕吐、腹泻时及时治疗。

（2）病情观察 密切观察病情变化，监测病人是否有恶心、呕吐、腹痛、腹泻、脱水、血压降低、心率增快等肾上腺危象表现，以利早期发现、及时抢救和护理。

（3）抢救配合 绝对卧床休息，吸氧；迅速建立两条静脉通路，保持输液通畅；遵医嘱进行治疗：补充生理盐水、葡萄糖及糖皮质激素，维持电解质平衡，控制感染及其他诱因，注意观察用药疗效。

3. 自我形象紊乱 参见"腺垂体功能减退症病人的护理"相关内容。

【健康教育】

1. 用药指导 向病人介绍有关疾病的知识，帮助病人认识药物的作用、药物剂量过大或剂量不足的症状及突然中断治疗的危险性，强调严格遵医嘱按时按量服用，不可自行增减药物或停药；指导病人将药物与食物或制酸剂一起服用，避免单独服用或餐前服用，以免损伤胃黏膜，如有胃痛或黑便应及时就诊；嘱病人定期去医院复查，以调整药物剂量；如有情绪变化、消化不良、感染、失眠和糖尿病、高血压等，应及时复诊。

2. 防止加重病情诱因 指导病人避免感染、创伤、过度劳累、精神刺激等应激情况，鼓励家属给予心理上的安慰与支持，使病人保持情绪稳定。

3. 加强自我保护 指导病人避免阳光直晒，以免加重皮肤黏膜色素沉着；病人外出时随身携带识别卡，写明姓名、地址、联系方法，注明为肾上腺皮质功能不全病人，以备发生意外时急救。

（王晶晶）

第四节 糖尿病病人的护理

案例引导

病人，女，50岁，反复多饮、多食5月余。5月前无明显诱因出现口渴多饮，多尿，易饥多食，消瘦乏力，未予诊治。因症状反复，遂来院就诊。发病以来，睡眠欠佳，食欲增加，大便正常，小便如前。既往体健。其父患糖尿病。体检：T 37 ℃，P 100 次/分，R 24 次/分，BP 135/80 mmHg。神志清楚，体型肥胖，皮肤黏膜正常。无眼底视网膜出血、白内障，视力正常，两肺无异常，神经系统检查无异常发现。辅助检查：Hb 123 g/L，WBC $6.5×10^9$/L，N 65%，L35%，plt $235×10^9$/L；尿蛋白（＋），尿糖（＋＋＋），WBC

0～3/HP，BUN 7.0 mmol/L；空腹血糖 13 mmol/L。临床诊断：2 型糖尿病，糖尿病肾病。

糖尿病（diabetes mellitus，DM）是一组由于胰岛素分泌和（或）作用缺陷（胰岛素抵抗）引起的以慢性高血糖为特征的代谢性疾病，除碳水化合物外，尚有蛋白质、脂肪、水和电解质等代谢紊乱，久病可引起多系统损害，导致眼、肾、神经、心脏、血管等组织器官慢性进行性病变、功能减退及衰竭。

随着人口老龄化、人们生活水平的提高和生活方式的改变，糖尿病的发病率在逐年增长，糖尿病已经成为严重威胁人类健康的世界性公共卫生问题。根据 2011 年国际糖尿病联盟统计，全球糖尿病患病人数为 3.66 亿，预计 2030 年将达到 5.52 亿。我国首次应用国际最新临床诊断标准（糖化血红蛋白≥6.5%作为诊断标准之一）在全国范围内完成的一项大型 2 型糖尿病调查结果显示：我国 18 岁及以上成年人糖尿病的患病率估测为 11.6%，约为1.139 亿人，我国 18 岁及以上成年人群中糖尿病前期（IGT）的患病率为 50.1%，更为严重的是 2 型糖尿病知晓率仅为 30.1%，控制率仅为 39.7%。另外，儿童和青少年中 2 型糖尿病的患病率显著增加，目前已成为影响超重儿童健康的关键问题。

WHO 糖尿病专家委员会将糖尿病分四型，即 1 型糖尿病（T1DM）、2 型糖尿病（T2DM）、其他特殊类型糖尿病和妊娠期糖尿病（GDM，妊娠期首次发生或发现的糖耐量减低或糖尿病）。糖尿病病人中 T2DM 最多见，占 90%～95%。1 型糖尿病主要发生在 30 岁以前的青少年，起病急，症状明显，病情重。2 型糖尿病多发生在 40 岁以上、腹型肥胖的中年人和老年人，起病缓慢，病情较轻。

糖尿病的病因和发病机制尚未完全阐明。目前公认糖尿病不是单一疾病，而是包括遗传和环境在内的多种因素共同作用的结果。

1. 遗传因素 无论是 1 型糖尿病还是 2 型糖尿病都与遗传因素有关。约有 10% 的 1 型糖尿病病人有家族遗传史，在同卵双生子中 T1DM 同病率达 30%～40%，与人类白细胞抗原（HLA）有关，具有某些特殊类型 HLA 的人具有遗传易感性。2 型糖尿病有更明显的家族遗传倾向，同卵双生子中 T2DM 同病率接近 100%，但起病和病情进展受环境因素影响而变异较大，普遍认为是多基因遗传疾病。

2. 环境因素 ①与 1 型糖尿病有关的环境因素主要是病毒感染，与柯萨奇病毒、流行性腮腺炎病毒、风疹病毒等有关。病毒感染既可直接损伤破坏胰岛 β 细胞而致病，也可损伤 β 细胞后诱发自身免疫反应而致病。②与 2 型糖尿病有关的环境因素主要是人口老龄化、现代生活方式、营养过剩、体力活动不足、应激等。在遗传和环境因素作用下引起的肥胖，特别是腹型肥胖，可导致胰岛素受体数目减少，机体对胰岛素的敏感性降低，与 2 型糖尿病的发生密切相关。长期精神紧张、脑力劳动超负荷、多次妊娠和分娩都可能是 2 型糖尿病的诱发因素。

【护理评估】

一、健康史

详细询问生活方式、活动情况、饮食习惯、饮食摄入量等，了解有无糖尿病家族史、胰腺炎病史、胰腺切除史、病毒感染史等，女性病人了解其妊娠分娩情况、有无巨大儿生育史。

二、身心状况

（一）症状、体征

1. 代谢紊乱症候群 典型表现为"三多一少"，即多尿、多饮、多食、体重减轻。血糖升高引起渗透性利尿导致尿量增多，一日尿量常在 2～3 L 以上；多尿导致失水，病人出现口渴多饮；外周组织对葡萄糖利用障碍，蛋白质和脂肪分解增加，机体渐见消瘦、乏力，儿童生长发育受阻；由于机体不能有效利用葡萄糖，能量来源减少，为补偿损失的糖，维持机体活动，病人常有易饥多食的表现。

2. 皮肤瘙痒 高血糖和末梢神经病变致病人皮肤干燥、感觉异常、皮肤瘙痒，女性病人因尿糖长期刺激外阴而导致外阴瘙痒。

3. 其他症状 四肢酸痛、麻木、腰痛、性欲减退、月经失调、视力模糊等。

（二）并发症

1. 急性严重代谢紊乱

（1）糖尿病酮症酸中毒（diabetic ketoacidosis，DKA） 为最常见的糖尿病急症。1 型糖尿病病人有自发 DKA 倾向，2 型糖尿病在一定诱因作用下也可发生 DKA。最常见诱因为感染，其他诱因包括胰岛素治疗不适当减量或中断、饮食不当、妊娠、分娩、创伤、麻醉、手术、严重刺激等，有时也可无明显诱因。糖尿病病情加重时，胰岛素严重缺乏，代谢紊乱加重，脂肪动员和分解加速，脂肪酸分解产物超过肝外组织的氧化能力而缩合成酮体（丙酮、乙酰乙酸、β-羟丁酸），使血酮体升高（酮血症）、尿酮体阳性（酮尿症），统称糖尿病酮症。乙酰乙酸与β-羟丁酸是较强的有机酸，能消耗体内储备碱，如果血酮体大量产生超过了机体处理能力，则会发生代谢性酸中毒，称糖尿病酮症酸中毒。病情进一步发展，出现意识障碍则称为糖尿病酮症酸中毒昏迷。早期表现为"三多一少"症状加重；酸中毒失代偿后，表现为疲乏、食欲减退、恶心、呕吐、多尿、口渴、头痛、嗜睡、烦躁、呼吸深快，呼气有烂苹果味（丙酮）；后期表现为严重失水、尿量减少、皮肤弹性差、眼球下陷、脉搏细速、血压下降、心率加快、四肢厥冷；晚期可出现不同程度意识障碍、反射迟钝或消失、昏迷。少数病人表现为腹痛，类似于急腹症。

（2）高渗高血糖综合征（hyperosmolar hyperglycemic syndrome，HHS） 糖尿病急性严重代谢紊乱的另一临床类型，以严重高血糖、高血浆渗透压、脱水为特点，一般无明显酮症，常有不同程度的意识障碍或昏迷。多见于老年糖尿病病人，2/3 病人原来无糖尿病病史或仅有轻度症状。常见诱因为引起血糖升高和脱水的因素：急性感染、创伤、手术、脑血管意外等应激状态，透析治疗，静脉内高营养治疗，水分摄入不足或失水，使用糖皮质激素、免疫抑制剂、利尿剂、甘露醇等药物，少数漏诊病人可因误输大量葡萄糖液或摄入大量含糖饮料诱发。起病缓慢，初期表现为多尿、多饮，多食不明显，反而有食欲减退表现，以致常被忽视；渐出现严重脱水和神经、精神症状，病人反应迟钝、烦躁或淡漠、嗜睡，逐渐陷入昏迷、抽搐；晚期出现尿少甚至尿闭。与 DKA 比较，HHS 病人脱水更严重、神经精神症状更突出。

2. 感染性疾病 糖尿病易并发各种感染，而血糖控制差者更易发生也更严重。病人可反复发生疖、痈等皮肤化脓性感染，有时可引起败血症或脓毒血症。肾盂肾炎和膀胱炎多见于女性，反复发作可转为慢性。甲癣、足癣、体癣等皮肤真菌感染也常见。女性病人常并发真菌性阴道炎和巴氏腺炎，多为白色念珠菌感染所致。肺结核的发病率高，进展快，多呈渗出干酪性,易扩展播散,形成空洞。

3. 慢性并发症

(1)糖尿病大血管病变 糖尿病病人易发生动脉粥样硬化,且发病更早,病情进展较快。动脉粥样硬化主要侵犯主动脉、冠状动脉、脑动脉、肾动脉和肢体动脉等,引起冠心病、缺血性或出血性脑血管病、肾动脉硬化、肢体动脉硬化等。肢体动脉粥样硬化常以下肢动脉病变为主,表现为下肢疼痛、感觉异常和间歇性跛行,严重供血不足时可致肢体坏疽。血管病变所致心、脑、肾等发生严重并发症是2型糖尿病病人的主要死亡原因。

(2)糖尿病微血管病变 微血管病变是糖尿病的特异性并发症,其典型改变是微循环障碍和微血管基底膜增厚。微血管病变可累及全身组织器官,主要表现在视网膜、肾、神经、心肌组织,尤以糖尿病肾病和视网膜病变最为重要。糖尿病肾病是终末期肾衰的常见原因,是1型糖尿病的主要死亡原因,对2型糖尿病而言其严重性仅次于心、脑血管疾病,多见于病程超过10年的糖尿病病人,临床表现为蛋白尿、水肿、高血压和肾功能不全。糖尿病视网膜病变多见于病程超过10年的糖尿病病人,是导致糖尿病失明的主要原因之一。其他微血管病变尚有心脏微血管病变和心肌代谢紊乱引起的糖尿病心肌病。

(3)神经病变 可累及神经系统任何部分。以周围神经病变最为常见,以手足远端感觉、运动神经受累最多见,常为对称性,呈手套、袜套样分布,下肢较上肢严重,先为感觉异常,可伴麻木、针刺、灼热或痛觉过敏;后期累及运动神经,出现肌力减弱甚至肌肉萎缩和瘫痪。自主神经病变也较常见,主要表现为瞳孔改变(缩小且不规则、光反射消失、调节反射存在)、排汗异常(无汗、少汗或多汗)、胃肠功能失调(胃排空延迟、腹泻、便秘等)、直立性低血压、持续性心动过速、尿失禁、尿潴留等。

(4)糖尿病足(DF) 与下肢远端神经异常和不同程度周围血管病变相关的足部溃疡、感染和(或)深层组织破坏,是糖尿病非外伤性截肢的最主要原因。常因搔抓、碰撞、修脚、烫伤等诱发,轻者表现为足部畸形、皮肤干燥和发凉,重者出现足部溃疡、坏疽。

(5)眼部其他病变 除视网膜病变外,白内障、青光眼、屈光改变等均易发生,严重时也可致盲。

(三)心理、社会状况

糖尿病是一种慢性疾病,需终身治疗,病人往往缺乏信心,产生悲观情绪;且治疗需严格控制饮食,改变许多生活习惯,使病人感到生活无趣而十分沮丧;当并发症出现后,可因身体某些功能的逐渐丧失而产生恐惧心理;部分轻症病人对疾病不予重视,治疗依从性较差。

(四)辅助检查

1. 尿糖 尿糖阳性是诊断糖尿病的重要线索,受肾糖阈影响,尿糖阳性只是提示血糖值超过肾糖阈,尿糖阴性不能排除糖尿病的可能。

2. 血糖 血糖升高是诊断糖尿病的主要依据,也是监测糖尿病病情和控制情况的主要指标。血糖值反映的是瞬间血糖状态。抽静脉血或取毛细血管血,可用血浆、血清或全血,血浆、血清血糖比全血血糖可升高15%。诊断糖尿病时必须用静脉血浆测定血糖,治疗过程中随访血糖控制程度时可用便携式血糖仪测定末梢血糖。空腹血糖值(至少8 h内无任何热量摄入)正常范围为 $3.9\sim6.0$ mmol/L($70\sim108$ mg/dL),糖尿病病人空腹血糖 $\geqslant7.0$ mmol/L(126 mg/dL)、餐后2 h血糖 $\geqslant11.1$ mmol/L。

3. 口服葡萄糖耐量试验(OGTT) 适用于血糖值高于正常范围而又未达到诊断糖尿病

标准或疑有糖尿病倾向者。若服糖后2h血糖≥11.1 mmol/L,可诊断为糖尿病;服糖后2h血糖在7.8~11.1 mmol/L之间为糖耐量降低;服糖后2h血糖<7.8 mmol/L为正常。

4. 糖化血红蛋白(GHbA1或A1c)测定　GHbA1是葡萄糖或其他糖与血红蛋白的氨基发生非酶催化反应(一种不可逆的蛋白糖化反应)的产物。血糖控制不良者GHbA1升高,且与血糖升高的程度和持续时间相关。由于红细胞寿命约为120天,故糖化血红蛋白测定可反映取血前8~12周血糖的总水平,为糖尿病控制情况的监测指标之一,可以补充血糖只反映瞬时血糖值的不足。糖尿病时GHbA1≥6.5%。

5. 血浆胰岛素和C-肽测定　有助于了解胰岛β细胞功能(包括储备功能)。C-肽和胰岛素以等分子数从胰岛细胞生成和释放,由于C-肽清除率慢,且不受外源性胰岛素影响,因此能更准确反应胰岛β细胞功能。

知识链接

1.1999年WHO糖尿病专家委员会提出的糖尿病诊断标准

(1) 糖尿病症状＋随机血糖≥11.1 mmol/L(200 mg/dL)。

(2) 空腹血糖(FPG)水平≥7.0 mmol/L(126 mg/dL)。

(3) OGTT 2 h血糖(2h PG)≥11.1 mmol/L(200 mg/dL)。

符合以上三条中任何一条,重复一次确认,诊断即可成立。

2. 1999年WHO糖尿病专家委员会提出的糖代谢状态分类(表6-1)

表6-1　糖代谢状态分类

糖代谢分类	空腹血糖(FPG)	糖负荷后2 h血糖(2h PPG)
正常血糖(NGR)	< 6.1 mmol/L	<7.8 mmol/L
空腹血糖受损(IFG)	6.1~7.0 mmol/L	<7.8 mmol/L
糖耐量减低(IGT)	<7.0 mmol/L	7.8~11.1 mmol/L
糖尿病(DM)	≥7.0 mmol/L	≥11.1 mmol/L

【主要护理诊断/医护合作性问题】

1. 营养失调:低于机体需要量(或高于机体需要量)　与胰岛素分泌或作用缺陷引起物质代谢紊乱有关。

2. 有感染的危险　与碳水化合物、蛋白质、脂肪代谢紊乱所致机体抵抗力降低有关。

3. 知识缺乏　缺乏与糖尿病的预防、饮食、用药和自我护理相关的知识。

4. 潜在并发症:糖尿病足、低血糖反应、酮症酸中毒。

【护理措施】

(一)一般护理

1. 环境与休息　保持室内环境清洁、干净,温度、湿度适宜,空气流通,防止受凉。病人应注意休息,适当活动,生活规律,戒烟酒,注意个人卫生。

2. 饮食护理 饮食治疗是糖尿病治疗的基础,无论药物治疗与否,均须严格和长期进行饮食治疗。1型糖尿病病人采用饮食治疗配合胰岛素治疗有利于控制高血糖和防止低血糖;2型糖尿病病人尤其是超重和肥胖者,饮食治疗有利于减轻体重,改善糖、脂代谢紊乱,降低高血压,减少降糖药物的用量。医务人员应向病人介绍饮食治疗的目的、意义及具体措施,取得病人的配合,达到最佳效果。

(1)计算总热量 首先根据病人性别、年龄和身高查表或利用简易公式计算理想体重[简易公式为:理想体重(kg)=身高(cm)-105],然后根据理想体重和工作性质计算每日所需总热量。成年人在休息状态下每天每千克理想体重给予热量104.6~125.6 kJ(25~30 kcal),轻体力劳动125.6~146.5 kJ(30~35 kcal),中度体力劳动146.5~167.4 kJ(35~40 kcal),重体力劳动167.4 kJ(40 kcal)以上;儿童、孕妇、乳母、营养不良和消瘦以及伴有消耗性疾病者应酌情增加,肥胖者酌减,使体重逐渐恢复至理想体重±5%。

(2)分配营养物质比例 糖类占饮食总热量的50%~60%,提倡食用粗制米、面和一定量杂粮。推荐蛋白质的摄入量占供能比的10%~15%,成人摄入的蛋白质为每天每千克理想体重0.8~1.2 g;伴有糖尿病肾病而肾功能正常者蛋白质应限制至0.8 g,血尿素氮升高者应限制在0.6 g;儿童、孕妇、乳母、营养不良或伴有消耗性疾病者蛋白质摄入量增至1.5~2.0 g;蛋白质中1/3来自动物蛋白,以保证必需氨基酸的供给。脂肪提供的能量不超过总热量的30%,饱和脂肪酸、多价不饱和脂肪酸、单价不饱和脂肪酸的比例为1:1:1。

(3)计算营养物质量 按每克糖类、蛋白质均产热16.7 kJ(4 kcal),每克脂肪产热37.7 kJ(9 kcal),将每天需要热量换算成每天所需的糖类、蛋白质、脂肪量。

(4)分配每餐热量 根据病人的生活习惯安排餐次、分配热量,每天三餐者按1/5、2/5、2/5或1/3、1/3、1/3分配,每日四餐者按1/7、2/7、2/7、2/7分配,三餐(四餐)饮食搭配均匀,每餐均有糖类、蛋白质、脂肪。

(5)制成食谱 根据病人生活习惯、病情和配合药物治疗的需要制订食谱,并在治疗过程中根据病人情况做相应调整。

(6)注意事项 ①严格遵医嘱进行饮食治疗,定时定量进食,避免随意增减食物,使用降糖药物的病人尤应注意。②严格控制总热量,如果病人因饮食控制而产生饥饿感,可增加碳水化合物含量小于5%的蔬菜,如小白菜、油菜、菠菜、芹菜、黄瓜、西红柿、冬瓜等,在保持总热量不变的情况下,增加一种食物摄入的同时应减少另一种食物,以保持饮食平衡。③严格限制摄入各种甜食,如葡萄糖、蔗糖、蜜糖及其制品(如各种糖果、甜糕点、冰激凌、含糖饮料等)。④富含膳食纤维的食品可延缓食物吸收,降低餐后血糖高峰,有利于改善糖、脂代谢紊乱。我国推荐每天膳食纤维摄入量为40 g以上(美国推荐每天食物中膳食纤维含量为14 g/1000 kcal),提倡食用绿叶蔬菜、豆类、粗粮、魔芋、含糖分低的水果等。⑤少食胆固醇含量高的食物(动物内脏、蛋黄、鱼子等),每天胆固醇摄入量为300 mg以下,尽量使用植物油,限制动物脂肪的摄入,忌油炸、油煎食物。⑥每天食盐摄入量在6g以下,限制饮酒。⑦每周测量体重1次,如果体重变化超过2 kg,应报告医师,适当调整饮食方案。⑧若病人生活不规律,应随身携带一些方便食品,如饼干、糖果、奶粉等,以预防低血糖发生。

3. 运动锻炼 规律的运动有助于改善胰岛素抵抗,增加外周组织对胰岛素的敏感性,减轻体重,预防心脑血管并发症,改善脂质代谢。根据病人的年龄、性别、体力、病情等不同情况,遵循循序渐进和长期坚持的原则,指导病人进行运动锻炼。

(1) 运动方式 糖尿病病人以有氧运动为主,根据病人的年龄、病情、兴趣、爱好选择,如散步、慢跑、快走、做广播操、打太极拳、游泳、骑自行车、跳舞等。

(2) 运动时间 运动时间一般以饭后 1 h 进行为宜(以进食开始计时),避免空腹运动引起低血糖;一般每天 1 次,每周不少于 3 次,肥胖病人可适当增加运动次数;每次运动持续 30~40 min(包括运动前的准备活动和运动结束时的整理活动时间,达到应有的运动强度后需坚持 20~30 min 才能起到降血糖的作用),可根据病人情况逐渐延长时间;口服降糖药和注射胰岛素者最好每天定时活动。

(3) 运动强度 运动强度一般以运动时心率来衡量,以活动时心率达到个体最大耗氧量的 60% 为宜,最大耗氧量达 60% 时心率的简易计算法为:心率=170-年龄。

(4) 注意事项 ①运动前应对病人进行评估,根据病人的具体情况决定运动方式、持续时间及运动强度。②预防意外发生,尽量避免在恶劣天气运动。③空腹时不宜运动,运动时随身携带糖果,注意补充水分,当出现饥饿感、心慌、冷汗、头晕及四肢无力或颤抖等低血糖症状时及时食用。④血糖>14 mmol/L,血糖波动过大,并发急性感染、活动性肺结核、心、脑、眼、肾严重并发症尤其心脑血管并发症时,暂时不宜运动。⑤运动中出现胸闷、胸痛、视物模糊等应立即停止运动,并及时就医处理。⑥逐渐增加运动量及活动时间,以不感到疲劳为度。

(二) 心理护理

评估病人的心理状态,了解病人对健康和生活的态度,了解病人能否积极配合治疗与护理。关心体贴病人,耐心向病人介绍糖尿病的基本知识,解释本病目前虽不能根治,但经过合理的治疗,可预防和控制并发症,能像正常人一样生活,从而消除病人和家属的消极、悲观情绪。同时鼓励病人培养各种兴趣,以增强治疗和生活信心。及时对家属进行健康教育,以取得家属支持,使病人能坚持治疗。

(三) 病情观察

1. 病情监测 观察"三多一少"症状变化,定期监测血糖、尿糖、血压、血脂、糖化血红蛋白等,定期进行眼底检查,以判断病人病情变化和治疗效果。空腹血浆葡萄糖为 4.4~6.1 mmol/L,非空腹血浆葡萄糖为 4.4~8.0 mmol/L,为血糖控制的理想状态。观察有无 DKA、HHS、低血糖表现。

2. 皮肤观察 糖尿病病人抵抗力差,皮肤易受感染,注意观察病人皮肤颜色、温度、感觉的改变,注意皮肤有无红肿、水疱、破溃、坏死等,尤其是双足部皮肤,检查双足趾甲、趾间、足底有无鸡眼、甲沟炎、甲癣等,以积极防治糖尿病足。

(四) 治疗指导

1. 治疗要点 国际糖尿病联盟(IDF)提出的糖尿病综合管理包括五个要点(有"五驾马车"之称):糖尿病健康教育、医学营养治疗、运动治疗、血糖监测和药物治疗。

(1) 糖尿病健康教育 此为重要的基础管理措施。良好的健康教育能充分调动病人的主观能动性,积极配合治疗,有利于疾病控制达标,防止各种并发症的发生发展。健康教育包括糖尿病防治专业人员的培训、医务人员的医学继续教育、病人及其家属与公众的卫生保健教育。

（2）医学营养治疗　亦为重要的基础治疗措施，对医学营养治疗的依从性是决定病人能否控制达到理想代谢的关键影响因素，需长期严格坚持。详见前述"饮食护理"。

（3）运动治疗　进行规律的合适的运动，详见护理措施中"运动锻炼"。

（4）病情监测　定期监测血糖，并用便携式血糖仪进行自我监测；每3～6个月复查1次糖化血红蛋白，了解血糖总体控制情况，以便于及时调整治疗方案；每年进行1～2次全面检查，以了解血脂及心、脑、神经、眼底变化，以便尽早发现并发症，给予相应治疗。

（5）口服药物治疗　主要包括促胰岛素分泌剂（磺脲类和非磺脲类）、双胍类、胰岛素增敏剂和α-葡萄糖苷酶抑制剂。

①促胰岛素分泌剂：降血糖的前提是机体尚保存相当数量（30％以上）有功能的β细胞，只适用于无急性并发症的2型糖尿病，包括磺酰脲类和非磺酰脲类。磺酰脲类（SUs）药物主要作用是刺激胰岛β细胞分泌胰岛素，同时提高机体对胰岛素的敏感性。第一代药物甲苯磺丁脲、氯磺丙脲等已很少应用，第二代药物有格列本脲、格列吡嗪、格列齐特、格列喹酮、格列美脲等，为目前主要用药。非磺酰脲类（格列奈类）药物也作用于胰岛β细胞，是一类快速作用的胰岛素促泌剂，降血糖作用快而短暂，主要用于控制餐后高血糖，也有一定降空腹血糖的作用，临床常用药物有瑞格列奈和那格列奈。

②双胍类：此类药物可改善外周组织对胰岛素的敏感性，增加外周组织对葡萄糖的摄取和利用，抑制肝糖原的输出，尚伴有减轻体重、改善血脂谱等作用，是肥胖或超重的2型糖尿病病人的一线用药，亦是联合用药中的基础用药，临床常用药物为二甲双胍（甲福明或格华止）。

③胰岛素增敏剂（噻唑烷二酮类，TZDs，格列酮类）：其主要作用为增强靶组织对胰岛素的敏感性，刺激外周组织的葡萄糖代谢，减轻胰岛素抵抗，近年来研究发现TZDs也可改善胰岛β细胞功能，常用药物有罗格列酮（文迪雅）、吡格列酮。

④α-葡萄糖苷酶抑制剂（AGI）：主要通过抑制小肠黏膜刷状缘的α-葡萄糖苷酶而延缓碳水化合物的吸收，降低餐后高血糖。作为2型糖尿病的一线用药，尤其适用于空腹血糖正常或稍高而餐后高血糖明显升高的人，临床有阿卡波糖、伏格列波糖、米格列醇等制剂。

（6）胰岛素治疗

①适应证：1型糖尿病；糖尿病各种严重的急性或慢性并发症如DKA、高渗高血糖综合征和乳酸性酸中毒伴高血糖；急性感染、创伤、手术、妊娠和分娩者；新发病且与1型糖尿病鉴别困难的消瘦糖尿病者；新诊断的2型糖尿病伴有明显高血糖者，或者在糖尿病病程中无明显诱因出现体重下降者；2型糖尿病病人β细胞功能明显减退者；经饮食、运动、口服降糖药治疗而血糖不能满意控制者；某些特殊类型糖尿病。

②胰岛素制剂：胰岛素根据来源分为动物胰岛素、基因重组人胰岛素，另外目前有多种不同氨基酸序列及作用特性的胰岛素类似物（如赖脯胰岛素、门冬胰岛素、甘精胰岛素、胰岛素Detemir等），比人胰岛素更符合生理性胰岛素分泌及作用模式。胰岛素按起效作用快慢和作用时间长短分为短效、中效、长效3类，近年有短效或速效与中效胰岛素按各种比例混合的预混制剂，如诺和灵30R、优泌林70/30。几种胰岛素制剂的特点如表6-2所示。

表 6-2　几种胰岛素制剂的特点

作用类别	制　剂	皮下注射作用时间		
		起效时间	高峰时间	持续时间
速效	赖脯胰岛素	15 min	1～2 h	4～6 h
	门冬胰岛素	15 min	1～1.5 h	4～5 h
短效	普通胰岛素（RI）	15～60 min	2～4 h	5～8 h
中效	低精蛋白锌人胰岛素（NPH）	2.5～3 h	5～7 h	13～16 h
长效	精蛋白锌人胰岛素（PZI）	3～4 h	8～10 h	20 h
预混	HI30R（HI30/70）	0.5 h	2～12 h	14～24 h
	50 R	0.5 h	2～3 h	10～24 h

③用法与用量：胰岛素治疗的个体差异大，一般从小剂量开始，根据血糖水平、β细胞功能、胰岛素抵抗程度、饮食与运动等情况逐渐调整。用药力求模拟生理性胰岛素分泌模式，即持续性基础分泌与进餐后分泌迅速增加。

（7）酮症酸中毒治疗

①补液：补液是抢救的首要和关键环节。首先补充生理盐水或复方氯化钠溶液，当血糖下降至 13.9 mmol/L 时改用 5% 的葡萄糖溶液或葡萄糖生理盐水，并按 2～4 g 葡萄糖加入 1U 短效胰岛素。开始输液速度应较快，2 h 内输入 1000～2000 mL，前 4 h 输入所计算失水量 1/3 的液体，以后根据血压、心率、尿量、末梢循环情况及有无发热、吐泻决定输液速度和量。第一日补液量一般为 4000～6000 mL，严重失水者达 6000～8000 mL。

②胰岛素：目前均采用小剂量胰岛素（0.1 U/(kg·h)）持续静脉滴注，并根据血糖高低调节胰岛素用量。

③纠正电解质、酸碱失衡：酸中毒一般不需补碱，在补液和胰岛素治疗后可自行纠正，病人有严重酸中毒时应补碱治疗，但不能过多、过快，可采用等渗碳酸氢钠溶液治疗。据血钾和尿量决定是否补钾。

④其他：注意皮肤、口腔护理，并预防感染、休克、心力衰竭、心律失常、肾衰竭、脑水肿等并发症。

（8）胰腺移植和胰岛细胞移植　目前仅局限于终末期肾病的 1 型糖尿病病人。

2. 用药护理

（1）口服降糖药护理　护士应了解各类降糖药的作用、剂量、用法、不良反应和注意事项，指导病人遵医嘱定时、定量用药，不可随意加减剂量，观察并及时纠正不良反应。

①磺酰脲类：最常见而重要的不良反应为低血糖，特别是肝、肾功能不全的老年人更易发生，药物剂量过大、体力活动过度、进食不规律、进食减少、食用含酒精的饮料等为常见诱因，作用时间长的药物（如格列苯脲、格列美脲）较易发生不良反应且持续时间长、停药后仍可反复发作；其他不良反应有体重增加、皮肤过敏反应（皮疹、皮肤瘙痒）、胃肠道反应（上腹部不适、食欲减退）等，偶见肝功能减退。建议从小剂量开始，于早餐前半小时一次服用，据血糖情况逐渐增加剂量，剂量较大时改为早、晚两餐前服用，直到血糖控制良好。

②格列奈类：常见不良反应为低血糖和体重增加，但低血糖发生率较低且程度较轻，餐前或进餐时服药。

③双胍类：主要不良反应为胃肠道反应(口中金属味、恶心、厌食、腹泻等)，餐中或餐后服药或从小剂量开始服用可减轻消化道反应；最严重而罕见的副作用为乳酸性酸中毒，需严格按照推荐用法用药；偶有皮肤过敏反应(皮肤瘙痒、荨麻疹)；单独用药很少引起低血糖，与胰岛素或促胰岛素分泌剂联合应用时可增加低血糖发生的风险。

④噻唑烷二酮类：单用不引起低血糖，但与 SUs 或胰岛素合用可发生低血糖。主要不良反应为水肿、体重增加，与胰岛素合用时更明显，还与骨折和心力衰竭风险增加相关。不宜用于孕妇、哺乳期妇女、儿童，有心力衰竭(纽约心脏病学会心功能分级 Ⅱ 级以上)、活动性肝病、转氨酶超过正常上限 2.5 倍以上、有严重骨质疏松或骨折病史者禁用。

⑤α-葡萄糖苷酶抑制剂：AGI 应在进食第一口食物后服用，食物成分中应有一定的糖类，否则 AGI 不能发挥作用。常见不良反应为胃肠道反应，如腹胀、排气增多或腹泻等，从小剂量开始应用，逐渐增加剂量是减轻不良反应的有效方法；单独用不引起低血糖，但与 SUs 或胰岛素合用仍可发生低血糖，且一旦发生应直接给予葡萄糖口服或静脉注射，进食双糖或淀粉类食物无效。

(2)胰岛素用药护理　熟悉各种胰岛素的名称、剂型及起效时间与持续时间等作用特点，准确执行医嘱，剂量准确，按时注射。

①保存：胰岛素保存应避免过冷、过热、阳光直射，否则其活性将降低或失效；未开封的胰岛素放于冰箱4~8 ℃冷藏保存，禁止冷冻；已经开封的胰岛素在常温下(不超过 28 ℃、不低于 2 ℃)可保存 28 天，无须放在冰箱。注射前 1 h 自冰箱内取出升温后使用，药物过冷可导致吸收不良甚至引起脂肪萎缩。

②抽取：采用 1 mL 胰岛素专用注射器抽药，之前核对剂量、类型，确定其浓度、有效期，充分摇匀后抽取。

③配制混合胰岛素：速效胰岛素与长效胰岛素按一定比例混合注射时，应先抽吸速效胰岛素，再抽吸长效胰岛素，然后轻轻摇匀。若先抽吸长效胰岛素，针头上带有的长效胰岛素可混入速效胰岛素瓶内，速效胰岛素与长效胰岛素中多余的鱼精蛋白锌结合即变成长效胰岛素而失去速效作用。

④注射部位：皮下注射胰岛素时，宜选择皮肤疏松部位，如上臂三角肌、臀大肌、大腿前侧、腹部等，如图 6-1 所示；长期注射同一部位可致局部出现硬结和脂肪萎缩，从而影响药物的吸收和疗效，因此，注射部位宜交替使用，如在同一区域注射必须距上一次注射部位 1 cm以上；选择无硬结部位注射。

⑤注射方法：各种胰岛素的注射方法均为皮下注射，仅速效制剂可做静脉注射。皮下注射可用1 mL 胰岛素专用注射器、胰岛素笔、胰岛素泵。1 mL 胰岛素专用注射器有助于消除普通 1 mL 注射器无效腔大的缺点，且能直接标注胰岛素单位，有助于减少注射剂量错误；胰岛素笔为一种笔式注射器，使用方便，易于携带，对老年人、经常外出者尤为方便；胰岛素泵又称持续皮下胰岛素输注，放置胰岛素的容器通过导管分别与针头和泵连接，针头置于腹部皮下组织，用可调程序的微型电子计算机控制胰岛素输注，模拟胰岛素的持续基础分泌和进餐时的脉冲式释放，需定期更换导管和注射部位，以避免发生感染和针头堵塞。

⑥注射时间：普通胰岛素于餐前半小时皮下注射，鱼精蛋白锌胰岛素于早餐前 1 h 皮下注射。

⑦不良反应：最常见不良反应为低血糖，与剂量过大和(或)饮食失调有关，表现为饥饿

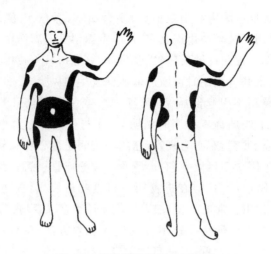

图 6-1　胰岛素注射部位示意图

感、头晕、乏力、心慌、手抖、面色苍白、视物模糊,严重者昏迷甚至死亡,对神志清醒病人的处理措施为口服糖水或进食含糖高的食物如方糖、饼干、含糖饮料等,一般 15 min 后可缓解;对神志不清病人的急救措施为立即静脉推注 50% 葡萄糖溶液 40~60 mL。过敏反应主要表现为注射部位瘙痒,继而出现荨麻疹样皮疹,可伴恶心、呕吐、腹泻等胃肠道症状,处理方法是更换制剂种属、使用抗组胺药和糖皮质激素及脱敏疗法。局部反应主要为注射部位硬结形成和皮下脂肪萎缩或增生,停止注射后可自行缓慢恢复,采用多点、多部位皮下注射可预防局部反应发生,出现硬结时可行局部热敷以促进吸收。

（五）对症护理

1. 皮肤护理　告知病人勤洗澡、勤换衣,保持皮肤清洁,选择质地柔软、宽松的衣服,避免使用松紧带和各种约束带;进行护理操作及注射胰岛素时严格消毒,以防感染;按摩皮肤以促进局部血液循环;糖尿病病人尤其女病人常有会阴部瘙痒,小便后最好用温水清洗会阴并擦干,以减轻瘙痒,防止发生湿疹。

2. 眼部护理　长期、有效地控制血糖是预防眼部病变的理想方法。如病人出现视物模糊,应减少活动,保持大便通畅,避免用力而导致视网膜剥离。若病人出现视力下降,应协助其日常生活,防止意外发生。

3. 足部护理　选择软底宽头的鞋子,不穿缺乏弹性的袜子,不赤脚穿拖鞋或凉鞋外出,避免赤脚走路,以防足部皮肤发生破损;勤换鞋袜,每晚用温水洗足,水温低于 30 ℃,用柔软的浅色干毛巾擦干,保持足部清洁和趾间干燥;使用热水袋、电热毯、电烤炉时,应特别小心以防烫伤;趾甲修剪避免太短,应与脚趾平;不自行修剪胼胝或用化学试剂处理胼胝;禁烟,以免微血管痉挛引起或加重足部血运障碍;按摩足部,进行足部运动,以促进血液循环;经常检查有无外伤、鸡眼、水疱等,一旦发现则立即处理或就医;皮肤破溃、感染时,遵医嘱给予抗生素治疗。

4. 尿潴留护理　如果病人因自主神经紊乱出现尿潴留,可采用人工诱导、膀胱区按摩或热敷等方法促进排尿,如果无效则在严格无菌操作下导尿。

5. 酮症酸中毒护理

（1）预防诱因　定时监测血糖,应激情况下每天测量血糖,以了解血糖控制情况;按时、定量就餐,避免进食过量或过少,不摄取含脂肪过多的食物;合理用药,胰岛素治疗剂量应准确,不突然减量、停药;发生感染时立即进行有效治疗。

(2)病情监测 严密观察病人有无酮症酸中毒的临床表现,如乏力、口渴、多尿、食欲减退、恶心、呕吐、头痛、烦躁、呼吸深快且有烂苹果味(丙酮气味)、昏迷。一旦发现则立即通知医师,以利于及时抢救。

(3)抢救配合 ①绝对卧床休息、给氧;专人看护,注意保暖,协助医师寻找诱因。②密切观察生命体征、神志、皮肤弹性、四肢温度变化,记录 24 h 出入液量。③及时抽血、留尿标本,检测血糖、血酮、尿糖、尿酮、血钾、血钠、二氧化碳结合力、pH 值等变化,注意有无水、电解质和酸碱平衡紊乱。④迅速建立静脉通道,遵医嘱补液,静脉滴注小剂量的胰岛素,纠正酸中毒和电解质紊乱。⑤注意皮肤、口腔的护理,并预防感染。

【健康教育】

1. 饮食指导 向病人强调饮食治疗的重要性,指导病人掌握饮食治疗的具体要求和措施,嘱病人长期坚持饮食治疗。

2. 治疗指导 告知病人药物的名称、剂量、作用机制、不良反应等,指导病人观察和处理药物不良反应,教会病人胰岛素的抽吸与注射技术等。

3. 运动指导 指导病人进行规律运动,以减轻体重,提高胰岛素敏感性。根据病人年龄、性别、体力、病情、有无并发症等条件再选择合适的运动,循序渐进、长期坚持,并指导病人在运动中注意防止发生低血糖。

4. 病情监测指导 教会病人及家属必要的监测技术如血糖、尿糖的测定,指导病人定期监测血糖、体重、血脂、糖化血红蛋白,监测心、脑、神经、眼底变化,以便及时了解病情变化,调节药物治疗剂量。

5. 复查指导 指导病人每 3～6 月复查 1 次糖化血红蛋白,以了解血糖控制情况,从而及时调整治疗方案;每年进行 1～2 次全面检查,以便尽早发现并发症;出现并发症及时就诊。

(王晶晶)

第五节 内分泌科常用诊疗技术及护理

一、快速血糖仪测血糖

用快速血糖仪测量血糖,操作方法简单,结果获取快捷,随身携带方便,已被广泛应用于临床和家庭,以便随时监测血糖变化,调整治疗方案和药物剂量。

【测试准备】

1. 病人准备 向病人解释血糖测定的意义、操作过程及配合方法,使病人能积极配合。病人用温水洗净双手,擦干。

2. 用品准备 75%乙醇、手消毒剂、消毒棉签、血糖仪、血糖试纸、采血笔、采血针、记录单、笔等,注意检查血糖试纸的有效期,若超过有效期将导致检测结果不准。

【测试方法】

(一) 调整代码

因为不同批次的试纸有不同的代码,所以测试前必须调整血糖仪的代码,使其与现使用试纸的代码相同。打开血糖仪开关后即显示代码(有的血糖仪厂家称之为内存号或密码),按下设置键调整代码数字,直至血糖仪代码和试纸条标签上代码相同为止。

(二) 插入试纸

将试纸取出,迅速将瓶盖盖回。待血糖仪代码与试纸代码相同后,将试纸条插入血糖仪中(有的血糖仪需更换、安装试纸筒,其后血糖仪会自动将试纸筒移到正确位置并读取筒上的代码),待显示屏上提示"输入血样"后准备采血。

(三) 安装采血针

1. 安装采血针 旋下采血笔帽,将新的一次性无菌采血针装入采血笔,捏住采血针尾部,轻轻旋下采血针的圆形保护套(请勿丢弃),旋紧采血笔帽。

2. 调节刺指深度 调节采血笔的刺指深度调节旋钮,直至符合病人所需深度。

3. 打开弹簧 捏住采血笔笔帽凹形手持区,轻拉采血笔后部(有的采血笔为前部),使采血笔弹簧打开,直至听到明显的弹簧声后松手。

(四) 选择采血部位

选择部位时,应考虑往试纸上滴血是否顺手,是否给操作带来困难。采血部位一般为手指(婴儿取脚趾血)。指尖侧面的皮肤不但血供丰富,而且对疼痛不太敏感,其为采血的最佳位置。

(五) 消毒皮肤

用酒精或络合碘消毒已经清洁的采血部位,手臂下垂 30 s,以便有充足的血液能流到手指,待消毒液挥发、皮肤干燥后再行采血。

(六) 穿刺采血

将采血针针头紧抵采血部位,按下采血针按钮,采血针刺破皮肤,同时轻轻按摩手指,直至血滴呈悬挂状态。要求血滴足够大,否则将影响测定结果,如未获得足够血样,宜加大刺入深度重试。

(七) 拔针止血

采血完毕,拔出采血针,用无菌干棉签按压穿刺部位,同时旋下笔帽,将采血针保护帽重新套回到采血针上,以防刺伤他人。

(八) 吸血测试

将试纸的吸血区靠近血液样本,试纸将自动吸取血样。吸入足够血液样本后,血糖仪发出提示音,测试自动开始。在一定时间内(各种血糖仪时间不同)血糖仪显示测试结果并同时保存。

(九) 洗手记录

操作者洗手,记录测定的血糖值、检测时间。

（十）整理用物

关闭血糖仪,整理用物。

【注意事项】

（1）血糖仪应定期清洗和校对,储存在通风、无直射阳光处,以免受损而影响检测结果。

（2）测试条从包装瓶中取出后,不宜在空气中长时间暴露（≤3 min）,不可触摸测试条的滴血区、测试区。

（3）采血前局部加温或手臂下垂以增加采血量,但不可过度挤压手指。

（4）每次测试前必须核对和调校代码,不使用过期或与血糖仪品牌、型号不符的测试条。

（5）若需经常测试血糖,应轮换采血部位,不在同一部位采血,以防形成瘢痕,根据病人皮肤情况选择针刺深浅度。

（6）注意血糖仪所测血糖值与静脉血所测血糖值的区别,前者比后者约低10%。

（7）使用后的测试条、采血针和废电池不能丢弃在普通生活垃圾中,应按一次性医疗器械管理方法进行消毒处理,以免污染环境。

二、胰岛素抽吸法

【抽吸准备】

术者清洗双手,准备皮肤消毒剂、棉签、1 mL消毒注射器（最好是1 mL胰岛素专用注射器）、针头等。

【抽吸方法】

（一）普通胰岛素抽吸法

从400 U/10 mL普通胰岛素注射液密封瓶中抽吸8 U普通胰岛素。

（1）将胰岛素从冰箱内取出,放室温下1 h升温,轻轻摇匀。

（2）计算需要抽吸的胰岛素毫升数:10:400＝X:8,X＝0.2 mL。

（3）除去胰岛素密封瓶铝盖的中心部分,用碘酒、酒精消毒,待干。

（4）用1 mL注射器抽吸0.2 mL空气,将针尖刺入瓶内注入空气,随即倒转药瓶吸药至所需要剂量（0.2 mL）,右手固定针栓拔出针头。

（5）将余药置于阴凉处保存。

（二）混合胰岛素配制法

从400 U/10 mL普通胰岛素和400 U/10 mL精蛋白锌胰岛素密封瓶中分别抽取4 U,配制混合胰岛素。

（1）将胰岛素从冰箱内取出,放室温下1 h升温,轻轻摇匀。

（2）计算需要抽吸的普通胰岛素和精蛋白锌胰岛素毫升数（各为0.1 mL）,方法同前。

（3）消毒瓶盖,方法同前。

（4）配制胰岛素混合液。步骤如下。①用1 mL注射器抽吸与精蛋白锌胰岛素等量

(0.1 mL)的空气注入精蛋白锌胰岛素瓶内,注意针头避免接触胰岛素,拔出针头。②用1 mL注射器抽吸与普通胰岛素等量(0.1 mL)的空气注入普通胰岛素瓶内,随即倒转药瓶,抽出所需普通胰岛素剂量(0.1 mL),拔出针头。③将已经抽取普通胰岛素的注射器针头刺入精蛋白锌胰岛素瓶内,抽取所需的精蛋白胰岛素用量(0.1 mL),拔出针头,然后轻轻混匀。

【注意事项】

(1) 须用 1 mL 注射器抽药,最好是 1 mL 胰岛素专用注射器,抽吸时避免振荡。

(2) 注意无菌操作,防止发生污染。

(3) 配制混合胰岛素时,先抽吸普通胰岛素,再抽吸长效胰岛素。

三、胰岛素注射笔的使用

胰岛素注射笔是专门为糖尿病病人设计的医疗器械,由笔芯、笔身、针头组成,胰岛素储存在笔芯中,笔身可以调节剂量,笔身和笔芯连接,一次性针头超细超短。其具有操作简单、调节剂量精确、注射疼痛感小、使用时间长、携带方便、易于保管等特点,特别适合糖尿病病人在家中自行注射。

【使用方法】

1. 物品准备 备好胰岛素笔芯、针头、胰岛素笔、75%酒精及医用棉签。

2. 安装笔芯 安装前应仔细检查笔芯是否完好,有无裂缝;笔芯中药液的颜色、性状有无异常,有无絮状物或结晶沉淀;笔芯是否过期。确定无误后,扭开笔芯架,装入笔芯并拧紧;用75%酒精消毒笔芯前端橡皮膜,取出针头,打开包装,顺时针旋紧针头,安装完毕,注射时摘去针头保护帽即可。

3. 笔芯排气 更换笔芯后,由于驱动杆与笔芯尾端接触不够紧密,若不排气即进行注射,注射剂量将减少 4~6 U,因此,每次安装新笔芯和针头时都需进行排气。排气时将笔垂直竖起,使笔芯中的气泡聚集在上部,把剂量调节旋钮拨至"2 U"处,之后再按压注射键使之归零,如有 1 滴胰岛素从针头溢出,即表示驱动杆已与笔芯完全接触且笔芯内气泡已彻底排尽,如果没有药液排出,则重复进行此操作,直至排出一滴胰岛素为止。

4. 准备药物 每次注射前先检查胰岛素剂量,确认有本次注射所需的足够剂量后,旋转剂量调节旋钮至所需剂量。速效胰岛素(如诺和锐)、短效胰岛素(如诺和灵 R)及甘精胰岛素(来得时)均是澄清溶液,可以直接注射;中效胰岛素或预混胰岛素注射液为混悬液,应将胰岛素笔上下颠倒 10 次左右,直到药液成为均匀白色混悬液,以防药液浓度不均匀导致血糖控制不良。

5. 消毒注射 选择注射部位,常规消毒皮肤,再次核对胰岛素剂量,行皮下注射。注射时左手捏起注射部位皮肤,右手握笔呈 45°(瘦人)或垂直(胖人)快速进针,右拇指按压注射键缓慢匀速推注药液;注射后针头应留在皮下 6 s 以上,并继续按压注射键,这样既可以确保剂量准确,又可阻止药液流入针头或笔内;然后,顺着进针方向快速拔出针头,用干棉签按压针眼处 3 min 以上。

6. 用物整理 注射结束后,将针头戴上外针套(针帽)并旋下,以防刺伤他人,按消毒隔离规定处理废弃针头,戴回(盖上)笔帽。

【注意事项】

(1) 胰岛素注射笔与笔芯应相匹配,使用其个厂家生产的胰岛素注射笔时,必须使用该厂家生产的配套笔芯。注射不同类型的胰岛素,应更换胰岛素注射笔。

(2) 笔芯上的色带表示胰岛素不同剂型,每次注射前应仔细查对笔芯内胰岛素类型,确认所注射胰岛素剂型无误。

(3) 每次注射之前都应查看笔芯中胰岛素余量是否够本次注射所需剂量。

(4) 胰岛素注射笔不能暴露在阳光下,也不能放在冰箱中储藏,开启后的笔芯在室温下(<25 ℃)可保存 1 个月;为避免空气进入笔芯,不储藏安装有针头的注射笔,每次注射后须取下针头。

(5) 用酒精棉签擦拭针头、注射部位消毒药水过多或有硬结、未及时更换针头均可导致注射局部疼痛。因此,应消毒注射部位,待其干后注射,避免用酒精棉签擦拭针头,经常更换注射部位,避开硬结部位注射,针头应一次性使用。

(6) 用湿布清洁笔帽、笔身和笔盒,不用酒精、双氧水、漂白剂擦拭笔身和剂量窗口,不将注射笔浸入液体或被液体覆盖。将胰岛素注射笔取出盒外时,注意防尘并保持清洁。

四、口服葡萄糖耐量试验

正常人对葡萄糖具有很强的耐受能力,口服一定量的葡萄糖后,血糖暂时升高,不久后可降至正常水平,称为耐糖现象。临床上,让受试者口服一定量葡萄糖后,每间隔一定时间测定其血糖变化,观察其耐受葡萄糖的能力,即为口服葡萄糖耐量试验(OGTT),此为检测机体对葡萄糖负荷能力的经典试验,是诊断可疑糖尿病的重要检测方法。

【适应范围】

1. 糖尿病诊断 主要用于下列情况下糖尿病的诊断:①有糖尿病症状,但随机或空腹血糖不够诊断标准;②无糖尿病症状,随机或空腹血糖异常,或有一过性(或持续性)糖尿,或有明显糖尿病家族史;③妊娠期,患甲状腺功能亢进症、肝病、感染性疾病而出现糖尿者;④分娩巨大胎儿的妇女或有巨大胎儿史的个体;⑤不明原因的肾病或视网膜病。

2. 流行病学研究筛查 主要用于筛查糖尿病及糖耐量减低的高危人群。

3. 其他 判断胰岛 β 细胞分泌功能,判断是否有胰岛素抵抗等。

【试验方法】

1. 饮食 试验前 3 天每天进食碳水化合物不少于 150 g;试验前禁食 10～16 h,不少于 10 h 或超过 16 h,可以饮水,不饮茶和咖啡。

2. 服糖 WHO 推荐成人口服无水葡萄糖 75 g 或含一分子水的葡萄糖 82.5 g,溶于 250～300 mL 水中,5～10 min 内服下。孕妇口服无水葡萄糖 100 g、儿童每千克体重口服 1.75 g(总量不超过 75 g)无水葡萄糖。

3. 采血 服糖前(0 min)和服葡萄糖后30 min、60 min、120 min、180 min 分别抽静脉血测静脉血浆葡萄糖含量。

4. 意义 若服糖后 2 h 血糖≥11.1 mmol/L,可诊断为糖尿病;服糖后 2 h 血糖在 7.8~11.1 mmol/L 之间为糖耐量降低;服糖后 2 h 血糖<7.8 mmol/L 为正常。

【注意事项】

(1) 停用影响血糖的各种药物如糖皮质激素、避孕药、甲状腺激素、噻嗪类利尿剂、水杨酸钠等 1 周以上。

(2) 试验前和试验过程中不吸烟,不喝茶和咖啡,不进食,避免剧烈体力活动,以免影响检测结果。

(3) 本试验应避开脑梗死、心肌梗死、外伤、手术等各种应激状态至少 2 周以上。

(4) OGTT 宜空腹进行,最好早晨 7~9 时开始,此时受试者已经空腹 8~14 h。

(5) 糖尿病已经确诊(根据空腹血糖、餐后 2 h 血糖或随时血糖确诊)的病人、严重肝病病人(如急性肝炎、严重肝硬化者)、胃肠道手术或胃肠功能紊乱者,一般不做 OGTT。如病人有感冒、胃肠炎等急性疾病,病愈后再做 OGTT。

知识链接

静注葡萄糖耐量试验(IVGTT)

对于胃切除术后、胃空肠吻合术后、有吸收不良综合征的病人,可做静注葡萄糖耐量试验(IVGTT)。静注 50% 葡萄糖注射液,剂量按每千克体重 0.5 g 计算,2~3 min 注射完。以开始注射至注射完之间的任何时间为零点,在之后 60 min 内,每 5 min 取静脉血测静脉血浆葡萄糖 1 次。IVGTT 还可作为评价葡萄糖利用的临床研究手段。

(吕 劼)

本章小结

单纯性甲状腺肿与碘缺乏、致甲状腺肿物质以及甲状激素合成酶缺陷有关。临床表现为甲状腺肿大而无甲状腺功能异常。主要治疗是补充碘剂,主要预防措施是食用加碘食盐。

Graves 病是一种自身免疫性疾病。临床主要表现为高代谢综合征、弥漫性甲状腺肿大、眼征,严重表现为甲状腺危象。血 FT_3、FT_4(或 TT_3、TT_4)增高及 TSH 降低。治疗方法主要为抗甲状腺药物治疗、放射性[131]I 治疗及手术治疗。护理重点为饮食护理、眼部护理、甲状腺危象护理、放射性[131]I 治疗护理、用药护理。

甲减是 TH 激素减少或 TH 抵抗引起的全身性低代谢综合征。临床主要表现为机体代谢率降低,以及皮肤、心肌、骨骼肌等组织的黏液性水肿。血清 TSH 增高,TT_4、FT_4 降低是诊断的必备指标。所有类型的甲减均需用 TH 替代治疗,左甲状腺素为首选药物。护理重点为饮食护理、用药护理、便秘护理、黏液性水肿昏迷护理。

腺垂体功能减退症由各种原因引起的腺垂体激素分泌减少或缺乏所致,垂体瘤是成人最常见原因。临床主要表现为各靶腺(性腺、甲状腺、肾上腺)功能减退,其中性腺功能减退常最早出现。腺垂体激素测定是腺垂体机能不足的直接证据,靶腺激素测定是腺垂体功能不足的间接证据。本病采取相应靶腺激素替代治疗能取得满意效果。护理重点为性功能障碍护理、自我形象紊乱护理、用药护理、垂体危象护理。

Cushing 综合征由肾上腺皮质分泌过多糖皮质激素所致。主要表现为满月脸、多血质、向心性肥胖、皮肤紫纹、痤疮、糖尿病倾向、高血压和骨质疏松等。血浆皮质醇水平增高且昼夜节律消失,24 h 尿 17-酮类固醇、17-羟皮质类固醇水平升高。以病因治疗为主。护理重点为饮食护理、用药护理、预防感染、防止外伤。

Addison 病由多种因素引起的双侧肾上腺被破坏而导致肾上腺皮质激素合成不足所致,肾上腺结核为最常见原因。主要表现为低血压、低血糖、低血钠及消化系统表现,皮肤、黏膜色素沉着是本病突出而具特征性的症状,肾上腺危象为危重表现。需终身使用肾上腺皮质激素替代治疗。护理重点为饮食护理、肾上腺危象护理、用药护理。

糖尿病是由于遗传与环境共同作用而引起的代谢综合征。临床典型表现为多饮、多食、多尿和体重减轻。血糖升高是诊断糖尿病的主要依据,OGTT 适用于血糖值高于正常范围而又未达到诊断糖尿病标准或疑有糖尿病倾向者。治疗要点为糖尿病教育、医学营养治疗、运动锻炼、血糖监测和药物治疗。护理重点为饮食护理、运动护理、用药护理、酮症酸中毒护理。

情景模拟训练

案例一

医学生,女,19 岁。开学第一天,班主任和班上同学就对她的大眼睛留下了深刻印象:开学不久,发现该学生上课时注意力不集中,爱讲话,自习课喜欢在教室内窜动,而且同学反映其易激动,喜欢发脾气,和同学相处不融洽。班主任和她谈心时发现其脖子增粗,随即对其进行触摸,发现双侧甲状腺肿大,仔细观察发现其双眼眼球突出,遂建议到当地医院就诊。到医院经过系列检查,诊断为"甲状腺功能亢进症"。

情景模拟训练内容:

(1)病人不知道如何选择食物,请你进行饮食指导。

(2)遵医嘱给予病人丙硫氧嘧啶治疗,请你进行用药指导。

案例二

张先生,40 岁,168 cm,体重 65 kg。口渴、多饮、多尿半年,未引起重视,2 个月来体重减轻,明显乏力,为求诊断入院。查体:T 37.6 ℃,P 90 次/分,R 20 次/分,BP 1380/80 mmHg,意识清楚,全身皮肤完整。辅助检查:空腹血糖 14 mmol/L。诊断为"2 型糖尿病"。

情景模拟训练内容:

(1)张先生遵医嘱服用"二甲双胍",请进行用药指导。

(2)入院第 2 天下午 3 点,护士巡视病房,发现病人在吃大块巧克力。请你针对病人情况进行饮食指导。

(3)病人诉足部麻木、疼痛、怕冷,足部检查发现皮肤苍白、足背动脉搏动尚可。病人担心并发糖尿病足,请你进行糖尿病足预防指导。

(4) 入院第 4 天,病人突然头痛、烦躁不安、意识不清,呼吸深大有烂苹果味。急查:血糖 25 mmol/L、尿糖(＋＋＋＋)、血酮体(＋)、尿酮体(＋＋＋)。请你对病人进行"糖尿病酮症酸中毒抢救配合"。

第七章
风湿内科病人的护理

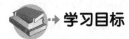

学习目标

1. 掌握风湿内科常见疾病的临床表现、护理措施。
2. 熟悉风湿内科常见疾病的治疗要点、重要辅助检查。
3. 了解风湿内科常见疾病的病因与发病机制。
4. 能够对风湿内科病人进行整体护理。
5. 能指导风湿内科病人进行肢体功能锻炼。
6. 能对风湿内科病人与社区群体进行健康教育。

知识链接

风湿性疾病概念及特点

风湿性疾病(rheumatic diseases)简称风湿病,是指影响骨、关节及其周围软组织,如肌肉、肌腱、滑膜、韧带、神经等部位,以内科治疗为主的一组疾病。弥漫性结缔组织病是风湿病中的一大类,常见疾病有系统性红斑狼疮和类风湿关节炎等。

风湿病的临床特点如下。

(1)其为自身免疫性疾病。

(2)病理表现以血管和结缔组织慢性炎症性改变为基础。

(3)病变常累及多个系统,如肌肉、骨骼系统。

(4)同一疾病在不同病人的临床表现和预后差异很大。

(5)对糖皮质激素治疗有一定反应。

(6)呈发作与缓解相交替的慢性病程。

第一节　系统性红斑狼疮病人的护理

案例引导

　　病人,女,27岁,妊娠4个月。6个月前双手指、手掌、足趾、足掌等处出现多发性水肿性红斑,无疼痛和瘙痒。3个月前,上述红斑处出现局限性小溃疡,反复发生,难以痊愈,同时出现下肢水肿和发热。护理体检:T 38 ℃,P 82 次/分,R 23 次/分,BP 100/85 mmHg,面颊部、鼻梁、鼻翼可见充血性红斑,双手、足掌面及指(趾)端可见充血、出血性红斑及小溃疡,双下肢有凹陷性水肿,腕关节疼痛。实验室检查:ESR 130 mm/h,尿蛋白(＋＋＋),RBC 12～15/HP,ANA 阳性,抗双链 DNA 抗体、抗 Sm 抗体阳性。临床诊断:系统性红斑狼疮。

　　系统性红斑狼疮(systemic lupus erythematosus,SLE)是一种有多系统损害表现的慢性自身免疫性疾病,体内有以抗核抗体为代表的多种自身抗体。本病病程迁延,以病情缓解和急性发作交替出现为特点,有肾脏、中枢神经系统等部位损害者预后较差。本病女性多见,尤其是 20～40 岁的育龄妇女。我国患病率为 30.13～70.41/10 万,高于全球平均患病率12～39/10万。

　　本病病因不明,可能与以下因素有关。①遗传因素:流行病学及家系调查资料表明,SLE 有家族聚集现象,同卵孪生者的患病率 5～10 倍于异卵孪生者的患病率,有 SLE 易感基因的人群患病率高于正常人群,SLE 病人第 1 代亲属中患 SLE 的患病率 8 倍于无 SLE 病人家庭,有色人种患病率高于白色人种。多年研究已证明 SLE 是多基因病。②雌激素:SLE女性病人的患病率明显高于男性,育龄期人群的患病率男、女比例为 1∶9,儿童及老人的患病率男、女比例为 1∶3;SLE 病人不论男女均有雌酮羟基化产物增高;女性处于非性腺活动期(小于 13 岁,大于 55 岁)时 SLE 发病率较低;睾丸发育不全者常合并 SLE;妊娠可诱发本病或加重病情,特别是在妊娠早期和产后 6 周。以上均提示 SLE 发病与雌激素有关。③环境因素:日光(40%的 SLE 病人对日光过敏,紫外线可使皮肤上皮细胞出现凋亡,新抗原暴露而成为自身抗原)、微生物病原体(如病毒)、食物(如芹菜、无花果等含补骨脂素的食物,烟熏食物、蘑菇等含联胺基团的食物及苜蓿等)、药物(如普鲁卡因胺、异烟肼、氯丙嗪、甲基多巴、青霉胺、肼苯达嗪、苯妥英钠等)都可诱发本病或使病情加重。

【护理评估】

一、健康史

　　了解病人的家族史,询问病人有无用过可诱发 SLE 的药物,如普鲁卡因胺、异烟肼、氯丙嗪、甲基多巴等;是否食用过可诱发 SLE 的食物,如芹菜、无花果、苜蓿、蘑菇、烟熏食物等;评估病人近期有无病毒感染、长时间阳光照射;了解病人有无体内性激素水平改变的情况,如服用避孕药、妊娠、分娩等。

二、身心状况

(一)症状、体征

临床症状多样,不同病人的临床表现差异较大,早期症状往往不典型。起病可为暴发性、急性或隐匿性,早期可仅侵犯单一器官,也可多个系统同时受累。

1. 全身症状 活动期大多数病人有全身症状。约 90% 病人有发热,以低中度热常见,此外,尚可有疲倦、乏力、体重下降等症状。

2. 皮肤黏膜 80% 的病人在病程中出现皮疹,表现多样,包括双颧颊部和鼻梁呈蝶形分布的红斑、盘状红斑、面部及躯干皮疹、指掌和甲周红斑、指端缺血等,其中以蝶形红斑最具特征。其他表现有网状青斑、光过敏现象、脱发、雷诺现象(雷诺现象是指诱因作用下的血管反应性改变,如寒冷导致短暂的手指、鼻尖、耳朵缺血性改变)。SLE 的各种皮疹多无明显瘙痒。口腔和鼻黏膜的痛性溃疡亦较常见,常提示疾病活动。

3. 关节和肌肉 约 85% 的病人有关节受累,常表现为对称性多关节疼痛、肿胀,红肿少见,一般不引起关节畸形,受累关节常为指、腕、膝关节。可有肌痛、肌无力,有时出现肌炎。

4. 肾脏 SLE 可累及各个系统和器官,但以肾脏最为常见。27.9%～70% 的病人病程中出现肾脏受累。早期多无症状,随病情发展,可出现蛋白尿、血尿、管型尿、水肿、高血压等表现,晚期发展为肾功能衰竭,此为 SLE 常见的死亡原因。

5. 心血管 心包炎最为常见,为纤维蛋白性心包炎或渗出性心包炎,心脏压塞少见。约 10% 病人有心肌损害,可有气促、心前区不适、心律失常,严重者可发生心力衰竭而致死。SLE 可出现疣状心内膜炎,多无相应的临床表现,但疣状赘生物可以脱落引起栓塞或并发感染性心内膜炎。部分病人可因冠状动脉受累出现心肌缺血表现,如心绞痛、心电图 ST-T 改变,甚至出现心肌梗死。

6. 肺 约 35% 病人有胸腔积液,多为中小量、双侧积液。约 10% 病人可发生狼疮性肺炎,表现为发热、干咳、气促,肺部 X 线可见片状浸润阴影,多在双下肺。少数病人可出现肺间质病变、弥漫性肺泡出血和肺动脉高压等。

7. 消化系统 约 30% 的病人有食欲不振、腹痛、腹泻、呕吐、腹腔积液等,部分病人以上述症状为首发表现。约 40% 的病人转氨酶升高,10% 的病人肝脏肿大,一般无黄疸。少数病人可发生各种急腹症,如急性腹膜炎、胰腺炎、肠坏死、肠梗阻等,与肠壁和肠系膜的血管炎有关,往往是 SLE 发作或活动的信号。

8. 神经系统 神经精神狼疮(NP-SLE),又称狼疮脑病,其出现提示疾病处于活动期,病情严重且预后不佳。中枢神经系统表现为无菌性脑膜炎、脑血管疾病、运动障碍、脊髓病、意识障碍、癫痫、认知障碍、情绪障碍、精神病等。外周神经系统表现为格林巴利综合征、自主神经病、重症肌无力、单神经病、多发性神经病、颅神经病变等。

9. 血液系统 活动性 SLE 病人血红蛋白浓度下降、白细胞减少、血小板减少常见,部分病人有轻、中度无痛性淋巴结肿大,以腋窝和颈部多见,少数病人脾大。

10. 其他表现 少数病人可以在 SLE 活动期出现抗磷脂抗体综合征,表现为动脉和(或)静脉的血栓形成、习惯性自发性流产、血小板减少。约 30% 的 SLE 病人有继发性干燥综合征,表现为唾液腺和泪腺功能不全。少数病人有眼底变化,如出血、视乳头水肿、视网膜渗出物等,主要是由视网膜血管炎造成的。

（二）心理、社会状况

SLE 病人病程长，迁延不愈，反复发作，需多次住院，因此，病人易产生悲观失望甚至绝望心理；面部皮疹、脱发及药物所致容貌改变，容易使青年女性病人产生自卑心理，他们常常孤独自怜，不愿意与人交往；面对不能生育的状况，那些没有子女的家庭可能因此而出现家庭矛盾甚至导致家庭破裂。

（三）辅助检查

1. 一般检查　血液检查常有贫血，白细胞计数减少，血小板计数减少；病情活动时血沉多增快、血清 C 反应蛋白（CRP）增高；尿常规异常（血尿、蛋白尿）提示有肾功能损害。

2. 免疫学检查

（1）自身抗体　病人血清中可查到多种自身抗体，最常见而有用的主要有以下几种。

①抗核抗体（ANA）：其为筛选结缔组织病的主要试验，几乎见于所有的 SLE 病人，但其特异性低，很难与其他结缔组织病相鉴别，常需做其他自身抗体检验。

②抗双链 DNA（抗 dsDNA）抗体：其为诊断 SLE 的标记抗体之一，特异性高（95%），敏感性约为 70%，抗体滴度与 SLE 活动性密切相关。

③抗 Sm 抗体：其为诊断 SLE 的标记抗体之一，特异性高达 99%，但敏感性仅为 25%，该抗体与 SLE 活动性无关。用于诊断早期和不典型病人或作为回顾性诊断依据。

（2）补体　常用的补体检查项目有 CH_{50}（总补体）、C_3、C_4，补体低下尤其是 C_3 低下提示 SLE 有活动，C_4 缺乏亦可能是 SLE 易感性的表现。

3. 肾活检　肾穿刺活组织检查对狼疮性肾炎的诊断、治疗和预后的估计均有价值。

4. 其他　CT、MRI、UCG、X 线、超声等检查有助于早期发现器官损害。

【主要护理诊断/医护合作性问题】

1. 体温过高　与自身免疫反应有关。

2. 皮肤完整性受损　与 SLE 导致血管炎性反应有关。

3. 疼痛：关节疼痛　与自身免疫反应有关。

4. 自我形象紊乱　与疾病所致容貌改变、药物不良反应有关。

5. 潜在并发症：慢性肾衰竭。

【护理措施】

（一）一般护理

1. 休息　急性期症状明显的病人应卧床休息，以减少消耗，保护脏器功能，预防并发症的发生；缓解期应动静结合，逐步恢复日常活动；待病情完全稳定后，可适当参加工作，但应避免劳累。

2. 饮食护理　一般给予高糖、高蛋白、高维生素饮食，少量多餐；忌食芹菜、无花果、苜蓿、蘑菇、烟熏食物等，以防诱发或加重病情；避免刺激性食物，以促进组织愈合，减少口腔黏膜损伤和疼痛；忌食浓茶、咖啡，吸烟，以防引起小动脉痉挛，加重组织缺血、缺氧。有心、肾功能损害的病人进低盐饮食，同时限制水、钠摄入，记录液体出入量，同时肾功能不全的病人宜给予优质低蛋白饮食（参见"慢性肾衰竭病人的护理"相关内容），消化功能障碍者给予无渣饮食,意识障碍者可鼻饲流质饮食,必要时静脉补充营养。

（二）心理护理

本病反复发作、迁延不愈,易造成脏器损害,使病人产生焦虑、悲观、失望情绪,护理人员应与病人建立良好的护患关系,向病人介绍治疗成功的病例及治疗护理的新进展,积极鼓励病人,使病人树立起战胜疾病的信心。同时向病人说明消极情绪对疾病的不良影响,教会病人采用积极的应对方式调节自己的情绪状态。与病人一起制订护理计划,让病人明确目标,积极配合治疗护理工作。引导病人亲属多给予关心、理解,使病人获得良好的社会支持。

（三）病情观察

监测发热病人的体温变化及应用降温措施的效果;观察皮肤损害的部位、范围及颜色变化;观察关节疼痛部位、性质、活动度和功能改变;观察全身其他脏器受损的表现,特别注意有无肾脏功能损害的表现,如观察水肿(部位、程度)、尿量、尿色、尿液检查结果的变化,监测血清电解质、血肌酐、血尿素氮的改变。

（四）对症护理

1. 发热护理 定期测量体温变化,每 4 h 测量 1 次;体温达到 39 ℃以上的病人,采用物理降温或药物降温;补充足够的营养和水分;做好口腔及皮肤护理,增加病人的舒适感。

2. 皮肤黏膜护理

（1）皮损护理 保持皮肤清洁干燥,每天清洗红斑、皮疹等皮损部位并用温水湿敷,以促进血液循环,利于鳞屑脱落,忌用碱性肥皂、化学物品和化妆品,可遵医嘱涂药物性软膏于皮损部位;避免紫外线照射,床位安排在没有阳光直射的地方,嘱病人勿晒太阳、忌日光浴,外出穿长袖衣裤,戴保护性眼镜、太阳帽或打伞,避免阳光直接照射裸露皮肤;皮损局部有感染者,遵医嘱用抗生素治疗,并行局部清创换药处理。

（2）口腔护理 保持口腔清洁,晨起、睡前及每次进食前后用漱口液漱口或擦洗口腔,有口腔溃疡的病人漱口后用中药冰硼散或锡类散涂敷。有口腔感染的病人根据病因选择漱口液,若为细菌性感染可选用 1:5000 的呋喃西林溶液漱口,局部涂碘甘油;若为真菌感染可用 1%～4%的碳酸氢钠溶液漱口,亦可用 2.5%的制霉菌素甘油涂患处。

（3）脱发护理 保持头皮清洁,用温水洗头,但次数不宜过多,以每周 1～2 次为宜,避免染发、烫发、卷发、用发胶定型,尽量剪短发,用帽子、假发、头巾等进行修饰,以维护容貌和自尊。

3. 关节和肌肉疼痛护理 参见"类风湿关节炎病人的护理"相关内容。

（五）治疗指导

1. 治疗要点

（1）糖皮质激素 其为目前治疗 SLE 的主要药物,待病情控制后逐渐减量,多需长期维持治疗。常用药物为泼尼松或甲泼尼龙。

（2）免疫抑制剂 病情反复、重症的病人应在激素治疗基础上加用免疫抑制剂,这样能更好地控制 SLE 活动,保护重要脏器功能,减少复发,还可以减少激素用量。常用药物有环磷酰胺、吗替麦考酚酯、环孢素 A、羟氯喹、硫唑嘌呤、雷公藤总苷等。

（3）对症治疗 非甾体抗炎药(阿司匹林、吲哚美辛、布洛芬)主要用于缓解发热、关节痛、肌肉痛等症状,高血压、血脂异常、糖尿病、骨质疏松、SLE 神经精神症状等予以相应治疗。

（4）其他治疗　包括静脉注射免疫球蛋白、血浆置换、造血干细胞移植、生物制剂等。

2. 用药护理

（1）糖皮质激素　长期应用糖皮质激素可出现向心性肥胖、血糖升高、高血压、诱发感染、股骨头坏死和骨质疏松等不良反应，如果突然停药或减量过快，病人易出现停药反应或反跳现象。因此，应详细向病人介绍用药的名称、方法、剂量和给药时间，强调按医嘱服药的必要性，告诫病人不可自行减量或停药，以免引起病情反跳。用药期间应定期监测病人血压，观察血糖、尿糖变化，以便及早发现药物性糖尿病及医源性高血压，注意病人情绪变化，做好皮肤和口腔黏膜的护理。

（2）免疫抑制剂　环磷酰胺易引起胃肠道反应、脱发、肝损害、白细胞减少、出血性膀胱炎等不良反应，硫唑嘌呤的主要不良反应有骨髓抑制、肝损害、胃肠道反应等。因此，应用环磷酰胺和硫唑嘌呤时应定期查血常规、肝功能；有脱发者，应向病人进行解释，并鼓励病人戴假发、帽子、头巾等进行修饰；饮食方面应提供色香味俱佳的食物，增进病人食欲，鼓励其多饮水、少食多餐，增加营养摄入。环孢素 A 的主要不良反应为肝、肾损害，用药期间应定时检测肝功能、肾功能。羟氯喹对血液、肝功能、肾功能影响很小，但可造成心肌损害，久用后可能对视力有一定影响，用药期间应注意监测心电图，并定期做眼底检查。

（4）非甾体抗炎药　服药后可引起胃肠道反应，需饭后服，反应严重者报告医师停用药物。

【健康教育】

1. 预防指导　避免各种引起 SLE 复发的诱因，如药物、食物、日光、紫外线、化妆品以及引起病人体内性激素水平改变的各种因素（怀孕、服用避孕药等）。病情稳定后病人可以适当参加工作，但应避免过度劳累。预防感染，尽量少去公共场所。病情活动时避免预防接种。

2. 用药指导　向病人强调遵医嘱用药的重要性，告诫病人切不可擅自减量、停药，同时教会病人观察药物的不良反应，若发现问题，应及时就诊。

3. 生育指导　非缓解期 SLE 病人容易出现流产、早产、死胎，故宜指导育龄女性避孕，不用含雌激素的避孕药。没有中枢神经系统、肾脏和其他脏器严重损害且病情缓解半年以上者，一般可以安全妊娠并正常分娩，但应停用环磷酰胺、甲氨蝶呤、硫唑嘌呤等药物 3 个月以上，以防上述药物影响胎儿发育。妊娠期间督促病人定期到医院检查，严密观察胎儿生长情况和病情变化。

（金小千）

第二节　类风湿关节炎病人的护理

案例引导 ----------------------

　　病人，女，31 岁。2 年前无明显诱因低热（T 38 ℃左右）、乏力 2 周，继之出现双手掌指关节、近端指间关节肿胀疼痛，呈对称性，晨起疼痛，关节有胶黏着样感觉，1 h 左右可缓解,无肌肉疼痛和无力。2年来关节疼痛反复发作,近半年来关节疼痛加重,并有关节变形与活动受限。体格检查:T 38.2 ℃,P 85 次/分,R 20 次/分,BP 110/80 mmHg,皮肤无黄染,浅表淋巴结无肿大,心、肺及腹部查体无明显异常,双下肢无水肿,双手掌指关节、近端指间关节肿胀疼痛。辅助检查:血沉增快,类风湿因子阳性(滴度大于1∶20),X 线检查示近端指间关节、掌指关节关节间隙变窄,关节面有虫蚀样改变。临床诊断:类风湿关节炎。

类风湿关节炎(rheumatoid arthritis,RA)是一种以侵蚀性、对称性多关节炎为主要临床表现的慢性、全身性自身免疫性疾病。本病呈进行性发展,如未得到适当治疗,病情将逐渐加重,最终可能导致病人劳动力丧失或致残。因此,早期诊断、早期治疗至关重要。我国 RA患病率为 0.32%～0.36%,略低于世界平均水平(0.5%～1%)。RA 可发生于任何年龄,80%发病于 35～50 岁,女性的发病率约为男性的 3 倍。

RA 的病因尚未完全明确,可能与以下因素有关。①感染因素:虽然目前尚未证实有导致本病的直接感染因子,但临床及实验研究资料均表明一些细菌、支原体、病毒、原虫等感染与 RA 的发病和病情进展关系密切。②遗传因素:本病有遗传倾向,家系调查发现,RA 先证者的一级亲属发病率为 11%,同卵孪生者同时患 RA 的概率为 12%～30%,而异卵孪生者的概率仅为 4%,用分子生物学检测技术发现 HLA-DR4 单倍型与 RA 的发病相关。

【护理评估】

一、健康史

询问亲属中是否有类似疾病,是否有细菌、病毒、支原体感染史,是否长期生活在寒冷、阴暗、潮湿的环境中,是否受过创伤、精神刺激。

知识链接

RA 基本病理改变

类风湿关节炎的基本病理改变是滑膜炎。急性期滑膜表现为渗出性和细胞浸润性,滑膜下层血管充血,内皮细胞肿胀,间质有水肿和中性粒细胞浸润。当病变进入慢性期,滑膜变得肥厚,形成许多绒毛样突起,突向关节腔内或侵入软骨和软骨下的骨质,绒毛具有很强的破坏性,是造成关节破坏、关节畸形及功能障碍的病理基础。

类风湿血管炎可发生在关节以外的任何组织,主要累及中、小动脉和(或)静脉,管壁有淋巴细胞浸润、纤维素沉着、内膜增生,导致管腔狭窄或闭塞。

类风湿结节是血管炎的一种表现,结节周围是纤维素样坏死组织,周围有上皮细胞浸润,排列成环状,外被以肉芽组织。常见于关节受压的皮下组织,也可发生于任何内脏器官。

二、身心状况

（一）症状、体征

RA 的症状体征主要有关节症状和关节外症状的表现。多数缓慢而隐匿起病，在出现明显的关节症状前可有数周的发热、乏力、全身不适、体重下降等症状，以后逐渐出现典型的关节症状。

1. 关节表现　RA 主要侵犯小关节，最常受累的部位为腕、掌指关节、近端指间关节，其次为足趾、膝、踝、肘、肩等关节，很少累及远端指间关节、脊柱。

（1）晨僵　晨僵是指病变关节在早晨起床或日间长时间静止不动后出现的僵硬，如胶黏着样的感觉，持续时间多在 1 h 以上，活动后方能缓解或消失。晨僵是 RA 突出的临床表现，95% 以上的 RA 病人出现晨僵现象，晨僵持续时间和关节炎症的程度成正比，常被作为观察本病活动性的指标之一。其他病因所致的关节炎也可出现晨僵，但不如本病明显和持久。

（2）痛与压痛　关节痛往往是最早的症状，呈对称性、持续性，时轻时重，疼痛关节往往伴有压痛。受累关节的皮肤常出现褐色色素沉着。

（3）关节肿　多因关节腔内积液或关节周围软组织炎症引起，病程长者可因滑膜慢性炎症后的肥厚而引起。受累的关节均可肿胀，常见的部位为腕、掌指关节、近端指间关节、膝等关节，多呈对称性。关节炎性肿大而附近肌肉萎缩，关节呈梭形，称为梭状指，如图 7-1 所示。

（4）关节畸形　多见于较晚期病人。因滑膜炎的绒毛破坏了软骨和软骨下的骨质造成关节纤维性或骨性强直畸形，又因关节周围的肌腱、韧带受损使关节不能保持在正常位置，出现手指关节的半脱位，关节周围肌肉萎缩、痉挛则使畸形更为加重。最常见的关节畸形是腕和肘关节强直、掌指关节的半脱位、手指向尺侧偏斜（图 7-2）和呈"天鹅颈"样及"纽扣花样"表现。

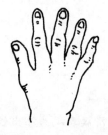
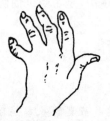

图 7-1　类风湿关节炎梭状指　　**图 7-2　类风湿关节炎手指呈尺侧偏斜畸形**

（5）关节功能障碍　关节肿痛和畸形可造成关节活动障碍。美国风湿病学会按关节功能障碍影响生活的程度将其分为以下四级。Ⅰ级：能照常进行日常生活和各项工作。Ⅱ级：可进行一般的日常生活和某种职业工作，但参与其他项目活动受限。Ⅲ级：可进行一般的日常生活，但参与某种职业工作或其他项目活动受限。Ⅳ级：日常生活自理和参与工作的能力均受限。

（6）特殊关节表现　颈椎关节受累出现颈痛、活动受限，甚至因半脱位而出现脊髓受压。肩、髋关节受累常表现为局部疼痛和活动受限。约有 25% 的病人出现颞颌关节的损伤，表现为讲话或咀嚼时疼痛加重，严重者出现张口受限。

2. 关节外表现

（1）类风湿结节 类风湿结节是本病最常见的关节外表现，有20％～30％的病人出现，多位于关节隆突部及受压部位的皮下，如前臂伸面、肘鹰嘴突附近、头枕部、跟腱等处。其大小不一，直径为数毫米甚至数厘米、质硬、无压痛、对称性分布。此外，几乎所有脏器（如心、肺、眼等）均可累及。其存在一般提示本病处于活动期。

（2）类风湿血管炎 类风湿血管炎是关节外损害的基础，可累及人体任何系统和脏器。皮肤血管炎可有甲床点状或线状出血、指端坏死、皮肤淤斑、小腿溃疡等，肺部受累可出现肺间质病变、胸膜炎、结节样改变、肺动脉高压，心脏受累常见心包炎，冠状动脉受累可引起心肌梗死，神经系统受累可有周围神经病变、脊髓压迫表现，眼部受累可发生巩膜炎、结膜炎。本病很少累及肾脏。

（3）其他表现 病情活动时，病人血液系统常有贫血和血小板增多表现；部分病人出现费尔蒂（Felty）综合征，表现为脾大、中性粒细胞减少甚至贫血和血小板减少，但与病情活动性无明显相关。30％～40％的病人出现干燥综合征，表现为口干、眼干。

（二）心理、社会状况

病人反复出现关节疼痛、肿胀，长期受疾病折磨，因而容易引起焦虑、烦躁等心理；严重者关节畸形、功能障碍，生活不能自理，生活质量和工作能力下降，因而产生忧郁、悲观、孤独等情绪。

（三）辅助检查

1. 血液检查 有轻至中度贫血。活动期血小板增多，白细胞及分类多正常。

2. 炎性标志物 血沉和C反应蛋白（CRP）常升高，并提示病情处于活动期。

3. 自身抗体

（1）类风湿因子（RF） 分为IgM型、IgG型和IgA型RF，在临床工作中主要检测IgM型RF。70％病人血清RF检测阳性，其滴度与本病的活动性和严重性成正比，但RF并非RA的特异性抗体，因此RF阳性者必须结合临床表现，方能诊断本病。

（2）抗角蛋白抗体谱 包括抗核周因子（APF）抗体、抗角蛋白抗体（AKA）、抗聚角蛋白微丝蛋白抗体（AFA）、抗环瓜氨酸肽（CCP）抗体。这些抗体有助于RA的早期诊断，尤其是血清RF阴性、临床症状不典型的病人。其中，抗环瓜氨酸肽（CCP）抗体较其他抗体具有更高的敏感性和特异性，已在临床普遍使用。

4. 免疫复合物和补体 70％病人血清中可出现各种不同类型的免疫复合物，尤其是活动期和RF阳性的病人。血清补体在RA急性期和活动期均有升高，仅在合并血管炎时补体降低。

5. 关节滑液检查 正常人关节腔内滑液不超过3.5 mL，在关节有炎症时滑液增多，滑液中白细胞明显增多，达$(2\sim75)\times10^9$/L，且中性粒细胞占优势。

6. 关节X线检查 对RA的诊断、关节病变分期、病情演变的监测均很重要。初诊至少应进行手指和腕关节的X线摄片。早期可见关节周围软组织的肿胀阴影，关节端的骨质疏松（Ⅰ期）；进而关节间隙变窄（Ⅱ期）；关节面出现虫蚀样改变（Ⅲ期）；晚期可见关节半脱位和关节破坏后的纤维性和骨性强直（Ⅳ期）。

7. 类风湿结节活检 典型的病理改变有助于诊断。

【主要护理诊断/医护合作性问题】

1. 疼痛:关节疼痛 与 RA 所致关节炎性病变有关。

2. 自理缺陷 与 RA 所致关节疼痛、僵硬、关节功能障碍有关。

3. 有废用综合征的危险 与关节炎反复发作、疼痛和关节骨质破坏有关。

4. 知识缺乏 缺乏 RA 治疗和自我护理的知识。

【护理措施】

(一)一般护理

1. 休息与体位 在急性活动期,关节肿胀伴体温升高时,协助取舒适体位,卧床休息,以减少体力消耗,保护关节功能,避免损伤脏器。在病情恢复期应尽早进行关节锻炼,防止关节废用。对无力起床的病人鼓励在床上进行各种运动,活动强度以病人能承受为宜。

2. 饮食护理 应给予足量蛋白质、高维生素、营养丰富的食物,避免摄入辛辣、刺激性食物。有贫血者给予含铁丰富的食物。

(二)心理护理

关心、理解病人,建立良好的护患关系,鼓励病人说出自身感受,耐心听取病人诉说,对病人提出的问题及时给予有效反馈,并向病人说明消极情绪的不良影响,指导病人身心放松。对于功能障碍和残疾病人,帮助病人接受并积极面对现实,鼓励病人发挥健康肢体的作用,允许病人以自己的速度完成工作,尽量做到生活自理或参加力所能及的工作,以增加自信心、体现生存价值。建立社会支持网,嘱咐病人家属、朋友给予物质和精神支持。情绪不稳定、精神障碍或意识不清者,应加强护理,做好安全防护和急救准备,防止发生自伤和外伤等意外。

(三)病情观察

观察关节疼痛与肿胀的部位、性质、程度、持续时间及其与活动的关系,观察晨僵持续时间与程度,观察关节有无活动受限、畸形和功能障碍;观察有无如胸闷、咳嗽、呼吸困难、心前区疼痛等脏器受累症状,一旦出现提示病情严重的症状,应及时报告医师并给予处理。

(四)对症护理

1. 晨僵护理 夜间睡眠时戴弹力手套,对受累关节进行保暖,可减轻晨僵程度;早晨起床后晨僵关节先行热疗(热水浴、热敷或热水浸泡)而后活动关节;晨僵持续时间长且疼痛明显者,可服用消炎止痛药物;缓解期可从事力所能及的工作和活动,避免长时间不活动关节。

2. 关节疼痛、肿胀护理

(1)缓解疼痛 为病人创造舒适的环境,避免环境过于吵闹或过于安静,以免病人痛阈降低,疼痛加重;关节部位应注意保暖,避免寒冷刺激;避免疼痛部位受压,可用支架支起床上盖被;采取松弛术、暗示疗法、皮肤刺激疗法(冷敷、加压、震动)等非药物止痛方法,以分散病人注意力;采用热敷、蜡疗、磁疗、超短波、红外线、按摩等物理治疗方法,以促进局部血液循环,松弛肌肉,减轻疼痛;必要时用药物止痛,遵医嘱给予非甾体抗炎药如布洛芬、萘普生、阿司匹林、吲哚美辛等,注意观察药物疗效和副作用。

(2)维持关节功能 急性期限制受累关节活动,保持关节功能位,如平卧时膝下置平枕使膝关节处于伸直位,以免屈曲姿势造成关节痉挛;足下置护足板防止足下垂;髋关节两侧置靠垫,预防髋关节外旋;在肩的两侧可顶枕头等物品,防止肩关节外旋;体侧与肘关节间放置枕头以维持肩关节外展位;双手掌可握小卷轴,维持指关节伸展;有些关节(膝、腕、指、趾)不易维持功能位,可借助可塑夹板进行固定防止加重畸形,每晚睡前绑上夹板,晨起卸掉夹板,让关节适当活动。病情基本稳定后,鼓励病人尽早进行全关节活动锻炼,以维持关节正常功能、防止肌肉萎缩和关节强直。关节与肢体活动以循序渐进、持之以恒为原则,活动量以病人能承受为限,活动从被动向主动过渡,有计划地增加活动量,可做手部抓捏、转颈、提举、肢体屈伸等活动,病情许可后及早下床活动,可同时配合理疗、按摩,以促进关节功能恢复。

3. 关节功能障碍护理

(1)协助生活护理 根据病人关节功能障碍程度,协助病人完成进食、排便、洗漱、翻身、修饰等日常生活活动。

(2)鼓励生活自理 鼓励病人自强自立,尽可能发挥病人健康肢体的功能,将经常使用的东西放在病人健侧手容易触及的地方,鼓励病人使用健侧手臂从事自我照顾活动;同时与病人一起制订康复计划,积极训练坐、立、行、走、睡、吃、喝等日常活动行为,最大限度地帮助病人恢复生活自理能力。

(3)进行活动指导 评估病人的活动能力及活动时是否需要止痛药物,活动时根据需要向病人提供适当的辅助工具(手杖、扶车、助行器、轮椅等),活动量控制在病人能够忍受的范围之内。活动过程中注意观察病人的行走能力和关节活动范围,注意观察病人的活动量是否合适,如活动后疼痛或不适持续 2 h 以上,说明活动量过大,应适当减少。

(4)预防并发症 注意观察和预防病人由于长期卧床而引起的并发症,如肌肉萎缩、肺部感染、压疮、便秘等。

(五)治疗指导

1. 治疗要点

(1)非甾体抗炎药 非甾体抗炎药通过抑制环氧酶活性阻止前列腺素的合成而达到镇痛、消肿、降温的作用,是改善关节炎症状的常用药,但不能控制病情,必须与改变病情的抗风湿药同服。常用药物有塞来昔布(磺胺过敏者禁用)、美洛昔康、吲哚美辛、萘普生、布洛芬等。

(2)改变病情抗风湿药 这类药物较非甾体抗炎药发挥作用慢,但有改善和延缓病情进展的作用。一般认为确诊 RA 的病人均应早期使用该类药物,临床多采用此类药物与非甾体抗炎药联合应用治疗。以甲氨蝶呤(MTX)首选,并作为联合治疗的基本药物,其他药物有柳氮磺吡啶、来氟米特、羟氯喹或氯喹、硫唑嘌呤、环孢素等。

(3)糖皮质激素 有强大的抗炎作用,能迅速缓解关节肿痛症状和全身炎症,但不能根治,停药后病情易复发。适用于有关节外症状或关节炎症状明显而不能为非甾体抗炎药所控制或慢作用药尚未起效的病人。常用药物为泼尼松、泼尼松龙。治疗原则是小剂量、短疗程。

(4)生物制剂靶向治疗 其为目前 RA 快速发展的治疗方向,疗效显著。目前普遍使用的有 TNF-α 拮抗药(英夫利昔单抗、依那西普、阿达木单抗)、IL-6 拮抗药,宜与甲氨蝶呤联合应用,以增加疗效和减少不良反应。

（5）植物药制剂　常用植物药制剂有雷公藤总苷、青藤碱、白芍总苷等。

（6）外科手术　除了药物治疗外，对于 RA 晚期有畸形并失去功能的关节，可采用关节置换和滑膜切除手术，使病情得到一定缓解。

2. 用药护理

（1）非甾体抗炎药　有消化不良、上腹痛、恶心、呕吐等胃肠道反应，并可引起胃黏膜损伤。宜在饭后服用，同时遵医嘱服用胃黏膜保护剂，以减轻胃黏膜损伤。

（2）改变病情抗风湿药　主要不良反应有骨髓抑制、肝肾功能损害、胃肠道反应等，停药后多能逐渐恢复。用药时应向病人讲述所用药物的名称、用法、剂量、用药时间及药物不良反应，告知病人该药发挥作用时间慢，需要 1～6 个月才出现临床症状的明显改善。指导病人严格遵医嘱用药，鼓励病人多饮水以促使药物代谢产物排出，胃肠道反应明显者应饭后服药，用药期间严密观察药物的疗效及不良反应，定期检测血、尿常规及肝肾功能等，一旦发现严重不良反应（如骨髓抑制、肝损害、肾毒性、血尿等）立即报告医师并及时处理。

（3）生物制剂靶向治疗　主要不良反应为注射部位局部的皮疹、感染，特别是结核感染，有些生物制剂若长期使用可增加淋巴系统肿瘤的患病风险。用药期间，注意筛查感染，尤其是乙肝和结核，以免出现严重不良反应。

（4）糖皮质激素　参见"系统性红斑狼疮病人的护理"相关内容。

（5）植物药制剂　雷公藤总苷的不良反应有性腺毒性，表现为月经减少、停经、精子活力及数目降低，肝损害及胃肠道反应等。青藤碱常见不良反应有皮肤瘙痒、皮疹等过敏反应，少数病人出现白细胞计数减少。白芍总苷常见不良反应有大便次数增多、轻度腹痛、食欲减退等。

【健康教育】

1. 预防指导　指导病人在日常生活中避免诱发因素，如过劳、潮湿、寒冷和感染等。

2. 锻炼指导　向病人讲述关节功能锻炼的意义，教会病人功能锻炼的方法，鼓励病人坚持锻炼，以防止关节功能废用和肌肉萎缩。

3. 用药指导　鼓励病人坚持治疗，遵医嘱服药，嘱咐病人切不可随意减量或停药，同时教会病人观察药物的不良反应。

4. 复查指导　指导病人定期到医院复查，出现不适随时就诊，每半年拍关节 X 线片一次，以观察骨破坏情况，定期监测血常规、肝肾功能、免疫指标以调整用药。

（金小千）

第三节　痛风病人的护理

案例引导

病人，男，51 岁，有长期饮酒史。2 年前，某次饮酒后出现右侧足部第一跖趾关节疼痛、红肿，在某医院就诊服用"消炎药"1 周左右缓解，此后，每逢饮酒、进食火锅海鲜等即出现上述情况。1天前,病人饮酒后再次出现第一跖趾关节肿痛,难以入睡,遂入院就诊。

- -

痛风(gout)是单钠尿酸盐(monosodium urate)沉积于骨关节、肾脏和皮下等部位,引起的急、慢性炎症和组织损伤,与嘌呤代谢紊乱及(或)尿酸排泄减少所致的高尿酸血症直接相关,属代谢性风湿病范畴。

痛风见于世界各地,受地域、民族、饮食习惯的影响,发病率差异较大。有资料显示我国痛风患病率为0.34%~2.84%,近年发病率较以前明显升高,可能与生活方式和饮食结构改变有关。多见于中老年人,发病年龄一般在40岁以后,且患病率随年龄而增加,但近年来有年轻化趋势,95%为男性,女性大多出现在绝经期以后。

痛风分为原发性和继发性两大类。原发性痛风由遗传因素和环境因素共同致病,大多数为尿酸排泄障碍,少数为尿酸生成增多,具有一定家族易感性,除极少数是先天性嘌呤代谢酶缺陷外,绝大多数病因未明,常与肥胖、糖脂代谢紊乱、高血压、动脉硬化和冠心病等聚集发生。继发性痛风主要与肾脏疾病、血液病、药物、高嘌呤食物等因素有关。

【护理评估】

一、健康史

了解病人的年龄、性别,询问病人是否患高血压、高脂血症、肾病、糖尿病、血液病,有无家族史,有无不良生活习惯及过度活动或疲劳等,有无手术、感染史,有无进食高嘌呤食物等。

二、身心状况

(一)症状、体征

1. 无症状期 仅有血尿酸持续性或波动性增高。从血尿酸增高至症状出现,时间可长达数年,有些可终身不出现症状。但随着年龄增长,出现痛风比例增加,其症状出现与高尿酸血症的水平和持续时间有关。

2. 急性关节炎期 为痛风首发症状,常有以下特点。①多在午夜或清晨突然起病,关节剧痛,呈撕裂样、刀割样或咬噬样,难以忍受;数小时内出现受累关节红、肿、热、痛和功能障碍。②单侧第一跖趾关节最常见,其余为趾、踝、膝、腕、指、肘等关节。③发作常呈自限性,多于数天或2周内自行缓解,受累关节局部皮肤脱屑和瘙痒。④可伴高尿酸血症,但部分病人急性发作时血尿酸水平正常。⑤关节液或皮下痛风石抽吸物中发现双折光的针形尿酸盐结晶是确诊本病的依据。⑥秋水仙碱可以迅速缓解关节症状。⑦可有发热等。常见的发病诱因有受寒、劳累、饮酒、高蛋白高嘌呤饮食、外伤、手术、感染等。

3. 痛风石及慢性关节炎期 痛风的特征性临床表现,典型部位在耳廓,也常见于反复发作的关节周围,以及鹰嘴、跟腱、髌骨滑囊等处。外观为隆起的大小不一的黄白色赘生物,表面菲薄,破溃后排出白色粉状或糊状物经久不愈,但较少继发感染。关节内大量沉积的痛风石可造成关节骨质破坏、关节周围组织纤维化、继发退行性改变等,临床表现为持续关节肿痛、压痛、畸形、关节功能障碍。

4. 肾脏病变表现

（1）痛风性肾病　起病隐匿，临床表现为尿液浓缩功能下降，出现夜尿增多、低比重尿、低分子蛋白尿、白细胞尿、轻度血尿及管型尿等。晚期可致肾小球滤过功能下降，出现肾功能不全及高血压、水肿、贫血等。少数病人表现为急性肾衰竭，出现少尿或无尿，尿中可见大量尿酸晶体。

（2）尿酸性肾石病　10%～25%痛风病人肾有尿酸结石。较小者呈砂砾状随尿排出，可无明显症状。较大者引起肾绞痛、血尿、排尿困难、肾积水、肾盂肾炎或肾周围炎等。纯尿酸结石能被 X 线透过而不显影，因此对尿路平片阴性而 B 超阳性的肾结石病人应常规检查血尿酸并分析结石的性质。

（二）心理、社会状况

病人常由于疼痛影响进食和睡眠，疾病反复发作导致关节畸形和肾功能损害，影响正常生活，思想负担重，担心丧失劳动力，缺乏家庭和社会支持，常表现为情绪低落、忧虑、孤独。

（三）辅助检查

1. 血尿酸测定　成年男性血尿酸值为 208～416 μmol/L（3.5～7.0 mg/dL），女性为 149～358 μmol/L（2.5～6.0 mg/dL），绝经后接近男性。血尿酸波动较大，应反复监测。

2. 尿尿酸测定　限制嘌呤饮食 5 天后，每天尿酸排出量超过 3.57 mmol（600 mg），可认为尿酸生成增多。

3. 关节液或痛风石内容物检查　偏振光显微镜下可见双折光的针形尿酸盐结晶。

4. 其他检查　X 线检查、CT、MRI、关节镜等有助于发现骨、关节的相关病变或尿酸性尿路结石影。

【主要护理诊断/医护合作性问题】

1. 疼痛：关节痛　与尿酸盐结晶沉积在关节引起炎症反应有关。

2. 躯体活动障碍　与关节受累、关节畸形有关。

3. 知识缺乏　缺乏与痛风有关的饮食知识。

4. 有皮肤完整性受损的危险　与痛风石可能引起皮肤破溃、瘘管形成有关。

5. 焦虑　与关节疼痛反复发作、病情迁延不愈有关。

【护理措施】

（一）一般护理

1. 休息与活动　急性关节炎期，病人关节红、肿、热、痛和功能障碍，因此，应卧床休息，抬高患肢，避免受累关节负重，同时也可在病床上安放支架支托盖被，减少患部受压。待关节痛缓解 72 h 后，方可下床活动。

2. 饮食护理　痛风病人大多肥胖，每天总热量不宜过高，限制在 5023～6279 kJ/d（1200～1500 kcal/d），蛋白质摄入量控制在 1 g/(kg·d)，碳水化合物摄入量应占总热量的 50%～60%。避免进食高嘌呤食物，如动物内脏、鱼虾类、螃蟹、肉类、菠菜、蘑菇、黄豆、扁豆、豌豆、浓茶等。饮食清淡、易消化，忌辛辣和刺激性食物。严禁饮酒，多食碱性食物，如牛奶、鸡蛋、马铃薯、各类蔬菜、柑橘类水果，使尿液 pH 值在 7.0 或以上，以减少尿酸盐结晶沉积。

（二）心理护理

多与病人沟通，给予精神上的安慰和心理疏导，并讲述治疗成功病例，以鼓励病人树立战胜疾病的信心。

（三）病情观察

观察关节疼痛的部位、性质、间隔时间，有无午夜剧痛而惊醒等；观察病人受累关节有无红、肿、热和功能障碍；有无过度疲劳、寒冷、潮湿、紧张、饮酒、饱餐、脚扭伤等诱发因素；有无痛风石的体征，了解结石部位及有无症状；观察病人体温变化，有无发热等；监测血、尿尿酸水平变化。

（四）对症护理

1. 减轻疼痛 手、腕或肘关节受累时，为减轻疼痛，可用夹板固定制动，也可在受累关节给予冰敷或 25％硫酸镁湿敷，消除关节肿胀和疼痛。

2. 皮肤护理 痛风石严重时，局部皮肤菲薄，可能导致局部皮肤溃疡发生，故要注意维持患部清洁，避免摩擦、损伤。如若已经破溃，应注意避免发生感染。

（五）治疗指导

1. 治疗要点 目前尚无有效办法根治原发性痛风。防治目的如下：控制高尿酸血症，预防尿酸盐沉积；迅速终止急性关节炎发作，防止复发；防止尿酸结石形成和肾功能损害。

1）一般治疗 调整生活方式和饮食习惯是长期治疗的基础，避免高嘌呤饮食，保持理想体重，每天饮水 2000 mL 以上。

2）急性痛风性关节炎治疗

（1）非甾体抗炎药（NSAIDs） 各种 NSAIDs 均可有效缓解急性痛风症状，为急性痛风性关节炎的一线药物，常用药物有吲哚美辛、双氯芬酸钠、依托考昔等。

（2）秋水仙碱 治疗急性发作的传统药物，因药物毒性现已少用，其作用机制是抑制局部组织的中性粒细胞、单核细胞释放致炎因子，抑制炎症细胞的变形和趋化，缓解炎症反应。

（3）糖皮质激素 上述两类药物不能耐受或者肾功能不全者使用中、小剂量糖皮质激素，口服、肌注、静脉均可。

3）发作间歇期和慢性期治疗 ①促进尿酸排泄：常用药物有丙磺舒、磺吡酮、苯溴马隆；②抑制尿酸合成：别嘌呤醇。

4）无症状性高尿酸血症治疗 积极寻找病因和相关因素，如体重增加、饮酒、高血压、血脂异常等。

2. 用药护理 指导病人正确用药，观察药物疗效，及时处理不良反应。

（1）秋水仙碱 对于抑制炎症、止痛有特效，一般口服用药。其不良反应多，主要是严重胃肠道反应如恶心、呕吐、腹泻、腹痛等，也可出现肝损害、骨髓抑制、脱发、肾损害、神经毒性等，肾功能不全者减量使用。

（2）促进尿酸排泄药 丙磺舒、磺吡酮、苯溴马隆等药物可有皮疹、发热、胃肠道反应等不良反应，用药期间多饮水，遵医嘱口服碳酸氢钠每天 3～6 g。

（3）非甾体抗炎药 常见不良反应有消化性溃疡与出血、心血管系统毒性反应，活动性消化性溃疡者禁用，伴肾功能不全者慎用，用药期间观察有无活动性消化性溃疡或消化道出血表现。

（4）别嘌呤醇　不良反应有皮疹、发热、胃肠道反应、肝损害、骨髓抑制等,肾功能不全者剂量减半,用药期间注意观察肝功能、血常规变化。

（5）糖皮质激素　严格遵医嘱用药,不可自行减量、停药,防止发生反跳现象,长期用药注意观察有无高血压、高血糖、低血钾等不良反应。

【健康教育】

1. 饮食指导　指导病人严格控制饮食,避免进食高蛋白和高嘌呤食物,忌饮酒,每天饮水 2000 mL 以上,特别是在用排尿酸药时更应多饮水,以助尿酸随尿排出。

2. 活动指导　活动尽量使用大肌群,如能用肩部负重者不用手提,能用手臂者不要用手指;交替完成轻、重不同的工作,不长时间持续进行重体力劳动;经常改变姿势,保持受累关节舒适,若有局部温热和肿胀,尽可能避免其活动;如果运动后疼痛超过 1 h,应暂时停止此项运动。

3. 日常生活指导　指导病人心情愉快,适当运动,生活规律,劳逸结合,控制体重,防止受凉、劳累、感染、外伤等。

4. 病情监测指导　指导病人经常用手触摸耳轮及手足关节处,检查是否有痛风石出现;定期门诊随访,定期复查血尿酸水平。

（吕　劼）

第四节　骨质疏松症病人的护理

案例引导

病人,女,72 岁,经常感觉乏力及全身骨痛。从 42 岁开始身高逐渐变矮,原来 165 cm,现在 158 cm,明显驼背。10 天前无明显诱因出现腰背部持续性胀痛,起床、转身等活动时疼痛明显加剧,平躺、休息时疼痛减轻,遂入院治疗。查体:T 36.5 ℃,P 80 次/分,BP 135/80 mmHg,神清,合作,被动体位;胸椎生理曲度存在,胸 10 至胸 12 棘突及两侧压痛、叩击痛,腰椎后突畸形。临床诊断:骨质疏松,T12 椎体压缩性骨折。

骨质疏松症(osteoporosis,OP)是一种以骨量降低和骨组织微结构破坏为特征,导致骨脆性增加和易于骨折的代谢性骨病。按病因分为原发性和继发性,原发性分为Ⅰ型、Ⅱ型两个亚型,Ⅰ型原发性 OP 即绝经后骨质疏松,发生于绝经后,Ⅱ型原发性 OP 即老年性 OP,见于老年人。各个年龄阶段均可发生,以老年人常见,尤其绝经后女性,其发病率占所有代谢性骨病首位。

继发性 OP 病因明确,常由内分泌代谢疾病(如性腺功能减退症、甲亢、甲状旁腺功能亢进、库欣综合征、Ⅰ型糖尿病等)或全身性疾病引起。原发性骨质疏松病因未完全明确,认为与下列因素有关。

1. 遗传因素 多种基因(维生素 D 受体、雌激素受体、β_3 肾上腺素能受体的基因)的表达水平和基因多态性可影响骨代谢,另外,基质胶体和其他结构成分的遗传差异与骨质疏松性骨折的发生有关。

2. 性激素 性激素在骨生成和维持骨量方面起着重要的作用。老年人随着年龄增长,性激素功能减退,激素水平下降,骨的形成减慢,吸收加快,导致骨量下降。

3. 甲状旁腺素(PTH)和细胞因子 PTH 作用于成骨细胞,通过其分泌的细胞因子(如 IL-6)促进破骨细胞发挥作用。随着年龄的增加,血 PTH 逐年增高,骨髓细胞的护骨素表达能力下降,导致骨质丢失加速。

4. 营养物质 钙是骨矿物质中最主要的成分,维生素 D 可促进骨细胞的活性作用,磷、蛋白质及微量元素可维持钙、磷比例,有利于钙的吸收。这些物质的缺乏均可使骨的形成减少。

5. 生活方式 体力活动是刺激骨形成的基本方式,长期卧床及活动过少易于发生骨质疏松,此外,吸烟、酗酒、高蛋白饮食、高盐饮食、大量饮用咖啡、光照减少均是骨质疏松的易发因素。

【护理评估】

一、健康史

询问病人年龄、性别、是否绝经,有无家族遗传史,有无不良生活习惯,有无导致骨质疏松的代谢性疾病和全身疾病。

二、身心状况

(一)症状和体征

1. 骨痛和肌无力 轻者无症状,仅在 X 线摄片或骨密度(BMD)测量时发现。重者有腰背疼痛、乏力或全身骨痛。骨痛常为弥漫性,无固定部位,检查不能发现压痛区(点)。乏力常于劳累或活动后加重,负重能力下降或不能负重。四肢骨折或髋部骨折时肢体活动明显受限,局部疼痛加重,有畸形或骨折阳性体征。

2. 骨折 常因轻微活动、创伤、弯腰、负重、挤压或摔倒发生骨折。多发部位为脊柱、髋部和前臂,其他部位为肋骨、骨盆、肱骨甚至锁骨和胸骨。脊柱压缩性骨折多见于 I 型原发性 OP 病人,可单发或多发,有或无诱因,其突出表现为身材缩短,有时出现突发性腰痛,卧床而取被动体位。髋部骨折多在股骨颈部,以老年性 OP 病人多见,通常在摔倒或挤压后发生。第一次骨折后,病人发生再次或反复骨折的概率明显增加。

(二)并发症

驼背和胸廓畸形者常伴胸闷、气短、呼吸困难甚至发绀等表现。肺活量、肺最大换气量和心排血量下降,极易并发上呼吸道和肺部感染。髋部骨折者常因感染、心血管疾病或慢性衰竭而死亡,幸存者生活自理能力下降或丧失,长期卧床加重骨丢失,使骨折极难愈合。

(三)心理、社会状况

病人由于活动受限,生活自理缺陷,需要家人关心照顾,因此往往有愧疚心理,加上治疗时间长,治疗起效慢,常有情绪低落、烦躁易怒等不良心理反应。

（四）辅助检查

1. 生化检查 包括骨形成指标和骨吸收指标。前者主要有血清骨源性碱性磷酸酶、骨钙素和Ⅰ型胶原羧基前肽等;后者包括尿钙/尿肌酐比值、吡啶啉、脱氧吡啶啉和血抗酒石酸酸性磷酸酶等。

2. X线检查 当骨量丢失超过30％时才能在X线片上显示出骨质疏松,表现为骨皮质变薄、骨小梁减少变细、骨密度减低、透明度加大,晚期出现骨变性及骨折。

3. 骨密度检查 按照1994年WHO诊断标准,采用单光子骨密度吸收仪(SPA)、双能X线吸收仪(DEXA)、定量CT检查,骨密度低于同性别峰值骨量的2.5SD(标准差)以上可诊断为骨质疏松。

【主要护理诊断/医护合作性问题】

1. 疼痛 与骨质疏松、骨折及肌肉疲劳、痉挛有关。

2. 躯体活动障碍 与骨痛、骨折引起的活动受限有关。

3. 有受伤的危险 与骨质疏松导致的骨脆性增加有关。

4. 营养失调:低于机体需要量 与钙、蛋白质、维生素D等摄入不足有关。

5. 潜在并发症:骨折。

【护理措施】

（一）一般护理

1. 休息与活动 当病人有明显骨痛时,需卧硬板床,取仰卧位或者侧卧位,卧床休息数天甚至1周,以缓解疼痛,待疼痛缓解消失后,鼓励病人进行适当活动,特别是户外活动,循序渐进,持之以恒,以提高机体耐受力和平衡能力,减少跌倒和骨折发生,运动方式可以选择步行、游泳、慢跑、骑自行车等,注意避免剧烈、有危险的运动,运动类型和运动量需根据病人具体情况而定。

2. 饮食护理 提倡摄入低钠、高钾、高钙、高非饱和脂肪酸的食物,戒烟忌酒,少饮或不饮碳酸饮料、咖啡、浓茶,补充足够的蛋白质,动物蛋白不宜过多;多食富含异黄酮的食物如大豆,有助于保持骨量;摄入含钙丰富的食物如牛奶、芝麻、豆类、海带、虾皮、鱼等,增加摄入富含维生素A、维生素C、维生素D的食物,以利钙的吸收。

（二）心理护理

与病人倾心交谈,鼓励其表达内心的感受,了解他们的心理活动和生活情况,针对心理问题给予开导,鼓励他们适度参加社交活动和娱乐活动,并采取听音乐、冥想等方式分散注意力,使情绪放松,达到消除心理压力、减轻疼痛、提高疗效、促进康复的目的。

（三）病情观察

观察疼痛部位、性质、程度、加重或缓解因素,观察有无驼背、身长缩短等骨质疏松表现,观察有无骨折表现,脊柱压缩性骨折病人观察有无胸廓畸形所致的心、肺障碍。

（四）疼痛护理

嘱病人卧硬板床休息,能使腰部软组织和脊柱肌群松弛,从而明显缓解因腰背部肌肉紧张而引起的疼痛,必要时使用背架、紧身衣等限制脊柱活动度;采取湿热敷、热水浴、按摩、超短波、低频或中频电疗法等物理止痛方法,促进肌肉放松,缓解疼痛;鼓励病人采用交谈、看电视、听音乐等方式分散注意力而缓解疼痛;疼痛严重者遵医嘱使用止痛剂、肌肉松弛剂等药物;骨折病人通过牵引或手术方法缓解疼痛。

（五）治疗指导

1. 治疗要点 强调综合、早期、个体化治疗。

1) 一般治疗

（1）对症治疗 疼痛者一般给予适量非甾体抗炎药(阿司匹林、吲哚美辛、桂美辛、塞来昔布)治疗,骨折所致疼痛或顽固性疼痛应用降钙制剂,有镇痛、抑制骨吸收、促进钙在骨基质中沉着的作用。有畸形者则局部固定或采用其他矫形措施以防畸形加重。发生骨折者给予牵引、固定、复位或手术治疗,同时辅以物理和康复治疗。

（2）补充钙剂和维生素 D 无论何种 OP 均应适量补钙,每天元素钙总摄入量达 800~1200 mg,除了增加食物中钙的摄入外,还可以补充碳酸钙、葡萄糖酸钙、枸橼酸钙等,同时补充维生素 D 400~600 IU/d 或者补充活性维生素 D 制剂(骨化三醇、阿法骨化醇)。

2) 特殊治疗

（1）性激素补充治疗 雌激素主要用于绝经后 OP 的预防,也可作为治疗方案之一,常用药物有微粒化 17-β-雌二醇或戊酸雌二醇、炔雌醇、替勃龙、尼尔雌醇等。雄激素则用于男性老年性 OP 病人,常用药物有睾酮、雄烯二酮、二氢睾酮和雄酮类似物(苯丙酸诺龙、司坦唑醇)。

（2）二膦酸盐 抑制破骨细胞的生成和骨吸收,常用药物为依替膦酸二钠、阿仑膦酸钠。

（3）降钙素 主要抑制骨吸收,促进钙在骨基质中沉着,常用药物有鲑鱼降钙素、鳗鱼降钙素和降钙素鼻喷剂。

（4）其他 甲状旁腺素(PTH)、小剂量氟化钠、GH 和 IGF-1 等。

2. 用药护理

（1）性激素 必须在医师指导下使用,剂量准确,不可自行增减。使用雌激素需定期进行妇科检查和乳腺检查,出现反复阴道流血应报告医师,减少用量或停药,疗程一般不超过 5年。使用雄激素需定期检测肝功能。

（2）钙剂 钙剂宜空腹服用,多饮水,以增加尿量,预防泌尿系结石形成。同时服用维生素 D 时,不可与绿叶蔬菜一起服用,以免形成钙螯合物而影响钙吸收。

（3）二膦酸盐 ①依替膦酸二钠:晨起空腹服用,服药后 1 h 后方可进餐或饮用含钙饮料。②阿仑膦酸钠:晨起空腹服用,同时喝清水 200~300 mL,服药后半小时内不可进餐或喝含钙饮料;服药后取立位或坐位,不能平卧,以减轻对食管的刺激;不咀嚼或吮吸药片,防止发生口咽部溃疡;如果病人出现吞咽困难、吞咽疼痛或胸骨后疼痛,则警惕食管炎、食管糜烂和食管溃疡出现,应立即停药。

（4）降钙素 服用降钙素时应注意观察有无食欲减退、恶心及颜面潮红等症状。

【健康教育】

1. 预防指导 提倡每天进行适当运动和进行户外日光照射。活动中防止跌倒,避免用力过度,也可通过辅助工具协助完成各种活动。

2. 饮食指导 饮食中增加钙和维生素 D 含量丰富的食物,补充含足够维生素 A、维生素 C 及铁的食物,促进钙的吸收,如乳制品、海产品、新鲜水果、蔬菜,避免酗酒,避免长期摄入高蛋白、高盐的食物。

3. 用药指导 严格遵医嘱用药,观察各种药物的不良反应,明确不同药物的使用方法及疗程。

4. 预防跌倒指导 加强安全教育,预防跌倒发生;家庭、公共场所防滑、防绊、防碰撞;改变体位动作缓慢,必要时使用拐杖或助行器;衣裤与鞋袜大小合适,利于活动。

(吕 劼)

本章小结

系统性红斑狼疮是由遗传、雌激素、环境等因素引起的自身免疫性疾病。特征性表现为蝶形红斑,主要表现为发热、皮肤黏膜损害、关节肌肉疼痛、肾脏损害等,还可有呼吸、循环、消化、血液、神经等其他系统的受累表现。抗核抗体、抗双链 DNA 抗体、抗 Sm 抗体检查阳性。糖皮质激素为主要治疗药物。护理重点为用药护理和皮肤黏膜护理。

类风湿关节炎是与感染、遗传等有关的自身免疫性疾病。手足小关节晨僵、疼痛、肿胀、畸形、功能障碍为典型表现,关节外表现为类风湿结节、类风湿血管炎等。70% 病人 RF 检测阳性,关节 X 线检查能判断关节损伤程度。治疗采用非甾体抗炎药与改变病情抗风湿药联合使用的方法。护理工作重点为晨僵、关节疼痛与肿胀护理。

痛风与嘌呤代谢紊乱及(或)尿酸排泄减少有关。临床表现为高尿酸血症、痛风性关节炎、痛风石、肾脏病变,痛风石是特征性表现。目前尚无有效办法根治,主要是控制高尿酸血症,预防尿酸盐沉积,迅速终止急性关节炎发作并防止复发,防止尿酸结石形成和肾功能损害。护理重点为饮食护理、疼痛护理、用药护理。

骨质疏松症以骨量降低和骨组织微结构破坏为特征,骨脆性增加,易于发生骨折,临床主要表现为骨痛、肌无力、骨折。确诊有赖于 X 线摄片检查、骨密度检查。主要治疗为对症治疗、补充钙剂和维生素 D、激素治疗、二膦酸盐治疗。护理重点为疼痛护理、饮食护理、用药护理。

情景模拟训练

案例一

病人,女,25 岁。2 月前无明显诱因出现发热、面部红斑、乏力、多关节疼痛等表现,体温 38 ℃左右,热型不规则,关节疼痛呈对称性,在当地医院治疗缓解。2 天前上述症状加重,并出现胸痛、口腔溃疡。查体:T 38.1 ℃,P 126 次/分,R 28 次/分,BP 110/90 mmHg;面颊和鼻根部见紫红色红斑,头发稀疏,口腔多发性溃疡;听诊心音弱而遥远,双下肺呼吸音减低,余未见明显异常。临床拟诊:系统性红斑狼疮。

情景模拟训练内容:

(1) 病人咨询饮食方面注意事项,请你进行指导。

（2）病人询问如何护理面部红斑，请你进行指导。

（3）病人询问如何防止病情加重与复发，请你进行指导。

案例二

刘先生，男，43 岁，自行车修理工。5 年前无明显诱因出现低热（T 38 ℃左右）、乏力等表现，继之双手指疼痛、晨起僵硬，5 年间反复发作，每次自贴膏药缓解，未到医院正规诊治。2 天前因上述症状加重入院。辅助检查：C 反应蛋白（CRP）48.01 mg/L，ESR 50 mm/h，类风湿因子阳性（滴度大于 1∶20）。

情景模拟训练内容：

（1）病人关节疼痛，请你采取措施帮助病人缓解疼痛。

（2）病人咨询如何防止关节畸形，请你进行指导。

第八章
神经内科病人的护理

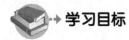 **学习目标**

1. 掌握神经内科常见疾病的临床表现、护理措施。
2. 熟悉神经内科常见疾病的治疗要点、重要辅助检查。
3. 熟悉神经内科常用的护理操作技术。
4. 了解神经内科常见疾病的病因与发病机制。
5. 能对神经内科病人进行整体护理。
6. 能对神经内科常用诊疗技术进行护理配合。
7. 能对神经内科急危重病人进行初步救护。
8. 能对神经内科病人与社区群体进行健康教育。

第一节　三叉神经痛病人的护理

案例引导

　　刘某,女,51岁,1个月前突然出现右侧颜面部灼热疼痛,瞬间即逝。起初未在意,后愈发严重,1天数次发作,疼痛如锥刺刀割,每次发作持续约1 min,常因刷牙、咀嚼而诱发。曾以为牙疼,然而拔牙后疼痛未减。发作时面部肌肉抽搐,牵及右侧牙龈,其右侧面颊不能碰触,每天不敢洗脸、刷牙。临床诊断:三叉神经痛。

　　三叉神经痛(trigeminal neuralgia)是一种原因未明的三叉神经分布区域内反复发作的、短暂的、难以忍受的剧痛,不伴有三叉神经功能破坏的症状。本病多发于中老年人,40岁后起病者占70%～80%,女性较男性多,比例为(2～3)∶1。病程呈周期性发作,开始时发作次数少,间隙期较长,间歇数周或数月,间歇期完全正常。随着病程进展,发作逐渐频繁,间隙期逐渐缩短,严重者昼夜发作,夜不成寐。本病可缓解,但极少自愈。

三叉神经痛可分为原发性及继发性,以原发性多见。目前,原发性三叉神经痛的病因仍不清楚。继发性三叉神经痛多为脑桥小脑角占位性病变压迫三叉神经,及多发性硬化等导致三叉神经脱髓鞘而产生异位冲动或伪突触传递所致,颅底肿瘤损害三叉神经感觉根或周围分支、脑干梗塞累及三叉神经髓内感觉传导通路等亦可引起,其多伴有三叉神经损伤的阳性体征。

【护理评估】

一、健康史

询问病人有无脑血管疾病、多发性硬化症、颅内占位性病变等病史,有无牙痛及偏头痛,每次出现疼痛前有无诱因。

二、身心状况

(一)症状、体征

以面部三叉神经分布区域突发的短暂剧痛为特点。突然发作、突然停止,为电击样、针刺样、刀割样或火烫样剧烈疼痛,历时短暂,每次发作时间为数秒钟甚至 2 min,多为单侧。疼痛常限于三叉神经分布区域中的一支,以第二支、第三支最多见,也可两支受累,但三支同时受累者少见;疼痛以面颊、上下颌及舌部最为明显,口角、鼻翼、颊部和舌部等处最为敏感,轻触即可诱发,故有"扳机点"之称,甚至洗脸、刷牙、说话、咀嚼、打呵欠等亦可诱发,以致病人不敢说话、恐惧进食;疼痛发作时病人常双手握拳或握物,或用力按压、揉搓疼痛部位,以减轻难以忍受的疼痛,久之出现面部皮肤粗糙、色素沉着、眉毛脱落等表现;疼痛时可伴有面部发红、皮温增高、结膜充血和流泪等表现;疼痛严重者伴面部肌肉反复性抽搐、口角牵向患侧,称为痛性抽搐病人。原发性三叉神经痛多无神经系统阳性体征。继发性三叉神经痛常伴有其他脑神经和脑干受损的症状和体征。

(二)心理、社会状况

因疼痛剧烈,发作频繁且逐渐加重,故病人容易出现焦虑、紧张、抑郁、情绪低落、恐惧等心理反应。

(三)辅助检查

1. 颅脑 CT、MRI 检查 可发现颅脑肿瘤、炎症等,有助于查找继发性三叉神经痛的病因。

2. 脑干三叉神经诱发电位(BTEP) 三叉神经病变的病人 BTEP 有异常变化,且周围神经病变和中枢神经病变的 BTEP 表现各异,故可作为一种新的评价三叉神经功能的电生理检查方法。

【主要护理诊断/医护合作性问题】

1. 疼痛:面颊、上下颌及舌疼痛 与三叉神经的损害有关。

2. 焦虑 与疼痛反复、频繁发作有关。

【护理措施】

（一）一般护理

1. 休息与活动　保持室内清洁、安静，空气新鲜，光线柔和，避免周围环境刺激。嘱病人保持生活规律，充分休息，鼓励病人参加一些娱乐活动如看电影、杂志，听音乐、跳交谊舞等，以减轻疼痛和消除紧张情绪。

2. 饮食护理　嘱病人保持饮食规律，选择质软、易嚼的清淡食物，多食新鲜水果、蔬菜，避免硬的、粗糙的食物，以免用力咀嚼而诱发疼痛。因咀嚼疼痛不能进食者，可给予营养丰富的流质、半流质饮食。

（二）心理护理

由于本病为突然发作的、反复的、阵发性剧痛，病人非常痛苦，易出现精神抑郁和情绪低落等表现。护士应关心体贴病人，倾听他们的诉说，向他们介绍疾病的有关知识，使他们保持良好的情绪，树立战胜疾病的信心，从而积极配合治疗。

（三）病情观察

注意观察疼痛的部位、性质、程度、每次发作的持续时间及发作的诱因等。

（四）疼痛护理

观察疼痛的部位、性质，寻找可能的诱因；与病人探讨减轻疼痛的方法和技巧，指导病人通过想象、阅读、听音乐、看电视等方法分散注意力；洗脸、刷牙、刮胡子、咀嚼等动作应轻柔，以减少对"扳机点"的刺激；天气寒冷时应注意保暖，外出时戴口罩，避免冷风直接刺激面部。

（五）治疗指导

迅速有效止痛是治疗本病的关键。

1. 治疗要点

（1）药物治疗　首选药物为卡马西平，其他药物有苯妥英钠、氯硝西泮、氯丙嗪、氟哌啶醇等。

（2）射频热凝治疗　采用射频热凝治疗对大多数病人有效，可缓解疼痛数月甚至数年。

（3）封闭治疗　药物治疗无效者用甘油、无水乙醇行三叉神经封闭治疗。

（4）手术治疗　上述治疗无效者可采用三叉神经感觉根切断术或微血管减压术等外科手术进行治疗。

2. 治疗护理

（1）用药护理　卡马西平的不良反应有头痛、头晕、共济失调、疲劳、嗜睡、口干、恶心、呕吐、皮疹、白细胞减少，肝功能损害、精神症状等，多数在数天后消失，告知病人不要随意更换药物和停药，用药过程中应注意观察疗效和不良反应，定期检查肝功能和血常规。氯硝西泮可出现嗜睡、步态不稳等不良反应。

（2）射频热凝治疗护理　射频热凝治疗可有面部感觉异常、角膜炎、咀嚼无力、复视和带状疱疹等并发症。术后应观察病人有无恶心、呕吐反应，随时处理污物，遵医嘱补液、补钾；术后询问病人有无局部皮肤感觉减退，观察其是否有同侧角膜反射迟钝、咀嚼无力、面部异样不适等感觉，病人应注意进软食，洗脸水温应适宜；如有术中误伤视神经而引起视力减退、复视等并发症，应积极给予治疗，并防止病人摔伤、碰伤。

【健康教育】

1. 疾病知识指导 告知病人及其家属三叉神经痛的病因、疼痛特点、治疗方法、护理措施,使病人及其家属掌握本病的治疗和自我护理方法。

2. 预防指导 指导病人避免诱因,洗脸、刷牙、进食等动作应轻柔,以免诱发三叉神经痛。

3. 用药指导 指导病人合理用药,学会识别药物不良反应,不随意更换药物或停药。若有眩晕、步态不稳、皮疹等应及时就诊。服用卡马西平时应每1~2月复查1次血常规、肝功能,若出现皮疹、白细胞减少、共济失调等不良反应,应立即停药并及时就医。

（吕　劼）

第二节　面神经炎病人的护理

案例引导

王某,女,23岁。1周前曾患感冒,今晨起突感右侧面部不适,刷牙时右侧口角漏水,右眼不能闭合,右耳根部压痛阳性。护理体检:右侧额纹消失,右眼睑不能抬举,右睑裂不能闭合,右鼻唇沟变浅,不能做皱眉、鼓腮、吹口哨动作。右侧面部及右耳根部压痛阳性,伴舌前2/3味觉减弱,右鼓膜充血,伸舌居中,四肢运动正常,语言清晰。右侧腮腺及颌下淋巴结未见肿大。辅助检查:头颅CT检查未见异常,白细胞计数及分类正常。临床诊断:面神经炎。

面神经炎(facial neuritis)又称特发性面神经麻痹或称贝耳(Bell)麻痹,是一种茎乳孔内面神经的急性非特异性炎症,其临床特点是一侧面部表情肌发生周围性瘫痪。在颅神经疾患中,本病较常见。任何年龄均可发病,20~40岁多见,男性略多。

本病的病因与发病机制尚未完全阐明。其可能是由于一侧面部或耳后较长时间受寒或冷风吹袭,导致面神经发生间质性神经炎;面神经管内的骨膜水肿,也可使面神经受压迫导致功能障碍;部分病例可由病毒感染引起。

知识链接

面　神　经

面神经为第Ⅶ对脑神经。面神经是人体在骨管内走行最长的神经,有长达3.5 cm的面神经管位于颞骨内。面神经是混合神经,以支配面部表情肌运动为主,同时支配舌前2/3的味觉纤维,支配泪腺分泌、镫骨肌收缩等。

【护理评估】

一、健康史

询问有无受凉、吹冷风、病毒感染病史，病前有无面部疼痛等表现。

二、身心状况

（一）症状、体征

（1）多数急性发病，常于数小时或 1～3 天内症状达高峰。

（2）主要表现为一侧面部表情肌瘫痪：额纹消失，不能皱额蹙眉；眼裂扩大，眼裂闭合不能或闭合不完全；患侧闭眼时双眼球向外上方转动，并露出白色巩膜，称为贝尔征；侧鼻唇沟浅，口角下垂，口角歪向健侧（露齿时更加明显）；不能吹口哨，不能鼓腮；进食时，食物残渣常滞留于病侧的齿颊间隙内，并常有口水自该侧淌下，如图 8-1 所示。

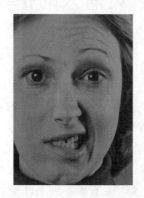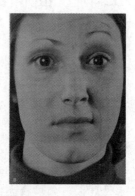

图 8-1　面部表情瘫痪图

（3）病初可有麻痹侧下颌角或耳后疼痛。少数病人可有乳突和茎乳孔附近压痛。如面神经味觉纤维受累，则舌前味觉发生障碍。由于泪点随下睑外翻，因此泪液不能正常引流而外溢。

（4）起病 1～2 周后开始恢复，80％病人在 1～2 个月内基本恢复正常，完全性面瘫恢复时间较长，一般需要 2～8 个月甚至 1 年，且完全恢复的可能性很小。

（二）心理、社会状况

病人因口角歪斜、形象改变而感到自我形象受损，担心留下后遗症，故心理负担过重，出现烦躁、焦虑和自尊紊乱等不良情绪反应，不愿与人交往，外出时心理压力更大。

（三）辅助检查

面神经传导检查是判断早期（起病后 5～7 天）完全瘫痪者预后的一项有用的检查方法。

【主要护理诊断/医护合作性问题】

1. 自我形象紊乱　与面神经受损而致口角歪斜有关。

2. 疼痛：下颌角后或麻痹侧耳后疼痛　与面神经病变累及膝状神经节有关。

【护理措施】

（一）一般护理

1. 休息与活动 急性期注意休息，注意防风、防寒，尤其注意保护患侧耳后茎乳孔周围。外出时戴口罩、系围巾或采用其他方式保暖并修饰。

2. 饮食护理 饮食应清淡、易消化，避免摄入粗糙、干硬、刺激性食物，味觉障碍者要注意食物的温度，防止烫伤口腔黏膜。饭后及时漱口，清除口腔患侧滞留食物，保持口腔清洁。

（二）病情观察

重点观察面部瘫痪的部位、性质、范围及变化情况，观察有无并发症。

（三）对症护理

1. 面肌锻炼 鼓励病人尽早进行面肌功能训练，指导病人对镜子练习皱眉、举额、闭眼、鼓腮、吹口哨等动作，并辅以按摩、推拿、理疗、针灸等治疗。

2. 眼部护理 病人因麻痹侧眼睑不能闭合或闭合不全，易受外界刺激导致角膜溃疡，故应以眼罩、眼镜遮挡患眼，并点眼药水、涂眼药膏，以防止发生角膜炎症与溃疡。

（四）心理护理

护士应根据病人不同的心理特征，耐心做好解释和安慰疏导工作，告诉病人疾病的过程、治疗手段及预后，缓解其紧张情绪，使其身心处于最佳状态接受治疗及护理，以提高治疗效果。同时，鼓励病人进行社会交往，指导病人采取积极的应对措施，对受损的自我形象进行恰当修饰，如外出戴口罩、围巾或进行其他修饰，以消除自卑感，增强自信心。

（五）治疗指导

1. 治疗要点

（1）急性期治疗 主要是采用糖皮质激素进行治疗，可用泼尼松口服或地塞米松静脉滴注，亦可用维生素 B_1、维生素 B_{12} 肌内注射，并可辅以理疗。

（2）恢复期治疗 主要是面肌功能训练，病后 2～3 个月自愈较差的高危病人可行面神经减压手术，发病一年以上仍未恢复者可考虑行整容手术或面-舌下神经或面-副神经吻合术。

2. 用药护理 应用糖皮质激素时，指导病人遵医嘱用药，观察用药疗效，注意有无药物不良反应如低血钾、糖尿病、诱发和加重溃疡等。

【健康教育】

1. 预防指导 嘱病人保持生活规律，心情愉悦，劳逸结合，避免长时间吹冷风，注意保暖，防止受凉、感冒。

2. 康复指导 指导病人康复训练及自我护理方法，鼓励病人每天进行面肌功能训练，遵医嘱进行理疗、针灸、面部按摩。

3. 用药指导 遵医嘱服药，注意不良反应。

（吕 劼）

第三节　急性炎症性脱髓鞘性多发性
神经病病人的护理

　　李某,女,22岁。2周前出现感冒样症状;3天前出现双下肢无力,2天前出现双上肢及双面肌无力、吞咽稍困难。曾在外院诊治,服用维生素 B_1、维生素 B_{12} 等药物治疗,未能缓解而就诊。护理体检:T 37.3 ℃,P 76 次/分,BP 110/70 mmHg;神清,自动体位;五官端正,瞳孔等大、等圆,对光反射存在;肺心腹(—);四肢弛缓性瘫痪,感觉减退,腱反射消失,无病理反射。辅助检查:病后第10天脑脊液为无色透明,其中淋巴细胞 5×10^6/L,蛋白质 0.95 g/L,糖 3.0 mmol/L。临床诊断:急性炎症性脱髓鞘性多发性神经病。

　　急性炎症性脱髓鞘性多发性神经病(acute inflammatory demyelinating polyneuropathy,AIDP)又称格林-巴利综合征(Guillain-Barre syndrome,GBS),是一种以运动障碍为主的单相病程的自身免疫性周围神经病。临床上以迅速出现双下肢或四肢弛缓性瘫痪及脑脊液蛋白-细胞分离现象为特点。其发病率为 2/10 万～17/10 万。本病可发生于任何年龄,以青壮年及儿童多见,男性略多于女性,一年四季均可发病,尤其夏秋季多发。

　　病因尚未完全阐明。多数病人起病前常有特异性或非特异性感染史,如上呼吸道感染、胃肠道感染、带状疱疹、水痘等,故怀疑此病与病毒感染有关,但至今未找到病毒感染的直接证据。现一般认为本病是一种迟发性自身免疫性疾病,妊娠、外科手术和疫苗接种可能为某些病例的诱发因素。主要病理改变为周围神经广泛炎症性节段性脱髓鞘和外周小血管周围淋巴细胞及巨噬细胞的炎性反应。主要影响脊神经根、脊神经及颅神经,脊髓、脑干、大脑、小脑亦可有不同程度的病变。

【护理评估】

一、健康史

询问病人病前有无上呼吸道感染或肠道感染史、外科手术史和疫苗接种史,是否妊娠。

二、身心状况

(一)症状、体征

本病起病呈急性或亚急性,一般病程呈渐进性发展,两周左右达到最高峰,部分病人在1～2天内迅速加重。

　　1. 前驱表现　起病前1～4周可有流行性感冒、腹泻、水痘、带状疱疹等病史,妊娠、手术、疫苗接种等亦可诱发本病。

　　2. 运动障碍　首发症状为四肢对称性无力,可自远端向近端发展或相反,亦可远、近端同时受累;多自下肢开始,逐渐向上肢发展,出现四肢对称性瘫痪;并可累及躯干,严重者累及肋间肌与膈肌而致呼吸麻痹,此为本病的主要死因。肢体瘫痪为对称性的下运动神经元性表现,呈弛缓性,肌肉无力以近端为重,腱反射减低或消失,无锥体束征。反射的改变常出现较早而且相当重要,可以出现在肌无力症状之前,此亦为诊断的主要依据之一。

3. 感觉障碍 发病时多有肢体感觉异常如烧灼感、麻木、刺痛和不适感,呈手套、袜子样分布,30%可有肌肉痛,也有一些病人有严重的位置觉障碍,也有部分病人体检时无明确的感觉障碍体征。感觉障碍可先于运动障碍出现或者同时出现,但较运动障碍轻。

4. 颅神经功能障碍 有的病人以脑神经麻痹为首发症状,其以双侧周围性面瘫最常见,其次是延髓麻痹,眼肌及舌肌瘫痪较少见,三叉神经、动眼神经、外展神经亦可受累,后组颅神经受损可影响吞咽、发音功能。

5. 自主神经功能障碍 自主神经功能障碍症状有皮肤潮红、出汗增多、手足肿胀及肢端皮肤营养障碍,严重病人可见窦性心动过速、直立性低血压、高血压和短暂性尿潴留。

（二）心理、社会状况

因起病急骤,进展迅速,病人突然四肢瘫痪,丧失活动能力,故病人易产生焦虑、紧张情绪;病变如果累及呼吸肌出现呼吸困难时,病人可产生恐惧和濒死感;较高的治疗费用可能给家庭带来较重的经济负担,病人易焦虑、担心;因肢体康复时间较长,活动能力恢复较慢,病人易失去信心,产生悲观情绪。

（三）辅助检查

1. 脑脊液检查 典型的脑脊液改变是蛋白质含量升高而细胞数正常（为神经根的广泛炎症所致）,称蛋白-细胞分离现象,此为本病的重要特点,蛋白质含量增高在起病后第3周最为明显。

2. 电生理检查 电生理检查可发现:①症状出现 4～7 天后,运动传导速度显著降低;②远端运动电位潜伏期延长;③F 波潜伏期延长或 F 波缺如。

【主要护理诊断/医护合作性问题】

1. 低效性呼吸形态 与呼吸肌麻痹有关。

2. 躯体移动障碍 与四肢肌肉瘫痪有关。

3. 恐惧 与呼吸困难、濒死感或害怕气管切开有关。

4. 清理呼吸道无效 与呼吸肌麻痹、咳嗽无力及肺部感染致分泌物增多有关。

5. 吞咽障碍 与脑神经受损所致延髓麻痹、咀嚼肌无力及气管切开等因素有关。

【护理措施】

（一）一般护理

1. 环境与休息 保持环境清洁、安静,定期通风消毒,床单平整、舒适,以利于病人充分休息。

2. 饮食护理 给予高热量、高蛋白、高维生素、易消化的食物,多食蔬菜、水果。重症病人、吞咽困难和进食呛咳者,尽早鼻饲流质饮食或给予静脉高营养,并注意水、电解质平衡,待吞咽功能恢复后逐步经口进食,保证机体摄入足够营养,维持正氮平衡。进食时和进食后30 min 应抬高床头,防止食物反流引起窒息进而导致吸入性肺炎。

3. 维持呼吸道通畅 及时排出呼吸道分泌物,鼓励病人咳嗽、深呼吸,帮助病人翻身拍背或体位引流,必要时吸痰,以维持呼吸道畅通,防止呼吸道感染。

(二)病情观察

观察运动障碍与感觉障碍的程度及分布范围;动态观察血压、脉搏、呼吸、血气分析指标,尤应注意观察呼吸的节律、频率、深度变化,注意有无呼吸浅快、咳嗽无力、烦躁不安、出汗、心率加快、血压升高、四肢末端发绀、血氧饱和度降低等表现,以便早期发现缺氧、二氧化碳潴留和呼吸肌麻痹;观察有无吞咽困难、呛咳等现象;观察有无肺炎和心肌炎等并发症表现。一旦出现异常情况,及时报告医师。

(三)心理护理

本病发病急,病情进展快,恢复期较长,加之长期活动受限,病人常产生焦虑、恐惧、失望等情绪,这些不良的情绪反应往往不利于疾病的康复。护士应及时了解病人的心理状况,积极主动地关心病人,认真倾听病人的诉说,了解其苦闷、烦恼并加以分析和解释,取得病人的信任,告诉病人本病经积极治疗和康复锻炼,绝大多数可以恢复,以增强病人与疾病斗争的信心。

(四)对症护理

1. 呼吸麻痹护理 呼吸麻痹是病人死亡的主要原因。因此,对其进行有效护理,有助于促进呼吸功能的恢复。

(1)给氧 保持呼吸道通畅,持续低流量给氧,保持输氧管道通畅,注意氧气湿化,观察氧疗效果。

(2)准备抢救物品 准备急救药品,床边备吸引器、气管切开包及机械通气设备,有利及时抢救。

(3)尽早使用呼吸机 当出现呼吸困难、烦躁、出汗、指(趾)甲发绀、口唇发绀等缺氧症状,肺活量降至 $20\sim25$ mL/kg 体重以下,血氧饱和度降低,动脉血氧分压低于 70 mmHg(9.3 kPa),遵医嘱尽早使用呼吸机。使用呼吸机期间注意观察病情变化、血气分析结果,随时调整呼吸机各种指标(通气量、通气压力等);定时检查呼吸机各连接部位有无漏气或阻塞,管道有无受压或扭曲;定时气管内滴药和气道雾化,定时翻身、拍背和及时吸痰,保持呼吸道通畅。

2. 防止肌萎缩和关节挛缩 保持肢体轻度伸展,向病人及家属讲明翻身及肢体运动的重要性,协助病人 $2\sim3$ h 翻身一次,帮助病人被动运动,必要时用"T"形板固定双足,以防止出现肌肉萎缩、足下垂、爪型手等后遗症。

3. 大小便护理 尿潴留病人可行下腹部加压按摩,必要时留置导尿;便秘者可用缓泻剂,必要时用肥皂水灌肠。

4. 皮肤、口腔护理 每天进行口腔护理 $2\sim3$ 次,以保持口腔清洁。保持床铺平整、干燥,定时给病人翻身按摩,用温水擦拭全身,保持皮肤清洁,防止压疮的发生;瘫痪肢体慎用热水袋,以免烫伤。

(五)治疗指导

1. 治疗要点

(1)辅助呼吸 呼吸麻痹是病人的主要危险,呼吸机的早期使用是呼吸麻痹抢救成功的关键。因此,对呼吸困难的病人应及时行气管切开并使用呼吸机辅助呼吸。

（2）病因治疗

①血浆置换疗法：在发病后 2 周内进行，可清除血中的有害抗体、补体、细胞因子。适用于不能独立行走、肺活量明显减少或延髓麻痹等病情较严重的病人。

②免疫球蛋白：应用大剂量的免疫球蛋白治疗急性期病例，不但可获得与血浆置换治疗相接近的效果，而且安全。部分病例可复发，但再用免疫球蛋白治疗仍然有效。

③糖皮质激素：曾长期广泛地用于本病治疗，但近年来的临床研究未发现其效果优于一般治疗，且有可能发生并发症，现多不主张应用。但慢性 GBS 对激素有良好的反应。

④免疫抑制剂：环磷酰胺对部分病例有效。

⑤其他辅助药物：可用 B 族维生素（维生素 B_1、维生素 B_{12}、维生素 B_6）、辅酶 A、ATP、加兰他敏、地巴唑等辅助治疗。

2. 用药护理 熟悉病人所用药物的名称、作用原理、用药方法、不良反应及注意事项，观察药物疗效和不良反应。使用糖皮质激素需观察是否发生低血钾、高血压、糖尿病、精神异常等不良反应，注意防止应激性溃疡、消化道出血。不轻易使用安眠、镇静药，以防呼吸抑制、掩盖或加重病情。

【健康教育】

1. 疾病知识指导 向病人及家属介绍本病的病因、治疗、康复过程与预后，告知病人避免淋雨、受凉、疲劳和创伤等诱因。

2. 饮食指导 指导病人选择易消化、高蛋白、高维生素的食物，保证足够营养，增强体质和抵抗力。

3. 用药指导 指导病人出院后按时服药，注意药物的不良反应。

4. 康复指导 指导病人出院后继续加强肢体康复功能锻炼和日常活动训练，进行主动、被动运动，配合针灸、按摩和理疗，以促进肌力恢复，防止肌肉萎缩，恢复生活自理能力。

（孙凯华）

第四节 急性脊髓炎病人的护理

案例引导

病人，女，29 岁。4 天前开始发热、鼻塞、流涕、咽痛，1 天前突然出现双下肢乏力，不能行走，排尿困难，急诊入院。护理体检：T 39 ℃，P 110 次/分，R 24 次/分，BP 120/80 mmHg；颅神经检查（—），双上肢肌力正常，双下肢肌力减退，腱反射迟钝，病理征（—）；左侧 T 10 以下、右侧 T 12 以下针刺觉减退。辅助检查：白细胞 $7.8×10^9$/L，中性粒细胞 72%，血钾 4.2 mmol/L；腰穿检查：脑脊液细胞总数 $295×10^6$/L，白细胞 $20×10^6$/L，蛋白 1.2 g/L，糖、氯化物正常。临床诊断：急性脊髓炎。

急性脊髓炎（acute myelitis）是指急性非特异性、局限于数个节段的横贯性脊髓炎症，又称急性横贯性脊髓炎。多在感染后或疫苗接种后发病,临床特征为病变水平以下肢体瘫痪、传导束性感觉障碍和排便、排尿障碍。若病变迅速上升波及高颈段脊髓或延髓,称为上升性脊髓炎;若脊髓内有两个以上散在病灶,称为播散性脊髓炎。本病一年四季均可发生,但以冬末春初或秋末冬初较为常见,多见于青壮年,无性别差异。

急性脊髓炎的病因未明。目前认为大部分病例可能是病毒感染或疫苗接种后引起的自身免疫反应,外伤、过度疲劳可以是本病的诱发因素。脊髓血管缺血和病毒感染后,抗病毒抗体所形成的免疫复合物在脊髓血管内沉积也可能是本病的发病原因。本病可累及脊髓的任何节段,以胸3~5节段最多见,可能与此段脊髓血供较差有关,其次为颈段和腰段,骶段少见。

【护理评估】

一、健康史

询问起病前有无上呼吸道感染、腹泻等症状,或有无疫苗接种史,有无受凉、疲劳、外伤等发病诱因。

二、身心状况

(一)症状、体征

(1)受凉、疲劳、外伤等为其诱因,起病前1~2周多有上呼吸道感染、腹泻等症状,或有疫苗接种史。

(2)起病急,以双下肢麻木、无力为首发症状。由于脊髓肿胀和脊膜受牵连,病变相应部位有疼痛,病变节段有束带感,多在2~3天发展至高峰,出现脊髓横贯性损害表现。典型表现为病变水平以下肢体运动障碍、感觉障碍和括约肌功能障碍,严重者出现脊髓休克。

①运动障碍:以胸髓受损所致的截瘫最常见,颈髓受损则出现四肢瘫,并可伴有呼吸肌麻痹。严重者早期即出现脊髓休克,病变水平以下肢体呈迟缓性瘫痪,肌张力减退、腱反射消失、无病理反射,休克期持续2~4周或更长,如合并肺炎、尿路感染或压疮等并发症则可持续数月;休克期之后进入恢复期,出现痉挛性瘫痪:肌张力逐渐增高、腱反射亢进、病理反射出现,与此同时,肢体肌力也开始由远端逐渐恢复,恢复一般常需数周、数月之久。

②感觉障碍:病变节段以下所有感觉缺失可出现明显的感觉障碍界限,在感觉消失水平上缘可有感觉过敏区或束带样感觉异常。随病情恢复,感觉平面逐步下降,直至恢复正常,但较运动功能恢复慢。

③自主神经功能障碍:早期表现为尿潴留,无膀胱充盈感,呈无张力性神经源性膀胱,因膀胱充盈过度可出现充盈性尿失禁。随着脊髓功能恢复膀胱容量缩小,尿液充盈到300~400 mL即自行排尿称为反射性神经源性膀胱。此外,常可出现大便失禁或便秘,损害平面以下可出现无汗或少汗、皮肤脱屑和水肿、指甲松脆和角化过度等表现。

(3)上升性脊髓炎起病急、发展迅速,发病后数小时或1~2天内受损平面迅速上升,波及颈段脊髓和延髓,出现吞咽困难、构音不清、呼吸肌麻痹甚至死亡。

(二)心理、社会状况

由于发病急,病人迅速出现截瘫或四肢瘫甚至呼吸肌麻痹,因而容易出现紧张、恐惧心理。同时,由于恢复时间较长,生活不能自理,不能正常工作,以及预后不良所致的肢体与关节挛缩,均易使病人产生焦虑、抑郁、悲观等不良情绪反应。

（三）辅助检查

1. 血常规检查　急性期白细胞计数正常或稍高。

2. 脑脊液检查　脑脊液压力正常,白细胞特别是淋巴细胞增多,少数脊髓水肿严重者,可出现脊髓腔部分梗阻,蛋白含量明显增高。

3. 脊髓造影或磁共振成像　可见病变部位脊髓增粗及异常信号等改变。

【主要护理诊断/医护合作性问题】

1. 躯体移动障碍　与脊髓病变致截瘫有关。

2. 感知改变　与脊髓病变致感觉缺失有关。

3. 尿潴留/尿失禁　与脊髓损伤致自主神经功能障碍有关。

4. 低效性呼吸形态　与高位截瘫致呼吸麻痹有关。

5. 自理缺陷　与急性脊髓病变致肢体瘫痪有关。

6. 潜在并发症：压疮、肺炎、尿路感染。

【护理措施】

（一）一般护理

1. 环境与休息　保持床单清洁、干燥。操作时动作应轻柔,注意保暖,防止烫伤。

2. 饮食护理　给予高蛋白、高维生素、易消化的食物,多食蔬菜、水果,多饮水,以刺激肠蠕动,减轻便秘及肠胀气。进餐困难者协助进餐,高位脊髓炎吞咽困难者给予鼻饲。

3. 口腔护理　进食后可用漱口液漱口或进行口腔护理,以保持口腔湿润和舒适,防止发生口腔感染。

（二）病情观察

观察运动障碍和感觉障碍的部位、性质、范围和发展变化情况,观察感觉障碍平面是否上升,有无上升性脊髓炎的发生,观察有无呼吸困难、吞咽困难和饮水呛咳等表现,观察有无压疮、肺炎、尿路感染等并发症。

（三）心理护理

护士要善于观察病人的心理反应,关心、体贴、尊重病人,多与他们交谈,倾听他们的感受,帮助他们了解本病的治疗、护理及预后的相关知识,增强病人战胜疾病的信心。

（四）对症护理

1. 排尿异常护理　观察病人的排尿方式、次数、颜色与尿量,检查膀胱是否充盈,判断、区分有无尿潴留或尿失禁。尿潴留者可给予膀胱区按摩、热敷或针灸、穴位封闭治疗,并进行自主排尿训练,以促进膀胱收缩;尿失禁者要保持床单干燥、整洁,勤换、勤洗,保护会阴部和臀部皮肤免受尿液刺激,必要时体外接尿或留置导尿管。

2. 感知改变护理　保持床单清洁、干燥、无渣,避免对感觉障碍部位的机械刺激,慎用热水袋,必须使用时水温不超过 50 ℃,以防止烫伤。用温水擦洗感觉障碍部位,每天 2～3 次,以促进血液循环和刺激感觉恢复。如为感觉过敏则避免不必要的刺激。

3. 防止关节挛缩护理 保持关节功能位,每天给予肢体按摩,防止关节变形及肌肉萎缩。向病人及家属讲解功能锻炼的重要性,指导和协助病人及家属进行主动和(或)被动运动,运动量渐进性增加,恢复期鼓励病人最大限度地完成日常生活活动,以达到最大程度的生活自理。

4. 呼吸道护理 采取侧卧位或半卧位,注意保暖,避免受凉,协助病人翻身、拍背,鼓励病人咳嗽排痰,必要时吸痰,以维持呼吸道通畅。

（五）治疗指导

1. 治疗要点

（1）急性期 主要是用糖皮质激素进行治疗,可减轻脊髓水肿,控制病情发展,常采用大量甲泼尼松龙短程冲击疗法,以后逐渐减量、停药;亦可应用大剂量免疫球蛋白治疗;B族维生素有助于神经功能的修复;呼吸道、泌尿道感染时适当选择抗生素、抗病毒药物。

（2）恢复期 恢复期主要是采用理疗、针灸、按摩等康复治疗措施,以促进肌力恢复。

2. 用药护理 药物治疗以糖皮质激素为主,在用药过程中,注意观察疗效和不良反应。大剂量使用激素时,注意有无消化道出血倾向,观察大便颜色,必要时做大便隐血试验;长期应用者主要观察有无库欣综合征、糖尿病、高血压、低血钾等不良反应。

【健康教育】

1. 饮食指导 给予高蛋白、高维生素、易消化的食物,保证营养摄入,保持大便通畅。

2. 用药指导 遵医嘱按时、按量服药,注意观察药物不良反应。

3. 康复指导 加强肢体功能训练和日常生活训练,鼓励病人做力所能及的家务和工作。

（孙凯华）

第五节 帕金森病病人的护理

案例引导

李某,男,52岁。两年前出现上肢无力,有时颤抖,伸手时颤抖加重,左手比右手病情重;双下肢麻木、酸痛、无力,行走较困难,易跌倒;面红,表情呆滞;口角流涎,吞咽困难;自觉健忘、头昏、心慌、气短,说话落音,行动缓慢;BP 140/100 mmHg;睡眠、饮食、大小便尚正常;无家族史。临床诊断:帕金森病。

帕金森病(Parkinson disease,PD)又称震颤麻痹(paralysis agitans),是一种较常见的锥体外系疾病,临床上以静止性震颤、肌强直、运动减少和姿势步态不稳为特征。本病是常见的中枢神经系统变性疾病之一,我国目前有170多万人患此病,男性稍高于女性。迄今为止,本病的治疗均为对症治疗,尚无根治方法可以使变性的神经细胞恢复。

本病病因未明,可能是下列多种因素共同作用的结果。

1. 年龄老化 本病多见于中年人,一般为 50～65 岁发病,40 岁以前发病者少见,发病率随年龄增长而增加,60 岁发病率约为 1‰,70 岁发病率达 3‰～5‰,此提示年龄老化与本病有关。老化能加速黑质多巴胺能神经元和纹状体中多巴胺递质减少,从而导致本病发生。

2. 环境因素 流行病学资料显示,长期使用杀虫剂、除草剂或某些工业化学品等是 PD 的危险因素。1-甲基-4-苯基-1,2,3,6-四氢吡啶(MPTP)可导致多巴胺能神经元变性死亡,故环境中与 MPTP 结构类似的工业或农业毒素可能是本病的病因之一。

3. 遗传因素 本病有家族聚集现象,10％左右的病人有家族史。

4. 其他因素 脑炎、中毒(如一氧化碳、锰、氰化物、利血平、噻嗪类药物等)、脑血管疾病、颅脑损伤、脑肿瘤等可引起震颤、强直等症状,此称为帕金森综合征。

【护理评估】

一、健康史

询问病人的年龄,有无接触过杀虫剂、除草剂或工业化学品,有无脑炎、中毒、脑血管疾病、颅脑损伤、脑肿瘤等疾病。

二、身心状况

(一)临床表现

本病起病缓慢,呈进行性加重。典型表现为震颤、肌强直、运动迟缓、姿势步态异常。

1. 震颤 多为首发症状。常从一侧手指开始,后可波及整个上肢、下肢、下颌、口唇和头部,表现为有规律的拇指对掌和手指屈曲的不自主震颤,类似"搓丸样动作"。典型的震颤为静止性震颤,即在静止时明显,动作时减轻,睡眠时消失,情绪激动时加重。部分病人可无震颤,尤其是 70 岁以上的老年人。

2. 肌强直 多从一侧上肢或下肢近端开始,逐渐蔓延至远端、对侧和全身。肌强直表现为伸肌和屈肌的张力同时增高,因而被动运动关节时伸肌和屈肌的阻力始终保持增高,出现类似弯曲软铅管的感觉,故称"铅管样肌强直";如果伴有震颤,则在伸屈肢体时感到均匀的阻力中有断续的停顿,有如齿轮转动一样的感觉,此称为"齿轮样肌强直";手部肌肉强直时,病人书写字迹不正,字越写越小,称为"写字过小征";面部肌肉强直时出现表情僵硬、双眼凝视、瞬目动作减少、笑容出现和消失减慢,形成"面具脸"。

3. 运动迟缓 表现为随意动作减少、运动幅度减小、运动徐缓,尤以开始动作为甚,如坐下后不能起立、行走时启动困难。难以完成精细动作,如穿鞋、系带、扣纽扣等动作困难,严重者穿衣、翻身、起床困难;语声单调、低沉,声音变小,音域变窄,语言表达困难;吞咽困难,进食、饮水时出现呛咳。

4. 姿势步态异常 由于四肢、躯干、颈部肌肉僵直,病人出现头部前倾、躯干俯屈、肘关节屈曲、腕关节伸直、前臂内收、髋及膝关节弯曲等特殊姿势,此为本病的特有体征"屈曲体姿"。由于姿势平衡障碍,病人行走时重心不稳、步距缩短,呈碎步、前冲动作,越走越快,不能立即止步,此为"慌张步态"。

5. 其他 自主神经功能紊乱,如油脂脸、多汗、垂涎、大小便困难和直立性低血压,也可出现忧郁和痴呆症状。

（二）心理、社会状况

早期由于动作迟钝、表情淡漠、语言断续，病人往往产生自卑、忧郁心理，他们回避人际交往，拒绝参加社会活动，整日沉默寡言、闷闷不乐；随着病情加重，劳动能力丧失，病人可产生焦虑甚至绝望心理。

（三）辅助检查

1. CT 检查　头颅 CT 可显示不同程度的脑萎缩表现。

2. 生化检测　采用高效液相色谱可检测到脑脊液和尿中多巴胺的主要代谢产物高香草酸（HVA）含量明显减低。

3. 基因检测　少数家族中可能发现基因突变。

【主要护理诊断/医护合作性问题】

1. 自理缺陷　与震颤、肌肉强直、运动减少有关。

2. 营养失调:低于机体需要量　与吞咽困难有关。

3. 躯体移动障碍　与震颤、肌肉强直、运动减少有关。

4. 语言沟通障碍　与喉肌强直、运动减少有关。

5. 自尊紊乱　与震颤、肌强直等身体形象改变有关。

【护理措施】

（一）一般护理

1. 环境安全　保证病人生活环境安全，避免损伤。地面应平整防滑，地毯无皱褶，配备高位坐厕、高脚椅、手杖，室内与走廊设扶手，床旁设床栏，家具去尖角，移开环境中障碍物。

2. 休息与活动

（1）疾病初期　此时病人的主要表现为震颤，应鼓励病人尽可能参加各种有益的社交活动，坚持体育锻炼，根据自己的喜好选择种花、下棋、散步、打拳等各种活动，注意身体锻炼。

（2）疾病中期　此时病人已出现某些功能障碍，应进行有计划的活动与锻炼，否则会加速功能的衰退。鼓励病人从事力所能及的家务活动，如叠被、扫地等，要求病人尽可能做到自己的事情自己完成。从椅子上起立或坐下有困难的病人应指导其反复练习起坐动作；起步困难和步行时突然僵住不动的病人，指导其步行时思想放松、跨大步伐，向前走时抬高脚部、目视前方、双臂摆动，转弯时不要碎步移动，以防失去平衡。

（3）疾病晚期　此时病人有严重运动障碍，常常卧床不起，应帮助病人取舒适体位，进行关节的主动与被动活动，按摩四肢肌肉，以防发生肌肉萎缩与关节挛缩。

3. 饮食护理

（1）饮食原则　供给高热量、高维生素、高纤维素、低盐、低脂、适量优质低蛋白的饮食。多吃粗粮，多食蔬菜、水果，及时补充水分（每天 2000 mL 以上），保持大便通畅，以减轻腹胀和便秘。高蛋白饮食能降低左旋多巴类药物的疗效，故不宜过多给予，适当给予奶制品、瘦肉、去皮禽肉、蛋、豆类。槟榔是拟胆碱能食物，可降低胆碱能药物的疗效，也应避免食用。

（2）进食方法　保证进食时间充足，环境安静，取坐位或半卧位，注意力集中，避免打扰与催促。咀嚼能力和消化能力减退者给予易咀嚼、无刺激的软食或半流质食物,少量多餐;咀嚼和吞咽困难者选择稀粥、面片、蒸蛋或黏稠不易反流的食物,少量分次吞咽;进食困难、饮水呛咳者及时予以鼻饲。

(3)静脉补充　根据病情需要,遵医嘱静脉补充葡萄糖、电解质、脂肪乳等,以维持水、电解质平衡,保证营养物质的供给,必要时给予静脉高营养。

(4)营养监测　评估病人的饮食状况(量和组成)和营养状况,监测体重变化,评估皮肤、尿量、实验室检查指标变化。

(二)心理护理

护士应与病人讨论疾病的相关知识,使病人正确认识疾病;鼓励病人表达自己的情感,积极给予心理疏导,使病人保持良好的心境;关心体贴、帮助病人,竭尽全力为其做好各项生活护理;鼓励病人做自己力所能及的事情,指导病人尽可能地自行进食、穿衣、移动,以增强其独立性和自信心。

(三)病情观察

观察有无进行性加重的震颤、运动减少、强直和体位不稳等典型神经症状和体征等,同时观察有无因长期卧床而并发肺炎、压疮等情况。

(四)对症护理

1. 排便护理　便秘者鼓励其多饮水,多食含纤维素的食物,多食蜂蜜、麻油等帮助通便,每天按摩腹部,养成定时排便的习惯,必要时遵医嘱给予缓泻剂或灌肠、用开塞露塞肛。排尿困难者应指导其精神放松,进行腹部按摩、热敷以促进排尿。

2. 皮肤护理　保证衣服宽松、柔软,床单平整、干燥,以减少对皮肤的刺激与摩擦,勤洗澡、勤换衣,保持皮肤清洁干燥,卧床者垫气垫或使用按摩床,定时翻身、拍背,注意保护骨隆突部位,以防止压疮的发生。

3. 安全护理　指导病人避免登高和操作高速运转的机器,不单独使用煤气、热水器以及锐利器械,以防止发生意外伤害,避免食用带刺的食物和使用易碎的器皿,外出时应有人陪伴,尤其有智能障碍者在其口袋中放写有联系方式的"安全卡片"或"手腕识别牌",以防丢失。

4. 生活护理　病人因震颤、肌强直、体态不稳,往往有不同程度的自理缺陷,护士要加强巡视,及时了解病人的需要,在鼓励病人积极进行自我护理的同时,协助完成洗漱、进食、如厕、修饰等日常生活活动,以满足病人的生活需要,增加病人的舒适度。

(五)治疗指导

1. 治疗要点

(1)药物治疗　适当的药物治疗可不同程度地减轻症状,并减少并发症。

①抗胆碱能药物:常用药有苯海索(安坦)、甲磺酸苯扎托品等,能协助维持纹状体的递质平衡,对病人的震颤和强直有部分改善。

②金刚烷胺:促进神经末梢释放多巴胺,并阻止其再吸收,从而使症状减轻,可以和左旋多巴等药合用。

③抗组胺药:有时也能减轻症状,尤其是震颤,作用机制未明,常用药为苯海拉明。

④左旋多巴及复方左旋多巴:为PD最重要的治疗。多巴胺不能通过血脑屏障,因而需

用其先驱物左旋多巴替代,但其副作用大,目前主要用复方左旋多巴进行治疗,这样既能提高左旋多巴的疗效,又能减轻其不良反应。常用复方制剂有美多芭、帕金宁等。

⑤多巴胺受体激动剂:直接作用于纹状体突触后膜多巴胺受体,起到类似多巴胺的作用。常用药物有普拉克索、培高利特、吡贝地尔等。

⑥其他药物:儿茶酚-氧位-甲基转移酶抑制剂,常用药物有恩他卡朋;单胺氧化酶B抑制剂,常用药物有司来吉兰。

（2）外科治疗　适用于药物治疗无效、不能耐受或出现运动障碍（异动症）的病人。外科治疗不能根治,术后仍需药物治疗。

2. 用药护理

（1）左旋多巴制剂　不良反应有食欲减退、恶心、呕吐、腹痛等消化系统表现;心律失常、直立性低血压等心血管系统表现;尿潴留、血尿素氮升高等泌尿系统表现;失眠、多梦、幻觉、妄想等神经系统表现;长期服用者可有运动障碍和症状波动。服药一般从小剂量开始,逐渐增加剂量,直至有效维持;在服药期间忌服维生素B_6、麻黄素、利血平、氯丙嗪、奋乃静等药物,以免降低药物疗效、加重不良反应;在进食时服药或减少药物剂量,可以使早期不良反应如食欲减退、恶心、呕吐、腹痛、直立性低血压、失眠等减轻或消失。运动障碍亦称"异动症",表现为舞蹈样、手足徐动样不自主动作,常见于面、唇、舌、下颌部,也可见于颈、背、四肢,症状一般在减量或停药后改善或消失。症状波动有"剂末恶化"和"开-关现象"两种形式。"剂末恶化"又称疗效减退,指每次服药后药物作用的时间逐渐缩短,表现为症状有规律性地波动,与血药浓度有关,可以预知,增加每天总剂量并分开多次服用可以预防。"开-关现象"指症状在突然缓解（开）与加重（关）之间波动,多见于病情严重者,与服药时间与剂量无关,不可预料,减少每次用药量、增加服用次数而每天用药总量不变,或适当加用多巴胺受体激动剂、减少多巴胺用量,可以预防或减少发生。

（2）抗胆碱能药　常见不良反应为口干、唾液与汗液分泌减少、肠鸣音减少、排尿困难、瞳孔调节功能不良等,青光眼、前列腺肥大者忌用。

（3）金刚烷胺　常见不良反应有口渴、失眠、食欲不振、头晕、足踝水肿、幻觉、精神错乱等,有肾功能损害、癫痫病史者禁用。

（4）多巴胺受体激动剂　常见不良反应有恶心、呕吐、头晕、乏力、皮肤瘙痒、便秘等,剂量过大时可有精神性症状和直立性低血压。

【健康教育】

1. 用药指导　告知病人服药的方法、注意事项、药物的不良反应,指导病人遵医嘱长期服药或终身服药,定期复查肝功能、肾功能、血常规,定期测量血压变化。

2. 康复训练指导　指导病人在家属陪同下坚持适当运动和体育锻炼,加强日常生活动作训练,鼓励病人尽可能地生活自理,指导家属对卧床病人进行被动运动和按摩,以防止发生关节强直和肌肉挛缩,同时加强平衡功能及语言功能的康复训练。

（孙凯华）

第六节 癫痫病人的护理

案例引导 ------------------------------

　　病人,男,8 岁,在公交车上突然出现口似咀嚼某物、双手不断搓捏衣角动作,持续约10 s,过后不能回忆此事。类似发作 10 次。脑电图呈双侧额颞叶区阵发性慢波-棘慢波。临床诊断:癫痫。

　　癫痫(epilepsy)是一组以大脑神经元高度同步化异常放电引起的暂时性中枢神经系统功能障碍为特征的慢性脑功能失调综合征,具有突然发生和反复发作的特点。根据神经元异常放电的部位、范围不同,其表现为运动、感觉、行为、精神、意识及自主神经功能障碍,可为一种或几种表现兼而有之。癫痫每次发作的过程称为痫性发作;一种或数种特定症状和体征组成的特定癫痫现象称癫痫综合征。

　　癫痫是仅次于脑血管疾病的第二大神经系统疾病。流行病学资料显示,我国癫痫的发病率为 1‰左右,约有 900 万以上的癫痫病人,每年新发病人为 20 万~40 万。全球共有癫痫病人超过 5000 万。癫痫可以发生于各个年龄组,青少年和老年是两个高发阶段。

　　癫痫按有无明显病因分为特发性癫痫和症状性癫痫。特发性癫痫又称原发性癫痫,多在儿童或青年期首次发病,药物治疗效果较好;症状性癫痫又称继发性癫痫,占癫痫的大多数,各个年龄组均可发病,药物治疗效果差。

　　特发性癫痫病因未明,脑部并未发现有引起癫痫发作的结构损伤或功能异常,可能与遗传因素有关,有资料表明癫痫病人近亲的患病率远高于一般人群。

　　症状性癫痫病因明确,由各种明确的中枢神经系统结构损伤或功能异常所致,常见于脑部疾病(如先天性或发育异常性脑病、颅脑外伤、颅内感染、脑血管疾病、颅内肿瘤、脑寄生虫病等)与脑外疾病(如儿童发热惊厥、遗传代谢性疾病、一氧化碳中毒、尿毒症、阿-斯综合征、大出血、肝性脑病等)。

　　此外,年龄、内分泌失调、睡眠不足、疲劳、饮酒、饥饿、暴食、便秘、感情冲动、闪光等也可诱发癫痫。

【护理评估】

一、健康史

　　询问病人有无家族史,询问有无先天性畸形、产伤、外伤、感染、肿瘤、血管硬化等脑部疾病,询问有无缺氧、高热、中毒、尿毒症、肝性脑病等病史,询问有无遗传性疾病,了解有无睡眠不足、疲劳、饮酒、饥饿、暴食、感情冲动、闪光等诱因。

二、身心状况

(一)临床表现

癫痫的临床表现丰富多样,但均具有短暂性、刻板性、间歇性、重复性的特征。癫痫有多种发作类型,每一种癫痫病人可以只有一种发作类型,也可以有一种以上的发作类型。

1. 部分性发作 部分性发作为痫性发作最常见的类型。发作不伴意识障碍称单纯部分性发作,发作伴有意识障碍且发作后不能回忆则称复杂部分性发作。

(1)单纯部分性发作 发作时间短,一般不超过 1 min,发病起始与结束均较突然。分为部分运动性发作、部分感觉性发作、自主神经性发作和精神性发作四种类型。

①部分运动性发作:表现为身体某一局部发生的不自主抽动,大多见于一侧口角、眼睑、手指或足趾,也可涉及一侧面部或肢体。发作自局部开始后,按大脑皮质运动区的分布顺序逐渐扩展,如自手指沿腕部、前臂、肘部、肩部、口角、面部逐渐扩展,称为 Jackson 发作。严重部分运动性发作后,遗留暂时性(30 min 至 36 h)肢体瘫痪称为 Todd 麻痹。

②部分感觉性发作:躯体感觉性发作常表现为局部的麻木感和针刺感,多数发生在口角、舌部、手指或足趾,病灶在中央后回躯体感觉区;特殊感觉性发作表现为视觉性(幻视,如感觉有闪光、黑蒙)、听觉性(幻听,如听到嗡嗡的声音)、嗅觉性(闻到难闻的气味,如焦糊味)和味觉性发作;眩晕性发作可表现为坠落感、飘动感或水平/垂直运动感。

③自主神经发作:表现为多汗、呕吐、面色苍白、全身潮红、腹痛、瞳孔散大等,容易扩散出现意识障碍而成为复杂部分性发作的一部分。

④精神性发作:表现为各种类型的记忆障碍(如似不相识、似曾相识、快速回顾往事、强迫思维)、情感障碍(如忧郁、愤怒、无名恐惧)、错觉(如声音变强或变弱、视物变形)、复杂幻觉等。可单独发作,但常为复杂部分性发作的先兆,有时为继发的全面性强直-阵挛发作的先兆。

(2)复杂部分性发作 也称精神运动性发作,因其病灶多在颞叶,又称颞叶癫痫。表现为意识障碍,发作时对外界刺激无反应,以自动症和精神症状为特征。主要有以下三种表现形式。

①仅表现为意识障碍:意识障碍大多为意识模糊,意识丧失者少见。

②意识障碍和自动症:自动症是在癫痫发作过程中或发作后意识模糊状态下的无意识活动,表现为吸吮、咀嚼、舔唇、清喉、抚面、搓手、解扣、脱衣、游走、奔跑、乘车乘船等,亦可表现为唱歌、自言自语、机械重复原来的动作。自动症均在意识障碍的基础上发生。

③意识障碍和运动症状:表现为发作开始即出现意识障碍和各种运动症状,特别是在睡眠中发生。运动症状表现为局灶性或不对称性强直、阵挛和各种特殊姿势(如击剑样动作)等。

(3)部分性发作继发全面性发作 这一部分病人先出现单纯部分性发作或复杂部分性发作,后继发全身性发作。

2. 全面性发作

(1)全面性强直-阵挛发作(GTCS) 过去称大发作,是最常见的发作类型之一,以意识丧失和全身抽搐为主要临床特征。病人突然出现意识丧失、跌倒在地,其后发作经过分为强直期、阵挛期、发作后期三期。

①强直期:全身骨骼肌持续收缩,表现如下:眼球上翻或凝视、喉肌痉挛、呼吸停止、尖叫一声;口先张开随后突然闭合,可咬破舌头;颈部和躯干先屈曲后反张;上肢自上举、后旋转为内收、前旋;下肢自屈曲转为伸直。此期持续 10～20 s。

②阵挛期:全身肌肉规律性收缩和松弛交替出现,由肢端延及全身。阵挛频率由快变慢,松弛期逐渐延长,在最后一次剧烈阵挛后发作停止,进入发作后期。此期持续 30～60 s。

以上两期均可出现舌咬伤,并伴心率增快、血压升高、呼吸停止、唾液和支气管分泌物增多、瞳孔散大及对光反射消失等自主神经功能异常症状。

③发作后期:此期尚有短暂阵挛,以面肌和咬肌为主,造成牙关紧闭。本期全身肌肉松弛,括约肌松弛可以出现大小便失禁。呼吸首先恢复,心率、血压、瞳孔、意识等逐渐恢复正常。自发作开始至意识恢复历时 5～10 min。病人清醒后常感头昏、头痛、全身酸痛和疲乏无力,对发作过程全无记忆。少数病人可有意识模糊,此时如强行约束病人可能发生自伤和伤人。

(2)失神发作 分典型失神发作和非典型失神发作,此处仅介绍典型失神发作。儿童多见,青春期前停止。发作和停止突然,有短暂意识丧失,无先兆和局部症状,持续 5～10 s,每天发作数次甚至数百次。失神发作表现为突然中断正在进行的某种活动或手中持物坠落,病人表情呆滞、呼之不应、两眼瞪视不动,事后立即清醒,继续原先之活动,对发作无记忆。

(3)肌阵挛发作 可发生于任何年龄,常见于预后较好的特发性癫痫病人。表现为突然、快速、短暂、触电样肌肉收缩,可仅限于某个肢体或肌群,也可累及全身,声、光刺激可诱发,一般无意识障碍。

(4)阵挛性发作 几乎仅发生于婴幼儿,表现为全身重复阵挛性抽搐伴有意识丧失,之前无强直期,恢复较快。

(5)强直性发作 常在睡眠中发作,表现为全身骨骼肌强直性收缩,常伴颜面苍白、潮红、瞳孔散大等自主神经功能异常症状。发作持续数秒甚至数十秒。

(6)失张力发作 部分或全身肌肉张力突然降低导致垂颈、张口、肢体下垂和跌倒。持续数秒甚至 1 min。

3. 癫痫持续状态 又称癫痫状态,传统意义的癫痫持续状态是指一次癫痫发作持续 30 min 以上,或连续多次发作、发作间期意识或神经功能未恢复正常。目前认为,如果全面性强直-阵挛发作持续 5 min 以上即考虑癫痫持续状态。多由于突然停用抗癫痫药、感染、孕产、饮酒、过度疲劳、精神因素所致,常伴发高热、脱水、酸中毒和休克,致残率和死亡率高。

(二)辅助检查

1. 脑电图(EEG) 此为诊断癫痫最重要的检查方法。典型表现为棘波、尖波、棘-慢波或尖-慢复合波。部分癫痫病人脑电图可以正常,部分正常人中也可记录到异常脑电活动。因此,不能仅凭脑电波的正常或异常诊断癫痫。

2. 实验室检查 血常规、血糖、血寄生虫(如肺吸虫、血吸虫、囊虫)等检查,帮助了解病人有无贫血、低血糖、寄生虫病等。

3. 头部放射性核素、CT、MRI 检查 这些检查可发现脑部器质性改变、占位性病变、脑萎缩等。

【主要护理诊断/医护合作性问题】

1. 有窒息的危险 与癫痫发作时喉头痉挛、气道分泌物增多有关。

2. 有受伤的危险 与癫痫发作时意识突然丧失或判断力受损有关。

3. 自尊紊乱 与癫痫发作时身体抽搐、大小便失禁、外观形象受损有关。

4. 知识缺乏 缺乏自我保健知识。

5. 潜在并发症：脑水肿、酸中毒、癫痫持续状态。

【护理措施】

（一）一般护理

1. 休息与活动 癫痫发作时卧床休息，平时注意劳逸结合，生活规律，保证充足睡眠。避免长时间看电视、玩电子游戏、洗浴，尽量不去舞厅、歌厅、游戏厅，禁忌游泳和蒸气浴。

2. 饮食护理 进食清淡、营养丰富的食物，忌辛辣、刺激性食物，多吃蔬菜、水果。嘱病人饮食规律，勿过饥过饱、暴饮暴食，戒烟戒酒，不饮咖啡。

（二）病情观察

观察癫痫发作的类型、持续时间、次数，发作时生命特征、神志的变化，发作后有无外伤、窒息。

（三）对症护理

1. 全面性强直-阵挛发作护理

（1）先兆期护理 发现发作先兆时，立即将病人就地平放，避免摔伤。迅速解松病人领扣和裤带，取下眼镜、义齿，将手边的柔软物体垫在病人头下，移去病人身边的危险物品，以免发生碰伤。

（2）发作期护理 置病人于头低侧卧位或者平卧位，头偏向一侧，及时清除口腔和气道内的分泌物，必要时行气管切开，及时给氧。尽快将压舌板或筷子、纱布、手帕等置于病人口腔一侧的上、下白齿之间，以防咬伤舌和颊部。对突然发病跌倒而易受擦伤的关节处，用棉花及软垫加以保护，防止擦伤。抽搐发作时，对抽搐肢体切不可用力按压，以免造成骨折、肌肉撕裂及关节脱位。注意监测病人的生命体征、神志变化，尤其是呼吸频率、节律的改变。

（3）发作后护理 发作后病人可有短期的意识模糊，此时禁用口表测量体温，少数病人抽搐停止、意识恢复的过程中有短时的兴奋躁动，应加强保护，防止自伤或他伤。

2. 癫痫持续状态护理

（1）保持病室环境安静，避免各种外界刺激，以保证病人充分休息。

（2）专人护理，床旁加床档保护，以免病人坠床摔伤，极度躁动者给予约束带，但注意约束切勿过紧，以免影响血液循环。及时吸痰，备好气管切开包，保持呼吸道通畅，给予鼻导管或面罩吸氧。维持水、电解质、酸碱平衡，高热者给予物理降温，对脑水肿病人遵医嘱静脉注射甘露醇和呋塞米，积极预防和控制感染。

（3）遵医嘱缓慢静脉注射地西泮、苯妥英钠等药物，以控制癫痫发作。用药期间应密切观察病人呼吸、心率、血压等变化，如出现呼吸变浅、昏迷加深、血压下降，应暂停注射。

（四）心理护理

告知病人癫痫是可治性疾病，大多数病人预后较好，帮助病人正确对待疾病，以减轻其心理压力，积极配合治疗；同情和理解病人，鼓励病人说出心理感受，指导病人进行自我调节，以维持良好的心理状态；鼓励家属表达关爱和不嫌弃的情感，解除病人的精神负担，增强其自信心;指导病人承担力所能及的社会工作,保持与社会的正常接触和交往。

（五）治疗指导

1. 治疗要点

（1）病因治疗 已经明确病因者应积极进行病因治疗,如及时纠正低血钙、低血糖,手术治疗颅内占位性病变等。

（2）药物治疗 传统抗癫痫药物有苯妥英钠、卡马西平、丙戊酸钠、乙琥胺、扑痫酮、氯硝西泮等,新型抗癫痫药物有托吡酯、拉莫三嗪、加巴喷丁、奥卡西平等。强直性发作、部分性发作、部分性发作继发全面性发作首选卡马西平;全面性强直-阵挛发作、典型失神发作、肌阵挛发作、阵挛性发作首选丙戊酸钠。

（3）癫痫持续状态治疗 在给氧、防护的同时,迅速制止癫痫发作。可依次选用地西泮、异戊巴比妥、苯妥英钠静脉注射,亦可选用10%水合氯醛溶液灌肠。

2. 用药护理

（1）用药注意事项 遵循抗癫痫药物的治疗原则,据癫痫发作类型和药物不良反应选择药物;从单一药物开始治疗,剂量由小到大,逐步增加剂量至能最大限度控制癫痫发作而无不良反应或不良反应很轻的最低有效剂量;一种药物达到最大有效血药浓度仍不能控制发作或该药出现不良反应时,才考虑换药或加用第二种药物;更换药物时约需1周重叠用药时间,原药逐渐减量至停药,新药逐渐增加至有效剂量;坚持规律长期用药,切忌突然减药、停药、换药和漏服药物,间歇、不规则用药不利于控制癫痫,且易引起癫痫持续状态,全面性强直-阵挛发作、强直性发作、阵挛性发作在完全控制发作4～5年且随访脑电图痫性活动异常波形消失后方可考虑停药;药物停用应缓慢,不能突然停药,减量时间须半年至一年,联合用药者在医师指导下改为单一用药,然后逐步减少剂量,减量后如果有复发趋势或脑电图明显恶化时应恢复原剂量治疗;偶然发病、脑电图异常而临床无癫痫症状、每次发作均有发热的5岁以下儿童,一般不服抗癫痫药。

（2）观察药物不良反应 抗癫痫药物常有多种不良反应,苯妥英钠的不良反应有胃肠道反应、牙龈增厚、毛发增多、乳腺增生、皮疹、中性粒细胞减少、眼球震颤、小脑性共济失调等,轻者可以坚持服药,严重者应停药;卡马西平的不良反应有胃肠道反应、嗜睡、肝损害、骨髓抑制、皮疹等;丙戊酸钠的不良反应有胃肠道反应、肥胖、毛发减少、嗜睡、震颤、骨髓抑制、肝损害等;苯巴比妥的不良反应有嗜睡、共济失调、复视、认知与行为异常。因此,服抗癫痫药前应做血常规、尿常规和肝、肾功能检查,以备对照;服药后除定期体检外,每月应复查血常规,每季做生化检查,定期查肝、肾功能,必要时做血药浓度测定,以防发生药物毒副作用。

【健康教育】

1. 生活指导 指导病人建立良好的生活习惯,避免过度疲劳、便秘、饮酒、饥饿、睡眠不足、情绪激动、声光刺激、惊吓、心算、阅读、下棋、长时间看电视、洗浴等诱发因素。参加适当的体育锻炼,保持良好的心态和情绪。

2. 用药指导 向病人及家属解释长时间服药的道理,指导病人遵医嘱长期服药,避免随意减量、停药、换药,注意观察药物不良反应,定期到门诊复查。首次服用抗癫痫药物5～7天后检查血药浓度,以后每3个月至半年复查1次,每月检查血常规,每季检查肝、肾功能,以动态观察抗癫痫药物的血药浓度和不良反应。

3. 安全指导 告知病人禁止从事有危险的活动,如攀高、游泳、驾驶以及在炉火旁或高压电机旁作业等,以免发作时危及生命。外出时随身携带个人信息卡,写上姓名、地址、病史、联系电话等,以备癫痫发作时能及时联系和了解病情。如果病人病情未完全控制时外出应有他人陪伴。

4. 婚育指导 特发性癫痫且有家族史的女性病人,婚后不宜生育;双方均有癫痫,或一方有癫痫、另一方有癫痫家族史者不宜结婚。

5. 复查指导 指导、督促病人定期到医院复查;告知病人当癫痫发作频繁或症状控制不理想或出现皮疹、发热等表现时应及时就诊。

(孙凯华)

第七节 脑血管疾病病人的护理

案例引导

病人,男,60岁,排便后突感右手无力,讲话不清,继之昏迷。护理体检:T 36.5 ℃、P 86 次/分、R 20 次/分,BP 220/110 mmHg,浅昏迷,瞳孔等大,肌张力低,腱反射未引出,右侧巴氏征阳性。头颅 CT 提示左侧基底节区高密度影。临床诊断:脑出血。

脑血管疾病(cerebral vascular disease,CVD),是指由于各种脑血管病变所引起的脑部疾病的总称。CVD 是神经系统的常见病和多发病,其发病率为(100~300)/10 万,患病率为(500~740)/10 万,死亡率为(50~100)/10 万,是目前人类疾病的三大死亡原因之一,幸存者中 50%~70%留有残疾,给社会和家庭带来极大负担。

脑卒中(stroke)为脑血管疾病的主要临床类型,是由各种原因引起的脑血管疾病急性发作,症状持续时间至少为 24 h,包括脑梗死、脑出血、蛛网膜下腔出血等。

脑梗死(cerebral infarction,CI),又称缺血性脑卒中,是指因各种原因而引起的局部脑组织血液供应障碍,导致脑组织缺血、缺氧性坏死。根据发病机制不同分为脑血栓形成、脑栓塞和腔隙性脑梗死等,其中脑血栓形成最常见。

(一) 脑血管疾病分类

脑血管疾病有不同的分类方法:①依据神经功能缺失症状持续时间将其分为短暂性脑缺血发作(TIA)和脑卒中,持续时间不足 24 h 称为 TIA,持续时间超过 24 h 称为脑卒中;②依据病理性质将其分为缺血性卒中和出血性卒中,前者又称为脑梗死,包括脑血栓形成和脑栓塞,后者包括脑出血和蛛网膜下腔出血。

知识链接

脑的血液供应和脑血液循环的生理与病理

(1)脑的血液供应 脑部的血液由两条颈内动脉和两条椎动脉供给。颈内动脉进入颅内后依次分出眼动脉、后交通动脉、脉络膜前动脉、大脑前动脉和大脑中动脉。这些动脉供给眼部以及大脑半球前部 3/5 的血液。双侧椎动脉经枕骨大孔入颅后汇合成基底动脉。基底动脉在脑干头端腹侧面分为两条大脑后动脉,供应大脑半球后部 2/5 的血液。椎-基底动脉在颅内依次分出小脑后下动脉、小脑前下动脉、脑桥支、内听动脉、小脑上动脉等,供应小脑和脑干。两侧大脑前动脉、前交通动脉、两侧颈内动脉、大脑后动脉、后交通动脉连接起来,构成脑底动脉环(Willis 环)。此环对两侧大脑半球的血液供应有着重要的调节和代偿作用。

(2)脑血液循环的生理与病理 脑的平均重量约为 1500 g,占整个体重的 2% ～3%,然而流经脑组织的血液每分钟为 750～1000 mL,占每分心输出量的 20%(静态时),表明脑的血液供应非常丰富。脑组织几乎没有能源的储备,需要通过血液循环连续地供应氧和葡萄糖。脑血流量有自动调节作用,脑血流量与脑动脉的灌注压成正比,与脑血管的阻力成反比。在正常情况下,平均动脉压在 8.0～21.3 kPa(60～160 mmHg)范围内,脑血流量可自动调节,以保护脑组织不因缺氧而受损害。当灌注压增高时,反射性地引起毛细血管动脉端平滑肌收缩,使血管阻力增高而不使脑血流量增加,反之亦然。脑组织血流量的分布是不均匀的,灰质的血流量明显高于白质。不同部位的脑组织对缺血、缺氧的敏感性也不相同,大脑皮质、海马对缺血最敏感,其次是纹状体和小脑。

(二)脑血管疾病病因

1. 血管壁病变 以高血压动脉硬化和动脉粥样硬化所致的血管损害最常见,其次是动脉炎(风湿、钩端螺旋体、结核、梅毒等所致)、血管发育异常(先天性脑动脉瘤、脑动静脉畸形)、血管损伤(颅脑手术、穿刺、外伤)等。

2. 血液成分改变及血液流变学异常 ①血液黏稠度增高:如高脂血症、高糖血症、高蛋白血症、白血病、红细胞增多症、脱水等;②凝血机制异常:如血小板减少性紫癜、血友病、应用抗凝剂、DIC 等。

3. 血流动力学改变和心脏病 如高血压、低血压、心脏功能障碍、风湿性心脏瓣膜病、心律失常(特别是心房颤动)等。

4. 其他病因 包括颈椎病、肿瘤等压迫供应脑部的大血管,影响供血;颅外形成的各种栓子(如空气、脂肪、肿瘤等)引起脑栓塞。

(三)脑血管疾病危险因素

流行病学调查发现,许多因素与脑卒中的发生发展有密切关系。

1. 不可干预因素 不可干预因素包括年龄、性别、性格、种族、遗传等。

2. 可干预因素

(1)高血压 高血压是最重要和独立的危险因素。无论收缩压和(或)舒张压增高都与脑卒中的发病风险性成正相关。

(2)心脏病 如瓣膜病、冠心病及各种原因引起的心力衰竭都会增加 TIA 和脑卒中特别是缺血性脑卒中的发病率,是肯定的危险因素。

(3)糖尿病 糖尿病是脑卒中重要的危险因素,与微血管病变、大血管病变、高脂血症及缺血性脑卒中的发生有关。

（4）吸烟　吸烟是脑卒中重要的危险因素，可以加速血管硬化，促使血小板聚集，降低高密度脂蛋白水平，尼古丁还可刺激交感神经使血管收缩和血压升高。

（5）其他危险因素　如高血脂、酗酒、肥胖、运动过少、高同型半胱氨酸血症、口服避孕药、饮食因素（盐摄入量、肉类和含饱和脂肪酸的动物油食用量）等与脑血管疾病的发病有关。

（四）脑血管疾病防治

脑血管疾病一旦发生，不论是出血性、缺血性或是混合性，迄今均缺乏有效的治疗方法，而且死亡率和致残率较高。因此，采取积极有效的措施，预防脑血管疾病的发生或再次发生具有重要意义。脑血管病的三级预防措施如下。

1. 一级预防　指发病前的预防，是对有脑卒中倾向但尚无 CVD 病史个体的预防，是三级预防中最关键的一环。对社区人群进行筛选，找出高危人群，对已经存在的各种危险因素进行医疗和护理干预，如积极治疗相关疾病、改变不良生活方式、合理饮食、戒烟限酒、适当运动等。

2. 二级预防　对已发生过脑卒中或 TIA 的个体采取预防措施，通过寻找卒中事件发生的原因，对所有可以干预的危险因素进行治疗，以降低再次发生的风险；服用阿司匹林、双嘧达莫、噻氯匹定等抗血小板聚集药物；对反复发生的 TIA 积极寻找病因进行治疗，防止发展为完全性卒中。

3. 三级预防　三级预防是指脑卒中后积极治疗，以促进康复、防止并发症、减少病残率，提高病人的生活质量。

一、短暂性脑缺血发作

短暂性脑缺血发作（transient ischemic attack，TIA）是指脑血管病变引起的短暂性、局限性脑功能缺失或视网膜功能障碍。临床症状一般持续 10~15 min，多在 1 h 内恢复，最长在 24 h 内完全恢复，可有反复发作，不遗留神经功能缺损症状，TC、MRI 等影像学检查无责任病灶。频繁发作的 TIA 是脑梗死的特级警报。

本病的病因与发病机制尚不完全清楚。多数认为与动脉粥样硬化、动脉狭窄、心脏病、血液成分及血流动力学的改变等多种病因有关。

1. 微栓子学说　目前大多数学者支持这一学说。颈动脉的颅外段及颈内动脉起始部的动脉粥样硬化斑块的内容物及其发生溃疡时形成的附壁血栓凝块的碎屑，可散落在血流中成为微栓子，这些微栓子阻塞小动脉，引起其供血区域脑组织缺血，出现相应临床表现。由于栓子微小，阻塞后易于溶解或被血流击碎或流向远端血管，因此脑血流和功能可重新恢复，此时病人症状消失。

2. 血流动力学改变　在脑动脉粥样硬化或管腔狭窄的基础上，一旦发生一过性血压降低或血压波动时，将导致原来靠侧支循环尚能勉强维持的脑组织出现一过性缺血而引起相应症状，当血压回升后，脑部血流恢复正常，症状随之消失。

3. 脑血管痉挛或狭窄　动脉硬化后引起的动脉狭窄可引起血流漩涡，刺激血管壁发生痉挛；脑动脉粥样硬化导致管腔狭窄，可引起短暂性脑供血不足。

4. 血液成分改变　遗传性球形红细胞增多症、白血病、高脂血症等，血液有形成分增多,可在脑微血管中堆集,易出现短暂性脑供血不足。

5. 其他 尚有颈部动脉受压、盗血、心功能障碍、高凝状态等。

【护理评估】

一、健康史

详细询问病人的既往史,了解病人是否有动脉粥样硬化、高血压、心脏病、高脂血症、糖尿病、红细胞增多症等病史以及 TIA 类似发作的病史。

二、身心状况

（一）症状和体征

TIA 发作年龄以中老年多见(50~70 岁),男性多于女性。起病突然,迅速出现脑部局限性神经功能缺失,历时数分钟甚至数小时,并在 24 h 内完全恢复而无后遗症。TIA 可有反复发作,且每次发作的表现相似,多数病人伴有高血压、动脉粥样硬化、心脏病和糖尿病等危险因素。

1. 颈内动脉系统 TIA ①常见症状:病变对侧肢体单瘫、偏瘫、面瘫及单肢或偏身麻木。②特征性症状:病变侧单眼一过性黑蒙或失明和(或)对侧偏瘫及感觉障碍,此为颈内动脉主干眼动脉交叉瘫的表现,优势半球受累可出现失语。③可能有的症状:病灶同侧同向偏盲。

2. 椎-基底动脉系统 TIA ①常见症状:眩晕、恶心、呕吐、平衡失调。②特征性症状:跌倒发作(转头或仰头时双下肢无力而跌倒,常可很快站起,无意识丧失)、短暂性全面遗忘症(短时间记忆丧失,对时间、地点定向障碍,但对话、书写、计算能力正常,无意识障碍,持续数分钟或数小时)。③可能出现的症状:构音障碍、吞咽困难、共济失调(小脑缺血)、交叉性瘫痪(脑干缺血)。

（二）心理社会状况

病人常因起病急,出现肢体麻木、偏瘫、眩晕、偏盲等神经定位症状而产生恐惧、焦虑情绪,部分病人因反复发作但未产生严重后果而疏忽大意。

（三）辅助检查

脑电图、CT、MRI 检查大多正常,数字减影血管造影(DSA)、磁共振血管造影(MRA)或彩色经颅多普勒超声(TCD)可见血管狭窄、动脉粥样硬化。

【主要护理诊断/医护合作性问题】

1. 恐惧 与突发眩晕和单侧肢体活动障碍有关。

2. 潜在并发症 脑卒中。

3. 有受伤的危险 与眩晕、共济失调、一过性失明有关。

【护理措施】

（一）一般护理

1. 安全护理 病人由于一过性黑蒙、眩晕,容易跌倒和受伤,指导病人采取适当的防护措施。发作时卧床休息,注意枕头不宜过高,以 $15°\sim20°$ 为宜,以免影响头部血液供应;指导病人仰头或转头动作缓慢、幅度不宜过大,以防诱发 TIA 急性发作而跌伤;频繁发作者避免重体力活动,必要时如厕、淋浴、外出由家人陪伴。

2. 饮食护理 饮食原则为摄入低脂、低盐、低胆固醇、适量碳水化合物、维生素丰富的食物,多食谷类、鱼类、新鲜蔬菜、水果、坚果、豆类,少食糖类和甜食,限制钠盐摄入量(每天不超过 6 g),忌食油炸、辛辣食物,戒烟限酒,忌暴饮暴食或过分饥饿。

(二)病情观察

频繁发作者注意观察和记录每次发作的持续时间、间隔时间和伴随症状;观察肢体无力或麻木等症状有无加重或减轻;观察有无头痛、头晕或其他脑功能受损表现,警惕完全性缺血性脑卒中的发生。

(三)心理护理

关心体贴病人,和病人建立良好的关系,及时了解病人的心理状态,帮助有恐惧心理的病人树立与疾病做斗争的信心,能积极配合治疗。对不重视自身疾病的病人进行宣传讲解,引起病人和家属重视,督促其坚持治疗,防止病情进展。

(四)治疗指导

1. 治疗要点

(1)病因治疗 确诊 TIA 后,针对病因进行治疗,是预防 TIA 复发的关键,如积极控制血压、糖尿病,治疗心律失常、心肌病变、脑动脉炎,改善心脏功能,纠正血液成分的异常,防止颈部活动过度等。

(2)药物治疗 对于偶发或只发一次的 TIA,不论由何种因素所致,都应看成是永久性卒中的重要危险因素,均应进行适当的药物治疗。对于频繁发作的病人应按神经科急诊处理,迅速控制其发作。

①抗血小板聚集剂:目前主张餐后服用小剂量阿司匹林(75～150 mg),其他药物有双嘧达莫、噻氯匹定(抵克力得)、氯吡格雷、奥扎格雷等。

②抗凝治疗:适用于短期内频繁发作或发作持续时间长、症状逐渐加重的 TIA,且无禁忌证的病人。常用肝素静脉滴注。

③钙离子拮抗剂:防止脑动脉痉挛,增加脑血流量,改善微循环,常用药物有尼莫地平和盐酸氟桂利嗪。

(3)外科手术和介入治疗 经血管造影证实有颈部血管动脉硬化斑块形成,引起明显狭窄(>70%)或闭塞者,可考虑行颈外科手术和介入治疗。

2. 用药护理 抗血小板聚集药主要不良反应有消化道症状和皮疹,偶可发生中性粒细胞减少症、消化性溃疡,用药期间定期查血常规。阿司匹林宜饭后服用,以防发生胃肠道刺激症状,并注意观察上消化道出血征象。抗凝药物在有出血倾向、严重高血压、肝肾疾病、消化性溃疡等禁忌症时避免使用,用药期间密切观察有无出血倾向、皮肤淤点与淤斑、牙龈出血、消化道出血,定时监测出血时间、凝血时间及凝血酶原时间。

【健康教育】

1. 预防指导 指导病人积极治疗高血压、动脉硬化、心脏病、糖尿病、高脂血症和肥胖症等危险因素,保证生活起居规律,情绪稳定,饮食合理,戒烟限酒,坚持适当的锻炼和活动,改变不良生活方式,建立良好的生活习惯。

2. 用药指导 遵医嘱坚持服药,不可随意停药或换药,注意药物不良反应。

3. 复查指导 指导病人定期门诊复查,发现肢体麻木、无力、眩晕、复视或突然跌倒等症状,应及时就医。

二、脑血栓形成

脑血栓形成(cerebral thrombosis,CT)即动脉粥样硬化性血栓性脑梗死,是脑血管疾病最常见的类型,约占全部脑梗死的60%。通常指脑动脉因各种原因引起管腔狭窄或闭塞,进而导致血栓形成,造成脑局部血流中断,供血范围内的脑组织缺血、缺氧、软化、坏死,出现相应的神经系统症状和体征。本病好发于中老年,多见于50岁以上的老年人,男性多于女性。

脑血栓形成最常见的病因是脑动脉粥样硬化,高血压常与脑动脉粥样硬化并存,两者相互影响使病变加重,糖尿病、高脂血症也可加速脑动脉粥样硬化过程;其次为各种原因所致的脑动脉炎,如结缔组织疾病、细菌感染、钩端螺旋体感染所致的动脉炎;其他少见病因包括血小板增多症、红细胞增多症、脑淀粉样血管病和颅内外(颈动脉和椎动脉)夹层动脉瘤。睡眠、失水、心力衰竭、心律失常等导致心排血量减少、血压下降、血流缓慢的因素,均可促进血栓形成。任何脑血管均可发生血栓形成,但以颈内动脉、大脑中动脉多见,大脑后动脉、大脑前动脉和椎-基底动脉次之。

【护理评估】

一、健康史

了解病人的年龄、性别和既往史,询问是否有动脉粥样硬化、高血压、风心病、冠心病、糖尿病、高脂血症等病史,发病前是否有 TIA 发作史。

二、身心状况

(一)临床表现

多见于50岁以上有动脉粥样硬化、高血压、高血脂、糖尿病的病人;常在安静、休息和睡眠中发病,早晨起床时发现一侧肢体瘫痪、不能说话;部分病例发病前有肢体麻木、无力、头痛、眩晕及一过性失语等前驱症状或 TIA 发作史;起病缓慢,症状多在发病后10 h 或1~2天达到高峰;以偏瘫、失语、偏身感觉障碍、共济失调等局灶性神经功能缺损表现为主;多数病人无意识障碍,生命体征平稳,无颅内高压表现,少数病人有头痛、呕吐、意识障碍等表现。

(二)临床类型

根据起病形式、病程分为以下几种临床类型。

1. 完全型 起病6 h 内病情达到高峰,病情重,为一侧肢体完全性瘫痪,甚至出现昏迷,需与脑出血相鉴别。

2. 进展型 症状在发病48 h 内逐渐进展或呈阶梯式加重。

3. 缓慢进展型 起病2周以后症状仍逐渐发展。

4. 可逆性缺血性神经功能缺失 症状和体征持续时间超过24 h,但1~3周内可完全恢复,无任何后遗症。

(三)心理、社会状况

突然出现的感觉与运动障碍、可能的后遗症以及昂贵的医疗费用等,往往会给病人和家人带来巨大精神压力和经济负担,使病人和家属产生焦虑、抑郁、恐惧等不良心理反应。

(四)辅助检查

1. CT 和 MRI CT 是最常用的检查,能确定脑梗死的部位、大小、脑水肿的程度,但发病 24 h 内常不能发现病灶,24 h 后梗死区出现低密度灶,在发病后早期进行检查的目的在于排除脑出血,脑干和小脑梗死 CT 难以检出。MRI 可在数小时内确定梗死灶的部位、范围,并可显示阻塞动脉管壁病变。

2. 超声检查 彩色多普勒超声检查对发现颅内外血管狭窄、闭塞、血管痉挛或侧支循环建立程度有帮助,并可用于溶栓治疗监测。

3. 脑血管造影 可发现血管狭窄、闭塞和其他血管病变,如动脉瘤、动静脉畸形、动脉炎等。

4. 脑脊液检查 多正常,大面积梗死时压力可增高。

5. 其他检查 血常规、尿常规、血糖、血脂、血液流变学、心电图等检查等。

【主要护理诊断/医护合作性问题】

1. 躯体移动障碍 与脑血栓形成导致肢体瘫痪有关。

2. 自理缺陷 与偏瘫、认知障碍有关。

3. 语言沟通障碍 与病变累及语言中枢有关。

4. 吞咽困难 与意识障碍或延髓麻痹有关。

【护理措施】

(一)一般护理

1. 体位护理 急性期嘱病人绝对卧床休息,取平卧位,避免搬动,以增加脑部的血液供应。

2. 生活护理 将病人常用的物品放在易拿取的地方,以方便病人随时取用。信号灯(家里也可安装)放在病人手边,听到铃声立即予以答复并帮助解决。协助病人洗漱、进食、如厕、翻身、穿脱衣服及做好个人卫生工作,指导病人学会使用便器,尽可能满足病人的基本生活需要。恢复期鼓励病人尽可能自己完成日常生活活动,以增进病人自我照顾的能力和信心。

3. 饮食护理 能吞咽者鼓励其自行进食,少量多餐,选择高蛋白、低盐、低脂、低热量、高维生素的软饭、半流质或糊状、胶状黏稠食物,避免摄入粗糙、干硬、刺激性的食物。为病人提供充足的进餐时间以利于咀嚼。进食时取安全又有利于进食的体位,能坐起的病人取坐位进食、头略前屈,不能坐起的病人取仰卧位将床头抬高 30°,头下垫软枕使头部前屈,取这种体位进食,食物不易从口腔漏出,有利于食团向舌根运送,还可减少食物向鼻腔逆流及误吸的危险。吞咽困难者不能使用吸管饮水防止误吸,可鼻饲营养物质,教会病人及照顾者鼻饲饮食的原则、内容和注意事项。

4. 安全护理 给偏瘫病人安置床边护栏,防止其坠床;对肢体轻瘫病人防止其摔伤,走廊、厕所安装扶手,地面防潮、防滑,去除门槛和障碍物,避免突然呼唤行走的病人。

（二）病情观察

观察肢体的瘫痪情况、感觉障碍情况,密切观察意识、瞳孔、生命体征变化,及时发现有无脑水肿、颅内高压表现。

（三）对症护理

1. 语言障碍护理 评估语言沟通障碍的程度、类型、发音器官有无病变,尊重病人,关心病人,善于识别病人的各种需要。利用收听广播、阅读等方式训练病人发音,指导病人用非语言方式表达需求及情感,安排固定的沟通时间,重复沟通内容,说话速度宜慢,沟通内容宜少,借助手势、表情帮助理解,以提高沟通效果。

2. 肢体康复训练 告知病人早期功能训练的必要性及重要性,指导病人家庭成员积极参与康复训练,鼓励病友间交流康复经验,教会病人置关节功能位、翻身技巧等。早期瘫痪上肢各关节尽量伸展、下肢各关节屈曲,待病人生命特征平稳后,每天在床上进行肢体的主动运动、被动运动、翻身训练、坐起训练;后期训练病人的平衡和协调能力、日常生活基本技能(如穿脱衣服、系纽扣、洗脸、漱口等),鼓励病人自己动手吃饭,指导病人使用各种餐具等。康复训练原则为循序渐进,活动量由小渐大,时间由短到长,被动运动与主动运动、床上运动与床下运动相结合,健侧肢体辅助瘫侧肢体进行运动等。

3. 感觉障碍护理 观察、评估感觉障碍的部位、表现、程度;同情理解病人,关心体贴病人,进行心理安慰,帮助病人缓解心理压力;保持衣物、床单柔软平整,注意保暖,尽量不在感觉障碍处使用热水袋或冰袋,以防烫伤或冻伤;避免搔抓、重压感觉异常处皮肤;对感觉障碍的肢体进行拍打、按摩、理疗、针灸、被动运动,并用冷、热、电等刺激局部皮肤,以促进感知功能恢复;每天用温水擦洗感觉障碍部位,以促进血液循环。

（四）心理护理

关心、尊重病人,多与病人交谈,鼓励病人表达自己的感受;提供有关疾病的治疗和预后的相关知识,鼓励病人正确对待疾病,消除焦虑、恐惧心理和悲观情绪;避免任何刺激和伤害病人自尊的言行。

（五）治疗指导

1. 治疗要点

（1）急性期治疗

①早期溶栓治疗:发病 3～4 h 进行溶栓治疗,能使阻塞的血管再通,恢复梗死区的血流灌注。重组组织型纤溶酶原激活剂(rt-PA)和尿激酶(UK)是目前我国使用的主要溶栓药物,rt-PA 是选择性纤维蛋白溶解剂,其溶栓作用局限于血栓形成部位,不产生全身溶栓作用,宜在发病后 3 h 内进行。UK 不仅在血栓局部溶栓,还可使全身处于溶栓状态。

②抗凝治疗:目的在于预防脑血栓扩展和新血栓形成,常用药物有肝素、低分子肝素和华法林,出血性脑梗死或有高血压的病人禁用。

③脑保护治疗:应用胞磷胆碱、钙离子拮抗剂（尼莫地平、尼卡地平、盐酸氟桂利嗪等）和自由基清除剂（依达拉奉）等药物及头部或全身亚低温治疗,以降低脑细胞代谢,减轻脑损伤。

④降纤治疗:通过降解血中的纤维蛋白原,增强纤溶系统的活性,抑制血栓形成。可供选择的药物有降纤酶、巴曲酶、安克洛酶等。

⑤抗血小板聚集:未行溶栓治疗的病人,发病 48 h 内服用阿司匹林 100~325 mg/d,但溶栓后 24 h 内不主张应用,以免增加出血风险,急性期过后改为预防剂量。不能耐受阿司匹林的病人改用氯吡格雷。

⑥控制脑水肿:大面积脑梗死可出现脑水肿,发病后 3~5 天达高峰。降低颅内压、减轻脑水肿常用 20%甘露醇快速静滴,也可用地塞米松、呋塞米、10%复方甘油等治疗。

⑦调节血压:脑血栓形成病人的血压应维持在比病前稍高的水平。除非血压过高(血压>220/120 mmHg 及平均动脉压>130 mmHg),否则急性期一般不使用降压药,以免血压过低而导致脑血流量不足,加重脑梗死。持续性血压过低的病人,补充血容量、增加心排出量、必要时给升压药。

⑧高压氧治疗:脑血栓形成病人若呼吸道没有明显分泌物,呼吸正常,无抽搐及血压正常,宜尽早配合高压氧治疗,以促进神经功能恢复。

⑨中药治疗:中药丹参、川芎、红花、三七、葛根素等,具有活血化淤、通经活络、改善脑部血液循环的作用。

⑩外科或介入治疗:根据病人情况选择开颅减压术、部分脑组织切除术、脑室引流术、颈内动脉内膜切除术、血管成形术、血管内支架术等治疗。

(2) 恢复期治疗　恢复期治疗主要是尽早进行各种康复治疗,以促进神经功能的恢复。

2. 用药护理　①钙通道阻滞剂:可有头部胀痛、颜面发红、血压降低等不良反应,静脉滴速宜慢(一般小于每分钟 30 滴),指导病人和家属不要随意调节输液速度,在用药过程中注意观察血压变化。②低分子右旋糖酐:可有过敏反应,如发热、皮疹等,应注意观察。③溶栓、抗凝药:严格掌握药物剂量,密切观察意识和血压变化,监测出血时间、凝血时间和凝血酶原时间,观察有无皮肤淤点淤斑、牙龈出血、黑便等出血表现,观察症状和体征的变化,如果用药过程中原有症状加重或者出现严重头痛、血压增高、脉搏减慢、恶心呕吐等,应考虑为梗死灶扩大或并发颅内出血等,应及时停药,协助进行紧急头颅 CT 检查。④阿司匹林:有不同程度的胃肠道反应,应餐后服用,久服可诱发、加重消化性溃疡和消化道出血,在用药期间应注意有无腹痛、黑便。

【健康指导】

1. 危险因素预防指导　向病人及家属介绍脑血栓形成的病因、临床表现和治疗方法。指导病人积极治疗脑血栓形成的危险因素,如高血压、高脂血症、糖尿病、TIA 等。高血压治疗应平稳降压、血压不宜下降过低或波动过大。

2. 生活指导　保持生活规律,心情愉快,进行适量体力活动,摄入低盐、低脂、低胆固醇、低热量、高维生素的食物,多食蔬菜水果,保持大便通畅,忌烟忌酒。

3. 用药指导　遵医嘱服药,坚持长期服用抗血小板聚集药物,出现药物不良反应时及时就诊。

4. 康复训练指导　指导病人及家属学会肢体康复、语言康复训练的基本方法,鼓励病人长期坚持进行功能锻炼。

5. 复查、就诊指导　指导病人定期复查血压、血糖、血脂等,如出现头晕、肢体麻木、短暂脑缺血发作等先兆表现时,应及时就诊。

三、脑栓塞

脑栓塞(cerebral embolism)是指各种栓子沿血液循环进入脑动脉,使血管腔急性闭塞、血流中断而引起相应供血区的脑组织缺血坏死及脑功能障碍。脑栓塞占脑梗死的15%～20%。脑栓塞可发生于任何年龄,以青壮年多见。如果栓子来源不消除,脑栓塞就有复发可能,约2/3的病人在首次栓塞后1年内再发栓塞。

脑部任何血管均可发生栓塞,以颈内动脉系统特别是大脑中动脉最常见。脑栓塞的栓子来源主要为心源性、非心源性和其他来源三大类。

1. 心源性 脑栓塞最常见原因,占60%～70%。①心房颤动:心源性脑栓塞中最常见的原因,心房颤动时左心房收缩性降低,血流缓慢、淤滞,易形成附壁血栓,栓子脱落引起脑栓塞。②心脏瓣膜病:可影响血流动力学而导致附壁血栓形成。③感染性心内膜炎:心内膜上的炎性赘生物脱落导致栓塞。④心肌梗死:大面积心肌梗死合并慢性心力衰竭即可导致血液循环淤滞而形成附壁血栓。⑤其他:二尖瓣脱垂、左心房黏液瘤和心脏手术并发症等均可形成附壁血栓。

2. 非心源性 非心源性栓塞中,栓子主要来源于主动脉弓或颈动脉粥样硬化脱落的斑块,其他少见的栓子有脂肪栓、脓栓、癌栓、潜水员或高空飞行员发生减压病时的气体栓子等。

3. 其他来源 有些脑栓塞虽经仔细检查也未能找到栓子来源。

【护理评估】

一、健康史

重点询问病人是否患有风湿性心脏瓣膜病、慢性心房颤动、动脉粥样硬化、感染性心内膜炎、心房黏液瘤等,是否有严重细菌感染、肿瘤、长骨骨折等病史,有无提重物、用力排便、剧烈运动等诱发因素。

二、身心状况

(一)症状、体征

风湿性心脏瓣膜病所致栓塞以青壮年多见,冠心病、大动脉粥样硬化所致栓塞以中老年多见。安静与活动时均可发病,但以活动中突然发病常见,发病前多无明显诱因和前驱症状。起病急,症状通常在数秒钟或很短的时间内发展到高峰,是发病最快的脑血管疾病。主要表现为局限性抽搐、偏盲、偏瘫、偏身感觉障碍、失语等,有无意识障碍取决于梗死的部位、面积和栓塞血管的大小,严重者突然昏迷、全身抽搐,因脑水肿或颅内高压继发脑疝而死亡。多有导致栓塞的原发病表现(如心脏瓣膜病的杂音,房颤的第一心音强弱不等、心律不规则、脉搏短绌)和同时并发脑外栓塞的表现(如肺栓塞的胸痛、气急、咯血,肾栓塞的腰痛、血尿,皮肤栓塞的淤点与淤斑)。

(二)心理、社会状况

因突然出现肢体瘫痪、失语等表现,病人和亲属心理遭受巨大的打击,故易产生紧张、焦虑、恐惧等心理。

（三）辅助检查

1. 头颅 CT 和 MRI 检查　可显示缺血性梗死或出血性梗死的改变，出现出血性梗死改变更支持脑栓塞的诊断。

2. 脑脊液（CSF）检查　CSF 压力正常，大面积栓塞时压力可增高，出血性梗死者 CSF 呈血性或镜下可见红细胞。

3. 其他检查　常规进行心电图、超声心动图、胸部 X 线检查，以帮助寻找栓子来源，怀疑感染性心内膜炎时需做血液常规和细菌培养等检查。

【护理诊断】和【护理措施】

参见"脑血栓形成"相关内容。

四、脑出血

脑出血（intracerebral hemorrhage，ICH）是指原发性非外伤性脑实质内出血，占全部脑卒中的 20%～30%，急性期病死率为 30%～40%，是病死率最高的脑卒中类型。根据我国南京等城市的调查，脑出血患病率为 112/10 万，年发病率为 81/10 万。脑出血常发生于 50～70 岁的老年人，多有高血压病史，随着高血压发病的年轻化，脑出血发病年龄也更趋年轻化，男性略多于女性，冬春季易发。

脑出血最常见的病因是高血压伴发脑内小动脉硬化，其他病因有颅内动脉瘤、脑血管畸形、脑底异常血管网病（moyamoya disease）、脑淀粉样血管病、动脉炎、血液病、梗死性出血、抗凝和溶栓治疗等。当情绪激动、排便、用力等诱因致血压骤然升高时，高血压和脑血管疾病基础上形成的小动脉瘤或微夹层动脉瘤突然破裂出血，血液进入脑组织形成血肿。

80% 的脑出血发生于大脑半球，20% 发生于小脑及脑干。豆纹动脉自大脑中动脉近端呈直角分出，受高压血流冲击最大，易致血管破裂出血，是脑出血的好发部位，故出血多在基底节区。基底节区出血占全部脑出血的 70%，以壳核最常见，因壳核、丘脑出血常累及内囊，并以内囊损害体征为突出表现，又称内囊区出血。

知识链接

脑出血的发病机制

脑出血的发病多是在原有高血压和脑血管病变的基础上，用力和情绪改变等外加因素使血压骤升所致。其发病机制可能与下列因素有关。

（1）脑血管壁比较薄弱，中层肌细胞和外层结缔组织少，缺乏外弹力层，易破裂出血。

（2）高血压使脑小动脉形成微动脉瘤，微动脉瘤可能破裂而引起脑出血。

（3）高血压引起脑小动脉痉挛，可能造成其远端脑组织缺氧、坏死，发生点状出血和脑水肿。这一严重过程若持久，坏死、出血区可融合扩大而形成大片出血。

（4）长期高血压致脑动脉玻璃样变、纤维素性坏死，血管壁弹性减弱，当血压骤升时血管破裂出血。

（5）大脑中动脉与其所发出的深穿支——豆纹动脉呈直角关系，由动脉主干直接发出的豆纹动脉受到的压力高,且此处也是微动脉瘤多发的部位,因此当血压骤然升高时,此区小分支最易出血,故称为出血动脉。

【健康评估】

一、健康史

重点评估病人既往有无高血压、脑动脉硬化、颅内动脉瘤、脑血管畸形、血液病等病史,是否有家族脑卒中史;询问发病前有无剧烈活动、情绪激动、饮酒、用力排便、劳累等诱因。

二、身心状况

(一)临床表现特点

多见于50岁以上的高血压病人,男性较女性多见,冬季高发;起病突然,多于白天情绪激动、劳累、用力排便或脑力紧张活动时发病,发病前多无前驱症状;起病较急,数分钟甚至数小时内病情发展到高峰;发病时血压明显升高;主要表现为剧烈头痛、喷射性呕吐、意识障碍、偏瘫、失语、大小便失禁等。

(二)局限性定位表现

取决于出血量和出血部位。

1. 壳核出血 最常见,占脑出血的50%~60%,系豆纹动脉尤其是外侧支破裂所致。表现为三偏征(病灶对侧偏瘫、偏身感觉障碍和同向偏盲),还可出现双眼球向病灶对侧同向凝视不能,优势半球受损可有失语。出血量小(<30 mL)时临床症状轻、预后好;出血量较大(>30 mL)时临床症状较重、可出现意识障碍甚至脑疝死亡。

2. 丘脑出血 约占脑出血的20%,系丘脑贯通动脉或丘脑膝状体动脉破裂所致。①常有病灶对侧偏瘫和偏身感觉障碍,通常感觉障碍重于运动障碍,深浅感觉均有障碍,且深感觉障碍更明显。②可有特征性眼征,如两眼向上凝视不能或凝视鼻尖、眼球偏斜或分离性斜视、眼球会聚障碍和无反应小瞳孔。③优势半球出血可出现丘脑性失语,表现为言语缓慢不清、重复性语言、发音困难等。④也可出现丘脑性痴呆,表现为定向力障碍、计算力下降、记忆力减退、人格改变、情感障碍等。

3. 脑干出血 约占脑出血的10%,绝大多数为脑桥出血(脑干出血最常见部位),系基底动脉的脑桥支破裂所致。出血往往先从一侧脑桥开始,表现为交叉性瘫痪,头和眼转向非出血侧,呈"凝视瘫肢"状。大量出血(血肿>5 mL)时累及双侧脑桥,常破入第四脑室,病人迅速出现昏迷、呕吐咖啡样胃内容物、四肢瘫痪、去大脑强直发作、双侧瞳孔"针尖样"大小、中枢性高热和中枢性呼吸衰竭等表现,多数在48 h内死亡。

4. 小脑出血 约占脑出血的10%。多由小脑上动脉破裂所致。起病突然,眩晕、共济失调明显,可伴频繁呕吐和枕部疼痛。如出血量少,主要表现为病侧共济失调、眼球震颤、站立不稳等,无肢体瘫痪,无意识障碍。如出血量大,病情迅速进展,发病时或发病12~24 h内出现昏迷、双眼凝视病灶对侧、双侧瞳孔缩小呈针尖样、中枢性呼吸障碍,最后因枕骨大孔疝死亡。

5. 脑室出血 占脑出血的 3% ～5%，原发性脑室出血是脑室侧壁脉络丛或室管膜下血管破裂出血流入脑室所致，继发性脑室出血是指脑实质出血破入脑室。少量脑室出血仅表现为头痛、呕吐、脑膜刺激征阳性，多无意识障碍及局灶性神经体征（偏瘫、失语）；大量脑室出血发病急骤，病人突然出现头痛、呕吐，立即昏迷，迅速出现去大脑强直、高热、多汗、瞳孔极度缩小、脑膜刺激征阳性等表现，呕吐咖啡渣样液体，脑脊液血性，病程短，预后差，多迅速死亡。

（三）心理、社会状况

因起病突然、病情危重、死亡率高，病人会有紧张、焦虑、恐惧等心理反应。面对突然发生的肢体瘫痪、感觉障碍，病人容易出现沮丧、悲观、绝望的心理，对自己的生活能力和生存价值丧失信心；因失语或构音困难而不能表达自己的情感，病人容易出现苦闷、急躁心理。

（四）辅助检查

1. CT 检查 CT 检查是诊断脑出血的首选检查，能显示血肿的部位、大小、形态等，能明确脑水肿程度及脑室情况。病灶多呈圆形或卵圆形高密度影像，边界清楚。不同部位的脑出血影像如图 8-2 所示。

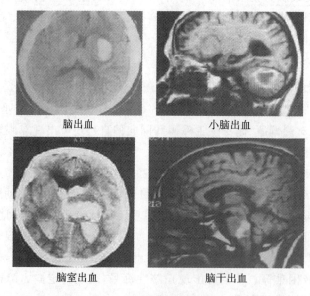

脑出血　　　　　　　　小脑出血

脑室出血　　　　　　　脑干出血

图 8-2　不同部位的脑出血

2. MRI 检查 对急性脑出血的诊断不如 CT，对脑干和小脑出血的诊断及对于脑出血的进展过程监测优于 CT，比 CT 能更好地发现脑血管畸形、肿瘤、血管瘤等病变。

3. 脑脊液检查 脑脊液压力一般均增高，多为洗肉水样，呈均匀血性。重症脑出血根据临床表现可以确诊者不宜腰穿，以免诱发脑疝导致死亡。怀疑小脑出血时禁止腰穿。

4. 血液检查 常见白细胞增高，超过 $10×10^9$/L 以上者占 60%～80%，重症脑出血者急性期白细胞可增加到 $(15～20)×10^9$/L，并可出现蛋白尿、尿糖，尿素氮和血糖升高。

【主要护理诊断/医护合作性问题】

1. 意识障碍 与脑出血有关。

2. 潜在并发症：脑疝、消化道出血。

3. 自理缺陷 与偏瘫有关。

4. 有皮肤完整性受损的危险 与长期卧床、意识障碍、运动功能受损有关。

5. 语言沟通障碍 与大脑语言功能区受损、意识障碍有关。

【护理措施】

（一）一般护理

1. 病室环境 病室保持安静，避免声、光刺激，限制亲友探视，以保证充分休息。

2. 休息与体位 发病后24～48 h内避免搬动，急性期绝对卧床休息2～4周；床头抬高15°～30°以利于静脉回流，减轻脑水肿。将昏迷病人的头偏向一侧或取侧卧位，以利于唾液和呼吸道分泌物排出。各项护理操作如翻身、吸痰、鼻饲等动作应轻柔，病人应避免情绪激动、剧烈咳嗽、打喷嚏等，以防止颅内压和血压增高而导致再次出血或出血加重。

3. 饮食护理 给予高蛋白、高维生素、易消化的清淡饮食，补充足够水分（每天液体摄入量不少于2500 mL），避免摄入刺激性食物，进食（喂食）速度不宜过快，遇呕吐或反流呛咳时应暂停进食，以防窒息和吸入性肺炎。有消化道出血者禁食24～48 h。发病3天后神志仍不清楚，不能进食者，应鼻饲流质饮食，以保证营养供给，病情稳定后逐渐恢复正常饮食。

（二）病情观察

密切观察意识、瞳孔、体温、脉搏、呼吸、血压、肢体功能等情况，及时判断病人有无病情加重及并发症的发生。病人意识障碍进行性加重常提示颅内有进行性出血；如病人迅速出现持续高热，常由于脑出血累及下丘脑体温调节中枢所致，应给予物理降温，置冰袋或冰帽于头部，并予以氧气吸入，以提高脑组织对缺氧的耐受性。

（三）对症护理

1. 保持呼吸道通畅 定时翻身拍背，及时清除口鼻分泌物和痰液，以防误吸。对昏迷较深病人，口腔放置通气管或用舌钳将舌头外拉，以防舌后坠造成窒息。备好抢救物品，必要时配合医师进行气管切开或气管插管，并做好相应的术后护理。

2. 大小便护理 大小便失禁者及时清理大小便，更换衣裤，保持会阴部皮肤清洁干燥；留置导尿者做好相应的护理；指导病人进行膀胱和尿道括约肌收缩训练，尝试自行排尿；保持大便通畅，防止排便用力而导致颅内压增高，必要时遵医嘱给予缓泻剂。

3. 促进肢体功能恢复 保持病人瘫痪肢体于功能位。待病情稳定后，及早开始康复锻炼，对瘫痪肢体关节进行按摩和主动、被动运动，防止肢体肌肉失用性萎缩，促进神经功能的恢复。

（四）心理护理

和病人建立良好的关系，耐心介绍脑出血的病因、治疗和康复方法，帮助病人树立战胜疾病的信心；鼓励病人与他人交流治疗和康复训练的体会；争取社会及亲友的支持。

（五）治疗指导

1. 治疗要点

（1）一般治疗 卧床休息，密切观察生命体征、瞳孔和意识变化，保持呼吸道通畅，必要时吸氧，保证水、电解质平衡和营养供给。

（2）调控血压 脑出血病人的血压一般比平时高，这是颅内压增高时机体为保证脑组织供血发生的代偿反应,因而在颅内压下降时血压也会随之下降,一般不需使用降血压药物。当收缩压超过 200 mmHg (26.7 kPa)或舒张压超过 110 mmHg(14.6 kPa)时,可适当给予温和降压药物,慎重平稳降血压,使血压维持在略高于发病前水平或 180/105 mmHg 左右。急性期后,血压仍持续过高者,可系统地应用降压药。

(3) 降低颅内压 脑出血后脑实质血肿形成,颅内压急剧增高,可引起脑疝。因此,控制脑水肿、降低颅内压是脑出血急性期治疗的重要环节。常用 20%甘露醇快速静脉滴注,病情平稳时可用 10%甘油果糖静脉滴注,也可用呋塞米肌内注射或静脉注射。

(4) 止血治疗 对高血压性脑出血无效,故一般不用止血药,如合并消化道出血或有凝血障碍时,可用 6-氨基己酸(EACA)、对羟基苄胺(止血芳酸,PAMBA)、氨甲环酸(止血环酸)、酚磺乙胺(止血敏)等药物。洛赛克、立止血等治疗消化道出血效果较好。

(5) 手术治疗 对壳核出血量在 30 mL 以上、丘脑或小脑出血量在 10 mL 以上者,均可考虑手术治疗。常用的手术方法有开颅清除血肿、钻孔血肿穿刺抽吸术、脑室穿刺引流术等。

(6) 亚低温治疗 此为脑出血的一种新的辅助治疗方法。在应用肌松剂和控制呼吸的基础上采用降温毯、降温仪、降温头盔等,进行全身和头部局部降温,将温度控制在 32~35℃,可减轻脑水肿,降低颅内压,减少自由基产生,促进神经功能恢复。

(7) 康复治疗 早期进行语言、肢体、心理康复治疗,以恢复其神经功能,提高生活质量。

2. 用药护理 主要是甘露醇的护理。甘露醇遇冷易结晶,用药前应仔细检查,如有结晶,可置热水中或用力振荡待结晶完全溶解后再使用;选择较为粗大的静脉给药,以保证甘露醇快速静滴(一般 20%甘露醇 250 mL 在 30 min 内输完);长期、大剂量应用可引起肾功能损害、心力衰竭,应据病情决定给药时间和剂量,并注意观察有无肾功能衰竭、心力衰竭的相应表现;甘露醇为渗透性利尿,常导致水、电解质的丢失,用药期间注意监测和维持水、电解质平衡;用药期间观察尿液颜色、尿量,记录 24 h 出入液量,如用药后 4 h 尿量少于 200 mL 则应慎用或停用。

(六)并发症护理

1. 脑疝 脑疝为脑出血病人最常见的死亡原因。当病人出现剧烈头痛、喷射性呕吐、烦躁不安、进行性血压升高、脉搏减慢、呼吸不规则、意识障碍进行性加重、两侧瞳孔不等大等表现时,为脑疝的先兆症状,应立即与医师联系,安置病人绝对卧床休息,抬高床头 15°~30°,保持病房安静;及时清除口腔内的呕吐物、呼吸道分泌物,可行吸痰,必要时气管插管或气管切开,维持呼吸道通畅,并吸氧;迅速建立静脉通路,遵医嘱快速静脉滴注 20%甘露醇 250 mL;避免引起颅内压增高的各种因素如用力、屏气,保持大便通畅;严密观察病人神志、瞳孔、生命体征变化。

2. 应激性溃疡 观察病人有无呃逆、呕血、黑便。对鼻饲病人,每次鼻饲前应抽吸胃液,观察其颜色的变化;监测大便隐血试验结果,以便及时发现有无上消化道出血。如病人出现呃逆、腹胀、胃液呈咖啡色或解黑便,立即报告医师及时处理。其护理措施参见上“消化道出血病人的护理”相关内容。

【健康教育】

1. 疾病知识指导 向病人和家属介绍本病的基本知识,指导其积极治疗高血压、心脏病、糖尿病等；告知病人有再出血的危险，应避免情绪激动、便秘、慢性咳嗽、饮酒过量等诱发因素；教会病人家属测量血压的方法，定时监测血压，发现血压异常和（或）波动及时就诊；告知病人及家属脑出血的先兆症状，一旦出现头痛、眩晕、肢体麻木、活动不灵、口齿不清时，立即就诊。

2. 生活指导　指导病人保持生活规律，饮食清淡，摄取低盐、低脂、高蛋白、高维生素的食物，避免摄入刺激性食物及饱餐，多吃新鲜蔬菜和水果，戒除烟酒。嘱其自我控制情绪，保持乐观心态，进行适当体育锻炼。养成定时排便习惯，保持大便通畅。

3. 康复指导　向病人和其家人说明康复训练的重要性，指导并鼓励病人积极进行肢体康复、语言康复、感觉康复训练，循序渐进，持之以恒。

五、蛛网膜下腔出血

蛛网膜下腔出血（subarachnoid hemorrhage，SAH）是指多种原因所致脑底部或脑表面血管破裂、血液直接流入蛛网膜下腔，又称原发性蛛网膜下腔出血。由于脑实质出血，血液穿破脑组织而流入脑室及蛛网膜下腔者，称为继发性蛛网膜下腔出血。以下介绍原发性蛛网膜下腔出血。蛛网膜下腔出血占急性脑卒中的10%，占出血性卒中的20%。

蛛网膜下腔出血的病因以先天性动脉瘤最常见，多见于20~40岁的青壮年，脑血管畸形（主要是动静脉畸形）占第二位，青少年多见，两者合计占全部病例的57%左右。其他原因还有高血压脑动脉粥样硬化引起的动脉瘤、血液疾病、脑底异常血管网病、颅内肿瘤、颅内静脉系统血栓、结缔组织疾病等，约10%病人原因不明。主要诱因是剧烈活动、情绪激动、用力排便、酗酒等。

知识链接

蛛网膜下腔出血的发病机制

由于蛛网膜下腔出血的病因不同，其发病机制也不一样。一般来说，动脉瘤好发于脑底动脉环交叉处，由于该处动脉壁内弹力层和肌层的先天性缺陷，在血液涡流的冲击下渐向外突出而形成动脉瘤；脑血管畸形的血管壁常为先天性发育不全，血管壁变性、厚薄不一；脑动脉硬化时，脑动脉中纤维组织替代了肌层，内弹力层变性断裂和胆固醇沉积于内膜，加上血流的冲击，硬化动脉渐扩张而形成动脉瘤。因此，在脑血管发生了上述病变的基础上，当病人进行重体力劳动时，情绪发生改变，以及饮酒特别是酗酒时，血压突然升高，脑表面及脑底部血管发生破裂，血液流入蛛网膜下腔。

【护理评估】

一、健康史

重点询问病人既往有无动脉硬化、高血压病、颅内动脉瘤和脑血管畸形病史，了解有无家族史；发病前有无明显诱因，如剧烈运动、重体力劳动、情绪激动、用力排便等，有无头痛、头晕、视物模糊等前驱症状。

二、身心状况

（一）症状、体征

SAH 临床表现差异大，轻者可没有明显的临床症状和体征，重者可突然发生昏迷甚至死亡。以中青年多见，起病突然（数秒或数分钟内发生），发病前多有明确诱因（剧烈运动、劳累、咳嗽、情绪激动、用力排便等）而无前驱症状，主要有头痛、脑膜刺激征、眼部症状、精神症状及其他症状等表现。

1. 头痛 约 1/3 的动脉瘤性 SAH 发病前数日或数周有轻微头痛，是动脉瘤受牵拉或小量前驱出血导致。动脉瘤性 SAH 的典型表现是突发的剧烈头痛，多伴一过性意识障碍和恶心、呕吐，头痛可持续数日不变，2 周后逐渐减轻，若头痛再次加重常提示动脉瘤再出血。动静脉畸形破裂所致 SAH 头痛程度较轻。

2. 脑膜刺激征 脑膜刺激征是本病最具特征性的体征，以颈项强直最多见，多在发病后数小时出现，3～4 周后消失。

3. 眼部症状 约 20％的病人眼底检查可见玻璃体膜下片状出血、视乳头水肿或视网膜出血。眼底玻璃体膜下出血与急性颅内高压和眼静脉回流受阻有关，在发病 1 h 内即可出现，有助于本病的诊断。

4. 精神症状 约 25％的病人可出现精神症状，如欣快、谵妄、幻觉等。老年人精神症状较明显，而头痛、脑膜刺激征等不典型。

（二）并发症

1. 再出血 再出血为SAH 严重的急性并发症，病死率为 50％，多发生在 1 个月内，以第 2 周最多见。其表现为在病情稳定的情况下，突然再次出现剧烈头痛、呕吐、抽搐、昏迷、颈项强直及 Kernig 征阳性，脑脊液复查呈鲜红色。

2. 脑血管痉挛 此为死亡和伤残的重要原因，迟发性血管痉挛始于发病后 3～5 天，可引起迟发性缺血性损伤，继发脑梗死，5～14 天为高峰期，2～4 周逐渐消失。痉挛严重程度与出血量相关。临床表现取决于痉挛的血管，常表现为轻偏瘫和失语等。

3. 脑积水 发病后 1 周内可发生急性脑积水，轻者仅有嗜睡、近期记忆受损、思维缓慢；重者出现头痛、呕吐、意识障碍等，随着出血被吸收而好转。

（三）心理、社会状况

因病情突然发生，产生剧烈的头痛、呕吐，病人会产生紧张、焦虑、恐惧等心理。因为担心肢体瘫痪、失语等造成生活不便，给其家人和社会带来负担，病人容易出现自卑心理。

（四）实验室及其他检查

1. CT 检查 CT 检查是确诊的首选诊断方法，可见蛛网膜下腔高密度出血征象。少量蛛网膜下腔出血时，CT 检查常不能发现，仍需行腰椎穿刺确诊。

2. 脑脊液检查 脑脊液检查是最有诊断价值和特征性的检查。脑脊液压力增高，常超过 200 mmH$_2$O 以上，外观呈均匀一致血性，镜检可见大量红细胞，当出血时间较长，引起无菌性化学性脑膜炎时白细胞计数常增加。

3. 数字减影全脑血管造影（DSA） DSA 是确诊病因最有价值的方法，可确定动脉瘤的大小、位置、有无血管痉挛等。一般选择在发病 3 天内或 3 周后进行检查，以避开再出血和脑血管痉挛的高峰期。

【主要护理诊断/医护合作性问题】

1. 疼痛：头痛 与蛛网膜下腔出血致颅内压增高有关。

2. 潜在并发症：再出血、脑疝。

3. 自理缺陷 与长期卧床（医源性限制）有关。

4. 恐惧 与剧烈疼痛、担心再出血有关。

【护理措施】

（一）一般护理

1. 病室环境 病室保持安静，光线柔和，限制探视，以保证病人充分休息。

2. 休息与活动 绝对卧床休息 4～6 周，避免搬动和过早下床活动，床头抬高 $15°～20°$，以减轻脑水肿；避免情绪激动、剧烈咳嗽、屏气、打喷嚏、剧烈活动等诱发因素，避免头部过度摆动，保持大便通畅，便秘者给予缓泻剂，防止再次出血或出血加重。

3. 饮食护理 给予高热量、富含维生素、易消化的饮食，补充足够的水分，多食水果蔬菜，避免摄入刺激性食物，戒烟戒酒；不能进食者鼻饲流质饮食，以保证营养供给，病情稳定后逐渐恢复正常饮食。

（二）病情观察

密切观察神志、瞳孔、体温、脉搏、呼吸和血压等情况，及时判断病人有无病情加重及并发症的发生。如出现脑疝先兆症状，及时通知医师进行抢救。

（三）对症护理

主要是疼痛护理。向病人耐心解释头痛的原因及持续的时间，认同病人的感受，以消除、减轻病人的心理压力，降低病人对疼痛的敏感性；指导病人保持放松以缓解疼痛，如听音乐、缓慢深呼吸、全身肌肉放松、指导式想象等；遵医嘱使用止痛药、脱水剂和解除脑血管痉挛的药物。

（四）治疗指导

1. 治疗要点 SAH 的治疗要点是去除病因、防治再出血和迟发性脑血管痉挛、预防复发。

（1）一般治疗 与脑出血相关内容相同。如绝对卧床休息，降低颅内压，控制脑水肿，维持水、电解质平衡，维持生命体征稳定，预防感染等。

（2）调控血压 疼痛诱因去除后，当收缩压超过 180 mmHg 或平均动脉压超过 120 mmHg 时，可在密切监测血压的条件下给予短效降压药物，慎重平稳降血压，保持血压稳定在正常或起病前水平。

（3）止血药物应用 为控制继续出血和预防再出血，一般主张在急性期使用大剂量止血药，常用的药物有 6-氨基己酸（EACA）、止血芳酸（PAMBA）、止血环酸等。此类药物有引起脑缺血性病变的可能，多与尼群地平联合应用。

（4）防止迟发性脑血管痉挛 钙离子拮抗剂能降低血管平滑肌细胞内 Ca^{2+} 水平，扩张血管，解除蛛网膜下腔出血引起的血管痉挛，常用尼莫地平。在动脉瘤处理后，排除了脑梗死和颅内高压的前提条件下可行扩容、升压、血液稀释等预防脑血管痉挛。

（5）腰椎穿刺放液　用于急性脑积水、内科治疗症状加剧、伴有意识障碍的病人。腰椎穿刺放少量脑脊液（10～20 mL），可以促进血液吸收，对缓解头痛、减少脑血管痉挛有一定效果。放脑脊液时要警惕脑疝、再出血和颅内感染的危险，必须严格掌握适应证。

（6）手术和介入治疗　颅内动静脉畸形、颅内动脉瘤等可采用手术切除及血管内介入治疗。

2. 用药护理　在使用止血芳酸时，静脉滴注速度应缓慢，以免导致血压下降。尼莫地平治疗过程中可能出现头晕、头痛、胃肠不适、皮肤发红、多汗、血压下降、心动过缓或过速、踝部水肿等反应，应严格控制输液速度并注意密切观察有无不良反应发生，如发现异常及时报告医师。

【健康教育】

1. 生活指导　嘱病人保持生活规律，多食高蛋白、富含维生素的食物，戒烟戒酒，养成良好的排便习惯，保持稳定的情绪。

2. 并发症预防指导　再出血是主要并发症之一，其死亡率高，积极进行预防指导具有重要意义。告知病人在疾病痊愈后不宜从事重体力劳动和剧烈的体育活动，指导育龄期妇女在出血后1～2年内避免妊娠，督促病人必要时进行手术治疗，从根本上防止再出血。

（孙凯华）

第八节　重症肌无力病人的护理

重症肌无力（myasthenia gravis，MG）是乙酰胆碱受体抗体（AChR-Ab）介导的、细胞免疫依赖的以及补体参与的一种神经-肌肉接头（NMJ）处传递障碍的获得性自身免疫性疾病，主要由 NMJ 突触后膜上的乙酰胆碱受体（AChR）受损所致。临床特征为部分或全部骨骼肌无力和易于疲劳，有活动后加重、休息和胆碱酯酶抑制剂治疗后减轻、晨轻暮重等特点。本病任何年龄组均可发病，有两个发病高峰年龄，即 20～40 岁和 40～60 岁，前一高发年龄段女性多于男性（约为 3∶2），后一高发年龄段以男性居多且多合并胸腺瘤。

目前认为 MG 与遗传、免疫异常有关。MG 病人中，约80%有胸腺肥大、淋巴滤泡增生，10%～20%合并胸腺瘤，重症病人常合并其他自身免疫性疾病；80%～90%的病人血清中乙酰胆碱受体抗体（AChR-Ab）水平增高。切除胸腺后70%的病人临床症状缓解。感染、精神创伤、手术、过度劳累、妊娠、分娩等因素可诱发本病，甚至诱发 MG 危象。

知识链接

重症肌无力发病机制

Patrick 和 Lindstrom（1973）应用从电鳗放电器官提取纯化的 AChR 作为抗原，与福氏完全佐剂免疫家兔成功地制成了 MG 的动物模型，即实验性自身免疫性重症肌无力（EAMG），为 MG 的免疫学说提供了有力的证据。证明 MG 的发病机制可能为体内产生的 AChR-Ab 在补体参与下与 AChR 发生应答,足够的循环抗体能使 80% 的肌肉 AChR 达到饱和,经由补体介导的细胞膜溶解作用使 AChR 大量破坏,导致突触后膜传递障碍而产生肌无力。在 80%～90%MG 病人的外周血中也可检测到 AChR 特异性抗体,而在其他肌无力中一般不易检出,因此对诊断本病有特征性意义。

【护理评估】

一、健康史

详细询问病人是否同时患有甲状腺功能亢进症、系统性红斑狼疮、类风湿性关节炎等自身免疫性疾病,有无感染、精神创伤、过度疲劳、妊娠、分娩等诱发因素。

二、身心状况

(一)临床特点

本病起病隐匿,呈进展性或缓解与复发交替性发展。受累肌肉的肌无力症状晨起时较轻、下午或傍晚劳累后加重、休息后减轻或缓解,呈现规律的"晨轻暮重"波动性变化,这是本病的特征性表现。胆碱酯酶抑制剂治疗有效是本病的重要临床特征。

(二)临床表现

主要为骨骼肌受累表现。全身骨骼肌均可受累,以眼外肌最先受累,首发症状为一侧或双侧眼外肌麻痹,表现为上睑下垂、斜视、复视,眼球运动受限甚至固定,但瞳孔括约肌不受累。随着病程进展,其他骨骼肌逐渐受累并出现相应症状。面肌和口咽肌受累可有表情淡漠、苦笑面容,连续咀嚼无力、吞咽困难、饮水呛咳、发音障碍、说话带鼻音;胸锁乳突肌和斜方肌受累,表现为颈软、抬头困难、转颈和耸肩无力;四肢肌肉受累常以近端为重,表现为上肢抬举(抬臂、梳头)困难、上楼梯困难,通常腱反射不受影响,感觉正常;心肌受累可引起突然死亡;呼吸肌受累可出现咳嗽无力、呼吸困难,重症者可因呼吸肌麻痹而死亡。

(三)临床分型

根据受累骨骼肌的解剖部位及受累程度,临床常采用 Osserman 分型法分型,以便于临床治疗分期和预后判断。下面为重症肌无力成年型 Osserman 分型。

1. **Ⅰ型** 单纯眼肌型(15%～20%),仅眼外肌受累,出现上睑下垂和复视。

2. **ⅡA 型** 轻度全身型(30%),眼部、面部和四肢肌肉可受累,呼吸肌不受累,生活能自理,无危象。

3. **ⅡB 型** 中度全身型(25%),四肢肌群明显受累,伴眼外肌受累,并有咀嚼、吞咽、构音困难,呼吸肌受累不明显,生活自理有一定困难,但无危象。

4. **Ⅲ型** 急性重症型(15%),发病急,进展快,多于发病后数周内累及延髓肌、肢带肌、躯干肌和呼吸肌,有危象,需要行气管切开,病死率高。

5. **Ⅳ型** 迟发重症型(10%),症状同Ⅲ型,但病程长达 2 年以上,通常由Ⅰ、ⅡA、ⅡB 型逐渐发展而来。常合并胸腺瘤,预后较差。

6. **Ⅴ型** 肌萎缩型,少数病人较早伴有肌萎缩。

（四）MG 危象

MG 危象是指病人在病程中累及呼吸肌时出现咳嗽无力、呼吸困难，需借助呼吸机辅助通气，是本病致死的主要原因。呼吸肌和口咽肌无力者易发生 MG 危象，肺部感染或手术（如胸腺切除术）、精神紧张、全身疾病等可诱发危象。根据危象发生的原因，可分为三类。

1. 肌无力危象　最常见，因抗胆碱酯酶药物不足而引起，表现为不能吞咽、咳嗽，呼吸困难甚至呼吸停止。新斯的明注射后显著好转是其特点。

2. 胆碱能危象　由抗胆碱酯酶药物过量所致，表现为呼吸肌无力加重，并出现瞳孔缩小、全身出汗、肌肉震颤、肠鸣音亢进等表现。新斯的明注射后无效，症状反而加重。

3. 反拗危象　可因感染、电解质紊乱、手术、分娩等，以及病人对抗胆碱酯酶药物不敏感所致，出现呼吸困难。新斯的明注射无效，也不加重症状。

（五）辅助检查

1. 常规检查　血常规、尿常规和脑脊液常规检查均正常。

2. 胸腺影像学检查　胸部 CT、MRI 检查，可发现胸腺瘤或胸腺增生。

3. 重复神经电刺激　此为有确诊价值的常用检查方法。在停用新斯的明 17 h 后进行，以免出现假阴性。用低频(3~5 Hz)电流重复刺激尺神经等运动神经后动作电位波幅递减 10%以上，用高频(10 Hz 以上)电流重复刺激后递减 30%以上有助于诊断。

4. AChR-Ab 检测　滴度增高对 MG 的诊断具有特征性意义，阳性率为 85%。眼肌型病人的 AChR-Ab 升高不明显，并且滴度的高低与临床表现的严重程度不完全一致。

5. 疲劳试验　指导病人两臂持续平举后出现上臂下垂或者持续上视出现上睑下垂，休息后恢复为阳性。

6. 腾喜龙试验　静脉注射腾喜龙 10 mg，肌无力症状迅速缓解为阳性，持续 10 min 左右又恢复原状。

7. 新斯的明试验　肌内注射新斯的明 0.5~1 mg，比较注射前后 30 min 受累骨骼肌的肌力。若注射 20 min 后肌无力显著改善，可明确诊断。

（六）心理、社会状况

病人因肌无力而影响日常生活和活动，严重者甚至因呼吸衰竭和 MG 危象导致死亡，因此病人易产生紧张、焦虑、恐惧等情绪。

【主要护理诊断/医护合作性问题】

1. 营养失调：低于机体需要量　与肌无力导致的吞咽困难有关。

2. 自理缺陷　与全身肌无力、不能活动有关。

3. 潜在并发症：重症肌无力危象。

4. 焦虑　与肌无力反复发作，病人担心预后有关。

【护理措施】

（一）一般护理

1. 休息与活动　轻症者适当休息，病情进行性加重者须卧床休息。鼓励病人做力所能及的事情，尽可能地自理生活，必要时协助其完成日常生活，满足病人的合理需要。病人的活动宜安排在清晨、休息后或肌无力症状较轻时进行,指导病人自我调节活动量,以不感到疲劳为度。

2. 饮食护理 进食高热量、高蛋白、高维生素和富含钾、钙的食物,避免摄入干硬和粗糙的食物。将病人置于舒适的进餐体位,将饭菜摆在病人方便进餐的位置,以减少体力消耗,重症病人应协助进食。咀嚼无力者宜进软食;进食呛咳、吞咽困难、气管插管或气管切开者应尽早给予鼻饲饮食;必要时遵医嘱静脉补充足够营养。经常评估病人的饮食及营养状况,包括每天的进食量。

3. 日常生活护理 协助生活护理,满足病人的合理需要。向病人及其家属解释本病的病因、临床表现,争取病人和家属的配合,尤其应鼓励家属关心爱护病人,协助完成日常生活活动。

（二）心理护理

主动向病人介绍病室环境,消除其陌生感。保持环境安静,以使病人得到充分休息。了解病人的心理状况,耐心向病人解释病情,消除其心理紧张和顾虑,给予生活上的护理,使病人保持最佳状态,树立战胜疾病的信心,从而能提高治疗效果。

（三）治疗指导

1. 治疗要点

（1）抗胆碱酯酶药物 此类药物是治疗 MG 的基本药物,通过抑制胆碱酯酶的活性,使释放至突触间的 ACh 有效时间延长而发挥作用。常用药物有溴化新斯的明、吡啶斯的明、美斯的明。药物的剂量因人而异,给药的时间和次数因病情而定。

（2）糖皮质激素 主要是通过抑制 AChR-Ab 的生成而发挥作用。常用药物为泼尼松、地塞米松。目前主张大剂量（1000 mg/d）静滴甲泼尼龙,连续 5 天,继而静滴地塞米松,然后口服泼尼松。用药剂量、间隔时间及疗程次数等,均应根据病人的具体情况做个体化处理。

（3）免疫抑制剂 用于激素治疗疗效不佳或不能耐受者,可选用硫唑嘌呤、环孢素、环磷酰胺。

（4）免疫球蛋白 大剂量静脉注射免疫球蛋白可干扰 AChR-Ab 与 AChR 结合,保护AChR 不被阻断,可作为辅助治疗缓解病情。

（5）血浆置换 可用血浆代用品或正常人血浆置换 MG 病人的血浆,以除去病人血浆中的抗体。起效快,疗效仅维持 1 周至 2 个月,需重复进行,且费用昂贵,仅用于肌无力危象和难治性重症肌无力。

（6）胸腺切除或放射治疗 大多数胸腺增生、胸腺肿瘤和药物治疗困难者可行胸腺切除术。胸腺放射治疗用于少数不宜手术治疗或术后复发者。

（7）危象处理 危象是重症肌无力最危急的状态,无论是哪种类型的危象均应早诊断,并积极抢救。其处理的基本原则如下。①尽快改善呼吸功能,呼吸困难者及时行人工呼吸,自主呼吸骤停者立即气管切开、应用呼吸机辅助呼吸。②及时吸痰,雾化吸入,保持呼吸道通畅,积极防治呼吸道感染。③使用大剂量糖皮质激素、免疫球蛋白,并进行血浆置换。④合理使用抗胆碱酯酶药物,发生肌无力危象者应加大抗胆碱酯酶药物的剂量。发生胆碱能危象者停用抗胆碱酯酶药物,待药物排出后重新调整剂量,或改用糖皮质激素类药物进行治疗。发生反拗危象者暂停使用抗胆碱酯酶药物,改用输液维持,或改用其他方法治疗。

2. 用药护理

(1) 抗胆碱酯酶药物 遵医嘱按时按量给药。从小剂量开始,逐渐增量,以维持进食等能力的最佳效果为度,用药间隔尽可能延长;剂量不足时,应缓慢加量,以防胆碱能危象的发生。有咀嚼困难、吞咽无力的病人,应在餐前 30 min 给药;晨起行走困难者可在起床前服药。注意观察药物疗效,监测有无恶心、呕吐、腹痛、腹泻、出汗、流涎等毒蕈碱样不良反应,一旦出现则遵医嘱给予阿托品拮抗。

(2) 糖皮质激素 在治疗早期(2 周内)部分病人可能会出现病情加重甚至发生危象,故应注意观察病情变化尤其是呼吸变化,并做好气管切开和使用人工呼吸机的准备;同时给予高蛋白、低糖、含钾丰富的饮食;长期服药者,应注意有无消化道出血、骨质疏松、股骨头坏死等并发症,定期检测血压、血糖和电解质。

(3) 免疫抑制剂 定期检查血象,监测肝肾功能变化,观察有无白细胞减少、血小板减少、出血性膀胱炎及胃肠道反应等不良反应。

(四) 重症肌无力危象护理

1. 避免诱因 避免感染、外伤、过度紧张等诱因,以免诱发肌无力危象。进行深呼吸和咳嗽训练,适当做呼吸操,但应避免过度疲劳。

2. 准备急救物品 备好药物(新斯的明)、气管插管包、气管切开包、呼吸机等物品。

3. 密切观察病情 密切观察病人生命体征,尤其注意呼吸频率、节律等变化,以便及时发现肌无力危象。若肌无力突然加重,特别是肋间肌、膈肌和咽喉肌无力,可致肺通气明显减少,出现呼吸困难、发绀、气道分泌物增多、咳嗽无力,造成缺氧、窒息而死亡。故一旦出现上述情况,应立即通知医师,配合抢救。

4. 保持呼吸道通畅 遵医嘱吸氧,抬高病人床头,及时排痰,清除呼吸道分泌物,必要时配合气管切开或用人工呼吸机辅助呼吸。禁止饮食,通过鼻饲提供营养,以免发生窒息。

5. 遵医嘱给药 遵医嘱给予新斯的明、呼吸兴奋剂等药物,以抢救肌无力危象,注意观察疗效和不良反应。

【健康教育】

1. 预防指导 指导病人预防受凉、感冒,避免感染、创伤等各种诱发和加重因素,保持生活规律,情绪稳定,适当休息,注意保暖,育龄妇女避免妊娠和人工流产。

2. 用药指导 告知病人所用药物的作用机制、不良反应和服药注意事项,嘱病人按时按量服药,避免使用可能加重肌无力的药物,如利多卡因、链霉素、卡那霉素、庆大霉素、普萘洛尔和磺胺类药物等。

3. 用眼指导 眼睑下垂、复视影响日常生活时,可指导病人左右眼交替戴眼罩,以防止双眼疲劳。

4. 外出指导 外出时随身携带诊断卡和急救药物,诊断卡上注明姓名、年龄、住址、诊断及目前所用药物的名称、剂量,以便出现危急情况时能作为救治参考。

5. 就医指导 指导病人定期到医院复查,病情变化时及时就诊。

(孙凯华)

第九节　神经内科常用诊疗技术及护理

一、腰椎穿刺术护理

腰椎穿刺术简称腰穿,是在第 3～4 腰椎间隙或第 4～5 腰椎间隙进行穿刺,进入蛛网膜下腔,进行脑脊液相关检查和治疗的一种方法,可以协助某些中枢神经系统疾病的诊断、鉴别诊断、治疗。

【适应证】

1. 诊断性穿刺

(1)用于中枢神经系统炎症性疾病(如细菌性脑膜炎、病毒性脑膜炎、霉菌性脑膜炎、流行性乙型脑炎等)的诊断与鉴别诊断。

(2)用于出血性脑血管疾病与缺血性脑血管疾病的诊断与鉴别诊断。

(3)用于中枢神经系统白血病的诊断。

(4)测定颅内压和通过压颈试验判断蛛网膜下腔有无阻塞。

(5)进行造影检查,以诊断脊髓内外有无占位性病变。

2. 治疗性穿刺

(1)通过腰椎穿刺鞘内注射化疗药物,治疗中枢神经系统白血病。

(2)注入液体或放出脑脊液,以维持和调节颅内压平衡。

【禁忌证】

(1)颅内压明显增高并有明显视乳头水肿者,或疑有早期脑疝者。

(2)穿刺部位有局限性感染灶、脊柱结核或开放性损伤者。

(3)有全身感染性疾病如败血症者。

(4)有严重出血倾向或病情危重不宜搬动者。

(5)脊髓压迫症的脊髓功能处于即将丧失的临界状态。

【术前准备】

(1)向病人说明穿刺的意义、过程及注意事项,并请病人或家属签字同意。

(2)准备常规消毒物品、无菌穿刺包(腰穿针、5 mL 注射器、50 mL 注射器、试管、测压管、三通管、洞巾、纱布、弯盘)、无菌手套、局部麻醉药、治疗用药、胶布等。

(3)进行普鲁卡因皮试,并嘱病人排空大小便。

【术中配合】

(1)协助病人侧卧于硬板床上,让病人背部与床面垂直,低头双手抱膝,腰部尽量后凸,使椎间隙增宽。

(2)协助术者选择穿刺部位,一般取第 3～4 腰椎间隙或第 4～5 腰椎间隙。两侧髂棘最高点连线与脊柱交点处为第四腰椎棘突。其上为 3～4 腰椎间隙,其下为 4～5 腰椎间隙。

(3) 协助术者常规消毒皮肤、戴无菌手套、铺洞巾、用 2% 利多卡因自皮肤至椎间韧带行局部浸润麻醉。

(4) 术者左手固定穿刺点皮肤,右手持穿刺针垂直于背部,针尖稍斜向头部缓慢进针,当进针 4～6 cm(儿童 2～3 cm),阻力感突然消失时,表明已进入蛛网膜下腔。此时拔出针芯,见脑脊液自动流出,护士即可协助术者测压、留取脑脊液送检。若颅内压明显增高,针芯不能完全拔出,则应同时注意脑脊液流出速度不宜过快,以防脑疝形成。

(5) 如需了解蛛网膜下腔有无阻塞,护士则协助术者进行动力试验(亦称压颈试验)。即在测定脑脊液压力后,压迫病人一侧颈静脉 10 s,然后进行观察判断。压颈后脑脊液压力立即上升,解除压迫 20 s 内又迅速下降至原来水平,表明蛛网膜下腔无阻塞;压颈后脑脊液压力不上升,表明蛛网膜下腔完全阻塞;压颈后脑脊液压力缓慢上升,解除压迫后又缓慢下降或不下降,则表明蛛网膜下腔不完全阻塞。

(6) 术毕拔出穿刺针,消毒针孔处后用无菌纱布覆盖,胶布固定。

(7) 在术者穿刺过程中,护士应密切观察病人的神志、瞳孔、面色、呼吸、脉搏变化,随时询问病人有无不适,如有异常,及时报告医师处理。

【术后护理】

(1) 嘱病人去枕平卧 4～6 h,24 h 内勿下床活动,嘱咐病人卧床期间不可抬高头部,可适当转动身体,以防发生低颅压性头痛。注意询问病人是否有头痛等不适。

(2) 密切监测神志、瞳孔、血压、脉搏、面色的变化,观察有无头痛、脑疝、腰背痛、感染等并发症。如脑脊液放出较多或持续脑脊液外漏至颅内压降低时出现头痛,应指导病人多进饮料、多进水,延长卧床休息时间至 24 h,遵医嘱静脉滴注生理盐水。

(3) 保持穿刺部位纱布干燥,观察有无渗液、渗血,24 h 内不宜淋浴。

(孙凯华)

二、脑血管造影术护理

脑血管造影术是将含碘造影剂(如泛影葡胺)注入颈动脉、椎动脉、肱动脉或股动脉内,进行连续快速 X 线摄片,记录造影剂随血液循环进入脑内的时间、行径和分布,从而显示脑血管的形态和部位,协助诊断脑血管病的一种造影技术,包括常规摄片造影和数字减影血管造影(DSA)。数字减影血管造影(DSA)是近年发展的一种利用电子计算机辅助成像的血管检查方法,其应用计算机程序将组织图像转变成数字信号输入并存储,然后经动脉或静脉注入造影剂获得第二次图像,并将第二次图像亦输入计算机,进行减影处理,消除与血管重叠的骨骼和软组织影,使充满造影剂的血管得以清晰显影。数字减影血管造影是目前诊断脑血管疾病的金标准。

【适应证】

(1) 脑血管疾病如颅内动脉瘤、动静脉畸形、动脉狭窄闭塞、脑动脉痉挛等。

(2) 颅内占位病变和颅脑外伤如脑肿瘤、颅内血肿、硬膜外和硬膜下血肿、硬膜下积液等。

（3）自发性颅内血肿或蛛网膜下腔出血病因检查。

（4）了解头面部血管性肿瘤的血供情况。

【禁忌证】

（1）有严重出血倾向者。

（2）对造影剂和麻醉剂过敏者。

（3）严重心、肝、肾功能不全或病情危重不能耐受手术者。

（4）穿刺部位皮肤感染者。

【术前准备】

（1）解释脑血管造影的必要性和方法、造影过程中可能发生的反应，以消除病人及家属的紧张、恐惧心理，取得病人合作。并请病人或家属签字同意。

（2）检查出血时间、凝血时间、血小板计数、肝肾功能、心电图等，做普鲁卡因和碘过敏试验。

（3）备好常规消毒物品、造影剂（60％泛影葡胺）、麻醉剂、生理盐水、肝素钠、股动脉穿刺包、无菌手套、沙袋及抢救药物等。

（4）术前 4～6 h 禁食、禁水，术前 30 min 排空大小便。

（5）儿童、烦躁不安者遵医嘱术前使用镇静药或在麻醉情况下进行。

（6）保证穿刺部位皮肤清洁，备皮范围为 5 cm×5 cm。经股动脉、肱动脉穿刺插入导管者，按外科术前要求备皮。

【术中配合】

1. 颈动脉造影 协助病人取头过伸仰卧位，协助术者常规消毒皮肤、铺洞巾，用 1％普鲁卡因或 2％利多卡因局麻；术者于胸锁关节上 4～5 cm、胸锁乳突肌内侧缘、颈动脉搏动明显处进针，穿刺颈动脉。采用 60％泛影葡胺 10 mL 快速（在 2 s 内）注入颈总动脉，当造影剂注入余下最后 3 mL 时立即拍片，6 s 内连续拍 2～3 张，侧位片应有动脉、脑浅静脉和深静脉期，正位片应有动脉和深静脉期。如果有双球管装置，可同时在正侧位连续摄片。必要时，可再次注入造影剂，但总量不宜超过每千克体重 1 mL。造影满意后拔针，待压迫止血后病人方可离开。

2. 椎动脉造影 经皮穿刺法较常用。于颈椎 5～6 横突孔处直接穿刺椎动脉，造影剂用量及注入速度和摄片方法与颈动脉造影相似。椎动脉造影摄片位置有侧位及额枕位两种。

3. 数字减影脑血管造影 常用的方法有头颈部静脉（IV）DSA 和头颈部动脉（IA）DSA，以动脉 DSA 常用。经股动脉插管 DSA 者，应选择耻骨联合中点、腹股沟韧带下 1～2 cm 处股动脉搏动最强点为穿刺部位；协助术者常规消毒皮肤、铺洞巾、用利多卡因做局部麻醉；术者将穿刺针与皮肤成 30°～40°角刺入股动脉，将导丝送入血管 20 cm 左右，撤出穿刺针，迅速沿导丝置入导管鞘或导管，然后撤出导丝，在电视屏幕监护下将导管送入靶动脉，注入少量造影剂确认动脉，然后造影。

【术后护理】

（1）密切观察神志、瞳孔、血压、脉搏、呼吸等变化，若发现病情变化，应及时报告医师处理。

（2）普通脑血管造影拔针后应压迫 10 min 以上；DSA 术后按压动脉穿刺点 30 min，用沙袋压迫止血 6～8 h，术侧肢体继续制动（取伸展位，不可屈曲）2～4 h，24 h 内卧床休息、限制活动。

（3）密切观察穿刺部位有无渗血、血肿，股动脉穿刺术后应同时观察足背动脉搏动和远端皮肤颜色、温度等。

（4）多饮水，以促进造影剂排泄。

（孙凯华）

三、脑血管疾病介入治疗护理

脑血管疾病介入治疗是利用血管内导管技术，在 X 线的支持下，对脑血管疾病进行治疗，包括血管成形术（球囊扩张和（或）支架置入）、动脉溶栓、血管内栓塞、血管内药物灌注术等。近年来，随着导管材料和技术、影像学的迅速发展，介入技术在治疗脑血管疾病方面以其微创、有效、安全等特点受到医师与病人的肯定，目前已成为脑血管疾病的重要治疗方法之一。

血管内支架置入术可用于治疗脑血管局限性狭窄或闭塞，达到重建血管通道、纠正血流动力学异常的目的。在局麻或全麻下，将合适的指引导管放在靶动脉后，将相应的指引导丝通过狭窄部位，将适当的支架沿指引导丝放在狭窄部位，在透视定位下确定位置满意后释放支架，通过再次造影评价治疗效果。

动脉溶栓应用于脑血栓形成的急性期，将溶栓药物注入闭塞血管的血栓形成处溶解血栓，使血管恢复通畅。

血管内栓塞应用于动脉瘤、动静脉畸形者，将微导管选择性插入病变血管处后放置相应的栓塞材料，从而将畸形血管团、动脉瘤栓塞。

【适应证】

1. 缺血性脑血管病

（1）颈动脉狭窄程度＞70%，病人有相关的神经系统症状。

（2）双侧椎动脉开口狭窄程度＞50%。

（3）一侧椎动脉开口狭窄程度＞70%，另外一侧发育不良或完全闭塞。

2. 颅内动脉瘤

3. 脑动静脉畸形（如血管畸形较大、位于功能区或深部、手术切除困难或风险较大者等）

【禁忌证】

（1）双侧椎动脉或颈动脉闭塞。

（2）狭窄部位伴有软血栓。

（3）严重血管迂曲。

（4）严重的神经功能障碍、凝血功能障碍或对肝素有不良反应者。

（5）近 3 周内有较重的新发卒中。

（6）合并严重的心、肝、肾疾病。

（7）对造影剂过敏者。

（8）临床状况极差者。

【术前准备】

（1）向病人及家属说明介入治疗的目的、过程、可能出现的并发症或意外，并请病人或家属签字同意。

（2）遵医嘱检查血常规、出血时间、凝血时间、血型、心电图等。

（3）准备常规消毒物品、监护仪、注射泵、栓塞物品、所需药品、沙袋等。

（4）指导病人沐浴、更衣，遵医嘱备皮。

（5）局麻者禁食、禁水、禁药 4~6 h，全麻者禁食、禁水、禁药 9~12 h。

（6）特殊情况下遵医嘱给予心电监护、术前用药，留置导尿管。

（7）建立静脉通道，准备好急救药品及仪器，以备急用。

【术中配合】

（1）协助病人取平卧位，协助术者按外科手术要求洗手、穿手术衣、戴无菌手套。

（2）遵医嘱输氧、给予心电监护、给药，并准确记录给药的时间、剂量、浓度、速度和心电监护指标。

（3）根据病人血管情况、治疗情况，及时更换导管、导丝、器械，配合术者顺利地完成操作过程。

（4）术中密切观察病人意识、瞳孔及全身情况（包括语言沟通、肢体运动与感觉，是否有寒战、高热），如病人出现意识障碍或意识障碍程度加重、烦躁不安、一侧瞳孔散大等，提示病人的脑部重要功能区发生血管栓塞或病变血管破裂，必须紧急配合抢救。

（5）保持各种管道通畅。

【术后护理】

（1）密切观察神志、瞳孔、血压、脉搏、呼吸等变化，及早发现颅内高压、颅内血管破裂出血等并发症，发现异常及时报告医师处理。

（2）术后嘱病人平卧，穿刺部位按压 30 min，1 kg 沙袋压迫 6~8 h，术侧肢体继续制动（取伸展位，不可屈曲）2~4 h，24 h 内卧床休息、限制活动。

（3）密切观察穿刺部位有无渗血、血肿，观察双侧足背动脉搏动情况和远端皮肤颜色、温度等。

（4）鼓励病人多饮水，促进造影剂排出。

（5）用肝素或华法林时注意监测出血时间、凝血时间，观察是否有皮肤、黏膜、内脏出血。

（6）术后休息 2~3 天，避免剧烈运动、情绪激动、精神紧张，防止球囊、钢圈脱落移位。

（孙凯华）

四、高压氧舱治疗护理

高压氧舱治疗是让病人在密闭的加压装置中吸入高压力($2\sim3$个大气压)、高浓度氧气,从而增加血氧含量、提高血氧张力、收缩血管和加速侧支循环形成,以利于降低颅内压、减轻脑水肿,改善脑缺氧,以促进神经功能的恢复及觉醒反应。

知识链接

医用高压氧舱种类

医用高压氧舱有纯氧舱和空气加压舱两种。

1. 纯氧舱　用纯氧加压,稳压后病人直接呼吸舱内的氧气。由于加压介质为氧气,极易引起火灾,因此化纤织物绝对不能带进舱内,进舱人员必须穿着全棉衣物进舱。此外,一次治疗只允许一个病人进舱治疗,医务人员不能陪同入舱,危重和病情不稳定病人的治疗不适合此舱型。

2. 空气加压舱　用空气加压,稳压后根据病情,病人通过面罩、氧帐,甚至人工呼吸吸氧。空气加压舱安全、体积较大,一次可容纳多个病人进舱治疗,治疗环境比较轻松;允许医务人员进舱,以利于危重病人和病情不稳定病人的救治;如有必要可在舱内实施手术。

【适应证】

(1) 一氧化碳中毒。

(2) 缺血性脑血管疾病。

(3) 脑炎。

(4) 中毒性脑病。

(5) 神经性耳聋。

(6) 多发性硬化。

(7) 脊髓及周围神经外伤。

(8) 老年痴呆等。

【禁忌证】

(1) 恶性肿瘤,尤其是已发生转移者。

(2) 出血性疾病,如颅内出血、椎管或是其他部位有活动性出血可能者。

(3) 颅内病变不明者。

(4) 原因不明的高热、急性上呼吸道感染、急慢性鼻窦炎、中耳炎、咽鼓管通气不良者。

(5) 有肺部感染、肺气肿、活动性肺结核、肺空洞者。

(6) 处于月经期的妇女或孕妇。

(7) 有氧中毒和不能耐受高压氧者。

(8) 有严重高血压($>160/95$ mmHg)、心功能不全者。

【入舱前护理】

（1）了解每个病人的临床诊断、治疗方案、主要常规检查结果和身体健康情况，判断有无禁忌证。

（2）做好宣传解释工作，使病人明确治疗目的、治疗过程、治疗环境、注意事项，消除病人的紧张恐惧心理，杜绝"幽禁恐怖反应"的发生。

（3）舱内备齐各种检查、医疗、护理、抢救所需器具和药品，并定期检查、更换。

（4）检查阀门、仪表、通信、照明、供气、供氧、通风等设备，确认系统运转正常，调节舱内温度。

（5）介绍舱内设备装置及其使用方法，教会病人正确使用吸氧面罩和间歇吸氧方法。

（6）教会病人预防各种气压伤的基本知识，掌握调节中耳气压的方法，如捏鼻鼓气法（闭嘴，用拇指、食指捏住鼻孔，用力向外做呼气动作）、吞咽法、咀嚼法。

（7）进舱时间最好安排在餐后 1～2 h，进舱前不宜饱食、饥饿和酗酒。

（8）如果病人带有导管入舱，注意保持导管固定、通畅，防止导管移位、伸入体内或脱出。

（9）输液病人需备足舱内治疗时所需液体和药物，最好使用开放式输液瓶，便于添加药物和避免减压时气体膨胀至瓶体破裂或气体进入静脉造成空气栓塞。

（10）第一次进舱治疗的病人及鼻塞病人进舱前 10 min 用 1% 麻黄素或滴鼻净点鼻。

（11）入舱前排空大小便，大小便失禁或昏迷的病人进舱前应备好大小便器，不能活动的病人应做好个人卫生，以减少舱内不良气味。

（12）不将手表、钢笔、保温杯、易燃易爆物品（如打火机、火柴、含酒精或挥发油的物品）等带入舱内，更换专用全棉服装入舱。

【舱内护理】

（一）加压过程护理

（1）加压开始之前通知舱内人员做好准备，明确告知"开始加压"，保持舱内外联系通畅。

（2）控制加压速度，加压初期的速度以缓慢为宜，加压同时询问病人有无耳痛或其他不适，如果耳痛明显，则减慢加压速度或暂停加压，督促病人做好调压动作，并向鼻内点滴麻黄素，经上述处理疼痛消失后，方可继续加压；若经各种努力，调压不能成功，则应减压出舱。

（3）加压时关闭各种引流管，如果是密闭式水封瓶等装置，须密切观察、调整，防止液体倒入体腔。

（4）加压过程中，密切观察血压、脉搏、呼吸变化。如果血压增高、心率减慢、呼吸减慢，为正常加压反应，不必做特殊处理；如果病人烦躁不安、颜面或口周肌肉抽搐、出冷汗，或出现干咳、气急，或自诉四肢麻木、头晕、眼花、恶心、无力等表现，则可能为氧中毒，应立即报告医师，并摘除面罩，停止吸氧，改吸舱内空气。

（二）稳压过程护理

（1）当舱内升到所需的治疗压力并保持不变时，称为稳压，也就是高压氧治疗时间。在整个稳压期间，应使舱压保持恒定不变，如舱压出现升降，应及时加以排气减压或进气升压,使舱压波动范围不超过 0.005 MPa。

(2) 治疗期间指导病人戴好面罩吸氧,并核查病人佩戴面罩及吸氧的方法是否正确,指导病人在安静和休息状态下吸氧,嘱病人吸氧时不要深呼吸。

(3) 供氧压力一般为 0.4~0.5 MPa,供氧量一般为 10~15 L/min。注意通风换气,使舱内氧浓度控制在 25% 以下,二氧化碳浓度低于 1.5%。

(4) 密切观察有无氧中毒表现,一旦病人发生氧中毒,则应立即报告医师,摘除面罩并让其停止吸氧,改吸舱内空气,或减压出舱。

(三) 减压过程护理

(1) 严格按照高压氧治疗方案进行减压,不得随意缩短减压时间或改变减压方案。

(2) 减压前告知病人,待病人做好减压准备后开始减压。

(3) 减压时开放所有引流管,如胃管、导尿管、胸腔引流管等。

(4) 在减压过程中,嘱病人保持自如呼吸,绝对不能屏气,避免产生肺气压伤。

(5) 昏迷病人、有气管插管或气管切开的病人、抢救后血压复升未稳定的休克病人或脑水肿出现反复的病人应减慢减压速度。

(6) 减压时气体膨胀吸热,舱内温度急剧下降,舱内会出现雾气,应告之病人这是正常物理现象,并提醒病人注意保暖。适当通风,控制减压速度,可减少或避免这种现象的发生。

(7) 减压初期,由于中耳鼓室及鼻旁窦腔中的气体发生膨胀,耳部会有胀满感,当压力超过一定程度后,气体即可从咽鼓管排出,胀感亦很快缓解或消失。

(8) 在减压过程中,部分病人有腹胀、腹痛、便意,此为胃肠道气体膨胀、胃肠蠕动过快所致。

(9) 待病人减压出舱后,询问病人有无皮肤瘙痒、关节疼痛等不适,以便及早发现减压病表现。

本章小结

三叉神经痛是一种三叉神经分布区域内反复发作的、短暂的、难以忍受的剧痛,其特点是发病骤发骤停,为历时短暂的电击样、针刺样、刀割样或火烫样剧烈疼痛。药物治疗首选口服卡马西平。护理重点为对症护理和用药护理。

面神经炎是茎乳突孔内面神经的急性非化脓性炎症。临床特点主要为面部表情肌瘫痪,表现为不能蹙额与皱眉,眼裂不能闭合或闭合不全,口角歪斜,不能吹口哨和鼓腮。急性期主要用糖皮质激素进行治疗,恢复期主要是面肌功能训练。护理重点是饮食护理、面肌锻炼、眼部护理。

急性炎症性脱髓鞘性多发性神经病是一种迟发性自身免疫性疾病。临床上以迅速出现的双下肢或四肢弛缓性瘫痪及脑脊液蛋白-细胞分离现象为特点,呼吸肌麻痹是导致死亡的主要原因。呼吸机的早期使用是呼吸肌麻痹抢救成功的关键。护理重点为饮食护理、病情观察、呼吸肌麻痹护理。

急性脊髓炎是指急性非特异性的横贯性脊髓炎症。目前认为大部分病例可能是由病毒感染或疫苗接种后引起的自身免疫反应所致,外伤、过度疲劳可以是诱发因素。典型表现为病变水平以下肢体运动障碍、感觉障碍和括约肌功能障碍,严重者出现脊髓休克。急性期主要采用糖皮质激素进行治疗,恢复期主要采用康复治疗。护理重点为饮食护理、预防肢体挛缩畸形护理、排尿异常护理、感知改变护理。

帕金森病又称"震颤麻痹",发病与黑质、纹状体中神经递质多巴胺减少密切相关,病因可能与衰老、环境因素、遗传因素等有关。临床上以静止性震颤、肌强直、运动减少和姿势步态不稳为特征。常用治疗药物有复方左旋多巴、多巴胺受体激动剂、抗胆碱能药物、金刚烷胺等。护理重点是饮食护理、用药护理和对症护理。

癫痫由大脑神经元高度同步化异常放电引起,表现为运动、感觉、行为、精神、意识及自主神经功能障碍,所有类型癫痫均具有发作性、短暂性、重复性、刻板性的特点,以全面性强直-阵挛发作最常见。脑电图是最常用的辅助检查方法。常用抗癫痫药物有苯妥英钠、卡马西平、丙戊酸钠、乙琥胺、扑痫酮、氯硝西泮等。护理重点是用药护理、全面性强直-阵挛发作时的护理和癫痫持续状态护理。

脑血管疾病依据病理性质分为缺血性和出血性,高血压是脑血管疾病最重要和独立的危险因素。TIA 每次发作数分钟甚至数小时,24 h 内完全恢复,可有反复发作,频繁的 TIA 发作是脑梗死的特级警报。脑血栓形成是最常见的脑血管疾病,病因以动脉粥样硬化最常见,常在安静、休息和睡眠中发病,多数病人无意识障碍,生命体征平稳,无颅内高压表现,伴有神经定位体征,发病 24 h 内 CT 检查发病可正常,24~48 h 后梗死区出现低密度灶,发病早期(3~4 h 内)溶栓治疗、早期康复训练有助于疾病康复,护理重点是饮食护理、对症护理、用药护理。脑栓塞在脑血管病中起病最急,以心源性栓子最常见,其表现、治疗、护理与脑血栓形成相似,但禁溶栓治疗。脑出血是最严重的脑血管疾病,高血压伴发脑内小动脉硬化为最常见病因,激动、排便、用力等为诱因,豆纹动脉为出血好发部位,以壳核出血最多见,典型表现为"三偏征",最严重的并发症为脑疝,CT 为首选检查,能即刻显示出血情况,治疗重点为降低颅内压,护理重点为饮食护理、用药护理、预防脑疝护理。蛛网膜下腔出血以先天性动脉瘤、脑血管畸形为常见病因,剧烈活动、激动、用力、排便等为诱因,主要表现为剧烈头痛、呕吐、脑膜刺激征,再出血和脑血管痉挛为其严重并发症,CT 为首选检查方法,脑脊液检查具有特征性诊断价值,治疗措施主要是止血、降低颅内压、防止再出血,护理重点为防止再出血、用药护理。

重症肌无力(MG)是一种自身免疫性疾病,一般认为与遗传、免疫异常有关。表现特点为部分或全部骨骼肌易于疲劳,呈波动性无力,有活动后加重、休息后减轻和晨轻暮重等特点,多数病人的眼外肌最先受累,然后逐渐累及其他骨骼肌并出现相应症状,MG 危象是主要致死原因。抗胆碱酯酶药物是基本的治疗药物,护理重点为用药护理和重症肌无力危象护理。

情景模拟训练

案例一

病人,男,20 岁,在学校食堂吃饭时突然倒地,双目上翻,双瞳孔散大,对光反射消失,呼吸停止,全身发紧,数十秒钟后四肢呈一张一弛抽动,呼吸气粗,继而口吐白沫,耳垂、唇色发紫。同学们急忙摆正头位,按压人中,约束四肢抽动。3~4 min 后抽搐停止,呼吸转平稳,呼之仍无反应,尿裤,7~8 min 后才逐渐转清醒,诉搏动性头痛、全身酸痛,不能回忆其过程。临床诊断:癫痫。

情景模拟训练内容：

（1）如果病人正在发作癫痫，请你对病人进行现场救护。

（2）遵医嘱给予病人丙戊酸钠治疗，请你对病人进行用药指导。

（3）病人计划出院，请你对病人进行健康教育。

案例二

病人，男，62岁，退休工人，有高血压病史11年，和儿媳吵架后突然出现剧烈头痛、呕吐、说话含糊不清、肢体活动障碍，随即神志不清，大小便失禁。查体：T 38 ℃，P 80 次/分，R 28 次/分，BP 210/110 mmHg，昏迷。头颅 CT 显示右侧高密度灶。临床诊断：脑出血。

情景模拟训练内容：

（1）病人被门诊护士平车推送入神经内科重症监护室，你是接诊护士，请你接诊病人。

（2）经过1周抢救治疗，病人病情缓解，神志清醒，但语言表达困难，病人由此烦躁不安。请你为病人提供心理指导。

（3）入院4周后，病人病情稳定，准备出院。请你为病人进行出院指导。

主要参考文献
ZHUYAO CANKAO WENXIAN

[1] 高清源,徐新娥,刘俊香.内科护理技术[M].2 版.武汉:华中科技大学出版社,2013.

[2] 尤黎明,吴瑛.内科护理学[M].6 版.北京:人民卫生出版社,2017.

[3] 葛均波,徐永健.内科学[M].8 版.北京:人民卫生出版社,2013.

[4] 张静平,王宏运.内科护理学[M].2 版.北京:人民卫生出版社,2014.

[5] 尤黎明,吴瑛.内科护理学[M].4 版.北京:人民卫生出版社,2006.

[6] 尤黎明,吴瑛.内科护理学[M].5 版.北京:人民卫生出版社,2012.

[7] 尤黎明.内科护理学学习指导及习题集[M].北京:人民卫生出版社,2008.

[8] 陆再英,钟南山.内科学[M].7 版.北京:人民卫生出版社,2008.

[9] 叶任高,陆再英.内科学[M].6 版.北京:人民卫生出版社,2004.

[10] 张小来,李君,马淑贤.内科护理学[M].北京:科学出版社,2007.

[11] 李秋萍.内科护理学[M].2 版.北京:人民卫生出版社,2007.

[12] 高清源,张文波.内外科护理学[M].长沙:中南大学出版社,2006.

[13] 倪居,云琳.内科护理[M].2 版.上海:同济大学出版社,2015.

[14] 姚景鹏,吴瑛,陈垦.内科护理学[M].2 版.北京:北京大学医学出版社,2015.

[15] 张景玲.内科护理学[M].北京:科学出版社,2008.

[16] 王吉耀.内科学[M].北京:人民卫生出版社,2005.

[17] 刘华平,李峥.内外科护理学[M].北京:人民卫生出版社,2006.

[18] 李丹,张琳.内科护理[M].北京:高等教育出版社,2009.

[19] 许虹.急危重症护理学[M].北京:人民卫生出版社,2011.

[20] 李秀云.护理实训教程[M].武汉:湖北科学技术出版社,2008.

[21] 魏娟.内科护理学[M].北京:北京科学技术出版社,2008.

[22] 马家骥.内科学[M].5 版.北京:人民卫生出版社,2004.

[23] 陈文彬,潘祥林.诊断学[M].7 版.北京:人民卫生出版社,2008.

[24] 李玉林.病理学[M].7 版.北京:人民卫生出版社,2008.

［25］ 全国护士执业资格考试用书编写专家委员会.2017 全国护士执业资格考试指导［M］.北京:人民卫生出版社,2015.

［26］ 贾建平.神经病学［M］.6 版.北京:人民卫生出版社,2008.

［27］ 孙荣鑫.人体解剖学［M］.北京:人民卫生出版社,2000.

［28］ 郝玉玲,方秀新.实用整体护理查房［M］.北京:科学技术文献出版社,2008.